Williamson / Driver / Baxter
Stockley's Phytopharmaka Interaktionen

Williamson / Driver / Baxter

Stockley's Phytopharmaka Interaktionen

Wechselwirkungen pflanzlicher Arzneimittel

Herausgegeben von
Elizabeth Williamson
Samuel Driver
Karen Baxter

Sachverständige
C. Rhoda Lee

Redaktion
Elizabeth S. Foan
Rebecca E. Garner
Claire L. Preston
Julia Sawyer
Jennifer M. Sharp
Nilufer Virani

Übersetzer
Martin Battran

WVG Wissenschaftliche Verlagsgesellschaft Stuttgart

Zuschriften an
lektorat@dav-medien.de

Titel der englischen Originalausgabe:
Stockley's Herbal Medicines Interactions. A guide to the interactions of herbal medicines.
Edited by Elizabeth Williamson, Samuel Driver and Karen Baxter

© Second edition 2013 Pharmaceutical Press, the publishing division of the Royal Pharmaceutical Society of Great Britain, 66–68 East Smithfield, London, E1W 1AW, UK

Übersetzung von 59 ausgewählten Monographien der Printausgabe, aktualisiert auf der Grundlage der elektronischen Vollversion und um 5 Monografien aus der Vollversion ergänzt. Die elektronische Vollversion ist erhältlich als Stockley's Herbal Medicines Interactions bei Medicines Complete (www.medicinescomplete.com).

Alle Angaben in diesem Werk wurden sorgfältig geprüft. Dennoch können die Autoren und der Verlag keine Gewähr für deren Richtigkeit übernehmen.

Ein Markenzeichen kann markenrechtlich geschützt sein, auch wenn ein Hinweis auf etwa bestehende Schutzrechte fehlt.

Bibliografische Information der Deutschen Nationalbibliothek.
Die Deutsche Nationalbibliothek verzeichnet diese Publikation in der Deutschen Nationalbibliografie; detaillierte bibliografische Daten sind im Internet unter https://portal.dnb.de abrufbar.

Alle Rechte vorbehalten.

Jede Verwertung des Werks außerhalb der Grenzen des Urheberrechtsgesetzes ist unzulässig und strafbar. Das gilt insbesondere für Übersetzungen, Nachdrucke, Mikroverfilmungen oder vergleichbare Verfahren sowie für die Speicherung in Datenverarbeitungsanlagen.

1. Auflage 2018
ISBN 978-3-8047-3733-4

© 2018 Wissenschaftliche Verlagsgesellschaft Stuttgart
Birkenwaldstraße 44, 70191 Stuttgart
www.wissenschaftliche-verlagsgesellschaft.de
Printed in Germany

Satz: abavo GmbH, Buchloe
Druck und Bindung: Dimograf, Bielsko-Biała, Polen
Umschlagabbildung: Lukas Gojda/Robert Lehmann/Adobe Stock
Umschlaggestaltung: deblik, Berlin

Stockley's Herbal Medicines Interactions (Stockley's Phytopharmaka Interaktionen)

Stockley's Herbal Medicines Interactions (SHMI) ist eine Informationsquelle zu den Wechselwirkungen zwischen herkömmlichen Medikamenten und pflanzlichen Arzneimitteln, Nahrungsergänzungsmitteln sowie Lebensmitteln mit gesundheitsfördernden Wirkungen (Nutraceuticals). SHMI richtet sich an Pharmazeuten und andere Gesundheitsberufe und wird etwa alle drei Jahre auf den neuesten Stand gebracht. Die elektronische Version der englischen Originalausgabe ist unter www.medicinescomplete.com zugänglich; sie wird vierteljährlich aktualisiert. Der Verlag bemüht sich, sicherzustellen, dass die Informationen zum Zeitpunkt der Publikation richtig sind und auf dem neuesten Stand beruhen. Allerdings gibt es regelmäßig Änderungen, und weder gewährleistet der Verlag die Richtigkeit der Angaben noch übernimmt er dafür eine Garantie.

SHMI ist ein Nachschlagewerk, das nicht alle für die Verordnung und Abgabe von Arzneimitteln nötigen Informationen enthält. Das Werk soll mit Fachkenntnis gelesen und gegebenenfalls um Produktinformationen ergänzt werden. Die Aufnahme eines Stoffs oder einer Zubereitung in das SHMI darf weder als Anwendungsempfehlung verstanden, noch soll dadurch dem Stoff oder der Zubereitung ein besonderer Status verliehen werden.

Der Verlag übernimmt keinerlei Verantwortung für wie auch immer geartete Aspekte der Gesundheitsvorsorge, die auf den Informationen aus diesem Werk beruhen. Der Verlag schließt jegliche Haftung bei Tod oder bei Personenschäden aus, die aus Fahrlässigkeit oder Missbrauch resultieren sowie jegliche Haftung, die nicht vom anwendbaren Recht ausgeschlossen werden kann.

Alle Rechte vorbehalten. Kein Teil dieser Publikation (Daten oder Software) darf reproduziert, in einem Datenabfragesystem gespeichert oder in irgendeiner Form oder in irgendeiner Weise übermittelt werden, außer in Übereinstimmung mit geltenden Lizenzvereinbarungen.

Vorwort

Diese zweite Auflage von „Stockley's Herbal Medicines Interactions" ist eine Fortsetzung der ersten Auflage. Es werden wieder fachkundig bewertete, konstruktive und praktische Hinweise zu den möglichen Wechselwirkungen pflanzlicher Arzneimittel (die im Rahmen dieses Buchs auch Nahrungsergänzungsmittel und einige Lebensmittel beinhalten) mit chemisch-synthetischen Arzneimitteln zur Verfügung gestellt. Wie bei der ersten Auflage gelingt dem Team von „Stockley's Herbal Medicines Interactions" eine einzigartige Zusammenarbeit zwischen Fachleuten mit fundierten Kenntnissen zu pflanzlichen Arzneimitteln und dem Autorenteam von „Stockley's Drug Interactions", das Erfahrung in der Bewertung der Literatur zu Arzneimittelinteraktionen hat und Empfehlungen mit deren Umgang geben kann.

Die wichtigste Neuerung in dieser Auflage ist die Ausweitung des Spektrums der enthaltenen pflanzlichen Arzneimittel um etwa ein Drittel mit ungefähr 40 zusätzlichen Monographien.

Zwangsläufig betreffen viele Veröffentlichungen seit der letzten Auflage die bereits beschriebenen Pflanzen. Wir haben diese nachträglich überarbeitet und revalidiert. Allein die Monographie von Johanniskraut enthält mehr als 50 Wechselwirkungen, im ganzen Werk sind es fast 800.

Die Wechselwirkungen von pflanzlichen Arzneimitteln stoßen weiterhin auf großes Interesse und medizinische Fachkräfte wissen um ihre fehlenden Kenntnisse auf diesem Gebiet. Zudem ergeben neueste Umfragen, dass die Patienten bei den Fachkräften, die komplementär- und alternativmedizinische Produkte verkaufen, ein Verständnis für deren sichere Anwendung erwarten. 90 % der Befragten erwarten, dass auf Wechselwirkungen mit chemisch-synthetischen Arzneimitteln geprüft wird. In einer weiteren Erhebung erhoffen sich Umfrageteilnehmer von Ärzten, dass sich diese komplementär- und alternativmedizinisch weiterbilden, um die Patienten gezielt beraten zu können. Dieses Werk dient demnach einem wichtigen Zweck. Unser Ziel war es, auch weiterhin Veröffentlichungen kritisch zu bewerten und sie im gewohnten, lesefreundlichen Format zu präsentieren, damit die vielbeschäftigten medizinischen Fachkräfte schnell Zugang zu den benötigten Informationen bekommen, die sie in ihrer täglichen Praxis umsetzen können.

Dieses Buch versucht die gleichen Fragestellungen wie „Stockley's Drug Interactions" zu klären:

- Gibt es nachgewiesene Interaktionen?
- Falls Wechselwirkungen bestehen, wie schwerwiegend sind sie?
- Wurden Wechselwirkungen mehrfach oder nur einmal beschrieben?
- Sind alle Patienten davon betroffen oder nur einige?
- Sollen die beiden Substanzen gemieden oder kann die Wechselwirkung in irgendeiner Weise umgangen werden?
- Welche anderen sicheren Arzneimittel können stattdessen verwendet werden?

„Stockley's Herbal Medicines Interactions" ist ähnlich lesefreundlich wie unsere anderen Werke. Der Text besteht aus einzelnen Monographien, die alle dem gleichen Aufbau folgen. Zudem haben wir Abschnitte zur Nomenklatur eingefügt, damit der Leser pflanzliche Arzneimittel auch unter einem anderen Namen findet, den er oder der Patient möglicherweise besser kennt. Ebenso finden sich Angaben zur Verwendung, sodass der Leser, der mit den pflanzlichen Arzneimitteln weniger vertraut ist, Zusammenhänge erkennen kann. Die Monographien zu Inhaltsstoffen erlauben es, Wechselwirkungen zuzuordnen, die durch einen Inhaltsstoff, der in mehreren Pflanzen vorkommt, verursacht werden. Der Abschnitt Arzneibücher wurde für diejenigen Arzneidrogen, Nahrungsergänzungsmittel und Functional Foods eingefügt, die in den neuesten Ausgaben (zum Zeitpunkt des Drucks) der British Pharmacopoeia, des Europäischen Arzneibuchs und der United States Pharmacopeia monographiert sind. Dieses Buch macht, wenn möglich, Angaben zu Inhaltsstoffen, auf die ein pflanzliches Arzneimittel eingestellt sein kann, was aber im Umkehrschluss nicht bedeutet, dass alle anderen Handelspräparate ebenfalls auf diese Stoffe eingestellt sind. Zusätzlich haben wir das einfache, intuitiv erfassbare Bewertungssystem aufgenommen, das die Leser bereits von „Stockley's Interactions Alerts" und von „Stockley's Drug Interactions Pocket Companion" kennen.

Wie alle Stockley-Werke wurde dieses Buch für ein internationales Publikum geschrieben. Die Terminologie wurde sorgfältig abgeglichen und wo es hilfreich erschien, wurden internationale Bezeichnungen eingefügt. Wir hoffen, dass dies sowie die Aufnahme der Synonyme und Arzneibuchkapitel den Bedürfnissen aller medizinischen Fachkräfte gerecht wird.

Wie immer bekam das Redaktionsteam Unterstützung von vielen Seiten und die Herausgeber danken für diese Hilfe und Beratung. Gewürdigt sei hier die fortwährende Unterstützung durch das Technik- und Produktionsteam, insbesondere Karl Parsons und Linda Paulus, die wesentlich zur Umwandlung unserer Daten in ein verwendbares Format beigetragen haben. Wir sind weiterhin dankbar für die Unterstützung durch Alina Lourie und natürlich durch Ivan Stockley, dessen Grundlagenarbeiten zur Bewertung und dessen Empfehlungen bei Wechselwirkungen dieses Werk geprägt haben.

Wir sind immer auch am Feedback unserer Leser interessiert und haben in der Vergangenheit viele nützliche Hinweise für Verbesserungen erhalten. Sie helfen uns, das Buch bestmöglich auf die Bedürfnisse der Leser auszurichten. Jeder, der uns kontaktieren möchte, kann dies unter der folgenden E-Mail-Adresse tun: stockley@rpharms.com.

London, Oktober 2012

Sam Driver, Karen Baxter
und Elizabeth Williamson

Inhaltsverzeichnis

Vorwort		VI
Aufbau des Buchs		XI
Datenauswahl		XIV
Abkürzungsverzeichnis		XV
1	Anis	1
2	Artischockenblätter	4
3	Baldrianwurzel	6
4	Bärentraubenblätter	14
5	Beifußkraut	17
6	Bitterorangenschale	19
7	Brennnesselblätter	31
8	Cannabis	33
9	Cimicifugawurzelstock	56
10	Curcumawurzelstock	62
11	Efeublätter	68
12	Eibischblätter/-wurzel	70
13	Eucalyptusblätter	72
14	Faulbaumrinde	74
15	Flavonoide	76
16	Ginkgoblätter	100
17	Ginsengwurzel	134
18	Goldrutenkraut	152
19	Großfrüchtige Moosbeere (Cranberry)	154
20	Heidelbeeren	163
21	Himbeerblätter	165
22	Holunderblüten	166
23	Hopfenzapfen	170

24	Huflattichblätter	176
25	Indische Flohsamen	177
26	Ingwerwurzelstock	184
27	Johanniskraut	193
28	Kalmuswurzelstock	265
29	Kamillenblüten	267
30	Kava-Kava-Wurzelstock	271
31	Knoblauchpulver	281
32	Kümmel	299
33	Kürbissamen	303
34	Lavendelblüten	305
35	Leinsamen	311
36	Lindenblüten	315
37	Mariendistelfrüchte	317
38	Melissenblätter	330
39	Mönchspfefferfrüchte	332
40	Nachtkerzenöl	337
41	Odermennigkraut	344
42	Passionsblumenkraut	347
43	Pelargoniumwurzel	350
44	Pfefferminzblätter	353
45	Ringelblumenblüten	361
46	Rosenwurzwurzelstock	363
47	Rosmarinblätter	367
48	Rosskastanienblätter	370
49	Rotweinblätter	373
50	Sägepalmenfrüchte	375
51	Salbeiblätter	381

52	Schachtelhalmkraut	383
53	Schafgarbenkraut	385
54	Schlüsselblumenblüten	387
55	Schöllkraut	389
56	Sennesblätter	391
57	Sonnenhutwurzel	399
58	Spitzwegerichblätter	411
59	Süßholzwurzel	413
60	Teufelskrallenwurzel	426
61	Thymian	431
62	Wacholderbeeren	433
63	Weidenrinde	435
64	Weißdornblätter mit Blüten	437
	Sachregister	441

Aufbau des Buchs

Die grundsätzlichen Fragestellungen in der Bewertung von Wechselwirkungen zwischen pflanzlichen Arzneimitteln (im Rahmen dieses Buchs beinhalten diese auch Nahrungsergänzungsmittel und einige Lebensmittel) und konventionellen Arzneistoffen ähneln denen zu Interaktionen zwischen konventionellen Arzneistoffen untereinander. Für pflanzliche Arzneimittel ist jedoch die Lage aufgrund ihrer Beschaffenheit komplizierter: Sie sind selbst komplexe Mischungen und es besteht ein Mangel an verlässlichen Daten über ihr Vorkommen und ihre Relevanz. Vor der Verwendung dieses Buchs ist es ratsam, diesen kurzen erklärenden Einführungsteil zu lesen, damit man versteht, wie und warum die Daten zu Arzneistoffwechselwirkungen so dargestellt werden und welche grundsätzliche Philosophie hinter diesem Werk steht.

Dieses Werk enthält 64 pflanzliche Arzneidrogen, Functional Foods und Nahrungsergänzungsmittel. Für jede Monographie gibt es einen einleitenden Teil, welcher in der Regel die folgenden Abschnitte enthält:

- Synonym(e) und verwandte Arten, ähnliche Inhaltsstoffe und Quellen,
- Arzneibücher,
- Inhaltsstoffe,
- Verwendung und Indikationen,
- Pharmakokinetik,
- Übersicht zu Wechselwirkungen.

Die Synonyme, Inhaltsstoffe und Verwendung wurden aus mehreren Standardwerken zusammengestellt:

- Sweetman SC (ed), Martindale: The Complete Drug Reference 37. https://www.medicinescomplete.com/about/, Pharmaceutical Press, London,
- Williamson EM (ed). Potter's Herbal Cyclopaedia. Saffron Walden: The C. W. Daniel Company Limited, 2003,
- Barnes J, Anderson LA, Phillipson JD (eds). Herbal Medicines 3. https://www.medicinescomplete.com/about/, Pharmaceutical Press, London,
- Williamson EM (ed). Major Herbs of Ayurveda. 1st ed. Elsevier, London, 2003,
- USDA, ARS. National Genetic Resources Program. Germplasm Resources Information Network (GRIN). National Germplasm Resources Laboratory, Beltsville, Maryland. https://www.ars-grin.gov,
- Tropicos.org. Missouri Botanical Garten. http://www.tropicos.org/.

Wenn die Daten in Bezug auf die Nomenklatur, Inhaltsstoffe und Verwendung einer Arzneipflanze, eines Nahrungsergänzungsmittels oder eines Functional Foods nicht ausreichend waren, um in die Standardwerke aufgenommen zu werden, haben wir Angaben aus wissenschaftlichen Publikationen verwendet. In einigen Fällen waren diese begrenzt auf fremdsprachige Artikel, in denen nur der Abstract in das Englische übersetzt wurde. Hier haben wir die Quellenangabe übernommen, damit der Leser erkennen kann, woher die Informationen stammen.

Die Ausführungen zu den Wechselwirkungen haben einen einheitlichen Aufbau und sind in die folgenden Abschnitte gegliedert:

- Kurz- bzw. Zusammenfassung für den schnellen Überblick.
- Klinische Befunde: detaillierte Angabe der Interaktion(en) mit Verweis auf die verfügbare klinische Evidenz.
- Experimentelle Befunde: Aufgrund der Art der Wechselwirkungen von pflanzlichen Arzneimitteln liegen viele Daten derzeit nur aus Tier- oder In-vitro-Studien vor. Obwohl diese Daten nicht einfach auf den Menschen übertragen werden können, kann man damit eine Vorstellung von der Wahrscheinlichkeit und damit der möglichen Schwere einer Wechselwirkung bekommen. Die experimentellen Befunde wurden ganz bewusst von den klinischen Befunden getrennt dargestellt, weil sie besser geeignet sind, um Vorhersagen für die Praxis zu treffen.
- Wirkungsmechanismus: Um das Auftreten einer Interaktion zu verstehen.
- Beurteilung und Maßnahmen: Wie bei allen Stockley-Werken ist es ein wesentliches Ziel, eine Orientierung zu geben, wie mit Wechselwirkungen umzugehen ist. Die Diskussion ist kurz gehalten, um eine schnelle klinische Entscheidung treffen zu können.
- Literaturangaben: Angabe aller relevanten Quellen.

Einige der Nebenwirkungsabschnitte wurden auf weniger als die üblichen fünf Absätze komprimiert, weil die Datenlage begrenzt ist oder eine ausführlichere Darstellung nicht notwendig erschien.

Die Monographien tragen ein Symbol für die Schwere bzw. das Risiko einer Wechselwirkung. Wenn es Schwierigkeiten bei der Gewichtung der Interaktionen gab, da in einigen Monographien verschiedene Arten von Wechselwirkungen auftraten, haben wir uns dafür entschieden, das Worst-case-Szenario zu verwenden. Im Absatz „Beurteilung und Maßnahmen" wird erklärt, welche Inhaltsstoffe sehr wahrscheinlich zu Problemen führen.

Die Wechselwirkungen werden in drei Kategorien eingeteilt:

- Maßnahmen: Hier wird beschrieben, ob Maßnahmen erforderlich sind, um die Wechselwirkung zu umgehen, oder nicht. Diese Kategorie reicht von „vermeiden" bis „keine Maßnahmen erforderlich".
- Schweregrad: Hier werden die wahrscheinlichen Auswirkungen auf den Patienten beschrieben, wenn eine Wechselwirkung unbeachtet bleibt. Diese Kategorie reicht von „ernst" bis „denkbar, schwach".
- Evidenz: Hier wird die Beweiskraft der Daten bezüglich der Interaktion beschrieben. Diese Kategorie reicht von „umfangreich" bis „theoretisch, schwach".

Diese Einstufungen werden zusammengefasst und mit einem der fünf Symbole gekennzeichnet.

	Bei Wechselwirkungen, die einen lebensbedrohlichen Ausgang haben können oder für Fälle, in denen eine gleichzeitige Gabe zu vermeiden ist. → Lebensgefährlich, Medikation vermeiden.
	Bei Wechselwirkungen, die eine erhebliche Gefahr für den Patienten darstellen, wenn eine gleichzeitige Gabe erfolgt. → Hohes Risiko, Dosisanpassung oder enge Überwachung nötig.
	Bei Wechselwirkungen, bei denen eine potenzielle Gefährdung besteht, aber aufgrund einer schlechten Datenlage Rückschlüsse möglicherweise schwierig zu ziehen sind. → Potenzielles Risiko, aber wegen schlechter Datenlage keine eindeutige Empfehlung möglich.
	Bei Wechselwirkungen, bei denen Zweifel bezüglich der gleichzeitige Gabe bestehen und es daher notwendig erscheint, den Patienten hinsichtlich der möglichen schädigenden Wirkungen zu beraten und/oder zu überwachen. → Vermutlich kein Risiko.
	Bei Wechselwirkungen, die als klinisch nicht signifikant betrachtet werden oder für Fälle, in denen keine Interaktionen bestehen. → Ohne klinische Bedeutung.

Es gab viele Überlegungen bei den Symbolen. Wir haben bewusst auf eine numerische oder farbliche Kennzeichnung verzichtet, weil keine Beziehung zwischen Zeichen oder Farben bestehen sollte. Daher wählten wir international erkennbare Symbole, die im Test bei unserer Zielgruppe aus medizinischen Fachkräften intuitiv erkannt wurden.

Es sind darüber hinaus einige Monographien zu Stoffgruppen enthalten. Diese beziehen sich auf Inhaltsstoffe, die auf ihre eigene Weise interagieren und die in vielen Phytopharmaka vorkommen, wie z. B. die Flavonoide. Diese Vorgehensweise ermöglicht es uns, die relevanten Daten an einer Stelle zu bewerten und den Leser quer zu verweisen, wo es notwendig ist. Da zahlreiche Pflanzen mehrere dieser Inhaltsstoffe enthalten, ist es nicht möglich, diese in jeder einzelnen Pflanzen-Monographie aufzuführen.

Datenauswahl

Dieses Buch wurde von dem gleichen Autorenteam verfasst, das „Stockley's Drug Interactions" herausgegeben hat. Die Autoren wurden von einem Experten auf dem Gebiet der pflanzlichen Arzneimittel beraten und unterstützt. Dieselbe gründliche Vorgehensweise wie in „Stockley's Drug Interactions" wurde auch hier angewandt, jedoch mit einigen wesentlichen Unterschieden, insbesondere was die Auswahl der einbezogenen Daten betrifft. Die Interaktionsdaten sind generell von sehr unterschiedlicher Qualität und Zuverlässigkeit, vor allem, wenn Interaktionen zwischen Phytopharmaka und chemisch-synthetischen Wirkstoffen betrachtet werden. Die verlässlichsten Daten stammen aus klinischen Studien mit einer großen Anzahl von Studienteilnehmern unter streng kontrollierten Bedingungen. Diese sind jedoch für pflanzliche Arzneimittel kaum zu finden und die verfügbaren Daten wurden bereits in „Stockley's Drug Interactions" miteinbezogen. In diesem Buch wird nun versucht, Daten aus Tier- und In-vitro-Studien zu bewerten, die nicht in „Stockley's Drug Interactions" aufgenommen wurden. Wie bei allen unseren Veröffentlichungen betreiben wir intensive Literaturrecherchen, berücksichtigen offizielle Leitlinien und vermeiden, wo immer möglich, das Zitieren von Sekundärliteratur. Einige zitierte Studien in Artikeln über Wechselwirkungen zwischen pflanzlichen Arzneimitteln und chemisch-synthetischen Arzneistoffen sind von zweifelhafter Qualität bzw. lediglich Vermutungen. Wir haben sie dennoch mit einbezogen, da sie in anderen Quellenangaben zu Interaktionen erschienen sind, waren jedoch bemüht, sie in das richtige Verhältnis zu setzen.

Die in diesem Werk aufgeführten pflanzlichen Arzneimittel, Nahrungsergänzungsmittel und Functional Foods wurden aufgrund ihrer Bekanntheit ausgewählt und/oder weil es Interaktionsberichte zu ihnen gibt.

Abkürzungsverzeichnis

A
ADHS	Aufmerksamkeitsdefizit-Hyperaktivitätsstörung
ALT	Alanin-Aminotransaminase (ALT)
ASS	Acetylsalicylsäure
AST	Aspartat-Aminotransaminase
AUC	area under the curve

B
BCRP	breast cancer resistance protein
BP 2017	The British Pharmacopoeia 2017
BPH	benigne Prostatahyperplasie
bpm	beats per minute, Schläge/min

C
COX	Cyclooxygenase
CSM	Committee on Safety of Medicines

E
EMA	European Medicines Agency

H
HET	Hormonersatztherapie

I
INR	international normalized ratio (Wert zur Prüfung der Blutgerinnung)

K
KG	Körpergewicht
KOK	kombiniertes orales Kontrazeptivum

M
MHRA	Medicines & Healthcare products Regulatory Agency
MRP2	Multidrug Resistance-Related Proteins 2

N
NAPQI	N-Acetyl-p-benzochinonimin
NNRTI	nichtnukleosidische Reverse-Transkriptase-Inhibitoren
NSAID	non steroidal antiinflammatory drugs
n. A.	nach Applikation

O
OATP	organic anion transporting polypeptide

P

pAVK	periphere arterielle Verschlusskrankheit
Ph. Eur. 9.2	Europäisches Arzneibuch 9.2
PPI	Protonenpumpenhemmer
PSA	Prostata-spezifisches Antigen
PTT	partielle Thromboplastinzeit
PTZ	Plasmathrombinzeit

S

SNRI	selective serotonin noradrenalin reuptake inhibitors, selektive Serotonin-Noradrenalin-Wiederaufnahmehemmer
SSRI	selective serotonin reuptake inhibitors, selektive Serotonin-Wiederaufnahme-Hemmer

T

TAH	Thrombozytenaggregationshemmer
THC	Tetrahydrocannabinol
TPZ	Thromboplastinzeit
TZ	Thrombinzeit
TZA	trizyklische Antidepressiva

U

USP 39 – NF 34	The United States Pharmacopeia and National Formulary 2016

1 Anis

Pimpinella anisum L. (Apiaceae)

1.1 Arzneidroge

1.1.1 Synonyme und verwandte Arten
Die Droge ist nicht zu verwechseln mit Sternanis (*Illicium verum*); engl. Aniseed, *Anisum officinarum* Moench., *Anisum vulgare* Gaertn.

1.1.2 Arzneibücher
- Ph. Eur. 9.2: Anis, Anisöl,
- Ph. Eur. 9.2, engl. Ausgabe: Aniseed, Anis Oil,
- BP 2017: Aniseed, Anis Oil,
- USP 39 – NF 34 S2: Anis Oil.

1.1.3 Inhaltsstoffe
Anisfrüchte enthalten 2–6 % ätherisches Öl, das hauptsächlich aus *trans*-**Anethol** (80–95 %) besteht, daneben kommen in geringeren Mengen Estragol (Methylchavicol), β-Caryophyllen und Anisaldehyd (*p*-Methoxyphenylaceton) vor. An **natürlichen Cumarinen** sind enthalten Scopoletin, Umbelliferon, Umbelliprenin und Bergapten, ebenso findet man zahlreiche **Flavonoide** wie Quercetin, Apigenin und Luteolin.

1.1.4 Verwendung und Indikationen
Verwendung finden getrocknete Anisfrüchte und das durch Wasserdampfdestillation aus den trockenen reifen Früchten gewonnene ätherische Öl hauptsächlich wegen ihrer spasmolytischen, karminativen und antiparasitischen Wirkungen. Anis soll darüber hinaus auch milde estrogene Effekte haben (s. u.). Außerdem dient Anis als Gewürz und Aromastoff.

1.1.5 Pharmakokinetik
Studien an Ratten zufolge hat *trans*-Anethol keine Auswirkungen auf die Aktivität von Cytochrom-P450-Isoenzymen, doch erhöht es offenbar die Aktivität der UDP-Glucuronyltransferase (involviert in die Phase-II-Biotransformation) [1].

Ebenfalls bei Ratten erhöht Anisöl die duodenale Resorption von Glucose, vermutlich durch Verstärken der Natrium-Kalium-ATPase-Aktivität und die resultierende Vergrößerung des zum Glucosetransport notwendigen Natriumgradienten [2].

Zur Pharmakokinetik der einzelnen Flavonoide in Anis siehe unter „Flavonoide".

1.1.6 Übersicht zu Wechselwirkungen

Beweiskräftige Befunde gibt es nur sehr wenige. Anis hat offenbar estrogene Effekte, doch ob sie von klinischer Relevanz sind, ist unklar. Angaben zu den Wechselwirkungen der einzelnen Flavonoide in Anis siehe unter „Flavonoide". Zwar enthält Anis natürliche Cumarine, doch hat man bisher ihren Gehalt nicht bestimmt; daher ist auch unklar, ob Anis über diese Cumarine Wechselwirkungen mit anderen Arzneistoffen eingeht.

Literatur

[1] Rompelberg CJ, Verhagen H, van Bladeren PJ. Effects of the naturally occurring alkenylbenzenes eugenol and trans-anethole on drug-metabolizing enzymes in the rat liver. Food Chem Toxicol, 31: 637–645, 1993
[2] Kreydiyyeh SI, Usta J, Knio K, Markossian S, Dagher S. Aniseed oil increases glucose absorption and reduces urine output in the rat. Life Sci, 74: 663–673, 2003

1.2 Interaktionen

- Estrogene,
- Nahrungsmittel,
- pflanzliche Arzneimittel.

1.2.1 Anis und Estrogene

> Die Angaben zu Wechselwirkungen zwischen Anis und Estrogenen basieren ausschließlich auf experimentellen Befunden.

Klinische Befunde: Keine Hinweise auf Wechselwirkungen.

Experimentelle Befunde: In einem Hefe-Estrogen-Screeningtest hatte Anisöl estrogene Aktivität [1]; in verschiedenen In-vitro-Assays [2] zeigte ein wässriger Extrakt von Anis selektiv am Estrogenrezeptor ansetzende modulatorartige Wirkungen (ähnlich Arzneimitteln wie Raloxifen): Stimulation und Differenzierung von Osteoblasten, antiestrogene Effekte in Mammakarzinomzellen und keine proliferativen Wirkungen in zervikalen Adenokarzinomzellen.

Wirkungsmechanismus: Aktive Inhaltsstoffe in Anis haben offenbar estrogene Aktivität und konkurrieren vermutlich um den gleichen Estrogenrezeptor wie synthetische hormonelle Arzneistoffe.

Beurteilung und Maßnahmen: Die zitierten experimentellen Studien liefern Hinweise auf eine mögliche estrogene Aktivität von Anis. Doch aufgrund des niedrigen Evidenzgrads ist es äußerst schwierig, die Ergebnisse auf den klinischen Bereich zu übertragen.

Bevor keine zuverlässigeren Daten erhoben werden, ist lediglich allgemeine Vorsicht zu empfehlen.

Literatur

[1] Tabanca N, Khan SI, Bedir E, Annavarapu S, Willett K, Khan IA, Kirimer N, Baser KHC. Estrogenic activity of isolated compounds and essential oils of Pimpinella species from Turkey: evaluated using a recombinant yeast screen. Planta Med, 70: 728–735, 2004

[2] Kassi E, Papoutsi Z, Fokialakis N, Messari I, Miaklu S, Moutastsou P. Greek plant extracts exhibit selective estrogen receptor modulator(SERM)-like properties). J Agric Food Chem, 52: 6956–6961, 2004

1.2.2 Anis und Nahrungsmittel
Keine Hinweise auf Wechselwirkungen.

1.2.3 Anis und pflanzliche Arzneimittel
Keine Hinweise auf Wechselwirkungen.

2 Artischockenblätter

Cynara scolymus L. (Asteraceae)

2.1 Arzneidroge

2.1.1 Synonyme und verwandte Arten
Französische Artischocke, Grüne Artischocke, Kugelartischocke; Cynara; Bur artichoke, Globe artichoke, Alcachofa,
Cynara cardunculus Moris,
Nicht zu verwechseln mit Topinambur (*Helianthus tuberosus*; engl. Jerusalem artichoke).

2.1.2 Arzneibücher
- Ph. Eur. 9.2: Artischockenblätter, Artischockenblättertrockenextrakt,
- Ph. Eur. 9.2, engl. Ausgabe: Artichoke Leaf, Artichoke Leaf Dry Extract,
- BP 2017: Artichoke Leaf, Artichoke Leaf Dry Extract.

2.1.3 Inhaltsstoffe
Artischocke ist normalerweise auf das Caffeoylchinasäurederivat **Chlorogensäure** eingestellt. Weitere Hauptinhaltsstoffe sind **Flavonoidglykoside**, vorwiegend Glykoside des Luteolins, z. B. Cynarosid und Scolymosid, außerdem Sesquiterpenlactone, z. B. Cynaropikrin.

2.1.4 Verwendung und Indikationen
Traditionelle Indikationen für den Einsatz von Blätterextrakten der Artischocke sind Leberfunktions- und Verdauungsstörungen (vor allem bei Dyspepsie und Nausea), auch unzureichende Gallensekretion. Heutzutage wird die Droge häufiger bei Hypercholesterinämie, Hyperlipidämie und Reizdarmsyndrom und einigen kardiovaskulären Störungen wie Atherosklerose eingesetzt. Artischockenblüten finden sowohl als Lebensmittel wie auch als Geschmacks- und Aromastoff Verwendung.

2.1.5 Pharmakokinetik
Es liegen keine relevanten pharmakokinetischen Daten vor. Zur Pharmakokinetik der einzelnen Flavonoide in Artischocke siehe unter „Flavonoide".

2.1.6 Übersicht zu Wechselwirkungen

Es gibt keine Angaben zu Wechselwirkungen mit Artischockenblättern. Angaben zu den Wechselwirkungen der einzelnen Flavonoide der Artischocke siehe unter „Flavonoide".

3 Baldrianwurzel

Valeriana officinalis L. (Valerianaceae)

3.1 Arzneidroge

3.1.1 Synonyme und verwandte Arten

Arzneibaldrian, gebräuchlicher Baldrian, Gemeiner Baldrian, Katzenbaldrian, Katzenkraut; Valerian, All-heal, Belgian valerian, Common valerian, Fragant valerian, Garden valerian.

Weltweit werden noch viele andere Valeriana-Arten genutzt.

3.1.2 Arzneibücher

- Ph. Eur. 9.2: Baldriantinktur, mit wässrig-alkoholischen Mischungen hergestellter Baldriantrockenextrakt, mit Wasser hergestellter Baldriantrockenextrakt, Baldrianwurzel, geschnittene Baldrianwurzel,
- Ph. Eur. 9.2, engl. Ausgabe: Valerian Tincture, Valerian Dry Hydroalcoholic Extract, Valerian Dry Aqueous Extract, Valerian Root, Cut Valerian Root,
- BP 2017: Valerian Tincture, Valerian Dry Hydroalcoholic Extract, Valerian Dry Aqueous Extract, Valerian, Cut Valerian,
- USP 39 – NF 34 S2: Valerian, Powdered Valerian, Powdered Valerian Extract, Valerian Tablets.

3.1.3 Inhaltsstoffe

In Rhizom und Wurzel von Baldrian finden sich zahlreiche Inhaltsstoffe, die je nach Herkunft des Pflanzenmaterials, der Aufarbeitungsmethode und den Lagerungsbedingungen deutlich variieren. Viele dieser Komponenten tragen zur Aktivität bei und sogar die bekanntlich instabilen Inhaltsstoffe bilden aktive Abbauprodukte. Die **Valepotriate** schließen **Valtrat**e als wirksame Komponenten ein, die bei der Lagerung zu anderen aktiven Verbindungen wie Baldrinal und flüchtigen Verbindungen abgebaut werden. Das **ätherische Öl** setzt sich aus Valerensäuren und ihren Estern sowie weiteren Derivaten einschließlich Isovaleriansäure (verantwortlich für den Baldriangeruch) zusammen. An weiteren Inhaltsstoffen kommen vor: freie Aminosäuren, γ-Aminobuttersäure (GABA), die **Flavonoide** 6-Methylapigenin (Flavon), Hesperidin (Flavanon) und Linarin (Flavanon), **Alkaloide** vom Pyridin-Typ wie Valerianin und Valerin sowie **Sterole** wie β-Sitosterol.

Ein wässrig-alkoholischer Baldriantrockenextrakt ist ein aus Baldrianwurzel hergestellter Extrakt mit einem Gehalt von mindestens 0,25 % Sesquiterpensäuren, berechnet als Valerensäure.

3.1.4 Verwendung und Indikationen

Traditionell wurde Baldrian verwendet bei hysterischen Zuständen, Erregtheit, Schlafstörungen, Hypochondrie, Migräne, Muskelkrämpfen, Darmkoliken, rheumatischen Schmerzen und Dysmenorrhö und spezifisch bei Erkrankungen mit nervöser Überempfindlichkeit. Baldrian werden beruhigende, mild schmerzlindernde, schlaffördernde, krampflösende und blutdrucksenkende Eigenschaften zugeschrieben. Das gegenwärtige Interesse richtet sich vor allem auf seine Verwendung als Sedativum und Hypnotikum, doch hinsichtlich der tatsächlichen Wirksamkeit sind hier die bisherigen Beobachtungen nicht eindeutig. Einige wenige klinische Hinweise deuten darauf hin, dass Baldrian klimakterische Beschwerden lindern könnte.

Viele kommerzielle Produkte verwenden Baldrian in Kombination mit Hopfen, Passionsblume und anderen Drogenextrakten und es spricht einiges dafür, dass solche Kombinationen wirksamer sind als die Monopräparate, doch steht auch hier der klinische Nachweis noch aus.

3.1.5 Pharmakokinetik

Einer In-vitro-Studie zufolge können unterschiedliche Baldrianwurzel-Zubereitungen (Kapseln oder Tabletten mit Extraktpulver und Tees) CYP3A4 inhibieren [1]; dem stehen die Ergebnisse anderer In-vitro-Untersuchungen entgegen, wonach solche Produkte keinen hemmenden Effekt [2] oder gar eine induzierende Wirkung haben; dabei kamen allerdings Konzentrationen zum Einsatz, die klinisch wahrscheinlich nicht erreicht werden [3]. Alles in allem sprechen die Studien dafür, dass Baldrian vermutlich keinen klinisch relevanten Effekt auf CYP3A4 hat (siehe „Baldrian und Benzodiazepine").

Nach einer der genannten In-vitro-Studien [2] hat Baldrian auch keinen oder einen nur schwachen Einfluss auf CYP1A2 (siehe „Baldrian und Coffein"), CYP2C9 oder CYP2C19 bzw. keinen Effekt auf CYP2D6. Demgegenüber vermag nach einer anderen Studie Baldrian doch CYP2D6 zu induzieren, allerdings auch hier bei Konzentrationen, die in vivo vermutlich nicht erreicht werden [3]. Es ist unwahrscheinlich, dass diese Effekte klinisch von Bedeutung sind, denn in einer Studie mit 12 gesunden Personen hatte Baldrianwurzelextrakt keinen signifikanten Einfluss auf die Metabolisierung von Debrisoquin, ein Testsubstrat für CYP2D6 [4]. Eine andere klinische Studie kam zum entsprechenden Ergebnis mit Dextromethorphan (siehe „Baldrian und Dextromethorphan"). Eine weitere klinische Studie fand darüber hinaus keine klinisch relevanten Effekte von Baldrianwurzel auf CYP2E1 (siehe „Baldrian und Chlorzoxazon").

In-vitro-Untersuchungen zufolge könnte Baldrian das P-Glykoprotein hemmen [1, 5]; allerdings – so die Auffassung der Autoren [5] – wahrscheinlich nicht in klinisch relevantem Ausmaß, da die im Experiment verwendeten wirksamen Konzentrationen in vivo wahrscheinlich nicht erreicht werden. Zudem sind die Baldrian-induzierten Effekte erheblicher schwächer als die von Verapamil, einem bekannten klinisch relevanten P-Glykoprotein-Inhibitor [1].

Angaben zur Pharmakokinetik der einzelnen Flavonoide in Baldrian siehe unter „Flavonoide".

3.1.6 Übersicht zu Wechselwirkungen

Baldrian hat offenbar keinen klinisch relevanten Einfluss auf die Metabolisierung von Alprazolam, Coffein, Chlorzoxazon, Dextromethorphan oder Midazolam. Baldrian kann bei Mäusen die Dauer des Alkohol- oder Barbiturat-induzierten Schlafs verlängern. Fallberichte deuten auf mögliche Wechselwirkungen mit Ginkgo (siehe unter „Ginkgo und pflanzliche Arzneimittel, Baldrian") und Johanniskraut und/oder Loperamid (siehe „Johanniskraut und Loperamid"). Angaben zu den Interaktionen der einzelnen Flavonoide in Baldrian siehe unter „Flavonoide".

Literatur

[1] Lefebvre T, Foster BC, Drouin CE, Krantis A, Arnason JT, Livesey JF, Jordan SA. In vitro activity of commercial valerian root extracts against human cytochrome P450 3A4. J Pharm Pharm Sci, 7: 265–273, 2004
[2] Zou L, Harkey MR, Henderson GL. Effects of herbal components on cDNAexpressed cytochrome P450 enzyme catalytic activity. Life Sci, 71: 1579–1589, 2002
[3] Hellum BH, Hu Z, Nilsen OG. The induction of CYP1A2, CYP2D6, and CYP3A4 by six trade herbal products in cultured primary human hepatocytes. Basic Clin Pharmacol Toxicol, 100: 23–30, 2007
[4] Gurley BJ, Gardner SF, Hubbard MA, Williams DK, Gantry WB, Khan IA, Shah A. In vivo effects of goldenseal, kava kava, black cohosh, and valerian on human cytochrome P450 1A2, 2D6, 2E1, and 3A4/5 phenotypes. Clin Pharmacol Ther, 77: 415–426, 2005
[5] Hellum BH, Nilsen OG. In vivo inhibition of CYP3A4 metabolism and P-glycoprotein-mediated transport by trade herbal products. Basic Clin Pharmacol Toxicol, 102: 466–475, 2008

3.2 Interaktionen

- Alkohol (Ethanol),
- Barbiturate,
- Benzodiazepine,
- Chlorzoxazon,
- Coffein,
- Dextromethorphan,
- Loperamid,
- Nahrungsmittel,
- pflanzliche Arzneimittel.

3.2.1 Baldrian und Alkohol (Ethanol)

> Die Angaben zu Wechselwirkungen zwischen Baldrian und Alkohol basieren ausschließlich auf experimentellen Befunden.

Klinische Befunde: Keine Hinweise auf Wechselwirkungen.

Experimentelle Befunde: In einer Studie mit Mäusen verdoppelte sich fast die Alkohol-induzierte Schlafdauer des nach Applikation eines Valepotriatextrakts von Baldrian in hohen Dosen. Im Gegensatz dazu steht der Befund eines separaten Experiments, wonach der Extrakt die Effekte von Alkohol auf die motorische Aktivität der Tiere antagonisierte [1].

Wirkungsmechanismus: Additive zentral dämpfende Wirkungen.

Beurteilung und Maßnahmen: Hinweise auf eine Wechselwirkung zwischen Baldrian und Alkohol ist offenbar auf die zitierte Maus-Studie beschränkt. Doch wird Baldrian aufgrund seiner beruhigenden Wirkungen bei Schlafstörungen eingesetzt, sodass additive sedierende Wirkungen durchaus möglich sind. Die Hersteller [2, 3] zweier Baldrian-haltiger, bei der britischen MHRA registrierter Phytopharmaka raten von gleichzeitigem übermäßigen Alkoholkonsum mit dem Verweis auf möglicherweise potenzierten sedierenden Effekten ab. Die Annahme möglicher additiver sedierender Wirkungen ist begründet. Patienten, die Baldrian einnehmen, sollten vor übermäßigem Alkoholgenuss gewarnt werden und andernfalls auf die Teilnahme am Straßenverkehr und die Bedienung von Maschinen verzichten. Es sei darauf hingewiesen, dass in der Maus-Studie die sedierenden Effekte der Valepotriate – sogar bei hoher Dosierung – mäßiger ausfielen als bei Gabe von Diazepam und Chlordiazepoxid. Nicht alle Indikationen von Baldrian sind anxiolytischer/hypnotischer Natur.

Literatur

[1] von Eickstedt KW. Die Beeinflussung der Alkohol-Wirkung durch Valepotriate. Arzneimittelforschung, 19: 995–997, 1969

[2] Niteherb Tablets (Dry Extract of valerian roots). MH Pharma, UK Summary of product characteristics, 12/2007

[3] Valdrian Capsules (Valerian root). Bio-Health, UK Summary of product characteristics, 07/2008

3.2.2 Baldrian und Barbiturate

Die Angaben zu Wechselwirkungen zwischen Baldrian und Barbituraten basieren ausschließlich auf experimentellen Befunden.

Klinische Befunde: Keine Hinweise auf Wechselwirkungen.

Experimentelle Befunde: In einer Studie mit Mäusen verstärkte die Gabe von 50 oder 100 mg/kg KG **Valerensäure** (einer aktiven Komponente in Baldrian) die Sedierung (ermittelt durch Gleichgewichtstests), jedoch nur bei der höheren Dosis. Der Effekt war 10–15 Minuten nach Applikation am stärksten. Die Gabe von 60 mg/kg KG **Pentobarbital** sedierte die Tiere ebenso, dabei waren die Effekte ausgeprägter als im Falle der **Valerensäure**. Bei gleichzeitiger Applikation beider Substanzen verlängerte **Valerensäure** die Dauer des Pentobarbital-induzierten Schlafs; dieser Effekt war dosisabhängig, wobei höhere Dosen an **Valerensäure** die **Pentobarbital**-bedingte Schlafdauer fast verdoppelte [1].

Wirkungsmechanismus: Valerensäure hat unspezifische zentral dämpfende Eigenschaften, die die Effekte von Pentobarbital offenbar verstärken [1].

Beurteilung und Maßnahmen: Hinweise auf Wechselwirkungen zwischen Valerensäure und Pentobarbital gibt bisher offenbar nur die zitierte Maus-Studie; doch die darin gefundenen Effekte entsprechen den bekannten Aktivitäten beider Substanzen. Es ist unklar, ob Baldrian als Gesamtdroge Wirkungen ähnlicher Stärke hervorrufen kann, doch ist offenbar eine gewisse additive Sedierung möglich. Andere Barbiturate sind wohl bisher noch nicht auf Wechselwirkungen mit Baldrian untersucht worden, doch gehen sie vermutlich ähnliche Interaktionen ein. Deshalb sollte bei jedem Patienten unter Barbiturat-Behandlung auf möglicherweise verstärkte sedative Effekte geachtet werden, wenn er gleichzeitig Baldrian einnimmt. Dies gilt insbesondere in solchen Fällen, in denen verstärkte sedierende Effekte nicht erwünscht sind, so etwa bei Gabe von Phenobarbital (oder anderen Barbituraten) gegen Epilepsie. Zeigt sich eine verstärkte Sedierung, sollten die Patienten auf die Teilnahme am Straßenverkehr und die Bedienung von Maschinen verzichten. Es sei hier nochmals erwähnt, dass nicht alle Indikationen von Baldrian anxiolytischer/hypnotischer Natur sind.

Literatur

[1] Hendriks H, Bos R, Woerdenbag HJ, Koster AS. Central nervous depressant activity of valerenic acid in the mouse. Planta Med, 51: 28–31, 1985

3.2.3 Baldrian und Benzodiazepine

> Baldrian hat zwar keinen klinisch relevanten Einfluss auf die Pharmakokinetik von Alprazolam oder Midazolam, doch addieren sich möglicherweise die sedierenden Effekte.

Klinische Befunde: In einer Cross-over-Studie erhielten 12 gesunde Probanden für 14 Tage jede Nacht 1000 mg Baldrianwurzelextrakt und schließlich am Morgen von Tag 15 eine Einzeldosis von 2 mg **Alprazolam**. Baldrian erhöhte die maximale Plasmakonzentration von **Alprazolam** um 20 %, doch wurden keine weiteren statistisch signifikanten Änderungen in der Pharmakokinetik von **Alprazolam** festgestellt [1]. Der verwendete Baldrianextrakt enthielt 11 mg/1000 mg Valerensäure.

In einer anderen Studie erhielten ebenfalls 12 gesunde Personen für 28 Tage 3-mal täglich 125 mg Baldrianwurzelextrakt und abschließend eine Einzeldosis **Midazolam**. Hier zeigten sich keine signifikanten Baldrian-bedingten Änderungen in der Metabolisierung von **Midazolam** [2].

Experimentelle Befunde: Keine Hinweise auf Wechselwirkungen.

Wirkungsmechanismus: In In-vitro-Untersuchungen erwies sich Baldrian als Inhibitor von CYP3A4 (s. o. unter „Pharmakokinetik"). Zwar werden Alprazolam und Midazolam über dieses Isoenzym metabolisiert, doch die beobachteten lediglich geringfügigen pharmakokinetischen Änderungen sprechen dafür, dass Baldrian nur schwachen Einfluss auf die Aktivität von CYP3A4 hat.

Beurteilung und Maßnahmen: Die Ergebnisse der beiden gut konzipierten Studien [1, 2] sprechen dafür, dass Baldrian keine klinisch relevanten Auswirkungen auf die Pharmakokinetik von Alprazolam oder Midazolam hat (auch ein 20%iger Anstieg der Plasmaspiegel von Alprazolam, wie in der einen Studie festgestellt, ist vermutlich klinisch ohne Bedeutung). Deshalb sind nach derzeitigem Stand des Wissens keine Dosisanpassungen eines Benzodiazepins notwendig, wenn es zusammen mit Baldrian eingenommen wird. Allerdings ist auf mögliche additiv-sedierende Effekte zu achten. Zwar ist es unbegründet, eine gleichzeitige Einnahme von Baldrian und Alprazolam bzw. Midazolam grundsätzlich zu unterlassen; doch sollten in diesem Fall – wie bei jeder anderen Kombination zentral dämpfender Medikamente – Patienten auf die Möglichkeit verstärkter Schläfrigkeit hingewiesen werden. Tritt diese ein, sollten sie auf die Teilnahme am Straßenverkehr und die Bedienung von Maschinen verzichten.

Da Midazolam als Testsubstrat für die CYP3A4-Aktivität dient, sprechen diese Ergebnisse auch dafür, dass pharmakokinetische Wechselwirkungen zwischen Baldrian und anderen CYP3A4-Substraten ebenfalls unwahrscheinlich sind.

Literatur
[1] Donovan JL, DeVane CL, Chavin KD, Wang JS, Gibson BB, Gefroh HA, Markowitz JS. Multiple night-time doses of valerian (Valeriana officinalis) has minimal effects on CYP3A4 activity and no effect on CYP2D6 activity in healthy volunteers. Drug Metab Dispos, 32: 1333–1336, 2004
[2] Gurley BJ, Gardner SF, Hubbard MA, Williams DK, Gantry WB, Khan IA, Shah A. In vivo effects of goldenseal, kava kava, black cohosh, and valerian on human cytochrome P450 1A2, 2D6, 2E1, and 3A4/5 phenotypes. Clin Pharmacol Ther, 77: 415–426, 2005

3.2.4 Baldrian und Chlorzoxazon

> Baldrian hat offenbar keinen klinisch relevanten Einfluss auf die Pharmakokinetik von Chlorzoxazon, doch addieren sich möglicherweise die sedierenden Effekte.

Klinische Befunde: In einer Studie erhielten 12 gesunde Personen für 28 Tage 3-mal täglich 125 mg Baldrianwurzelextrakt und abschließend eine perorale Einzeldosis von 250 mg Chlorzoxazon. Es zeigten sich keine signifikanten Baldrian-bedingten Änderungen in der Metabolisierung von Chlorzoxazon [1].

Experimentelle Befunde: Keine Hinweise auf Wechselwirkungen.

Wirkungsmechanismus: Additive pharmakologische Effekte.

Beurteilung und Maßnahmen: Offenbar gibt es bisher nur eine Studie zu möglichen Wechselwirkungen zwischen Baldrian und Chlorzoxazon, doch diese war gut konzipiert und mit gesunden Probanden durchgeführt. Danach hat Baldrian keine Auswirkungen auf die Pharmakokinetik dieses Arzneistoffs. Da Chlorzoxazon sedierende Wirkungen hat, sollte bei gleichzeitiger Gabe von Baldrian die Möglichkeit verstärkter Sedierung einkalkuliert werden, auch wenn es hierzu noch keine Untersuchungen gibt.

Da Chlorzoxazon als Testsubstrat für die CYP2E1-Aktivität dient, sprechen diese Ergebnisse auch dafür, dass pharmakokinetische Wechselwirkungen zwischen Baldrian und anderen CYP2E1-Substraten ebenfalls unwahrscheinlich sind.

Literatur

[1] Gurley BJ, Gardner SF, Hubbard MA, Williams DK, Gantry WB, Khan IA, Shah A. In vivo effects of goldenseal, kava kava, black cohosh, and valerian on human cytochrome P450 1A2, 2D6, 2E1, and 3A4/5 phenotypes. Clin Pharmacol Ther, 77: 415–426, 2005

3.2.5 Baldrian und Coffein

> Baldrian hat offenbar keinen klinisch relevanten Einfluss auf die Pharmakokinetik von Coffein, doch wirken die stimulierenden Effekte von Coffein möglicherweise den schlaffördernden Wirkungen von Baldrian entgegen.

Klinische Befunde: In einer Studie erhielten 12 gesunde Personen für 28 Tage 3-mal täglich 125 mg Baldrianwurzelextrakt und abschließend eine perorale Einzeldosis von 100 mg Coffein. Es zeigten sich keine signifikanten Baldrian-bedingten Änderungen in der Metabolisierung von **Coffein** [1].

Experimentelle Befunde: Keine Hinweise auf Wechselwirkungen.

Wirkungsmechanismus: Gegensätzliche pharmakologische Effekte.

Beurteilung und Maßnahmen: Offenbar gibt es bisher nur eine Studie zu möglichen Wechselwirkungen, doch diese war gut konzipiert und mit gesunden Probanden durchgeführt. Danach hat Baldrian keine Auswirkungen auf die Pharmakokinetik von Coffein. Doch antagonisieren die Effekte von Coffein (einem Stimulans) wahrscheinlich direkt jene von Baldrian (einem Hypnotikum). Nachweislich schwächt Coffein die Wirkungen anderer bekannter Hypnotika, deshalb sollten Patienten, die Baldrian seiner schlaffördernden Eigenschaften wegen einnehmen, auf ihre Coffeinaufnahme achten.

Da Coffein als Testsubstrat für die CYP1A2-Aktivität dient, sprechen diese Ergebnisse auch dafür, dass pharmakokinetische Wechselwirkungen zwischen Baldrian und anderen CYP1A2-Substraten ebenfalls unwahrscheinlich sind.

Literatur

[1] Gurley BJ, Gardner SF, Hubbard MA, Williams DK, Gantry WB, Khan IA, Shah A. In vivo effects of goldenseal, kava kava, black cohosh, and valerian on human cytochrome P450 1A2, 2D6, 2E1, and 3A4/5 phenotypes. Clin Pharmacol Ther, 77, 415–426, 2005

3.2.6 Baldrian und Dextromethorphan

> Baldrian hat keinen klinisch relevanten Einfluss auf die Pharmakokinetik von Dextromethorphan.

Klinische Befunde: In einer Cross-over-Studie erhielten 12 gesunde Probanden für 14 Tage jede Nacht 1000 mg Baldrianwurzelextrakt und schließlich am Morgen von Tag 15 eine Einzeldosis von 30 mg Dextromethorphan. Der Baldrianextrakt verursachte keine signifikanten Änderungen in der Pharmakokinetik von Dextromethorphan. Der verwendete Baldrianextrakt enthielt 11 mg/1000 mg Valerensäure [1].

Experimentelle Befunde: Für In-vitro-Studien zu möglicherweise induzierenden Effekten von Baldrian auf CYP2D6 s. o. unter „Pharmakokinetik".

Wirkungsmechanismus: In-vitro-Untersuchungen zufolge handelt es sich bei Baldrian um einen Induktor von CYP2D6, doch macht sich dieser Effekt erst bei hohen Konzentrationen bemerkbar; und nach der klinischen Studie kommt er beim Menschen nicht zum Tragen.

Beurteilung und Maßnahmen: Offenbar gibt es bisher nur eine Studie zu möglichen Wechselwirkungen zwischen Baldrian und Dextromethorphan, doch diese war gut konzipiert und mit gesunden Probanden durchgeführt. Danach hat Baldrian keine Auswirkungen auf die Pharmakokinetik von Dextromethorphan.

Da Dextromethorphan als Testsubstrat für die CYP2D6-Aktivität dient, sprechen diese Ergebnisse auch dafür, dass pharmakokinetische Wechselwirkungen zwischen Baldrian und anderen CYP2D6-Substraten ebenfalls unwahrscheinlich sind.

Literatur
[1] Donovan JL, DeVane CL, Chavin KD, Wang JS, Gibson BB, Gefroh HA, Markowitz JS. Multiple night-time doses of valerian (Valeriana officinalis) has minimal effects on CYP3A4 activity and no effect on CYP2D6 activity in healthy volunteers. Drug Metab Dispos, 32: 1333–1336, 2004

3.2.7 Baldrian und Loperamid
Zu einem Fall von Delirium im Zusammenhang mit der Anwendung von Loperamid, Johanniskraut und Baldrian siehe unter „Johanniskraut und Loperamid".

3.2.8 Baldrian und Nahrungsmittel
Keine Hinweise auf Wechselwirkungen.

3.2.9 Baldrian und pflanzliche Arzneimittel
Für einen Fallbericht zu möglichen Wechselwirkungen zwischen Baldrian und Ginkgo siehe unter „Ginkgo und pflanzliche Arzneimittel (Baldrian)". Zu einem Fall von Delirium bei einem Patienten, der gleichzeitig Johanniskraut, Baldrian und Loperamid einnahm, siehe unter „Johanniskraut und Loperamid".

4 Bärentraubenblätter

Arctostaphylos uva-ursi (L.) Spreng (Ericaceae)

4.1 Arzneidroge

4.1.1 Synonyme und verwandte Arten
Mehlbeere, Moosbeere, Sandbeere, Wilder Buchsbaum, Wolfstraube; Uva-ursi; Bearberry.

4.1.2 Arzneibücher
- Ph. Eur. 9.2: Bärentraubenblätter,
- Ph. Eur. 9.2, engl. Ausgabe: Bearberry Leaf,
- BP 2017: Bearberry Leaf.

4.1.3 Inhaltsstoffe
Der Hauptwirkstoff in Bärentraubenblättern ist **Arbutin** (Hydrochinon-β-D-glucopyranosid), daneben kommen auch Methylarbutin, 4-Hydroxyacetophenonglucosid und Galloylarbutin vor. Die ganzen oder zerkleinerten Bärentraubenblätter müssen nach Arzneibuchvorgabe (Ph. Eur., BP) einen Gehalt an wasserfreiem Arbutin von mindestens 7,0 % (bezogen auf die getrocknete Droge) haben. **Iridoide** (wie Monotropein), **Flavonoide** (wie Myricetin und Quercetin) und **Gerbstoffe** (wie Corilagin) sind ebenfalls in der Droge enthalten.

4.1.4 Verwendung und Indikationen
Traditionell finden Bärentraubenblätter und entsprechende Zubereitungen Anwendung bei Harnwegsinfekten. Die Verwendung von Arbutin und Hydrochinon als hautaufhellenden Wirkstoffen wurde untersucht.

4.1.5 Pharmakokinetik
Nach peroraler Aufnahme wird Arbutin im Harn zum antimikrobiell wirksamen Hydrochinon hydrolysiert [1–3], das in hohen Dosen reizend und zytotoxisch wirkt. Doch wird Hydrochinon im Harn rasch – hauptsächlich zum Glucuronid und Sulfat – konjugiert. [2]. Die Anwesenheit von *Escherichia coli* bei Harnwegsinfekten kann den Hydrochinonspiegel erhöhen, und zwar durch Umkehren der Konjugationsreaktionen, sodass wieder freies, aktives Hydrochinon entsteht [3]. Ein Alkalisieren des Harns ist nicht zwingend

erforderlich, um die antiseptischen Eigenschaften von Hydrochinon oder Arbutin zu verstärken [3].

In-vitro-Studien [4, 5] zufolge hemmen wässrige und ethanolhaltige Extrakte kommerzieller Bärentraubenblätterprodukte CYP3A4 und CYP2C19 signifikant; hingegen scheinen entsprechende Methanolextrakte nur eine geringe bis mäßige Aktivität gegen diese Isoenzyme zu entfalten. Allerdings variieren die Wirkungen gegen CYP3A4 zwischen den Produkten erheblich [4]. Alkoholische Bärentraubenblätterextrakte hemmen offenbar ebenfalls CYP3A4, außerdem beeinflussen sie in vitro die Aktivität des P-Glykoproteins, was sich in einer Hemmung 60 Minuten nach Exposition und in einer Induktion 18 Stunden nach Exposition ausdrückt [4]. Die klinische Relevanz dieser Effekte ist aber unklar.

4.1.6 Übersicht zu Wechselwirkungen

Bekannt ist ein einzelner Fall von Lithium-Intoxikation bei einem Patienten, der ein pflanzliches, unter anderem Bärentraube enthaltendes Diuretikum einnahm [6]. Angaben zur Pharmakokinetik der einzelnen Flavonoide in Bärentraube siehe unter „Flavonoide".

Literatur

[1] Schindler F, Patzak U, Brinkhaus B, von Niecieck A, Wittig J, Krähmer N, Glöckl I, Veit M. Urinary excretion and metabolism of arbutin after oral administration of Arctostaphylos uvae ursi extract as film-coated tablets and aqueous solution in healthy humans. J Clin Pharmacol, 42: 920–927, 2002

[2] Quintus J, Kovar KA, Link P, Hamacher H. Urinary excretion of arbutin metabolites after oral administration of bearberry leaf extracts. Planta Med, 71: 147–152, 2005

[3] Siegers C, Bodinet C, Ali SS, Siegers CP. Bacterial deconjugation of arbutin by Escherichia coli. Phytomedicine, 10 (Suppl 4): 58–60, 2003

[4] Chauhan B, Yu C, Krantis A, Scott I, Arnason JT, Marles RJ, Foster BC. In vitro activity of uva-ursi against cytochrome P450 isoenzyme and P-glycoprotein. Can J Physiol Pharmacol, 85: 1099–1107, 2007

[5] Scott IM, Leduc RI, Burt AJ, Marles RJ, Arnason JT, Foster BC. The inhibition of human cytochrome P450 by ethanol extracts of North American botanicals: Pharm Biol, 44: 315–327, 2006

[6] Pyevich D, Bogenschutz MP. Herbal diuretics and lithium toxicity. Am J Psychiatry, 158: 1329, 2001

4.2 Interaktionen

- Lithium,
- Nahrungsmittel,
- pflanzliche Arzneimittel.

4.2.1 Bärentraube und Lithium

Bei einer 26-jährigen, auf 2-mal täglich 900 mg Lithium eingestellten Patientin stieg der Lithium-Plasmaspiegel von 1,1 auf 4,5 mmol/l, nachdem sie zuvor 2–3 Wochen lang zusätzlich ein rezeptfreies pflanzliches Diuretikum eingenommen hatte, das „Maisbart" (die 20–40 cm langen Griffel von *Zea mays*), *Equisetum hyemale*, Wacholder, Buchu (*Aga-*

thosma), Petersilie und Bärentraube – vermutlich alle mit diuretischer Wirksamkeit – enthielt. Die Patientin zeigte mit Übelkeit, Diarrhö, unsicherem Gang, Tremor, Nystagmus und Benommenheit deutliche Anzeichen einer Lithium-Intoxikation [1].

Literatur
[1] Pyevich D, Bogenschutz MP. Herbal diuretics and lithium toxicity. Am J Psychiatry, 158: 1329, 2001

4.2.2 Bärentraube und Nahrungsmittel
Keine Hinweise auf Wechselwirkungen.

4.2.3 Bärentraube und pflanzliche Arzneimittel
Keine Hinweise auf Wechselwirkungen.

5 Beifußkraut

Artemisia annua L. (Asteraceae)

5.1 Arzneidroge

5.1.1 Synonyme und verwandte Arten
Einjähriger Beifuß; Annual wormwood, Sweet wormwood, Sweet Annie.

Einjähriger Beifuß ist nicht zu verwechseln mit Wermutkraut, *Artemisia absinthium*, Bitterer Beifuß; Wormwood.

5.1.2 Inhaltsstoffe
Hauptinhaltsstoff in Beifußkraut ist das Sesquiterpenendoperoxid **Artemisinin** (Qinghaosu oder Qinghao); an verwandten Verbindungen kommen auch Artemisiasäure, Artemisiaketon, Artemisiaalkohol und Arteannuin B vor; daneben findet man **Flavonoide** wie Casticin, Artemetin, Chrysoplenetin, Cirsilineol, Eupatin und Chrysosplenol D. Einige dieser Komponenten sind auch Bestandteil des ätherischen Öls, das außerdem u. a. Borneol, Farnesen, Sabinen, Germacren D und β-Caryophyllen enthält.

5.1.3 Verwendung und Indikationen
Beifuß wird in der traditionellen chinesischen Medizin (TCM) zur Behandlung von Fieber und Malaria verwendet. Die primär aktive Komponente Artemisinin ist zwar ein starker und rasch wirksamer antiplasmodischer Wirkstoff, doch zeichnen ihn ungünstige pharmazeutische Eigenschaften aus; dies führte zur Entwicklung zahlreicher Derivate, die in der Klinik zur Behandlung von Malaria Anwendung finden. Zwar behandeln bis heute Teile der Landbevölkerung Asiens und Afrikas Malaria mit Beifußkraut als Tee, doch wird dies kritisch gesehen; denn die Behandlung der Malaria allein in dieser Form geht mit einer hohen Rückfallquote (Wiederaufflammen der Krankheit nach einer gewissen Zeit der Ruhe) und möglicherweise verstärkten Resistenzentwicklungen einher. Es gibt einige Hinweise darauf, dass noch andere Beifußkrautextraktkomponenten (möglicherweise Flavonoide) zur antiplasmodischen Aktivität beitragen.

5.1.4 Pharmakokinetik
In einer Studie mit gesunden Probanden wurde Artemisinin aus frisch zubereitetem Beifußkraut-Tee rasch resorbiert und war ähnlich gut bioverfügbar wie nach Einnahme einer Kapselformulierung (diese Einschätzung beruht auf einem Vergleich historischer Daten)

[1]. Angaben zur Pharmakokinetik der einzelnen Flavonoide in Beifußkraut siehe unter „Flavonoide".

5.1.5 Übersicht zu Wechselwirkungen

Bisher sind keinerlei Wechselwirkungen mit Beifußkraut bekannt. Die Menge an Artemisinin, wie sie in traditionell zubereitetem Tee vorkommen, liegen im Allgemeinen erheblich unter therapeutisch verwendeten Dosen; deshalb ist es sehr unwahrscheinlich, dass die zwischen pharmazeutischen Artemisinin-Zubereitungen und konventionellen Arzneimitteln beobachtbaren Wechselwirkungen auch bei Verwendung von Beifußkraut-Ganzdroge auftreten. Zwar liegt die Anwendung von reinem Artemisinin als Supplement nicht mehr im Geltungsbereich dieser Monographie; doch sollte man sich darüber im Klaren sein, dass die in solchen Präparaten enthaltenen Mengen an Artemisinin im Bereich therapeutisch verwendeter Dosen liegen. Wechselwirkungen sind daher nicht auszuschließen wie z. B. bei erhöhter Zufuhr von Coffein und anderen CYP1A2-Substraten.

Therapeutisch verwendete Artemisininderivate erhöhen auch das Risiko einer Verlängerung des QT-Intervalls. Ein gleichzeitiges Anwenden von mehr als **einem** QT-verlängernden Arzneimittel erhöht das Risiko einer Torsade de pointes, was zu lebensbedrohlichen ventrikulären Arrhythmien führen kann.

Es bedarf noch weiterer Forschung, bevor sichere Aussagen über mögliche Wechselwirkungen von Beifußkraut mit CYP1A2-Substraten und QT-Zeit verlängernden Arzneistoffen getroffen werden können. Bis dahin sollte man mit der gleichzeitigen Gabe vorsichtig sein.

Literatur

[1] Rath K, Taxis K, Walz G, Gleiter CH, Li SM, Heide L. Pharmacokinetic study of artemisinin after oral intake of a traditional preparation of Artemisia annua L (Annual wormwood). Am J Trop Med Hyg, 70: 128–132, 2004

6 Bitterorangenschale

Citrus aurantium L. (Rutaceae)

6.1 Arzneidroge

6.1.1 Synonyme und verwandte Arten
Pomeranze; Bitter orange, neroli, Seville orange, sour orange.
  Citrus aurantium L. ssp. *aurantium* L., *Citrus aurantium* ssp. *amara* L.
  Bitterorange ist eng verwandt mit Bergamotte (*Citrus aurantium* ssp. *bergamia* Wight & Arn.).

6.1.2 Arzneibücher
- Ph. Eur. 9.2: Bitterorangenblüten, Bitterorangenschale, Bitterorangenschalentinktur, Neroliöl/Bitterorangenblütenöl,
- Ph. Eur. 9.2, engl. Ausgabe: Bitter-orange Flower, Dried Bitter-orange Peel, Bitter-orange Epicarp and Mesocarp, Bitter-orange Epicarp and Mesocarp Tincture, Neroli oil,
- BP 2017: Bitter-orange Flower, Dried Bitter-orange Peel, Bitter-orange Epicarp and Mesocarp, Bitter-orange Epicarp and Mesocarp Tincture.

6.1.3 Inhaltsstoffe
Bitterorange enthält die sympathomimetischen Alkaloide **Oxedrin** (**Synephrin**), **Flavonoide** (Hesperidin, Naringenin, Tangeretin und andere, oft als Citrus-Bioflavonoide bezeichnet) und **natürliche Cumarine** (Umbelliferon, 6′,7′-Dimethoxycumarin und die **Furanocumarine** 6′,7′-Dihydroxybergamottin und Bergapten). Das **ätherische Öl** besteht hauptsächlich aus Limonen. Einige Quellen (z. B. Ph. Eur.) stellen die Blüten auf den Gehalt an Flavonoiden, berechnet als Naringin, und die Schale auf den Gehalt an ätherischem Öl ein.

6.1.4 Verwendung und Indikationen
Traditionell wird Bitterorange bei Blähungen und anderen Verdauungsstörungen eingesetzt. Angeblich soll die Droge auch antihypertensive, entzündungshemmende, analgetische und antibakterielle Eigenschaften haben. Bitterorangenextrakt ist Bestandteil einiger pflanzlicher Anorektika, denn es enthält Oxedrin, das den Stoffwechsel anregen soll. Jedoch werden einige unerwünschte kardiovaskuläre Nebeneffekte mit diesem Inhalts-

stoff in Verbindung gebracht (siehe unter „Coffein und pflanzliche Arzneimittel, Bitterorange"). Interessanterweise wird Bitterorange auch als Appetitanreger beworben. Bitterorangenblüten werden als Sedativum eingesetzt, Bitterorangenschale und Neroliöl/Bitterorangenöl sind als Aromastoff weit verbreitet in Nahrungsmitteln und konventionellen Arzneimitteln. Bitterorange wird darüber hinaus zu Marmelade verarbeitet. Der Saft von Bitterorangen dient in Studien zur Metabolisierung von Arzneistoffen als Vergleich zu Grapefruitsaft, jedoch nicht als Getränk oder Arzneimittel.

6.1.5 Pharmakokinetik

Ein Bitterorangen-Supplement (das Oxedrin enthielt, aber kein 6',7'-Dihydroxybergamottin) hatte in klinischen Studien keine inhibierende Wirkung auf CYP1A2 (siehe unter „Coffein und pflanzliche Arzneimittel, Bitterorange") oder CYP2D6 (im Vergleich zur Testsubstanz Debrisoquin [1]).

Die Effekte von Bitterorange auf CYP3A4 sind unklar. Ein Bitterorangen-Supplement (das Oxedrin enthielt, jedoch kein 6',7'-Dihydroxybergamottin) hatte keine inhibierende Wirkung auf CYP3A4 (siehe „Bitterorangen und Midazolam"). Jedoch hemmte der Saft von Bitterorangen (mit den Furanocumarinen Bergapten und 6',7'-Dihydroxybergamottin) intestinales CYP3A4 (siehe „Bitterorange und Felodipin"), doch vermutlich übt er keinen Effekt aus auf hepatisches CYP3A4 (siehe „Bitterorange und Indinavir"). Der Saft kann offenbar auch den Transport von P-Glykoprotein hemmen (siehe „Bitterorange und Dextromethorphan"). Unterschiedliche aktive Komponenten mögen die beobachteten Unterschiede in der Wirkung auf CYP3A4 teilweise erklären.

Angaben zur Pharmakokinetik der einzelnen Flavonoide in Bitterorangen siehe unter „Flavonoide".

6.1.6 Übersicht zu Wechselwirkungen

Der Saft von Bitterorangen wurde in einigen Wechselwirkungsstudien verwendet (als Vergleich zu Grapefruitsaft). Die Ergebnisse dieser Untersuchungen sind zwar im Folgenden berücksichtigt; doch darf aus ihnen nicht direkt auf Bitterorangenschale enthaltende pflanzliche Arzneimittel geschlossen werden, denn es wurden einige Unterschiede im Wechselwirkungspotenzial beobachtet.

Ein Dekokt von Bitterorangenschale erhöhte bei Tieren den Ciclosporin-Plasmaspiegel, hingegen scheint Bitterorangensaft keine klinisch relevanten Wechselwirkungen einzugehen. Ein Bitterorangen-Supplement beeinflusst offenbar nicht die Pharmakokinetik von Chlorzoxazon, Debrisoquin oder Midazolam. Dies spricht dafür, dass hier keine Wechselwirkungen mit den Substraten von CYP2E1, CYP2D6 und CYP3A4 bestehen. Bitterorangensaft hat offenbar keinen Einfluss auf die Pharmakokinetik von Indinavir, doch könnte er die die Plasmaspiegel von Dextromethorphan und Felodipin erhöhen; und in einer Studie verringerte er die Bioverfügbarkeit von Colchicin. Bei der Ratte hat Bitterorangenextrakt offenbar keinen Einfluss auf die Bioverfügbarkeit von Amiodaron.

Angaben zu möglichen Wechselwirkungen zwischen Bitterorangenschalen enthaltenden Supplementen und Coffein, die in unerwünschten kardialen Effekten resultieren, siehe „Coffein und pflanzliche Drogen Bitterorange".

Citrus-Furanocumarine – in Bitterorangenschale u. a. Bergapten und 6',7'-Dihydroxybergamottin – gelten als Inhibitoren verschiedener Cytochrom-P450-Isoenzyme (CYP3A4, CYP2D6 und CYP2C9), möglicherweise auch die Aktivität des P-Glykoproteins.

Angaben zu spezifischen Wechselwirkungen von Citrus-Flavonoiden wie Naringenin siehe unter „Flavonoide".

Literatur
[1] Gurley BJ, Gardner SF, Hubbard MA, Williams DK, Gentry WB, Carrier J, Khan IA, Edwards DJ, Shah A. In vivo assessment of botanical supplementation on human cytochrome P450 phenotypes: Citrus aurantium, Echinacea purpurea, milk thistle, and saw palmetto. Clin Pharmacol Ther, 76: 428–440, 2004

6.2 Interaktionen

- Amiodaron,
- Chlorzoxazon,
- Ciclosporin,
- Colchicin,
- Dextromethorphan,
- Felodipin,
- Indinavir,
- Midazolam,
- Nahrungsmittel,
- pflanzliche Arzneimittel (Coffein).

6.2.1 Bitterorange und Amiodaron

> Die Angaben zu Wechselwirkungen zwischen Bitterorange und Amiodaron basieren ausschließlich auf experimentellen Befunden.

Klinische Befunde: Keine Hinweise auf Wechselwirkungen.

Experimentelle Befunde: In einer Studie mit Ratten hatte die 14-tägige Gabe eines alkoholischen Extrakts von Bitterorangen aus der grünen Frucht (mit einem Gehalt von 10 % Synephrin) in einer Tagesdosis von 164 mg/kg KG keine Auswirkungen auf die AUC einer Einzeldosis von 50 mg/kg KG Amiodaron, appliziert an Tag 15 – im Vergleich zu Tieren, die ausschließlich Amiodaron erhielten [1].

Wirkungsmechanismus: Vermutlich gibt es keinen Wechselwirkungsmechanismus.

Beurteilung und Maßnahmen: Mit möglichen Wechselwirkungen zwischen Bitterorangen und Amiodaron hat sich bisher offenbar nur diese eine tierexperimentelle Studie beschäftigt; nach den Ergebnissen dieser Untersuchung sind keine pharmakokinetischen Interaktionen zu erwarten.

Literatur
[1] Rodrigues M, Alves G, Falcão A. Investigating herb-drug interactions: the effect of Citrus aurantium fruit extract on the pharmacokinetics of amiodarone in rats. Food Chem Toxicol, 60: 153–159, 2013

6.2.2 Bitterorange und Chlorzoxazon

> Ein Bitterorangen-Supplement hatte in einer Studie auf die Metabolisierung von Chlorzoxazon keine Auswirkungen. Bitterorange beeinflusst deshalb auch wahrscheinlich nicht die Pharmakokinetik von Arzneimitteln, die durch CYP2E1 verstoffwechselt werden.

Klinische Befunde: In einer Studie erhielten 12 gesunde Personen ein Bitterorangen-Supplement, eingestellt auf einen Gehalt an Synephrin auf 4 %, in einer Dosis von 350 mg 2-mal täglich über 28 Tage verabreicht, zusätzlich vor und am Ende dieser Behandlung jeweils eine Einzeldosis von 250 mg Chlorzoxazon. Die Gabe von Bitterorange hatte keine Auswirkungen auf die Metabolisierung von Chlorzoxazon. Die Analyse des Supplements bestätigte den angegebenen Gehalt an Synephrin (äquivalent zu einer täglichen Dosis von etwa 30 mg) und die Abwesenheit des Furanocumarins 6',7'-Dihydrobergamottin [1].

Experimentelle Befunde: Keine Hinweise auf Wechselwirkungen.

Wirkungsmechanismus: Vermutlich gibt es keinen Wechselwirkungsmechanismus.

Beurteilung und Maßnahmen: Da Chlorzoxazon als Testsubstanz für die Prüfung der CYP1E2-Aktivität verwendet wird, weisen die Ergebnisse darauf hin, dass es wahrscheinlich keine Wechselwirkungen zwischen diesem Bitterorangen-Supplement und anderen Substraten von CYP1E2 gibt.

Literatur
[1] Gurley BJ, Gardner SF, Hubbard MA, Williams DK, Gentry WB, Carrier J, Khan IA, Edwards DJ, Shah A. In vivo assessment of botanical supplementation on human cytochrome P450 phenotypes: Citrus aurantium, Echinacea purpurea, milk thistle, and saw palmetto. Clin Pharmacol Ther, 76: 428–440, 2004

6.2.3 Bitterorangensaft und Ciclosporin

> Bitterorangensaft scheint beim Menschen keine Auswirkungen auf die Pharmakokinetik von Ciclosporin zu haben. Bei Tieren aber erhöhte ein Bitterorangendekokt den Plasmaspiegel von Ciclosporin.

Klinische Befunde: In einer randomisierten Cross-over-Studie erhielten 7 gesunde Probanden eine Einzeldosis von 7,5 mg/kg KG Ciclosporin 30 Minuten nach Trinken von 240 ml Bitterorangensaft. Dieser beeinflusste weder die AUC noch die maximalen Serumspiegel von Ciclosporin, allerdings war bei einigen Personen die Resorption von Ciclosporin verzögert. Diese Befunde standen im Gegensatz zu den Wirkungen von Grapefruitsaft [1]. Der Saft, den man durch Auspressen frischer Früchte gewonnen hatte, war bis unmittelbar vor dem Gebrauch tiefgefroren worden (bis zu 6 Wochen); gemäß Analyse enthielt er 6',7'-Dihydroxybergamottin in einer Konzentration von etwa 30 µmol/l.

Experimentelle Befunde: In einer Studie erhielten Schweine 200 ml eines Bitterorangendekokts zusammen mit Ciclosporin in einer Dosis von 10 mg/kg KG; der maximale

Serumspiegel und die AUC von Ciclosporin erhöhten sich um 64 bzw. 46 %; eines der 5 Versuchstiere entwickelte Symptome einer Ciclosporin-Intoxikation. Der Dekokt war durch etwa 2-stündiges Kochen der unverarbeiteten Droge in Wasser gewonnen worden. Jede 200-ml-Dosis war aus dem Äquivalent von 20 g unverarbeiteter Droge zubereitet und enthielt 1,12 mmol Flavonoide, hauptsächlich Naringin. Auf den Gehalt an Furanocumarinen wurde nicht geprüft [2].

Wirkungsmechanismus: Die Ergebnisse der Tierstudie [2] sprechen dafür, dass Bitterorange die Resorption von Ciclosporin verändert, möglicherweise durch Beeinflussung des P-Glykoproteins im Darm. Davon unterscheiden sich die beim Menschen erhobenen Befunde [1], was mit verschiedenen Resorptionsmechanismen zwischen den Spezies zusammenhängen könnte; womöglich aber auch mit den unterschiedlichen Bitterorangenzubereitungen (Saft und Dekokt) in beiden Studien. Es sei darauf hingewiesen, dass in der klinischen Studie das Furanocumarin 6',7'-Dihydroxybergamottin keine Wechselwirkungen zeigte [1]. In der Tierstudie bestand keine Korrelation zwischen Interaktionsstärke und Flavonoidgehalt [2].

Beurteilung und Maßnahmen: Offenbar gibt es nur zwei Studien zu möglichen Wechselwirkungen zwischen Bitterorangen und Ciclosporin; die eine am Menschen verwendete Bitterorangensaft, die andere am Tier einen Dekokt. Danach beeinflusst Bitterorangesaft nicht die Pharmakokinetik von Ciclosporin, doch kann Bitterorangendekokt die Ciclosporin-Serumspiegel erhöhen. Dies mahnt zur Vorsicht, wenn Patienten unter der Gabe von Ciclosporin den Wunsch nach einem Bitterorangen-Supplement äußern. Hier sollte über die Risiken eines solchen Supplements sorgfältig unterrichtet werden. Im Fall von Patienten, die Ciclosporin bei schwerwiegenden Indikationen wie Transplantationen erhalten, ist es sehr unwahrscheinlich, dass mögliche Vorteile die Risiken aufwiegen. Bei gleichzeitiger Gabe ist in jedem Fall eine engmaschige Kontrolle der Ciclosporin-Serumspiegel dringend angeraten.

Literatur

[1] Edwards DJ, Fitzsimmons ME, Schuetz EG, Yasuda K, Ducharme MP, Warbasse LH, Woster PM, Schuetz JD, Watkins P. 6',7'-Dihydroxybergamottin in grapefruitjuice and Seville orange juice: effects on cyclosporine disposition, enterocyte CYP3A4, and P-glycoprotein. Clin Pharmacol Ther, 65: 237–244, 1999

[2] Hou YC, Hsui SL, Tsao CW, Wang YH, Chao PDL. Acute interaction of ciclosporin caused by coadministration of decoction of the fruits of Citrus aurantium and the pericarps of Citrus grandis. Planta Med, 66: 635–650, 2000

6.2.4 Bitterorangensaft und Colchicin

In einer Studie verringerte Bitterorangensaft die Bioverfügbarkeit von Colchicin.

Klinische Befunde: In einer Cross-over-Studie mit 23 gesunden Probanden verringerte die Gabe von 2-mal täglich 240 ml Bitterorangensaft über 4 Tage die maximalen Plasmakonzentrationen und AUC einer Einzeldosis von 600 µg Colchicin um 24 bzw. 21 %; die

Dauer bis zum Erreichen der Maximalspiegel verlängerte sich um 1 Stunde [1]. Die Zusammensetzung des Bitterorangensaftes wurde in der Studie nicht analysiert.

Experimentelle Befunde: Keine Hinweise auf Wechselwirkungen.

Wirkungsmechanismus: Unklar; für die Autoren der Studie waren die Ergebnisse unerwartet, da Bitterorangensaft – gemäß seiner Wechselwirkung mit anderen Arzneistoffen – die Bioverfügbarkeit von Colchicin **erhöhen** sollte (aufgrund einer Hemmung der Metabolisierung von Colchicin über CYP3A4 im Darm; siehe „Bitterorange und Felodipin"). Nach Ansicht der Autoren könnte eine OATP-vermittelte Interaktion eine Rolle spielen [1].

Beurteilung und Maßnahmen: Die durch Bitterorangensaft verursachte leicht verringerte Bioverfügbarkeit von Colchicin wird klinisch in den meisten Fällen ohne Belang sein. Dennoch sollte man die Möglichkeit einer Interaktion in Betracht ziehen, wenn sich bei Patienten, die für eine Colchicin-Intoxikation besonders empfänglich sind (z. B. bei Niereninsuffizienz), anders nicht zu erklärende negative Auswirkungen von Colchicin bemerkbar machen.

Literatur
[1] Wason S, DiGiacinto JL, Davis MW. Effects of grapefruit and Seville orange juices on the pharmacokinetic properties of colchicine in healthy subjects. Clin Ther, 34: 2161–2173, 2012

6.2.5 Bitterorangensaft und Dextromethorphan

> Bitterorangensaft erhöht die Resorption von Dextromethorphan.

Klinische Befunde: In einer Studie erhielten 11 gesunde Probanden vor dem Schlafengehen eine Einzeldosis von 30 mg Dextromethorphanhydrobromid, danach 200 ml Wasser oder 200 ml frisch gepressten Bitterorangensaft. Nach der im Harn gemessenen Menge an Dextromethorphan und seinen Metaboliten steigt die Bioverfügbarkeit von Dextromethorphan durch die Gabe von Bitterorangensaft um mehr als das Vierfache. Die Dextromethorphan-Spiegel waren noch drei Tage später erhöht, was auf einen nachhaltigen Effekt von Bitterorangensaft hinweist. Die Effekte ähnelten jenen nach Gabe von Grapefruitsaft [1].

Experimentelle Befunde: Keine Hinweise auf Wechselwirkungen.

Wirkungsmechanismus: Vermutlich erhöht der Saft von Bitterorangen (wie der von Grapefruit) die Resorption von Dextromethorphan durch Inhibieren von CYP3A4 und des P-Glykoproteins in der Darmwand; allerdings könnten nach Auffassung der Autoren noch andere Transportproteine beteiligt sein. Dextromethorphan wird zwar häufig als Testsubstrat für CYP2D6 verwendet, doch zeigte wird dieser Studie zufolge der Metabolismus von Dextromethorphan durch CYP2D6 in der Leber nicht beeinflusst [1]. Beurteilt anhand der Metabolisierung von Debrisoquin, hatte auch ein Bitterorangen-Supplement keine Auswirkungen auf die CYP2D6-Aktivität [2].

Beurteilung und Maßnahmen: Obwohl die zitierte Studie [1] eindeutige Hinweise auf pharmakokinetische Wechselwirkungen gibt, haben sie für Bitterorangen-Supplemente keine direkte klinische Relevanz (in dieser Studie zu möglichen Wirkmechanismen von Grapefruitsaft diente Bitterorangensaft als Vergleich). Wie die Effekte von Bitterorangensaft und -schale, die ebenfalls medizinisch verwendet wird, zusammenhängen, ist zwar unklar; doch vermutet man, dass die Wirkungen von Grapefruitsaft teilweise auf „Verunreinigungen" mit Bestandteilen der Schale zurückzuführen sind; entsprechendes könnte auch auf die Bitterorange zutreffen. Doch sind hierzu weitere Untersuchungen notwendig.

Wichtiger Hinweis: Von der beobachteten Interaktion mit dem Saft von Bitterorangen darf man nicht auf andere CYP2D6-Substrate schließen, da die Wechselwirkung im Falle des Saftes vermutlich nicht auf der Hemmung von CYP2D6 beruht.

Literatur

[1] Di Marco MP, Edwards DJ, Wainer IW, Ducharme MP. The effect of grapefruit juice and seville orange juice on the pharmacokinetics of dextromethorphan. The role of gut CYP3A and P-glycoprotein. Life Sci, 71: 1149–1160, 2002

[2] Gurley BJ, Gardner SF, Hubbard MA, Williams DK, Gentry WB, Carrier J, Khan IA, Edwards DJ, Shah A. In vivo assessment of botanical supplementation on human cytochrome P450 phenotypes: Citrus aurantium, Echinacea purpurea, milk thistle, and saw palmetto. Clin Pharmacol Ther, 76: 428–440, 2004

6.2.6 Bitterorangensaft und Felodipin [?]

> In einer Studie erhöhte Bitterorangensaft die Bioverfügbarkeit von Felodipin.

Klinische Befunde: In einer randomisierten Studie erhielten 10 gesunde Probanden eine Einzeldosis von 10 mg Felodipin zusammen mit 240 ml Bitterorangensaft oder Orangensaft (als Kontrolle). Im Vergleich zum Orangensaft erhöhten sich bei Gabe von Bitterorangensaft die AUC von Felodipin um 75 % und dessen maximaler Serumspiegel um 61 %. Die Stärke der Effekte war jener nach Gabe von Grapefruitsaft [1] ähnlich. Der Bitterorangensaft war durch Auspressen frischer Früchte zubereitet und bis unmittelbar vor Gebrauch tiefgefroren. Einer entsprechenden Analyse zufolge enthielt der Saft die Furanocumarine Bergapten, 6',7'-Dihydroxybergamottin und Bergamottin.

Experimentelle Befunde: Keine Hinweise auf Wechselwirkungen.

Wirkungsmechanismus: Vermutlich hemmt Bitterorangensaft die Metabolisierung von Felodipin (einem Arzneistoff mit einem hohen First-Pass-Effekt) durch intestinales CYP3A4. Dies ähnelt dem Effekt von Grapefruitsaft, bei dem Furanocumarine verantwortlich für Wechselwirkungen sind.

Beurteilung und Maßnahmen: Offenbar gibt es nur eine Studie zum Einfluss von Bitterorange auf die Pharmakokinetik von Felodipin; und diese Studie bezieht sich auf den Saft, sodass sie keine direkte klinische Relevanz für Bitterorangen-Supplemente hat. Die in der Studie beobachteten Effekte ähnelten jenen von **Grapefruitsaft,** allerdings fielen sie geringfügig schwächer aus. Aufgrund möglicherweise verstärkter blutdrucksenkender

Effekte sollte Felodipin nicht zusammen mit dem Saft oder der Schale von Grapefruit verabreicht werden; aufgrund entsprechender Studien dehnen einige Autoren diese Empfehlung auch auf unverarbeitete Grapefruit und Fruchtfleischbrei aus [2, 3]. Will man diese Empfehlungen auf Bitterorange übertragen, so bedeutete dies, in jedem Fall Vorsicht walten zu lassen, wenn auf Felodipin eingestellte Patienten zusätzlich Bitterorangenprodukte aus der Schale einnehmen möchten. Doch auf der anderen Seite hatte ein Bitterorangen-Supplement keine Auswirkungen auf die Metabolisierung von Midazolam durch CYP3A4 (s. u.). Es ist deshalb offen, ob die Wirkungen von Saft auf Produkte aus anderen Pflanzenteilen der Bitterorange übertragbar sind.

Literatur
[1] Mahlhorta S, Bailey DG, Paine MF, Watkins PB. Seville orange juice-felodipine interaction: comparison with dilute grapefruit juice and involvement of furocoumarins. Clin Pharmacol Ther, 69: 14–23, 2001
[2] Bailey DG, Dresser GK, Kreeft JH, Munoz C, Freeman DJ, Bend JR. Grapefruit-felodipine interaction: effect of unprocessed fruit and probable active ingredients. Clin Pharmacol Ther, 68: 468–477, 2000
[3] Ohtani M, Kawabata S, Kariya S, Uchino K, Itou H, Kotaki H, Kasuyama K, Morikawa S, Seo I, Nishida N. Effect of grapefruit pulp on the pharmacokinetics of the dihydropyridine calcium antagonists nifedipine and nisoldipine. Yakugaku Zasshi, 122: 323–329, 2002

6.2.7 Bitterorangensaft und Indinavir

> In einer Studie hatte Bitterorangensaft keine Auswirkungen auf die Pharmakokinetik von Indinavir.

Klinische Befunde: In einer Studie erhielten 13 gesunde Probanden jeweils etwa 200 ml frisch gepressten Bitterorangensaft – ohne Auswirkungen auf die Pharmakokinetik von Indinavir. Bei dieser Studie erhielten die Probanden zunächst vier Dosen à 800 mg Indinavir alle 8 Stunden und zusammen mit den beiden letzten Einheiten Wasser oder Bitterorangensaft. Grapefruitsaft zeigte ebenfalls keine Wirkungen [1]. Die Säfte enthielten 6′,7′-Dihydroxybergamottin in einer Konzentration von etwa 40 µmol/l [1].

Experimentelle Befunde: Keine Hinweise auf Wechselwirkungen.

Wirkungsmechanismus: Wahrscheinlich kein Wirkungsmechanismus; anders als auf das CYP3A4-Substrat Felodipin (siehe „Bitterorange und Felodipin") hat Bitterorangensaft nach Auffassung der Autoren keinen Einfluss auf die Metabolisierung von Indinavir durch intestinales CYP3A4. Der Grund dafür könnte darin liegen, dass die First-Pass-Metabolisierung von Indinavir gering ist.

Beurteilung und Maßnahmen: Hinweise auf Wechselwirkungen zwischen Indinavir und Bitterorange gibt nur diese eine Studie mit dem Saft der Bitterorange, die medizinisch verwendete Schale oder Blüte spielte darin keine Rolle. Dennoch legen diese Daten – in Verbindung mit den fehlenden Wechselwirkungen mit (s. u.) – nahe, dass Bitterorangen-Supplemente die Metabolisierung von Indinavir wahrscheinlich nicht beeinflussen.

Literatur

[1] Penzak SR, Acosta EP, Turner M, Edwards DJ, Hon YY, Desai HD, Jann MW. Effect of Seville orange juice and grapefruit juice on indinavir pharmacokinetics. J Clin Pharmacol, 42: 1165–1170, 2002

6.2.8 Bitterorange und Midazolam

> In einer Studie hatte ein Bitterorangen-Supplement keine Auswirkungen auf die Pharmakokinetik von Midazolam.

Klinische Befunde: In einer Studie [1] erhielten 12 gesunde Probanden 2-mal täglich über 28 Tage jeweils 350 mg Bitterorange (*Citrus aurantium*), eingestellt auf 4 % Synephrin, zusammen mit je einer Einzeldosis von 8 mg Midazolam peroral vor und am Ende dieser Behandlung. Es zeigten sich keinerlei Veränderungen in der Metabolisierung von Midazolam durch Bitterorange. Eine Inhaltsanalyse des Supplements bestätigte die angegebene Menge Synephrin (äquivalent zu einer Tagesdosis von etwa 30 mg) und kein Vorkommen des Furanocumarins 6',7'-Dihydroxybergamottin.

Experimentelle Befunde: Keine Hinweise auf Wechselwirkungen.

Wirkungsmechanismus: Vermutlich kein Wirkungsmechanismus; das in der Studie verwendete Bitterorangen-Supplement ist möglicherweise deshalb keine Wechselwirkungen eingegangen, weil es keine Furanocumarine enthielt – jedenfalls kein daraufhin geprüftes 6',7'-Dihydroxybergamottin [1].

Beurteilung und Maßnahmen: Hinweise auf Wechselwirkungen zwischen Midazolam und Bitterorange gibt offenbar nur die eine zitierte klinische Studie, wonach das verwendete Bitterorangen-Supplement wahrscheinlich keine Auswirkungen auf die Metabolisierung von Midazolam hat. Da Midazolam als Testsubstanz für CYP3A4-Aktivität dient, legt dieser Befund nahe, dass Bitterorangen-Supplemente wahrscheinlich auch mit anderen CYP3A4-Substraten pharmakokinetisch nicht wechselwirken. Mit Blick auf dieses Isoenzym trifft diese Aussage unter Umständen allerdings nur auf solche Supplemente zu, die keine Furanocumarine (CYP3A4-Inhibitoren) enthalten.

Literatur

[1] Gurley BJ, Gardner SF, Hubbard MA, Williams DK, Gentry WB, Carrier J, Khan IA, Edwards DJ, Shah A. In vivo assessment of botanical supplementation on human cytochrome P450 phenotypes: Citrus aurantium, Echinacea purpurea, milk thistle, and saw palmetto. Clin Pharmacol Ther, 76: 428–440, 2004

6.2.9 Bitterorange und Nahrungsmittel

Es gibt keine Hinweise auf Wechselwirkungen. Zwar dient Bitterorange häufig als Aromastoff und wird zu Marmeladen verarbeitet, doch ist nicht zu erwarten, dass darüber eine nennenswerte Aufnahme erfolgt.

6.2.10 Bitterorange und pflanzliche Arzneimittel mit Coffein

> Die Einnahme von Bitterorange zusammen mit Coffein kann mit schweren kardialen Auswirkungen einhergehen. Bitterorange hat keinen Einfluss auf die Metabolisierung von Coffein.

Klinische Befunde: a. Kardiovaskuläre Wirkungen: Es gibt Hinweise darauf, dass sich die hämodynamischen Effekte von Coffein und Bitterorange gegenseitig verstärken (synergistisch). In einer Cross-over-Einzeldosisstudie erhielten 10 gesunde Probanden zum einen ein Kombinationspräparat, das u. a. Bitterorange, Mate und Kakao enthielt (Xenadrine EFX), zum anderen ein nur aus Bitterorange bestehendes Produkt (Advantra Z, mit 15,6 mg Synephrin); in beiden Fällen erhöhte sich die Herzfrequenz (um 16,7 bzw. 11,4 bpm) im Vergleich zu einem Placebo. Xenadrine EFX erhöhte darüber hinaus den Blutdruck (um 9,6/9,1 mmHg), Advantra Z hatte hier dagegen keine Auswirkungen. Im Vergleich zu Xenadrine enthält EFX Advantra Z die 8-fache Dosis an dem sympathomimetischen Alkaloid Synephrin (5,5 vs. 46,9 mg), was darauf schließen lässt, dass Coffein und andere Stimulanzien in Xendadrine synergistisch mit Synephrin wirken [1]. Dass Bitterorange allein den Blutdruck erhöhen kann, darauf fand man in der vorgestellten Untersuchung keinen Hinweis, wohl aber in einer anderen Einzeldosisstudie mit 13 gesunden Probanden: Hier erhöhte die Gabe von Bitterorangen-Kapseln (Nature's Way Bitter Orange, mit etwa 54 mg Synephrin pro Kapsel) – im Vergleich zu einem Placebo – den systolischen Wert um 7,3 mmHg und die Herzfrequenz um 4,2 bpm [2].

Fallberichten zufolge könnte eine solche durch Bitterorange (mit-)bedingte Blutdruckerhöhung von klinischer Bedeutung sein. Als Beispiel sei der ischämische Schlaganfall bei einem 38-jährigen Mann genannt, bei dem keine Risikofaktoren für Apoplexie oder kardiovaskuläre Erkrankungen und deshalb auch keine relevanten Anhaltspunkte in seiner Anamnese auszumachen waren. Der Infarkt ereignete sich eine Woche nachdem der Mann begonnen hatte, zur Gewichtsabnahme täglich 1–2 Kapseln Stacker 2 Ephedra Free einzunehmen; dieses Präparat enthielt Bitterorange und Kolanussextrakt und stellte pro Kapsel 6 mg Synephrin und 200 mg Coffein bereit [3]. Außerdem erhielt Health Canada von Januar 1998 bis Februar 2004 16 Berichte über schwerwiegende kardiovaskuläre Ereignisse (einschließlich Tachykardie, Herzstillstand, Kammerflimmern, vorübergehender Kollaps und Bewusstlosigkeit), die möglicherweise mit der Einnahme von Bitterorangen oder Synephrin-haltigen Supplementen in kausaler Verbindung standen; in 15 dieser Fälle enthielten die Produkte auch Coffein und von diesen 15 wiederum 8 zusätzlich Ephedra [4]; die gleichzeitige Einnahme von Coffein und Ephedra kann mit schwerwiegenden kardialen Effekten (starke Konstriktion der Koronararterie) einhergehen [5]. Für den Zeitraum zwischen März 2004 und Oktober 2006 notiert Health Canada weitere 15 Fälle schwerwiegender kardiovaskulärer Ereignisse [6]. Einer davon handelt von einem Myokardinfarkt, vermutlich hervorgerufen durch ein Supplement zur Gewichtreduzierung, das 300 mg Bitterorange, Guaranin (Coffein) und Grüntee enthielt (Edita's Skinny Pill) [7].

b. Pharmakokinetik: In einer Studie erhielten 12 gesunde Probanden [8] für 28 Tage 2-mal täglich 350 mg Bitterorange (eingestellt auf 4 % Synephrin) zusammen mit je einer Einzeldosis von 100 mg Coffein vor und am Ende dieser Behandlung. Die Metabolisierung von Coffein zeigte sich durch Bitterorange nicht beeinflusst, was dafür spricht, dass Bitterorange auch die Verstoffwechselung anderer Arzneistoffe, die ebenfalls CYP1A2-Substrat sind, wahrscheinlich nicht beeinflusst.

Experimentelle Befunde: Aufgrund der vielen klinischen Befunde erübrigte sich die Suche nach experimentellen Hinweisen.

Wirkungsmechanismus: Unklar; Synephrin, ein sympathomimetischer α-adrenerger Agonist, ist ein Hauptbestandteil von Bitterorange, allerdings variiert der Gehalt zwischen den einzelnen Produkten. Einfache additive hypertensive Effekte werden Teil der Erklärung sein. Coffein mag die Effekte dieser sympathomimetischen Arzneistoffe auf das Herz-Kreislauf- und Zentralnervensystem durch Blockade von Adenosinrezeptoren (die eine Vasokonstriktion verursachen) und verstärktes Freisetzen von Catecholaminen intensivieren.

Beurteilung und Maßnahmen: Die Wechselwirkungen zwischen Bitterorange und Coffein sind recht gut charakterisiert. Die genannten Studien und Fallberichte verdeutlichen das Gefahrenpotenzial Coffein-haltiger Arzneimittel in Verbindung mit Bitterorange – selbst für Gesunde. Zubereitungen mit Coffein und Bitterorange sind deshalb für den einen oder anderen ein ernstliches Gesundheitsrisiko. Dieses hängt im Einzelfall von der individuellen Empfänglichkeit ab, den additiv-stimulierenden Coffeinwirkungen, dem variablen Gehalt an Alkaloiden in nicht verschreibungspflichtigen Nahrungsergänzungsmitteln wie auch vom vorbestehenden Gesundheitszustand [9] einschließlich eventuell beeinträchtigter Herzfunktion [10]. Die amerikanische FDA belegte im Jahr 2004 Ephedra mit einem Verarbeitungsverbot, was dazu führte, dass viele Hersteller diese gegen Bitterorange, die mit Synephrin ein ähnliches sympathomimetisches Alkaloid enthält, austauschten. Doch hat sich gezeigt, dass diese Bitterorangen-Ersatzprodukte – bei gleicher Verwendung – nicht sicherer sind als die früheren mit Ephedra. Somit erscheint es allgemein ratsam, keine Produkte anzuwenden, die eine Kombination von Bitterorange und Coffein oder Coffein-haltige Arzneimittel enthalten; dies gilt besonders für Patienten mit bestimmten Risikofaktoren wie Herzleiden, Diabetes, Schilddrüsenerkrankungen oder Bluthochdruck.

Literatur
[1] Haller CA, Benowitz NL, Jacob P. Hemodynamic effects of ephedra-free weight-loss supplements in humans. Am J Med, 118: 998–1003, 2005
[2] Bui LT, Nguyen DT, Ambrose PJ. Blood pressure and heart rate effects following a single dose of bitter orange. Ann Pharmacother, 40: 53–57, 2006
[3] Bouchard NC, Howland MA, Greller HA, Hoffman RS, Nelson LS. Ischemic stroke associated with use on an ephedra-free dietary supplement containing synephrine. Mayo Clin Proc, 80: 541–545, 2005
[4] Jordan S, Murty M, Pilon K. Products containing bitter orange or synephrine. suspected cardiovascular adverse reactions. Can Adverse React News, 14: 3–4, 2004
[5] Nyska A, Murphy E, Foley JF, Collins BJ, Petranka J, Howden R, Hanlon P, Dunnick JK. Acute hemorrhagic myocardial necrosis and sudden death of rats exposed to a combination of ephedrine and caffeine. Toxicol Sci, 83: 388–396, 2005
[6] Jack S, Desjarlais-Renaud T, Pilon K. Bitter orange of synephrine: update on cardiovascular adverse reactions. Can Adverse React News, 17: 2–3, 2007

[7] Nykamp DL, Fackih MN, Compton AL. Possible association of acute lateral-wall myocardial infarction and bitter orange supplement. Ann Pharmacother, 38: 812–815, 2004

[8] Gurley BJ, Gardner SF, Hubbard MA, Williams DK, Gentry WB, Carrier J, Khan IA, Edwards DJ, Shah A. In vivo assessment of botanical supplementation on human cytochrome P450 phenotypes: Citrus aurantium, Echinacea purpurea, milk thistle, and saw palmetto. Clin Pharmacol Ther, 76: 428–440, 2004

[9] Haller CA, Benowitz NL. Adverse cardiovascular and central nervous system events associated with dietary supplements containing ephedra alkaloids. N Engl J Med, 343: 1833–1838, 2000

[10] Haller CA, Jacob P, Benowitz NL. Enhanced stimulant and metabolic effects of combined ephedrine and caffeine. Clin Pharmacol Ther, 75: 259–273, 2004

7 Brennnesselblätter

Urtica dioica L. (Urticaceae)

7.1 Arzneidroge

7.1.1 Synonyme und verwandte Arten
Große Brennnessel, Haarnessel, Nesselkraut, Scharfnessel; Urtica; Nettle, Stinging nettle. *Urtica urens* L. ist die Kleine Brennnessel.

7.1.2 Arzneibücher
- Ph. Eur. 9.2: Brennnesselblätter, Brennnesselwurzel, Urtica dioica für homöopathische Zubereitungen,
- Ph. Eur. 9.2, engl. Ausgabe: Nettle Leaf, Nettle Root, Urtica dioica for Homeopathic Preparations,
- BP 2017: Nettle Leaf, Nettle Root, Stinging Nettle for Homeopathic Preparations,
- USP 39 – NF 34 S2: Powdered Stinging Nettle, Powdered Stinging Nettle Extract, Stinging Nettle.

7.1.3 Inhaltsstoffe
Brennnesselwurzel enthält Sterole wie **β-Sitosterol** und **Lignane** wie Pinoresinol, Secoisolariciresinol, Dehydroconiferylalkohol und Neo-Olivil. Auch kommen die **Triterpene** Oleanolsäure und Ursolsäure sowie ihre Derivate vor, außerdem ein als *Urtica-dioica*-Agglutinin (UDA) bezeichnetes **Lektingemisch**. Brennnesselwurzelextrakte können auf einen Gehalt an β-Sitosterol, Scopoletin und Aminosäuren eingestellt sein (USP).

Brennnesselblätter enthalten **Flavonoide** – hauptsächlich Kämpferol-, Isorhamnetin- und Quercetinglykoside – sowie Kaffeesäurederivate. Brennnesselblätterextrakte können auf Kaffeoyläpfelsäure und Chlorogensäure standardisiert sein, berechnet als Chlorogensäure (Ph. Eur., BP).

Histamin, Ameisensäure, Acetylcholin, Essigsäure und 5-Hydroxytryptamin, die bei Berühren frischer Blätter „Brennen" verursachen, werden durch Trocknen und Verarbeiten der Droge denaturiert.

7.1.4 Verwendung und Indikationen

Brennnesselwurzel wird hauptsächlich zur Behandlung der benignen Prostatahyperplasie und bei Miktionsproblemen eingesetzt. Zwar sprechen einige pharmakologische Hinweise für eine Wirksamkeit bei diesen Indikationen, doch die klinischen Befunde sind bislang nicht eindeutig, weshalb weitere Untersuchungen notwendig sind. Brennnesselblätterextrakte dienen auch zur Behandlung von Allergien. Ganzpflanzenextrakte zeigen nachweislich entzündungshemmende Aktivität und können die Symptome der Osteoarthritis lindern.

7.1.5 Pharmakokinetik

Es liegen keine relevanten pharmakokinetischen Daten vor. Angaben zur Pharmakokinetik der einzelnen Flavonoide in Brennnessel siehe unter „Flavonoide".

7.1.6 Übersicht zu Wechselwirkungen

Es liegen keine relevanten Daten über Wechselwirkungen vor. Angaben zu den Interaktionen der einzelnen Flavonoide in Brennnessel siehe unter „Flavonoide".

8 Cannabis

Cannabis sativa L. (Cannabaceae)

8.1 Arzneidroge

8.1.1 Synonyme und verwandte Arten
Hanf, Haschisch, Marihuana; Bhang, Dagga, Ganja, Hashish, Indian hemp, Marijuana, *Cannabis indica* Lam.

8.1.2 Inhaltsstoffe
Cannabis enthält ein breites Spektrum an Cannabinoiden, den primär aktiven Inhaltsstoffen. Der psychotrope Hauptwirkstoff ist Δ^9-*trans*-**Tetrahydrocannabinol** (THC, Dronabinol), der auch für viele der pharmakologischen Wirkungen von Cannabis verantwortlich ist. Doch auch andere, nicht psychoaktive Cannabinoide wie Cannabidiol, Cannabinol (ein Abbauprodukt von THC), Cannabigerol und Cannabichromen werden zunehmend hinsichtlich ihrer pharmakologischen und therapeutischen Eigenschaften untersucht. In der Hanfpflanze werden häufig – vor allem unter kühleren Wachstumsbedingungen – die Cannabinoide in Form ihrer Säuremetaboliten gefunden, so z. B. 11-Nor-9-carboxy-THC und Cannabidiolsäure. Diese Verbindungen decarboxylieren bei hohen Temperaturen (z. B. beim Rauchen) zu phenolischen Cannabinoiden. Die meisten medizinisch verwendeten Cannabis-Produkte sind hitzebehandelt, um sicherzustellen, dass die vorhandenen Cannabinoide ausschließlich in der nichtsauren Form vorliegen.

8.1.3 Verwendung und Indikationen
Die medizinische Verwendung von Cannabis ist gesetzlich geregelt, die Droge hat derzeit in der Naturheilkunde der meisten Länder keinen festen Platz. Doch wird Cannabis zunehmend therapeutisch bei der Behandlung chronischer Erkrankungen eingesetzt oder auch in solchen Fällen, in denen andere Behandlungen sich als unzureichend erweisen. So gibt es beispielsweise ein Cannabis-Spray zur bukkalen Anwendung, das hauptsächlich Dronabinol (medizinische Bezeichnung für THC) mit Cannabidiol enthält, als Zusatztherapeutikum zur symptomatischen Behandlung neuropathischer Schmerzen im Zusammenhang mit Multipler Sklerose bei Erwachsenen. Die Wirksamkeit dieser Zubereitung wird auch bei anderen Schmerzzuständen untersucht, so etwa bei diabetischer Neuropathie und rheumatoider Arthritis, ebenso zur Linderung von Spastiken bei Multipler Sklerose und Rückenmarksverletzungen. Dronabinol und Nabilin (ein synthetisches

Cannabinol) finden als Antiemetikum bei Patienten, die sich einer Krebs-Chemotherapie unterziehen, Verwendung. Außerdem wird Dronabinol bei AIDS gegen Appetitlosigkeit eingesetzt. Cannabis ist aufgrund seines Gehalts psychoaktiver Substanzen ein weit verbreitetes illegales Rauschmittel; als solches hat der Konsum dieser Droge – einschließlich durch Personen mit chronischen Krankheiten – eine lange Geschichte.

Varietäten von *Cannabis sativa* mit nur sehr geringem Gehalt an Cannabinoiden (oft bezeichnet als Hanf) werden als Faserpflanze und aufgrund ihrer Samen kultiviert; diese Samen und das daraus gewonnene Öl sind Bestandteile einiger pflanzlicher Produkte.

8.1.4 Pharmakokinetik

Die wichtigsten pharmakokinetischen Wirkungen von Cannabis hängen davon ab, ob die Pflanze (oder daraus gewonnene Extrakte) geraucht oder peroral eingenommen werden. Im Falle des Rauchens werden die Cannabinoidsäuren durch die hohen Temperaturen decarboxyliert und erreichen als freie, aktive Cannabinoide die Lunge. Psychotrope Effekte stellen sich innerhalb von Sekunden bis einigen Minuten ein, erreichen ein Maximum nach 20–30 Minuten und verschwinden dann im Verlauf von 3–4 Stunden. Wird jedoch die gleiche Zubereitung peroral zugeführt, ist die Resorption der Cannabinoidsäure schlechter und auch weit weniger vorhersehbar [1]. Die psychotropen Wirkungen machen sich erst nach 30–90 Minuten bemerkbar, erreichen ihre maximale Stärke nach 2–4 Stunden und dauern etwa 6 Stunden an.

Die Metabolisierung von Cannabis ist komplex, es resultieren aktive wie inaktive Abbauprodukte. Die Cannabinoide werden weitgehend durch Cytochrom-P450-Isoenzyme metabolisiert, vor allem durch CYP2C9 und CYP3A4 [2]. Das Rauchen von Cannabis kann CYP1A2 induzieren, siehe unter „Cannabis und Theophyllin" und auch „Cannabis und Clozapin". Nachweislich hemmt Dronabinol CYP1A1, obwohl es die Expression dieses Isoenzyms verstärkt [3]. Cannabis kann – bei der Maus – auch die Expression von CYP2E1 und CYP2C6 induzieren [4].

Verschiedener Untersuchungen zufolge haben einige Inhaltsstoffe von Cannabis Einfluss auf andere. Cannabidiol, ein aktives, doch nicht psychotropes Cannabionoid, inhibiert offenbar die Hydroxylierung von Dronabinol – vermutlich durch CYP2C [5]. Es gibt auch – allerdings nur wenige – Hinweise darauf, dass einige Cannabinoide das P-Glykoprotein hemmen [6] oder die Expression dieses Transportproteins verringern [7].

8.1.5 Übersicht zu Wechselwirkungen

Die meisten Befunde zu Interaktionen betreffen das Rauchen von Cannabis; dieses senkt nachweislich die Serumspiegel von Theophyllin und Chlorpromazin, wahrscheinlich auch von Clozapin. Die gleichzeitige Anwendung von Nicotinpflastern und Cannabis verstärkt Tachykardien und die stimulierenden Wirkungen von Cannabis. Tachykardie wird ebenso beobachtet bei der kombinierten Anwendung von trizyklischen Antidepressiva und Cannabis. Auch die Wirkungen von Opioiden wie Morphinen könnte Cannabis verstärken. Andererseits wirkt die Droge den anregenden Effekten von Ecstasy entgegen, doch Langzeitkonsumenten beider Rauschmittel erfahren möglicherweise kumulierende zentralnervöse Beeinträchtigungen und additive Immunmodulation. THC kann die Hyperthermie von Ecstasy verlängern. Ein gleichzeitiges Zuführen von Cannabis bzw. synthetischen Cannabinoiden und Amphetaminen kann mit unerwünschten kardialen Wirkungen einhergehen. Vereinzelte Fälle von Hypomanie sind bekannt bei gleichzeitiger Einnahme von Cannabis und Disulfiram sowie von Cannabis und Fluoxetin. Ein

Mann, der Cannabis zusammen mit Sildenafil einnahm, erlitt einen Myokardinfarkt. Ein Fallbericht zeugt von einem tödlichen Schlaganfall bei einem jungen Mann, der Cannabis geraucht und Cisplatin erhalten hatte, ein anderer von Blutungen bei einem ebenfalls Cannabis rauchenden Patienten unter der Einnahme von Warfarin. Indometacin könnte einige Effekte des Cannabisrauchens antagonisieren. Das Rauchen von Cannabis hat offenbar keine Auswirkungen auf die Pharmakokinetik oder antivirale Wirksamkeit von Indinavir oder Nelfinavir; und peroral zugeführtes Cannabis scheint die Pharmakokinetik von Docetaxel oder Iriontecan nicht zu beeinflussen.

Literatur
[1] Williamson EM, Evans FJ. Cannabinoids in clinical practice. Drugs, 60: 1303–1314, 2000
[2] Watanabe K, Yamaori S, Funahashi T, Kimura T, Yamamoto I. Cytochrome P450 enzymes involved in the metabolism of tetrahydrocannabinols and cannabinol by human hepatic microsomes. Life Sci, 80: 1415–1419, 2007
[3] Roth MD, Marques-Magallanes JA, Yuan M, Sun W, Tashkin DP, Hankinson O. Induction and regulation of the carcinogen-metabolizing enzyme CYP1A1 by marijuana smoke and Δ^9-Tetrahydrocannabinol. Am J Respir Cell Mol Biol, 24: 339–344, 2001
[4] Sheweita SA. Narcotic drugs change the expression of cytochrome P450 2E1 and 2C6 and other acitivities of carcinogen-metabolizing enzymes in the liver of male mice. Toxicology, 191: 133–142, 2003
[5] Nadulski T, Pragst F, Weinberg G, Roser P, Schnelle M, Fronk EM, Stadelmann AM. Randomized, double-blind, placebo-controlled study about the effects of cannabidiol (CBD, on the pharmacokinetics of Δ^9-Tetrahydrocannabinol (THC) after oral application of THC verses standardized cannabis extract. Ther Drug Monit, 27: 799–810, 2005
[6] Zhu HJ, Wang JS, Markowitz JS, Donovan JL, Gibson BB, Gefroh HA, DeVane CL. Characterization of P-glycoprotein inhibition by major cannabinoids from marijuana. J Pharmacol Exp Ther, 317: 850–857, 2006
[7] Holland ML, Panetta JA, Hoskins JM, Bebawy M, Roufogalis BD, Allen JD, Arnold JC. The effects of cannabinoids on P-glycoprotein transport and expression in multidrug resistant cells. Biochem Pharmcol, 71: 1146–1154, 2006

8.2 Interaktionen

- Alkohol (Ethanol),
- Amphetamine,
- Chlorpromazin,
- Ciclosporin,
- Cisplatin,
- Clozapin,
- Disulfiram,
- Docetaxel,
- Fluoxetin,
- HIV-Protease-Inhibitoren,
- Iriontecan,
- Nahrungsmittel,
- Nicotin,

- NSAID,
- Opioide,
- pflanzliche Arzneimittel,
- Phencyclidin,
- Phenytoin,
- Sildenafil,
- Theophyllin,
- trizyklische Antidepressiva,
- Warfarin.

8.2.1 Cannabis und Alkohol (Ethanol)

> Die nachteiligen Auswirkungen bei gleichzeitigem Konsum von Alkohol und Rauchen von Cannabis können sich verstärken und die Fahrtüchtigkeit in verschiedener Hinsicht beeinträchtigen. Doch gibt es Hinweise darauf, dass regelmäßiger Cannabiskonsum per se die Effekte von Alkohol nicht verstärkt. Rauchen von Cannabis kann die Bioverfügbarkeit von Alkohol verändern.

Befunde und Wirkungsmechanismus: Wirkungen auf das ZNS: Gleichzeitiger Konsum von Alkohol (Ethanol) und perorales Zuführen von THC senkt die Leistungen in psychomotorischen Tests; die schädlichen Effekte beider Substanzen können sich hier summieren [1]. Additive Effekte wurden auch in anderen Studien gefunden; in einer davon [2] zeigten sich die additiven Effekte hauptsächlich in den ersten 40 Minuten, zu späteren Testzeitpunkten (nach 100 und 160 min) fielen die dämpfenden Wirkungen von peroralem THC schwächer aus als erwartet; und bei einigen Tests einschließlich solcher zur Standsicherheit war der Effekt von THC allein größer als bei Gabe zusammen mit Alkohol – dies legt einen antagonisierenden Effekt von THC nahe [2].

In einer Placebo-kontrollierten Studie rauchten Probanden Cannabis mit einem Gehalt von 100 oder 200 µg/kg KG THC und erhielten Alkohol (bis zu einem initialen Blutspiegel von 70 mg% und im weiteren Verlauf zur Aufrechterhaltung eines Spiegels von 40 mg%) 30 Minuten vor dem Fahren mit einem PKW. Schon in niederer bis mäßiger Dosierung beeinträchtigte Cannabis allein die Fahrtüchtigkeit in realen Verkehrssituationen; in Kombination mit Alkohol resultierte gar ein so drastischer Rückgang der Fahrleistungen, wie er bei Blutalkoholspiegeln von 140 mg% allein beobachtet wird [3, 4]. Ganz ähnliche Ergebnisse (einschließlich Hinweisen auf eine synergistische Leistungsverschlechterung) fand eine ganze Reihe weiterer Studien [5–8], die verschiedene Cannabis-Dosen und Probanden mit regelmäßigem Cannabiskonsum berücksichtigten [6].

Bei einer Untersuchung mit 22 gesunden Probanden, die gelegentlich Cannabis rauchten und Alkohol nur in mäßiger Menge konsumierten, war die Zahl euphorischer Erlebnisse auf eine Cannabis-Zigarette höher als nach Alkoholgenuss, auch dauerten die euphorischen Episoden länger an. Außerdem setzten diese Effekte auf das Cannabisrauchen hin rascher ein als nach dem Trinken von Alkohol [9].

Nach einer Studie mit 14 Probanden, die Cannabis regelmäßig rauchten, und 14 weiteren, die dies nur gelegentlich taten, verringert nur regelmäßiger Konsum die negativen Effekte des Alkohols auf einige psychomotorische, für das Autofahren relevante Fähigkeiten; unregelmäßiger Cannabiskonsum hatte darauf keinen Einfluss. Bei dieser Untersuchung hatte jedoch keine Gruppe Cannabis in den 12 Stunden vor dem Alkoholtest geraucht [10]. Einer anderen Studie zufolge hatten moderate Dosen von Alkohol und Cannabis – jeweils alleine konsumiert oder in Kombination – am folgenden Tag keine signifikanten Verhaltens- oder subjektive Beeinträchtigungen zur Folge [11].

In einer Untersuchung mit 12 gesunden Probanden, die regelmäßig sowohl Cannabis als auch Alkohol konsumierten, verlängerte Alkohol (0,5 g/kg KG) in entsprechenden Tests die Bremsverzögerung signifikant – dies hatte aber keine Auswirkungen auf das Körperschwanken; eine Cannabis-Zigarette (mit 3,33 % THC) verstärkte hingegen das Körperschwanken, doch beeinflusste sie nicht die Bremsreaktion. Bei Einnahme beider Rauschmittel waren keine additiven Effekte hinsichtlich der Bremsreaktion, des Körperschwankens oder der Stimmung festzustellen [12]. Nach einer bevölkerungsbezogenen Studie mit 2777 Autofahrern, die in tödliche Verkehrsunfälle verwickelt waren und zuvor Alkohol und/oder Cannabis konsumiert hatten, erhöhen zwar sowohl Cannabis als auch Alkohol das Risiko, einen schweren Unfall zu verursachen, doch konnte man keine statistisch signifikante Wechselwirkung zwischen den beiden Drogen feststellen [13].

Pharmakokinetische Studien: 15 gesunde Probanden, die Alkohol in einer Menge von 0,7 g/kg KG erhielten, entwickelten maximale Serumalkoholspiegel von etwa 78 mg% nach 50 Minuten; doch wenn sie 30 Minuten nach Einnahme des Alkohols eine Cannabis-Zigarette rauchten, stieg der maximale Serumalkoholspiegel auf nur 55 mg%, der sich erst nach 105 Minuten einstellte. Außerdem nahmen die Probanden die Drogen subjektiv schwächer wahr, wenn sie zusammen eingenommen wurden [14]. In einer anderen Studie hingegen fand man keinen Einfluss auf den Blutalkoholspiegel, wenn Cannabis 10 Minuten vor dem Alkohol konsumiert wurde [11]. Eine weitere Untersuchung hatte einen entsprechenden Befund: Blutalkoholspiegel wurden hier durch den Konsum von THC peroral 60 Minuten vor der Gabe von Alkohol nicht beeinflusst [1, 2, 15]. In einer Studie mit 22 gesunden Probanden, die gelegentlich Cannabis rauchten und moderate Mengen an Alkohol konsumierten, waren die Plasma-THC-Spiegel höher, wenn Alkohol vor dem Rauchen einer Cannabis-Zigarette eingenommen worden war [9].

Beurteilung und Maßnahmen: Einige Studien fanden zwar additive negative Effekte auf die Fahrtüchtigkeit bei gleichzeitigem Konsum von Cannabis und Alkohol, andere jedoch nicht. Mögliche Erklärungen könnten zum einen die Verschiedenartigkeit der simulierten Fahrtüchtigkeitstests, zum anderen Unterschiede im zeitlichen Abstand zwischen den Applikationen von Alkohol und Cannabis sein. Verhaltenseinschränkungen nach dem Rauchen von Cannabis sollen innerhalb von 30 Minuten ihr Maximum erreichen [11]. Beide Drogen beeinträchtigen einige Aspekte der Fahrtüchtigkeit und erhöhen das Risiko, einen tödlichen Verkehrsunfall zu verursachen. Besorgnis erregend sind die Ergebnisse einer Studie, wonach Personen auch nach Konsum von Alkohol und/oder Cannabis gewillt sind, weiterhin ein Auto zu steuern, auch wenn sie sich über deren beeinträchtigende Wirkungen im Klaren sind; der einzige Gesichtspunkt, der ihr Risikoverhalten beeinflusste, war die Dringlichkeit des Fahrens [8]. Der gleichzeitige Konsum von Cannabis und Alkohol vor dem Autofahren sollte in jedem Fall unterbleiben.

Literatur

[1] Bird KD, Boleyn T, Chesher GB, Jackson DM, Starmer GA, Teo RKC. Intercannabinoid and cannabinoid-ethanol interactions and their effects on human performance. Psychopharmacology, 71: 181–188, 1980

[2] Chesher GB, Franks HM, Jackson DM, Starmer GA, Teo RKC. Ethanol and Δ^9-tetrahydrocannabinol interactive effects on human perceptual, cognitive and motor functions II. Med J Aust, 1: 478–481, 1977

[3] National Highway Traffic Safety Administration. Marijuana and alcohol combined severely impede driving performance. Ann Emerg Med, 35: 398–399, 2000

[4] Jolly BT. Commentary. Drugged driving – different spin on an old problem. Ann Emerg Med, 35: 399–400, 2000

[5] Perez-Reyes M, Hicks RE, Burnberry J, Jeffcoat AR, Cook CE. Interaction between marihuana and ethanol – effects on psychomotor performance. Alcohol Clin Exp Res, 12: 268–276, 1988

[6] Marks DF, MacAvoy MG. Divided attention performance in cannabis users and non-users following alcohol and cannabis separately and in combination. Psychopharmacology, 99: 397–401, 1989

[7] Hansteen RW, Miller RD, Lonero L, Reid LD, Jones B. Effects of cannabis and alcohol on automobile driving and psychomotor tracking. Ann N Y Acad Sci, 282: 240–256, 1976

[8] Ronen A, Chassidim HS, Gershon P, Parmet Y, Rabinovich A, Bar-Hamburger R, Cassuto Y, Shinar D. The effect of alcohol, THC and their combination on perceived effects, willingness to drive and performance of driving and non-driving tasks. Accid Anal Prev, 42: 1855–1865, 2010

[9] Lukas SE, Orozco S. Ethanol increases plasma Δ^9-tetrahydrocannabinol (THC) levels and subjective effects after marihuana somking in human volunteers. Drug Alcohol Depend, 64: 143–149, 2001

[10] Wright KA, Terry P. Modulation of the effects of alcohol on driving-related psychomotor skills by chronic exposure to cannabis. Psychopharmacology, 160: 213–219, 2002

[11] Chait LD, Perry JL. Acute and residual effects of alcohol and marijuana, alone and in combination, on mood and performance. Psychopharmcology, 115: 340–349, 1994

[12] Liguori A, Gatto CP, Jarrett DB. Separate and combined effects of marijuana and alcohol on mood, equilibrium and simulated driving. Psychopharmacology, 163: 399–405, 2002

[13] Laumon B, Gadeqbeku B, Martin JL, Biecheler MB. Cannabis intoxication and fatal road crashes in France: population based case-control study. BMJ, 331: 1371–1376, 2005

[14] Lukas SE, Benedikt R, Mendelson JH, Kouri E, Sholar M, Amass L. Marihuana attenuates the rise in plasma ethanol levels in human subjects. Neuropsychopharmacology, 7: 77–81, 1992

[15] Belgrave BE, Bird KD, Chesher GB, Jackson DM, Lubbe KE, Starmer GA, Teo RKC. The effect of (−)-trans-Δ^9-tetrahydrocannabinol, alone and in combination with ethanol, on human performance. Psychopharmacology, 62: 53–60, 1979

8.2.2 Cannabis und Amphetamine [!]

> Cannabis wirkt den stimulierenden Effekten von Ecstasy entgegen, doch Langzeitkonsumenten beider Rauschmittel unterliegen möglicherweise kumulierenden zentralnervösen Beeinträchtigungen und additiver Immunmodulation. Die Effekte von Ecstasy und Δ^9-Tetrahydrocannabinol (THC) auf die Herzfrequenz können sich gegenseitig verstärken (additiv) und THC kann die Hyperthermie von Ecstasy verlängern. Bekannt ist der Fall einer schweren arteriellen Ischämie bei einem Patienten, der regelmäßig Amphetamine und Cannabis missbräuchlich konsumierte. Die gleichzeitige Einnahme von Amphetaminen und synthetischen Cannabinoiden kann mit kardialen Nebenwirkungen einhergehen.

Klinische Befunde: In einer Studie erhielten 16 gesunde Personen, die regelmäßig **Ecstasy** (MDMA, 3,4-Methylendioxy-*N*-methylamphetamin) konsumierten, eine Einzeldosis (peroral) von 100 mg Ecstasy oder ein Placebo; zusätzlich inhalierten die Probanden 4 mg THC, um die Verträglichkeit sicherzustellen; nachfolgend erhielten sie 6 mg THC durch Inhalation 90 und 120 Minuten nach der Ecstasy-Gabe. Auf die beiden Substanzen hin beschleunigte sich die Herzfrequenz (Ecstasy: 20,4 bpm = Schläge/min, THC: 14,2 bpm) und bei kombinierter Gabe summierten sich ihre Effekte (29,9 bpm). Der Ecstasy-induzierte Anstieg der Körpertemperatur (etwa 0,3 °C während der Laufzeit) wurde durch THC zwar nicht unterbunden, doch setzte er verzögert ein und hatte auch länger Bestand [1].

An einer anderen Studie nahmen 23 reine Cannabiskonsumenten, 37 Konsumenten von Cannabis und Ecstasy sowie eine Kontrollgruppe aus 34 drogenabstinenten Probanden teil. Bei den Cannabis-Ecstasy-Konsumenten zeigte sich verstärkte Immunmodulation, ähnlich wie sie auch in Stresssituationen oder durch Einnahme anderer Drogen induziert wird. Die Gabe von Cannabis allein ging mit geringeren immunmodulierenden Effekten einher. Bei den regelmäßigen Konsumenten von Cannabis und Ecstasy stellte man ein häufigeres Auftreten milder Infektionen fest im Vergleich zu Personen, die entweder beide Drogen nur gelegentlich, nur Cannabis oder keine der beiden Drogen konsumierten [2].

In einer weiteren Studie mit 18 reinen Cannabiskonsumenten, 11 Konsumenten von Cannabis und Ecstasy und 31 abstinenten Probanden zeigten die beiden erstgenannten Gruppen zwar in den meisten ZNS-Tests ähnliche Leistungen; doch schnitten Personen dieser Gruppen im Vergleich zu den Nicht-Konsumenten in Test zu Erinnerungsvermögen, Lernen, Wortfluss, Verarbeitungsgeschwindigkeit und manuellem Geschick schlechter ab. Dabei ähnelten diese Defizite stärker denen nach Konsum von Cannabis als von Ecstasy [3]. Ähnliche Ergebnisse hatte auch eine andere Studie [4]. Nach dem Befund einer weiteren Untersuchung zur Selbsteinschätzung kann mäßiger Cannabiskonsum dazu beitragen, Ecstasy-bedingte Agitiertheit und somatische Beschwerden (z. B. Kopfschmerz, chronische Erschöpfung) zu lindern oder ganz zu überdecken. Doch starker Cannabis- und Ecstasykonsum gehen offenbar mit gravierenderen Problemen wie Paranoia und kognitiven Störungen einher, die sich nach einer gewissen Zeit der Abstinenz von beiden Drogen zeigen können [5]. In einer anderen Studie konnten bei Ecstasy-Konsumenten die psychischen Probleme, von denen sie selbst berichteten, dem gleichzeitigen

Konsum von Cannabis zugeordnet werden. Bei den Konsumenten von Ecstasy stellte sich die Abstinenz von Cannabis als Indikator für ein Abklingen (Remission) ihrer psychischer Probleme heraus [6].

Eine 22-jährige Zigarettenraucherin, die regelmäßig Amphetaminderivate wie Metamphetamin und Ecstasy zusammen mit Cannabis missbräuchlich konsumierte, erlitt eine schwere arterielle Ischämie, die zu Claudicatio und Ulzeration an beiden Beinen führte [7].

Experimentelle Befunde: Nach einer Studie an der Maus hatte eine Vorbehandlung mit Cannabidiol, einem Bestandteil von Cannabis, keinen Einfluss auf den Ecstasy-Plasmaspiegel im Gehirn [8]. THC unterband Ecstasy-induzierte Hyperthermie bei der Maus [9] und bei der Ratte [10]. Verschiedene Cannabinoide einschließlich THC, verabreicht in hohen Dosen, dämpften bei der Ratte Ecstasy-bedingte Hyperaktivität und schwächten einige Parameter der Angst auslösenden Wirkungen von Ecstasy ab [10]. In einer weiteren Studie bei der Maus milderte umgekehrt Ecstasy THC-Entzugssymptome [11].

Wirkungsmechanismus: Sowohl Cannabis als auch Ecstasy können additive ZNS-Schädigungen verursachen. Verstärkte Immunmodulation aufgrund regelmäßigen Konsums von Ecstasy und Cannabis kann in einem schlechteren allgemeinen Gesundheitszustand und einer erhöhten Empfänglichkeit für Infektionen resultieren [2]. Die additiven Effekte von Ecstasy sind wohl auf ihre Wirkungen auf Catecholamine und den direkten Cannabinoid(CB_1)-Agonismus im kardialen Gewebe zurückzuführen [1].

Im Falle der berichteten Ischämie führten vermutlich die Amphetaminderivate zur Vasculitis der Beinarterien, wobei Cannabis möglicherweise einen zusätzlichen Effekt auf die Mikrozirkulation ausgeübt hat [7].

Beurteilung und Maßnahmen: Die meisten Gelegenheitskonsumenten von Ecstasy (bis zu 98 % [1]) nehmen auch Cannabis zu sich – zwei Drogen mit gegensätzlichen Effekten: Ecstasy ist ein starkes Stimulans, Cannabis hingegen ein Relaxans. Deshalb kann Cannabis die akuten Reaktionen auf Ecstasy modulieren [12]. Ecstasy wirkt hyperthermisch und obwohl auch Cannabis nach einem Bericht die Körpertemperatur ansteigen lässt [12], bedingt einer Studie zufolge THC lediglich eine verlängerte Dauer des Ecstasy-bedingten Körpertemperaturanstiegs [1]. Ecstasy erhöht den oxidativen Stress, Cannabinoide hingegen sind Antioxidanzien; allerdings berichtet eine Studie von verstärkter Immunmodulation bei gleichzeitigem Konsum beider Drogen [2]. Chronischer Konsum von Ecstasy oder Cannabis kann mit funktionellen Beeinträchtigungen einhergehen und die gleichzeitige Anwendung mit einer ganzen Reihe psychischer Probleme [12, 13]. Außerdem scheint regelmäßiger Konsum von Cannabis notwendige Voraussetzung dafür zu sein, dass sich bei Ecstasy-Konsumenten Symptome schwerwiegender psychischer Erkrankungen manifestieren [6, 13].

Synthetische Cannabinoide sind auch in Form zugelassener Medizinprodukte erhältlich. Nach Angaben der Hersteller zweier solcher Produkte – Nabilon und Dronabinol (synthetisches THC) – führt deren gleichzeitige Einnahme mit Amphetaminen zu additiver Hyperthermie, Tachykardie und möglicherweise Kardiotoxizität [14, 15]. Die klinische Relevanz dieser Prognosen scheint aber noch nicht untersucht worden zu sein; solange keine weiteren Details hierzu bekannt sind, sollten bei Patienten, die Amphetamine und Cannabinoide gleichzeitig einnehmen, die kardialen Effekte kontrolliert werden – besonders bei jenen mit einer bereits bestehenden kardiovaskulären Erkrankung.

Literatur

[1] Dumont GJ, Kramers C, Sweep FC, Touw DJ, van Hasselt JG, de Kam M, van Gerven JM, Buitelaar JK, Verkes RJ. Cannabis coadministration potentiates the effects of „ecstasy" on heart rate and temperature in humans. Clin Pharmacol Ther, 86: 160–166, 2009

[2] Pacifici R, Zuccaro P, Farré M, Poudevida S, Abanades S, Pichini S, Langohr K, Segura J, de la Torre R. Combined immunomodulating properties of 3,4-methylendioxymethamphetamine (MDMA) and cannabis in humans. Addiction, 102: 931–936, 2007

[3] Croft RJ, Mackay AJ, Mills ATD, Cruzelier JGH. The relative contributions of ecstasy and cannabis to cognitive impairment. Psychopharmcology, 153: 373–379, 2001

[4] Fisk JE, Montgomery C, Wareing M, Murphey PN. The effects of concurrent cannabis use among ecstasy users: neuroprotective or neurotoxic? Hum Psychopharmacol, 21: 355–366, 2006

[5] Milani RM, Parrott AC, Schifano F, Turner JJD. Pattern of cannabis use in ecstasy polydrug users: moderate cannabis use may compensate for self-rated aggression and somatic symptoms. Hum Psychopharmacol, 20: 249–261, 2005

[6] Daumann J, Hensen G, Thimm B, Rezk M, Till B, Gouzoulis-Mayfrank E. Self-reported psychopathological symptoms in recreational ecstasy (MDMA) users are mainly associated with regular cannabis use: further evidence from a combined cross-sectional/longitudinal investigation. Psychopharmacology, 173: 398–404, 2004

[7] Leithäuser B, Langheinrich AC, Rau WS, Tillmanns H, Matthias FR. A 22-year-old woman with lower limb arteriopathy Buerger's disease, or metamphetamine- or cannabis-induced arteritis? Heart Vessels, 20: 39–43, 2005

[8] Reid MJ, Bornheim LM. Cannabinoid-induced alterations in brain disposition of drugs of abuse. Biochem Pharmacol, 61: 1357–1367, 2001

[9] Touriño C, Zimmer A, Valverde O. THC prevents MDMA neurotoxicity in mice. PLoS One, 5: e9143, 2010

[10] Morley KC, Li KM, Hunt GE, Mallet PE, McGregor IS. Cannabinoids prevent the acute hyperthermia and partially protect against the 5-HT depleting effects of MDMA („Ecstasy") in rats. Neuropharmacology, 46: 954–965, 2004

[11] Touriño C, Maldonado R, Valverde O. MDMA attenuates THC withdrawal syndrome in mice. Psychopharmacology, 193, 75–84, 2007

[12] Parrott AC, Milani RM, Gouzoulis-Mayfrank E, Daumann J. Cannabis and ecstasy/MDMA (2,3-methylenedioxymethamphetamine): an analysis of their neuropsychobiological interactions in recreational users. J Neural Transm, 114: 959–968, 2007

[13] Sala M, Braida D. Endocannabinoids and 3,4-methylenedioxymethamphetamine (MDMA) interaction. Pharmacol Biochem Behav, 81: 407–416, 2005

[14] Cesamet Nabilone. Valeant. US Prescribing information, 03/2009

[15] Marinol (Dronabinol). Solvay Pharm, US Prescribing information, 03/2008

8.2.3 Cannabis und Chlorpromazin

Cannabis-Raucher benötigen möglicherweise höhere therapeutische Dosen an Chlorpromazin als Nichtraucher.

Klinische Befunde: Bei einer Studie mit 31 Patienten war die Clearance von Chlorpromazin durch Tabakrauchen um 38 % erhöht, durch Cannabis-Rauchen um 50 % und im Falle des Rauchens von Tabak und Cannabis um 107 % [1].

Experimentelle Befunde: Keine Hinweise auf Wechselwirkungen.

Wirkungsmechanismus: Bisher hat man keinen Mechanismus nachweisen können. Dies könnte daran liegen, dass einige Inhaltsstoffe von Tabakrauch als Enzyminduktoren wirken, die die Metabolisierungsrate von Chlorpromazin in der Leber erhöhen; dies hätte geringere Serumspiegel und somit schwächere klinische Effekte zur Folge; Cannabis könnte diesen Prozess verstärken (additiver Effekt).

Beurteilung und Maßnahmen: Zwar gilt die Wechselwirkung als erwiesen, doch ist deren klinische Relevanz unklar. Möglicherweise muss die Dosis von Chlorpromazin und anderen Phenothiazinen bei Patienten, die Cannabis rauchen, erhöht und eventuell reduziert werden, wenn sie das Rauchen einstellen.

Literatur
[1] Chetty M, Miller R, Moodley SV. Smoking and body weight influence the clearance of chlorpromazine. Eur J Clin Pharmacol, 46: 523–526, 1994

8.2.4 Cannabis und Ciclosporin

> Cannabidiol, ein wichtiger Bestandteil von Cannabis, kann den Ciclosporin-Plasmaspiegel erhöhen. Für diese Wechselwirkung gibt es aber nur experimentelle Hinweise.

Klinische Befunde: Keine Hinweise auf Wechselwirkungen.

Experimentelle Befunde: In einer In-vitro-Studie resultierte die Inkubation von Maus- und Humanlebermikrosomen mit Cannabidiol, einem aktiven, doch nicht psychoaktiven Bestandteil von Cannabis, in einer Hemmung der Ciclosporin-Metabolisierung; es fielen 73–83 % weniger Ciclosporin-Metaboliten an. Ähnliche Resultate wurden in Studien mit Mäusen gefunden [1].

Wirkungsmechanismus: Cannabidiol kann die Cytochrom-P450-Unterfamilie CYP3A hemmen und so die Ciclosporin-Plasmaspiegel erhöhen; doch hat Cannabis keinen Einfluss auf andere CYP3A4-Substrate, siehe hierzu unter „Cannabis und Irinotecan".

Beurteilung und Maßnahmen: Den präklinischen Daten zufolge könnte ein Bestandteil von Cannabis die Plasmaspiegel von Ciclosporin erhöhen, doch muss diese Hypothese erst noch in der Praxis bestätigt werden. Solange dies noch nicht der Fall ist, sollte immer einkalkuliert werden, dass selbst unregelmäßiger Konsum von Cannabis zu instabilen Ciclosporin-Plasmaspiegeln beitragen kann. Patienten, die Cannabis konsumieren, sollte kein Ciclosporin verabreicht werden.

Literatur
[1] Jaeger W, Benet LZ, Bornheim LM. Inhibition of cyclosporine and tetrahydrocannabinol metabolism by cannabidiol in mouse and human microsomes. Xenobiotica, 6: 275–284, 1996

8.2.5 Cannabis und Cisplatin

> Bekannt ist der Fall eines tödlichen Apoplex bei einem Cannabis rauchenden jungen Mann nach Applikation von Cisplatin.

Befunde, Wirkmechanismus, Beurteilung und Maßnahmen: Ein 27-jähriger Mann, der täglich Cannabis und Tabak rauchte, entwickelte nach Applikation einer ersten Einheit eines Chemotherapeutikums (Cisplatin, **Etoposid** und **Bleomycin**) gegen Hodenkrebs Tinnitus und eine Parästhesie. Im Anschluss an die zweite Einheit berichtete der Patient von einer distalen Parese im rechten Arm; zwei Tage später, 30 Minuten nach einer Cannabis-Inhalation, entwickelte er Kopfschmerzen, eine Parese im rechten Bein und eine Aphasie. Schließlich wurde ein großer Thrombus in der Arteria carotis diagnostiziert. Der Patient starb tags darauf. Abgesehen vom Rauchen (etwa 4 Zigaretten täglich) bestanden bei ihm keine kardiovaskulären Risiken [1].

Bekanntermaßen erhöht Cisplatin geringfügig das Risiko für einen Apoplex; auch sind Fälle bekannt, bei denen Cannabis-Rauchen mit einem Gehirnschlag kausal in Verbindung gebracht werden kann. Deshalb könnte im berichteten Fall [1] der Konsum von Cannabis zum tödlichen Schlaganfall beigetragen haben. Patienten, die mit Cisplatin behandelt werden sollen, ist dringend zu empfehlen, das Rauchen von Cannabis zu vermeiden.

Literatur
[1] Russmann S, Winkler A, Lövblad KO, Stanga Z, Bassetti S. Lethal ischemic stroke after cisplatin-based chemotherapy for testicular carcinoma and canabis inhalation. Eur Neurol, 48: 178–180, 2002

8.2.6 Cannabis und Clozapin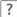

> Da die Clozapin-Plasmaspiegel bei Cannabis-Rauchern niedriger sind als bei Nichtrauchern, können Patienten, die das Cannabis-Rauchen einstellen, höheren Clozapinspiegeln und so auch stärkeren Nebenwirkungen ausgesetzt sein.

Klinische Befunde: Ein 37-jähriger Mann, der täglich Tabak und Cannabis rauchte, erhielt 700 mg/d Clozapin. Einen Monat nachdem der Patient das Rauchen beider Drogen vollständig eingestellt hatte, wurden erhöhte Clozapin-Plasmakonzentrationen und sogar Zeichen einer Clozapin-Intoxikation festgestellt. Die Tagesdosis wurde auf 500 mg gesenkt, nach einer Woche verschwanden die psychotischen Symptome und die Plasmakonzentrationen von Clozapin normalisierten sich wieder [1].

Experimentelle Befunde: Keine Hinweise auf Wechselwirkungen.

Wirkungsmechanismus: Tabakrauch enthält aromatische Kohlenwasserstoffe, die starke Induktoren des Isoenzyms CYP1A2 sind, über das auch Clozapin metabolisiert wird. Tabakrauchen erhöht somit die Verstoffwechselung von Clozapin, woraus niedrigere

Plasmakonzentrationen resultieren. Welchen Einfluss im Vergleich dazu das Rauchen von Cannabis hat, ist zwar unklar; doch es induziert – unabhängig vom Tabakrauchen – CYP1A2; siehe hierzu unter „Cannabis und Theophyllin".

Beurteilung und Maßnahmen: Bekanntermaßen zeigen Tabak rauchende Patienten häufig erniedrigte Clozapin-Plasmakonzentrationen. Zwar gibt es keine direkten Belege, doch trifft dies möglicherweise auch auf das Rauchen von Cannabis zu. Unregelmäßiges Cannabisrauchen könnten fluktuierende Clozapinspiegel zur Folge haben.

Literatur
[1] Zullino DF, Delessert D, Eap CB, Preisig M, Baumann P. Tobacco and cannabis smoking cessation can lead to intoxication with clozapine or olanzapine. Int Clin Psychopharmacol, 17: 141–143, 2002

8.2.7 Cannabis und Disulfiram

> Zwei Fallberichte beschreiben hypomanieartige Reaktionen von Cannabis konsumierenden Patienten nach Einnahme von Disulfiram. Bei anderen Patienten wurden jedoch keine ungewöhnlichen Reaktionen auf diese Kombination beobachtet.

Befunde, Wirkmechanismus, Beurteilung und Maßnahmen: Ein Mann mit einem seit 10 Jahren bestehenden Drogenmissbrauch (Alkohol, Amphetamine, Kokain, Cannabis) zeigte unter der Behandlung von täglich 250 mg Disulfiram bei zwei Gelegenheiten, die mit dem Konsum von Cannabis verbunden waren, hypomanieartige Reaktionen (Euphorie, Hyperaktivität, Schlaflosigkeit, Reizbarkeit); nach eigenen Angaben fühlte sich der Patient dabei so, als habe er Amphetamine zu sich genommen [1]. Bekannt ist ein weiterer, ähnlicher Fall [2]. Die kausalen Zusammenhänge dieser Reaktion sind unklar. In einer randomisierten Studie mit alkoholabhängigen Personen, die zuvor Cannabis konsumiert hatten, zeigten 11 Probanden, die Disulfiram verabreicht bekamen und über vier Wochen Cannabis 2-mal wöchentlich rauchten, keine ungewöhnlichen Wechselwirkungen [3]. Danach sind die starken Interaktionen, auf die die beiden erstgenannten Fallberichte deuten, nicht von allgemeingültiger Bedeutung.

Literatur
[1] Lacoursiere RB, Swatek R. Adverse interaction between disulfiram and marijuana: a case report. Am J Psychiatry, 140: 243–244, 1983
[2] Mackie J, Clark D. Cannabis toxic psychosis while on disulfiram. Br J Psychiatry, 164: 421, 1994
[3] Rosenberg CM, Gerrein JR, Schnell C. Cannabis in the treatment of alcoholism. J Stud Alcohol, 39: 1955–1958, 1978

8.2.8 Cannabis und Docetaxel

> Cannabis-haltiger Kräutertee hat keine Auswirkungen auf die Pharmakokinetik von Docetaxel.

Klinische Befunde: In einer Studie zu den Effekten von Cannabis auf die Pharmakokinetik von Docetaxel erhielten 12 Patienten für 15 Tage 1-mal täglich 200 ml Cannabis-haltigen (1 g/l) Kräutertee. Zubereitet war der Tee aus medizinischem Cannabis (*Cannabis sativa* L. Flos, Bedrocan®) mit einem Gehalt von 18 % THC und 0,8 % Cannabidiol. Die Clearance und AUC von Docetaxel, verabreicht am Tag 12, waren nicht signifikant verändert gegenüber den entsprechenden Werten nach Gabe von Docetaxel vor Verabreichen des Tees. Die Dosis von Docetaxel lag im Allgemeinen bei 180 mg, bei drei Patienten, die eine dosisabhängige Docetaxel-Intoxikation zeigten, aber nur bei 135 mg [1].

Experimentelle Befunde: Keine Hinweise auf Wechselwirkungen.

Wirkungsmechanismus: Docetaxel wird über CYP1A2 metabolisiert, worauf peroral zugeführtes Cannabis offenbar keinen Einfluss hat.

Beurteilung und Maßnahmen: Die Ergebnisse der zitierten Studie sprechen dafür, dass peroral eingenommenes Cannabis keine Auswirkungen auf die Pharmakokinetik von Docetaxel hat. Deshalb sind auch im Falle der Aufnahme Cannabis-haltigen Tees vermutlich keine Docetaxel-Dosisanpassungen notwendig [1].

Literatur
[1] Engels FK, de Jong FA, Sparreboom A, Mathot RA, Loos WJ, Kitzen JJ, de Bruijn P, Verweij J, Mathijssen RHJ. Medicinal cannabis does not influence the clinical pharmacokinetics of irinotecan and docetaxel. Oncologist, 12: 291–300, 2007

8.2.9 Cannabis und Fluoxetin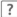

> Ein einzelner Fall berichtet von Manie bei einer Cannabis rauchenden Patientin nach Gabe von Fluoxetin.

Befunde, Wirkmechanismus, Beurteilung und Maßnahmen: Eine 21-jährige Frau mit 9 Jahre bestehender Bulimie und Depression erhielt täglich 20 mg Fluoxetin. Einen Monat später und zwei Tage nach Rauchen von zwei Cannabis-„Joints" (Marihuana) empfand die Patientin anhaltendes Wohlgefühl, gesteigerte Tatkraft und übermäßige sexuelle Erregung, außerdem erlebte sie ihr Sprechen als gepresst. Diese Symptome entwickelten sich progredient zu starken Wahnvorstellungen, was eine stationäre Aufnahme erforderte. Manie und Erregtheit konnten durch Gabe von Lorazepam und Perphenazin unter Kontrolle gebracht und die Patientin nach etwa 8 Tagen weitgehend erholt wieder entlassen werden. Die Ursachen dieser Reaktionen sind unklar, doch die Autoren dieses Berichts weisen darauf hin, dass eine der aktiven Komponenten von Cannabis, Dronabinol (THC), wie Fluoxetin ein starker Serotonin-Wiederaufnahmehemmer (SSRI) ist. Deshalb könnte es in dem berichteten Fall zu einem synergistischen Effekt auf die zentralen serotoninergen Neuronen gekommen sein [1]. Dies ist zwar der bisher einzige bekannte Fall einer eindeutig negativen Wechselwirkung zwischen Cannabis und Fluoxetin, doch weist er auf ein womöglich grundsätzlich bestehendes erhöhtes Nebenwirkungsrisiko bei gleichzeitiger Einnahme beider Substanzen hin. Die Patientin hatte erst 4 Wochen vor der manischen Episode mit der Einnahme von Fluoxetin begonnen und empfand noch über einen Monat nach dem Cannabis-Rauchen unangenehme „Überdrehtheit". Die Symptome lösten sich erst mit Absetzen von Fluoxetin auf, weshalb eine Wechselwirkung keinesfalls als gesichert angesehen werden kann.

Literatur
[1] Stoll AL, Cole JO, Lukas SE. A case study of mania as a result of fluoxetine-marijuana interation. J Clin Psychiatry, 52: 280–281, 1991

8.2.10 Cannabis und HIV-Protease-Inhibitoren

> Der kurzfristige Konsum von Cannabis-Zigaretten oder Dronabinol (THC) hat offenbar keine negativen Auswirkungen auf die Plasmaspiegel von Nelfinavir oder die Viruslast bei HIV-positiven Patienten.

Klinische Befunde: Neun HIV-positive Patienten, eingestellt auf ein festes Behandlungsregime mit Indinavir (meist 800 mg alle 8 h), rauchten für 14 Tage 3-mal täglich eine Cannabis-Zigarette (mit 3,95 % THC) vor den Mahlzeiten; dies hatte eine durchschnittliche Abnahme von je 14 % bei der AUC und dem Maximalspiegel sowie von 34 % beim Minimalspiegel von Indinavir zur Folge; allerdings waren nur die erstgenannten Veränderungen statistisch signifikant [1]. Ähnlich hatte auch die 3-mal tägliche Gabe von 2,5 mg Dronabinol (THC) über 14 Tage keine signifikanten Auswirkungen auf die Pharmakokinetik von Indinavir [1].

Auch bei 11 anderen Patienten, eingestellt auf ein festes Behandlungsregime mit Nelfinavir (3-mal täglich 750 mg), zeigte sich nach dem Rauchen von Cannabis über 14 Tage lediglich eine nichtsignifikante Abnahme bei der AUC (– 10 %), dem Maximalspiegel (– 17 %) und dem Minimalspiegel (– 12 %) [1]. Ähnlich hatte auch die 3-mal tägliche Gabe von 2,5 mg Dronabinol über 14 Tage keine signifikanten Auswirkungen auf die Pharmakokinetik von Nelfinavir [1].

Es waren keine negativen Auswirkungen auf die Viruslast oder den CD4-Wert bei Patienten zu beobachten, die Cannabis-Zigaretten rauchten oder Dronabinol verabreicht bekamen [2].

Experimentelle Befunde: Keine Hinweise auf Wechselwirkungen.

Wirkungsmechanismus: Es ist kein Wirkmechanismus zu erwarten.

Beurteilung und Maßnahmen: Kurzfristiger Konsum von Cannabis-Zigaretten oder Dronabinol hat offenbar keine bedeutsamen Auswirkungen auf die Plasmaspiegel von Indinavir oder Nelfinavir, ebenso wenig auf die Marker einer HIV-Infektion.

Literatur

[1] Kosel BW, Aweeka FT, Benowitz NL, Shade SB, Hilton JF, Lizak PS, Abrams DL. The effects of cannabinoids on the pharmacokinetics of indinavir and nelfinavir. AIDS, 16: 543–550, 2002

[2] Abrams DL, Hilton JF, Leiser RJ, Shade SB, Elbeik TA, Aweeka FT, Benowitz NL, Bredt BM, Kosel BW, Aberg JA, Deeks SG, Mitchell TF, Mulligan K, Bacchetti P, McCune JM, Schambelan M. Short-term effects of cannabinoids in patients with HIV-1 infection: a randomized, placebo-controlled clinical trial. Ann Intern Med, 139: 258–266, 2003

8.2.11 Cannabis und Irinotecan

> In einer Studie hatten die Inhaltsstoffe eines Cannabis-haltigen Kräutertees keine Auswirkungen auf die Pharmakokinetik von Irinotecan.

Klinische Befunde: Bei einer Cross-over-Studie erhielten 24 Patienten 600 mg Irinotecan intravenös verabreicht, und zwar jeweils vor und 12 Tage nach Beginn einer 15-tägigen Gabe von 1-mal täglich 200 ml Kräutertee mit 1 g/l Cannabis. Dieser Tee war mit medizinischem Cannabis (*Cannabis sativa* L. Flos, Bedrocan®) zubereitet und hatte einen Gehalt von 18 % THC und 0,8 % Cannabidiol. Die Clearance und AUC von Irinotecan und seiner Metaboliten SN-38 (aktiv) und SN-38G (inaktives Glucuronid von SN-38) waren durch die Anwesenheit der beiden Cannabinoide nicht merklich verändert.

Experimentelle Befunde: Keine Hinweise auf Wechselwirkungen.

Wirkungsmechanismus: Irinotecan wird teilweise durch CYP3A4 zu inaktiven Metaboliten umgewandelt, doch wird dieses Isoenzym offenbar nicht durch peroral zugeführtes Cannabis beeinflusst. Auch auf die Bildung des aktiven Metaboliten SN-38 über Carboxylesterasen und des inaktiven Glucuronid-Metaboliten SN-38G über UGT1A1 scheint Cannabis keinen Einfluss zu nehmen.

Beurteilung und Maßnahmen: Der zitierten Studie zufolge hat peroral eingenommenes Cannabis keinen Einfluss auf die Pharmakokinetik von Irinotecan. Deshalb scheinen bei gleichzeitiger Gabe von Cannabis-Tee keine Dosisanpassungen von Irinotecan notwendig zu sein.

Literatur

[1] Engels FK, de Jong FA, Sparreboom A, Mathot RA, Loos WJ, Kitzen JJ, de Bruijn P, Verweij J, Mathijssen RHJ. Medicinal cannabis does not influence the clinical pharmacokinetics of irinotecan and docetaxel. Oncologist, 12: 291–300, 2007

8.2.12 Cannabis und Nicotin

> Nicotinpflaster und gleichzeitiges Rauchen von Cannabis beschleunigen in additiver Weise die Herzfrequenz, außerdem verstärkt Nicotin den stimulierenden Effekt von Cannabis. Die kombinierte Anwendung kann das Abhängigkeitspotenzial beider Drogen verstärken.

Klinische Befunde: In einer Studie mit 20 gesunden Probanden, die 4 Stunden nach Applikation eines Placebos oder eines Nicotinplasters (21 mg) entweder eine niedrig oder eine hoch dosierte Cannabis-Zigarette rauchten, verstärkte Nicotin die Cannabis-bedingte Erhöhung der Herzfrequenz. Die Zunahme der Herzfrequenz durch Nicotin allein lag zwischen 10 bpm (Frauen) und 15 bpm (Männer), durch Cannabis allein zwischen 32 bpm (Frauen) und 42 bpm (Männer) und durch die Kombination zwischen 45 bpm (Frauen) und 58 bpm (Männer). Außerdem war die Dauer der Tachykardie nach Rauchen der geringeren Cannabisdosis durch Nicotin um 30 Minuten verlängert, keine Auswirkungen auf diese Dauer hatte dagegen die höhere Cannabisdosis. Nicotin verstärkte einerseits und verkürzte andererseits den von den Probanden empfundenen stimulierenden Effekt von Cannabis. Die Plasmaspiegel von Nicotin und THC veränderten sich bei gleichzeitiger Aufnahme nicht. Die Cannabis-Zigaretten waren auf 1,99 % THC (niedrige Dosis) und 3,51 % (hohe Dosis) eingestellt [1].

Experimentelle Befunde: Studien an der Maus zufolge verstärkt Nicotin die THC-induzierte Hemmung der spontanen lokomotorischen Aktivität, Hypothermie und die THC-bedingt verringerte Schmerzwahrnehmung. Außerdem waren somatische THC-Entzugsanzeichen stärker ausgeprägt, wenn die Tiere zusätzlich Nicotin erhalten hatten [2].

Wirkungsmechanismus: Die kausalen Mechanismen sind unbekannt. Die additiven Wirkungen auf die Herzfrequenz könnten auf die sympathomimetische Wirkung beider Drogen zurückzuführen sein; möglicherweise spielen hierbei auch Cannabinoid-Rezeptoren eine Rolle [1].

Beurteilung und Maßnahmen: Cannabis wird häufig zusammen mit Tabak geraucht. Nach den Ergebnissen der klinischen Studie beeinflussen Nicotinpflaster bei gleichzeitiger Anwendung mit Cannabis additiv die Herzfrequenz und sie verstärken den stimulierenden Effekt von Cannabis. Doch ist die klinische Relevanz dieser Ergebnisse unklar.

Literatur
[1] Penetar DM, Kouri EM, Gross MM, McCarthy EM, Rhee CK, Peters EN, Lukas SE. Transdermal nicotine alters some of marihuana's effects in male and female volunteers. Drug Alcohol Depend, 79: 211–223, 2005
[2] Valjent E, Mitchell JM, Besson MJ, Caboche J, Maldonado R. Behavioural and biochemical evidence for interactions between Δ^9-Tetrahydrocannabinol and nicotine. Br J Pharmacol, 135: 564–578, 2002

8.2.13 Cannabis und NSAID

> Indometacin wirkt offenbar einigen Cannabis-Effekten entgegen, wie umgekehrt Cannabis die analgetische Wirksamkeit von NSAID antagonisieren kann.

Klinische Befunde: Vier gesunde Probanden erhielten im Verlauf eines Tages 3-mal ein Placebo oder drei Dosen **Indometacin** à 25 mg, dann am folgenden Tag eine ebensolche Einzeldosis 2 Stunden vor dem Rauchen einer Cannabis-Zigarette (400 µg/kg KG). Indometacin hatte keinen Einfluss auf die Pharmakokinetik von THC. Die subjektive Einschätzung der Herzfrequenzbeschleunigung und Intoxikation fiel nach Gabe von Indometacin etwas schwächer aus. Außerdem wirkte nach Angaben der Probanden Indometacin der Marihuana-bedingt veränderten Zeitwahrnehmung entgegen [1].

Experimentelle Befunde: In einer Studie erhielten Kaninchen topisch appliziert in beide Augen entweder ein Placebo oder Indometacin 2 % eine Stunde vor intravenöser Gabe von THC. Der Abfall des THC-bedingten Augeninnendrucks wurde durch das topisch angewandte Indometacin gehemmt.

In einem Tiermodell zur Analgesie reduzierte die chronische Gabe von THC deutlich die Wirksamkeit von **Acetylsalicylsäure**, **Celecoxib**, **Indometacin**, **Ketorolac** und **Naproxen**; ebenso schwächte es die Wirkstärke von **Diclofenac** und **Paracetamol** (N-Acetyl-4-aminophenol) ab [2].

Wirkungsmechanismus: Vermutlich spielen Prostaglandine bei einigen Cannabis-Wirkungen eine gewisse Rolle; und diese Wirkungen werden durch Indometacin, einem Prostaglandin-Inhibitor, antagonisiert [1, 3]. Ähnlich wirkt Cannabis den Effekten von NSAID entgegen [2].

Beurteilung und Maßnahmen: Die Effekte von Indometacin auf das subjektive Erleben von THC und dessen Augeninnendruck senkende Wirkung sind wahrscheinlich nicht von klinischer Relevanz. Demgegenüber bedarf der Befund, wonach die chronische Anwendung von THC die Wirksamkeit und Wirkstärke von NSAID reduziert, hinsichtlich seiner möglichen klinischen Bedeutung weiterer Untersuchungen.

Literatur
[1] Perez-Reyes M, Burstein SH, White WR, McDonald SA, Hicks RE. Antagonism of marihuana effects by indomethacin in humans. Life Sci, 8: 507–515, 1991
[2] Anikwue R, Huffman JW, Martin ZL, Welch SP. Decrease in efficacy and potency of nonsteroidal anti-inflammatory drugs by chronic delta(9)-tetrahydrocannabinol administration. J Pharmacol Exp Ther, 303: 340–346, 2002
[3] Green K, Kearse EC, McIntyre OL. Interaction between delta(9)-tetrahydrocannabinol and indomethacin. Ophthalmic Res, 33: 217–220, 2001

8.2.14 Cannabis und Nahrungsmittel
Keine Hinweise auf Wechselwirkungen.

8.2.15 Cannabis und Opioide

> Bei drei Patienten verstärkte eine geringe Cannabisdosis die Wirkungen von Morphin. Tierstudien zufolge können Cannabinoide die Wirkungen von Opioiden verstärken. Bei gleichzeitiger Anwendung von Cannabis und Opoiden kann es zu additiver Sedierung und zentralnervöser Depression kommen.

Befunde, Wirkmechanismus, Beurteilung und Maßnahmen: Bei Patienten, die sich einer Substitutionsbehandlung mit **Methadon** unterziehen, hat die Gabe von Cannabis offenbar keine Auswirkungen auf den Behandlungsverlauf; allerdings kann die Inzidenz einiger psychischer Probleme leicht erhöht sein [1]. Andere Quellen berichten jedoch davon, dass starker Cannabiskonsum bei Opioid-abhängigen Patienten, die Methadon zur Substitution erhalten, den Behandlungserfolg beeinträchtigen [2]. Einer retrospektiven Regressionsanalyse zufolge geht eine Anwendung von Cannabis offenbar mit geringeren minimalen Methadon-Plasmaspiegeln einher [3].

Bei drei Patienten mit chronischen Schmerzen (aufgrund Multipler Sklerose, HIV-bedingter peripherer Neuropathie und einer Lendenwirbelsäulenverletzung) potenzierten geringe Dosen an gerauchtem Cannabis die antinozizeptiven Wirkungen von **Morphin**, sodass die Dosis des Opioids um 60–100 % verringert werden konnte [4]. Tierstudien zeigen, dass THC, der psychoaktive Hauptwirkstoff in Cannabis, die Wirkstärke von Opioiden wie **Morphin**, **Codein**, **Hydromorphon**, **Methadon**, **Oxymorphon** und **Pethidin** (**Meperidin**) erhöht [5–7]. Die aus der gleichzeitigen Gabe geringer Dosen an THC und **Morphin** resultierenden verstärkten Wirkungen des Opoids müssen nicht zwangsläufig mit verstärkten unerwünschten Nebenwirkungen einhergehen [8].

Anhand der relativ wenigen klinischen Hinweise lässt sich nicht mit Bestimmtheit beurteilen, ob Cannabis die schmerzlindernden Effekte von Opoiden additiv verstärkt; doch bei Cannabidiol könnte dies der Fall sein. Unklar ist auch, welchen Effekt Cannabis auf die Behandlung einer Opioid-Abhängigkeit mit Methadon hat; doch die kombinierte Anwendung von Cannabis bzw. Cannabinoiden und Opioiden wird vermutlich mit additiv verstärkten sedierenden Effekten einhergehen.

Literatur
[1] Epstein DH, Preston KL. Does cannabis use predict poor outcome for heroin-dependent patients on maintenance treatment? Past findings and more evidence against. Addiction, 98: 269–279, 2003
[2] Nixon LN. Cannabis use and treatment outcome in methadone maintenance. Addiction. 98: 1321–1322, 2003
[3] Hallinan R, Crettol S, Agho K, Attia J, Besson J, Croquette-Krokar M, Hämmig R, Déglon JJ, Byrne A, Ray J, Somogyi AA, Eap CB. Cannabis and benzodiazepines as determinants of methadone trough plasma concentration variability in maintenance treatment: a transnational study. Eur J Clin Pharmacol, 65: 1113–1120, 2009
[4] Lynch ME, Clark AJ. Cannabis reduces opioid dose in the treatment of chronic non-cancer pain. J Pain Symptom Manage, 25: 496–498, 2003
[5] Smith FL, Cichewicz DL, Martin ZL, Welch SP. The enhancement of morphine antinociception in mice by Δ^9-Tetrahydrocannabinol. Pharmacol Biochm Behav, 60: 559–566, 1998
[6] Cichewicz DL, Martin ZL, Smith FL, Welchs SP. Enhancement of µ opioid antinociception by oral Δ^9-Tetrahydrocannabinol: dose-response analysis and receptor identification. J Pharmacol Exp Ther, 289: 859–867, 1999
[7] Cichewicz DL, McCarthy EA. Antinociceptive synergy between Δ^9-Tetrahydrocannabinol and opioids after oral administration. J Pharmacol Exp Ther, 304: 1010–1015, 2003
[8] Cichewicz DL. Synergistic interactions between cannabinonid and opioid analgesics. Life Sci, 74: 1317–1324, 2004

8.2.16 Cannabis und pflanzliche Arzneimittel
Keine Hinweise auf Wechselwirkungen.

8.2.17 Cannabis und Phencyclidin

> Die Angaben zu Wechselwirkungen zwischen Cannabis und Phencyclidin basieren ausschließlich auf experimentellen Befunden.

Klinische Befunde: Keine Hinweise auf Wechselwirkungen.

Experimentelle Befunde: In einer Studie an der Maus erhöhte die Vorbehandlung mit Cannabidiol signifikant die Spiegel von Phencyclidin in Gehirn und Blut. Verhaltenstests deuten darauf hin, dass die erhöhten Gehirnspiegel die durch Phencyclidin verursachte Intoxikation verstärken. Bei Wiederholung dieser Untersuchung unter Verwendung von THC in einer Dosis von 120 mg/kg KG zeigte sich der zerebrale Phencyclidin-Plasmaspiegel zweifach erhöht. Geringere Dosen an THC hatten keine derartigen Auswirkungen [1].

Wirkungsmechanismus: Unklar.

Beurteilung und Maßnahmen: Dieser vorklinischen Studie zufolge könnte Cannabis das Abhängigkeitspotenzial von Phencyclidin erhöhen.

Literatur
[1] Reid MJ, Bornheim LM. Cannabinoid-induced alterations in brain disposition of drugs of abuse. Biochem Pharmacol, 61: 1357–1367, 2001

8.2.18 Cannabis und Phenytoin

> Es liegt eine In-vitro-Studie vor, wonach THC die Metabolisierung von Phenytoin induzieren kann. Dronabinol induzierte bei klinischer Anwendung Krampfanfälle.

Klinische Befunde: Keine Hinweise auf Wechselwirkungen.

Experimentelle Befunde: In einer In-vitro-Studie wurden Humanlebermikrosomen entweder ausschließlich mit Phenytoin oder mit einer Kombination aus Phenytoin und THC inkubiert. Die Metabolisierungsrate von Phenytoin war im letztgenannten Fall dosisabhängig leicht erhöht; die Umwandlungsrate von THC in seinen 11-Hydroxy-Metaboliten wurde durch Phenytoin nicht beeinflusst [1].

Verschiedene Cannabinoide zeigten in Tierstudien antiepileptische Effekte. In einer davon war die antiepileptische Wirkung von Phenytoin bei Kombination mit Cannabidiol verstärkt. [2].

Wirkungsmechanismus: Die In-vitro-Studie spricht dafür, dass THC das Isoenzym CYP2C9 induziert [1].

Beurteilung und Maßnahmen: Die Ergebnisse der zitierten In-vitro-Studie sind offenbar die einzigen, denen zufolge Cannabis den Phenytoin-Plasmaspiegel beeinflussen kann; doch bedarf sie noch weiterer Bestätigung. Auch in der Literatur gibt es keine Berichte darüber, dass Cannabis Auswirkungen auf den Phenytoin-Plasmaspiegel hat. Zu beachten ist, dass peroral appliziertes Dronabinol (THC) bei klinischer Anwendung Krampfanfälle verursacht hat und die Hersteller im Falle von Anfallsleiden zur Vorsicht raten [3].

Literatur
[1] Bland TM, Haining RL, Tracy TS, Callery PS. CYP2C-catalyzed delta(9)-tetrahydrocannabinol metabolism: kinetics, pharmacogenetics and interaction with phenytoin. Biochem Pharmacol, 70: 1096–1103, 2005
[2] Consroe P, Wolkin A. Cannabidiol: antiepileptic drug comparisons and interactions in experimentally induced seizures in rats. J Pharmcaol Exp Ther, 201: 26–32, 1977
[3] Marinol (Dronabinol). Solvay Pharm, US Prescribing information, 03/2008

8.2.19 Cannabis und Sildenafil [?]

> Bekannt ist der Fall eines Myokardinfarkts bei einem Mann nach Rauchen von Cannabis und Einnahme von Sildenafil.

Klinische Befunde: Ein 41-jähriger Mann ohne Herzkrankheiten in der Anamnese erlitt einen Myokardinfarkt, nachdem er Cannabis geraucht und eine Tablette Sildenafil (unbekannter Stärke) zur Entspannung eingenommen hatte. Bei späteren Tests zeigte der Patient keinerlei Anzeichen einer induzierbaren Ischämie [1].

Experimentelle Befunde: Keine Hinweise auf Wechselwirkungen.

Wirkungsmechanismus: Myokardinfarkt ist eine seltene Nebenwirkung von Sildenafil allein. Möglicherweise wird die Metabolisierung von Sildenafil über CYP3A4 durch Bestandteile des Cannabis wie etwa Cannabidiol gehemmt, wodurch das Risiko unerwünschter Ereignisse steigt. Allerdings hatte Cannabis in klinischen Studien keine Auswirkungen auf die Plasmaspiegel anderer CYP3A4-Substrate, siehe „Cannabis und Irinotecan" und „Cannabis und Docetaxel".

Beurteilung und Maßnahmen: Eine Wechselwirkung zwischen Sildenafil und Cannabis ist nicht nachgewiesen. Die vasodilatorischen Effekte von Sildenafil erfordern Vorsicht bei der Anwendung an Patienten mit kardiovaskulären Erkrankungen: Myokardinfarkt wird – wenn auch nur selten – mit der Einnahme von Sildenafil in Verbindung gebracht; ob hierzu auch eine Interaktion zwischen Sildenafil und Cannabis beiträgt, ist unklar.

Literatur
[1] McLeod AL, McKenna CJ, Northridte DB. Myocardial infarction following the combined recreational use of Viagra® and cannabis. Clin Cardiol, 25: 133–134, 2002

8.2.20 Cannabis und Theophyllin [!!]

> Das Rauchen von Cannabis erhöht offenbar die Clearance von Theophyllin.

Befunde, Wirkmechanismus, Beurteilung und Maßnahmen: Im Vergleich zu Nichtrauchern verursachte in einer Studie das Rauchen von Tabak eine ähnlich starke Erhöhung der Clearance von Theophyllin (appliziert als perorales Aminotheophyllin) wie das Rauchen von Cannabis (etwa 52 ml/kg KG und h vs. 74 ml/kg KG pro h); bei Probanden, die beides rauchten, war die Clearance sogar noch höher (93 ml/kg KG pro h) [1]. Nach einer weiteren Analyse derselben Autoren zu den Faktoren, die die Theophyllin-Clearance beeinflussen, war das Rauchen von zwei oder mehr Cannabis-Joints pro Woche – im Vergleich zur Abstinenz – mit einer höheren Gesamtclearance von Theophyllin verbunden (56,1 ml/kg KG pro h vs. 82,9 ml/kg KG pro h) [2]. An einer anderen Studie nahmen 49 gesunde Probanden teil, von denen 16 nach eigenen Angaben in den Monaten vor Erhalt einer Einzeldosis von 4 mg/kg KG Theophyllin (peroral) Cannabis geraucht hatten; doch wurde bei diesen kein signifikanter Einfluss von Cannabis auf die Pharmakokinetik von Theophyllin festgestellt. Der Cannabis-Konsum dieser Probanden ging über einen Joint pro Woche hinaus [3].

Tabak- und Cannabisrauch enthalten polyzyklische Kohlenwasserstoffe, die CYP1A2 induzieren – jenes Isoenzym, über das Theophyllin metabolisiert wird. Deshalb könnte sich Theophyllin rascher abbauen, wenn beide Substanzen geraucht werden.

Zwar gibt es nur wenige Hinweise, die für einen Einfluss des Cannabisrauchens auf die Theophyllin-Plasmaspiegel sprechen; dennoch sollte die Möglichkeit einer notwendigen Dosiserhöhung von Theophyllin bei Patienten, die regelmäßig Cannabis konsumieren, berücksichtigt werden. Ebenso ist zu bedenken, dass unregelmäßiger Cannabiskonsum zu fluktuierenden Theophyllin-Plasmaspiegeln führen kann. Eine weitere Schwierigkeit in der Beurteilung möglicher Wechselwirkungen besteht darin, dass die Anzahl interagierender Komponenten zwischen den verschiedenen Cannabisquellen wie auch zwischen den verschiedenen Chargen ein und derselben Quelle variieren kann.

Offenbar gibt es keine direkten Hinweise auf Wechselwirkungen zwischen Cannabis und Aminophyllin; doch da dieses zu Theophyllin metabolisiert wird, sollte es in ähnlicher Weise von Cannabis beeinflusst werden.

Literatur
[1] Jusko WJ, Schentag JJ, Clark JH, Gardner M, Yurchak AM. Enhanced biotransformation of theophylline in marihuana and tobacco smokers. Clin Pharmacol Ther, 24: 406–410, 1978
[2] Jusko WJ, Gardner M, Manigone A, Schentag JJ, Koup JR, Vance JW. Factors affecting theophylline clearances. age, tobacco, marjuana, cirrhosis, congestive heart failure, obesity, oral contraceptives, benzodiazepines, barbiturates, and ethanol. J Pharm Sci, 68: 1358–1366, 1979
[3] Gardner MJ, Tornatore KM, Jusko WJ, Kanarkowski R. Effects of tobacco smoking and oral contraceptives use on theophylline disposition. Br J Clin Pharmcol, 16: 271–280, 1983

8.2.21 Cannabis und trizyklische Antidepressiva

> Bei Patienten, die trizyklische Antidepressiva (TZA) einnahmen und Cannabis rauchten, wurde Tachykardie beobachtet.

Befunde, Wirkmechanismus, Beurteilung und Maßnahmen: Eine 31-jährige Patientin, die täglich 30 mg **Nortriptylin** einnahm, entwickelte nach dem Rauchen einer Cannabis-

Zigarette eine ausgeprägte Tachykardie (Anstieg von 90 auf 160 bpm); diese wurde mittels Propranolol unter Kontrolle gebracht [1]. Ein 26-jähriger Patient, behandelt mit 50 mg **Imipramin** täglich, klagte nach Rauchen von Cannabis über Unruhe, Benommenheit und Tachykardie (120 bpm) [2]. Bei vier Heranwachsenden zwischen 15 und 18 Jahren, die mit TZA gegen Aufmerksamkeitsdefizit-/Hyperaktivitätsstörung (ADHS) behandelt wurden, wurden nach Rauchen von Cannabis vorübergehend kognitive Veränderungen, Delirium und Tachykardie beobachtet [3].

Beschleunigte Herzfrequenz ist eine gut dokumentierte Nebenwirkung sowohl von TZA wie von Cannabis. In den zitierten Fällen hatten sich vermutlich β-adrenerge und antimuskarinerge Effekte der TZA und β-adrenerge des Cannabis summiert (additiv). Zwar gibt es nur wenige direkte Hinweise auf eine Wechselwirkung, doch sollte die gleichzeitige Anwendung der beiden Arzneimittel vermieden werden [1].

Literatur
[1] Hillard JR, Vieweg WVR. Marked sinus tachycardia resulting from the synergistic effects of marijuana and nortriptyline. Am J Psychiatry, 140: 626–627, 1983
[2] Kizer KW. Possible interaction of TCA and marijuana. Ann Emerg Med, 9: 444, 1980
[3] Wilens TE, Biederman J, Spencer TJ. Case study. adverse effects of smoking marijuana while receiving tricyclic antidepressants. J Am Acad Child Adolesc Psychiatry, 36: 45–48, 1997

8.2.22 Cannabis und Warfarin

> Bekannt ist der Fall einer erhöhten INR mit Blutungen bei einem Patienten, der unter der Behandlung mit Warfarin Cannabis rauchte.

Klinische Befunde: Ein 56-jähriger, mit Warfarin behandelter Mann wurde mit Teerstuhl und einer INR von 10,41 stationär aufgenommen. Zwar hatte der Patient noch eine Reihe weiterer, möglicherweise interagierender Medikamente eingenommen (Acetylsalicylsäure, Carbamazepin und Sertralin), doch war er auf diese seit über sechs Monate stabil eingestellt; ebenso hatte er keine Probleme mit Clopidogrel, mit dessen Einnahme er etwa einen Monat vorher begonnen hatte. Außerdem war zwar kurz zuvor seine Warfarin-Dosis leicht erhöht worden, doch seine INR lag bei 3,25 (gemessen nach der Dosiserhöhung und 5 Tage vor der stationären Aufnahme). Die erhöhte INR bekam man unter Kontrolle, indem vorübergehend die Gabe von Warfarin, Acetylsalicylsäure und Clopidogrel ausgesetzt sowie Vitamin K und gefrorenes Frischplasma verabreicht wurde. Etwa 15 Tage nach der Entlassung wurde der Patient aufgrund zunehmender Hämatome und Nasenbluten erneut aufgenommen: Sein INR lag nun bei 11,55. Wieder war bei dem Patienten kurz zuvor die Warfarin-Dosis aufgrund eines INR von 1,94 erhöht worden; doch hatte es sich um eine geringfügige Erhöhung gehandelt (von 3,0 auf 3,25 mg/d). Es stellte sich dann heraus, dass der Patient vor beiden Ereignissen die Menge an Cannabis, die er rauchte, mehr als verdoppelt hatte.

Experimentelle Befunde: Keine Hinweise auf Wechselwirkungen.

Wirkungsmechanismus: Der Wirkmechanismus ist nicht bekannt. Den In-vitro-Daten zufolge induziert THC das Isoenzym CYP2C9 (siehe unter „Cannabis und Phenytoin");

doch da (S)-Warfarin über diese Route metabolisiert wird, wäre zu erwarten, dass Warfarin verstärkt abgebaut wird und so dessen Effekte schwächer ausfallen – entgegen dem, was der Fallbericht beschreibt.

Beurteilung und Maßnahmen: Es gibt nur wenige Hinweise auf Wechselwirkungen zwischen Cannabis und Warfarin; ob dem geschilderten Fall, wonach bei einem Patienten unter Warfarin-Behandlung nach Cannabis-Rauchen die INR anstieg, allgemeine klinische Bedeutung zukommt, ist unklar. Da viele andere Faktoren Einfluss auf die Kontrolle des Gerinnungshemmers haben, kann – allein aufgrund eines einzelnen Fallberichts – die INR-Änderung keinesfalls einer ganz bestimmten Wechselwirkung zugeschrieben werden; dafür bedarf es weiterer Indizien. Es bietet sich vielmehr an, mit Patienten über sämtliche pflanzliche Produkte, die sie einnehmen möchten, zu sprechen und wenn notwendig das Monitoring zu intensivieren. Auch Fälle komplikationsloser Anwendung sollten publiziert werden, denn sie sind gleich wertvoll wie mögliche Fälle negativer Konsequenzen.

Literatur
[1] Yamreudeewong W, Wong HK, Brausch LM, Pulley KR. Probable interaction between warfarin and marijuana smoking. Ann Pharmacother, 43: 1347–1353, 2009

9 Cimicifugawurzelstock

Actaea racemosa L. (Ranunculaceae)

9.1 Arzneidroge

9.1.1 Synonyme und verwandte Arten
Traubensilberkerze, Amerikanische, Schwarze oder Wilde Schlangenwurzel, Amerikanisches, Hohes oder Staudiges Christophskraut, Frauenwurzel, Klapperschlangenkraut, Schwindsuchtwurzel, Traubenförmige Schwarzwurz, Wanzenkraut; Cimicifuga, Macrotys actaea; Black cohosh, Black snakeroot, Bugbane, Rattleroot, Rattleweed. *Actaea monogyna* Walter, *Cimicifuga racemosa* (L.) Nutt., *Macrotys actaeoides* Rafin.

Die englische Bezeichnung „Squaw root" findet als Synonym sowohl für Black cohosh als auch die nicht näher verwandte Blue cohosh (*Caulophyllum thalictroides* L.) Michx., Indianerwiege oder Indianische Blaubeere; Berberidaceae) Verwendung; diese beiden Arten dürfen nicht verwechselt werden.

9.1.2 Arzneibücher
- Ph. Eur. 9.2: Cimicifugawurzelstock,
- Ph. Eur. 9.2, engl. Ausgabe: Black Cohosh,
- BP 2017: Black Cohosh,
- USP 39 – NF 34 S2: Black Cohosh Fluidextract, Black Cohosh Tablets, Powered Black Cohosh, Powered Black Cohosh Extract.

9.1.3 Inhaltsstoffe
Die primär aktiven Inhaltsstoffe sind **Triterpenglykoside** (auf die die Droge eingestellt sind) einschließlich Actein und eine ganze Reihe verwandter Verbindungen wie Cimicifugoside, Cimiracemoside, Cimigenol und seine Derivate, 26-Deoxyactein und viele weitere. Auch Phenylpropanoide wie die Cimiracemate A bis D, Isoferula- und Ferulasäure oder Kaffesäuremethylester (Methyl-3,4-dihydroxycinnamat) kommen vor, ebenso Chinolizidin-Alkaloide wie Cytisin und *N*-Methylcytisin. Ob auch das estrogene Isoflavon Formononetin Bestandteil der Droge ist, ist fraglich.

9.1.4 Verwendung und Indikationen

Traubensilberkerze wird häufig zur Linderung peri- und postmenopausaler Beschwerden eingesetzt. Daneben dient es auch als Antirheumatikum, Antitussivum und Sedativum, außerdem zur Behandlung von Dysmenorrhö und prämenstruellen Störungen.

9.1.5 Pharmakokinetik

In einer In-vitro-Studie wurden aus einer Pulverzubereitung von Traubensilberkerze sechs Triterpenglykoside mit – allerdings nur sehr schwach – inhibierender Aktivität gegen CYP3A4 isoliert [1]. Doch nach klinischen Daten zur Wechselwirkung zwischen Traubensilberkerze und Midazolam, das als Testsubstanz für die CYP3A4-Aktivität dient (s. u.), sind diese hemmenden Wirkungen in der Praxis nicht relevant. Weiterhin deuten zwei andere klinische Studien mit Debrisoquin als Testsubstanz für die CYP2D6-Aktivität darauf hin, dass Traubensilberkerze (eingestellt auf einen Gehalt von 0,2 oder 2,5 % Triterpenglykoside) auch auf dieses Isoenzym keine klinisch bedeutsamen Auswirkungen hat [2, 3].

Cimifugawurzelstockextrakt zeigte keine klinisch relevanten Effekte auf die Aktivität von CYP1A2 oder CYP2E1, siehe unter „Traubensilberkerze und Coffein" und „Traubensilberkerze und Chlorzoxazon".

Studien zur Wechselwirkung der Droge mit Digoxin (siehe „Traubensilberkerze und Digoxin") sprechen dafür, dass Traubensilberkerze auch die Aktivität des P-Glykoproteins nicht beeinflusst.

9.1.6 Übersicht zu Wechselwirkungen

Traubensilberkerze geht offenbar keine Wechselwirkungen mit Coffein, Chlorzoxazon, Digoxin oder Midazolam ein; die Droge könnte aber der Aktivität von Cisplatin entgegenwirken (diese Einschätzung beruht allerdings nur auf relativ wenigen Daten).

Literatur

[1] Tsukamoto S, Aburatani M, Ohta T. Isolation of CYP3A4 inhibitors from the Black Cohosh (Cimicifuga racemosa). Evid Based Complement Alternat Med, 2: 223–226, 2005
[2] Gurley BJ, Gardner SF, Hubbard MA, Williams DK, Gentry WB, Khan IA, Shah A. In vivo effects of goldenseal, kava kava, black cohosh, and valerian on human cytochrome P450 1A2, 2D6, 2E1, and 3A4/5 phenotypes. Clin Pharmacol Ther, 77: 415–426, 2005
[3] Gurley BJ, Swain A, Hubbard MA, Williams DK, Barone G, Hartsfield F, Tong Y, Carrier DJ, Cheboyina S, Battu SK. Clinical assessment of CYP2D6-mediated herb-drug interactions in humans: effects of milk thistle, black cohosh, goldenseal, kava kava, St John's wort, and Echinacea. Mol Nutr Food Res, 52: 755–763, 2008

9.2 Interaktionen

- Chlorzoxazon,
- Coffein,
- Estrogene oder Antiestrogene,
- Immunsuppressiva
- Midazolam,

- Nahrungsmittel
- pflanzliche Arzneimittel,
- Zytostatika (Antineoplastika).

9.2.1 Cimicifuga und Chlorzoxazon

> Traubensilberkerze hat keine signifikanten Auswirkungen auf die Pharmakokinetik von Chlorzoxazon.

Klinische Befunde: In einer Studie erhielten 12 gesunde Probanden über 28 Tage 2-mal täglich 1090 mg Cimicifugawurzelstockextrakt (eingestellt auf einen Gehalt von 0,2 % Triterpenglykoside) – ohne signifikante Auswirkungen auf die Pharmakokinetik von 250 mg Chlorzoxazon [1].

Experimentelle Befunde: Keine Hinweise auf Wechselwirkungen.

Wirkungsmechanismus: Die Studie [1] sollte die Frage beantworten, ob Traubensilberkerze einen Einfluss auf CYP2E1, über das Chlorzoxazon metabolisiert wird, hat.

Beurteilung und Maßnahmen: Hinweise darauf, dass Traubensilberkerze die Chlorzoxazon-Serumspiegel nicht erhöht, gibt offenbar nur die eine zitierte Studie. Da Chlorzoxazon als Testsubstanz für CYP2E1-Aktivität dient, spricht dieses Ergebnis dafür, dass pharmakokinetische Wechselwirkungen zwischen Traubensilberkerze und anderen CYP2E1-Substraten ebenfalls unwahrscheinlich sind.

Literatur

[1] Curley BJ, Gardner SF, Hubbard MA, Williams DK, Gentry WB, Khan IA, Shah A. In vivo effects of goldenseal, kava kava, black cohosh, and valerian on human cytochrome P450 1A2, 2D6, 2E1, and 3A4/5 phenotypes. Clin Pharmacol Ther, 77: 415–426, 2005

9.2.2 Cimicifuga und Coffein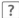

> Traubensilberkerze hat keine signifikanten Auswirkungen auf die Pharmakokinetik von Coffein.

Klinische Befunde: In einer Studie erhielten 12 gesunde Probanden über 28 Tage 2-mal täglich 1090 mg Cimicifugawurzelstockextrakt (eingestellt auf einen Gehalt von 0,2 % Triterpenglykoside) – ohne signifikante Auswirkungen auf die Pharmakokinetik von 100 mg Coffein [1].

Experimentelle Befunde: Keine Hinweise auf Wechselwirkungen.

Wirkungsmechanismus: Die Studie [1] sollte darüber Aufschluss geben, ob Traubensilberkerze einen Einfluss auf CYP1A2, über das Coffein metabolisiert wird, hat.

Beurteilung und Maßnahmen: Hinweise darauf, dass Traubensilberkerze die Coffein-Serumspiegel nicht erhöht, gibt offenbar nur die eine zitierte Studie. Da Coffein als Testsubstanz für CYP1A2-Aktivität dient, spricht dieses Ergebnis dafür, dass pharmakokinetische Wechselwirkungen zwischen Traubensilberkerze und anderen CYP1A2-Substraten ebenfalls unwahrscheinlich sind.

Literatur
[1] Curley BJ, Gardner SF, Hubbard MA, Williams DK, Gentry WB, Khan IA, Shah A. In vivo effects of goldenseal, kava kava, black cohosh, and valerian on human cytochrome P450 1A2, 2D6, 2E1, and 3A4/5 phenotypes. Clin Pharmacol Ther, 77: 415–426, 2005

9.2.3 Cimicifuga und Digoxin

In einer Studie hatte ein eingestellter Traubensilberkerzenextrakt hat keine Auswirkungen auf die Pharmakokinetik von Digoxin.

Klinische Befunde: In einer randomisierten Studie erhielten 16 gesunde Probanden über 14 Tage 2-mal täglich 20 mg Traubensilberkerzenextrakt (eingestellt auf einen Gehalt von 2,5 % Triterpenglykoside) und eine Einzeldosis von 400 µg Digoxin peroral an Tag 14. Es zeigten sich keine signifikanten Änderungen in der Pharmakokinetik von Digoxin, ebenso wurden keine schwereren unerwünschten Nebenwirkungen beobachtet [1].

Experimentelle Befunde: Keine Hinweise auf Wechselwirkungen.

Wirkungsmechanismus: Digoxin dient als Referenzsubstanz zur Beurteilung der Wirksamkeit anderer Substanzen auf das P-Glykoprotein.

Beurteilung und Maßnahmen: Nach den Ergebnissen der Studie gibt es keine Wechselwirkungen zwischen Traubensilberkerze und Digoxin; deshalb ist es unwahrscheinlich, dass die Drogen mit anderen von P-Glykoprotein transportierten Substanzen interagieren.

Literatur
[1] Curley BJ, Barone GW, Williams DK, Carrier J, Breen P, Yates CR, Song PF, Hubbard MA, Tong Y, Cheboyina S. Effect of milk thistle (Silybum marianum) and black cohosh (Cimicifuga racemosa) supplementation on digoxin pharmacokinetics in humans. Drug Metab Dispos, 34: 69–74, 2000

9.2.4 Cimicifuga und Estrogene oder Antiestrogene

Traubensilberkerze enthält estrogene Inhaltsstoffe, die die Wirkung von Estrogenen verstärken (additiv) oder diesen entgegenwirken könnten. Entsprechend könnte die Droge die Wirkung von Antiestrogenen (z. B. Tamoxifen) fördern (additiv) oder hemmen [1, 2].

Literatur
[1] Eagon CL, Elm MS, Teepe AG, Eagon PK. Medicinal botanicals: estrogenicity in rat uterus and liver. Proc Am Assoc Cancer Res, 38: 293, 1997
[2] Burke BE, Olson RD, Cusack BJ. Randomized, controlled trial of phytoestrogen in the prophylactic treatment of menstrual migraine. Biomed Pharmacother, 56: 283–288, 2002

9.2.5 Cimicifuga und Immunsuppressiva

> Bekannt ist der einzelne Fall einer akuten Nierentransplantatabstoßung und Vaskulitis bei einer Patientin, die neben zwei Immunsuppressiva (Azathioprin, Ciclosporin) ein Alfalfa und Traubensilberkerze enthaltendes Supplement einnahm [1].

Literatur
[1] Light TD, Light JA. Acute renal transplant rejection possibly related to herbal medication. Am J Transplant, 3: 1608–1609, 2003

9.2.6 Cimicifuga und Midazolam

> Traubensilberkerze hat keine Auswirkungen auf die Pharmakokinetik von Midazolam.

Klinische Befunde: In einer Studie erhielten 19 gesunde Probanden über 28 Tage 2-mal täglich 40 mg Traubensilberkerzenextrakt (eingestellt auf einen Gehalt von 2,5 % Triterpenglykoside) und eine Einmaldosis von 8 mg Midazolam peroral an Tag 28. Es zeigten sich keine Änderungen in der Pharmakokinetik von Midazolam. Außerdem hatte die Droge keine Auswirkungen auf die Dauer des Midazolam-induzierten Schlafs [1]. Auch bei einer anderen Studie mit 12 gesunden Nichtrauchern, die über 28 Tage 2-mal täglich 1090 mg Cimicifugawurzelstockextrakt (eingestellt auf einen Gehalt von 0,2 % Triterpenglykoside) erhielten, zeigten sich keine signifikanten Auswirkungen auf die Pharmakokinetik einer Einmaldosis von 8 mg Midazolam peroral [2].

Experimentelle Befunde: Keine Hinweise auf Wechselwirkungen.

Wirkungsmechanismus: Die erste Studie [1] sollte darüber Aufschluss geben, ob Traubensilberkerze einen Einfluss auf CYP3A4, über das Midazolam metabolisiert wird, hat.

Beurteilung und Maßnahmen: Traubensilberkerze interagiert wahrscheinlich nicht mit Midazolam. Da Midazolam als Testsubstanz für die CYP3A4-Aktivität dient, wird die Droge wahrscheinlich auch nicht die Metabolisierung anderer CYP3A4-Substrate induzieren oder inhibieren.

Literatur
[1] Curley BJ, Hubbard MA, Williams DK, Thaden J, Tong Y, Gentry WB, Breen P, Carrier DJ, Cheboyina S. Assessing the clinical significance of botanical supplementation on human cytochrome P450 3A activity: comparison of milk thistle and black cohosh product to rifampin and clarithromycin. J Clin Pharmacol, 46: 201–213, 2006
[2] Curley BJ, Gardner SF, Hubbard MA, Williams DK, Gentry WB, Khan IA, Shah A. In vivo effects of goldenseal, kava kava, black cohosh, and valerian on human cytochrome P450 1A2, 2D6, 2E1, and 3A4/5 phenotypes. Clin Pharmacol Ther, 77: 415–426, 2005

9.2.7 Cimicifuga und Nahrungsmittel
Keine Hinweise auf Wechselwirkungen.

9.2.8 Cimicifuga und pflanzliche Arzneimittel
Keine Hinweise auf Wechselwirkungen.

9.2.9 Cimicifuga und Zytostatika (Antineoplastika) [?]

> Die Angaben zu Wechselwirkungen zwischen Traubensilberkerze und Zytostatika basieren ausschließlich auf experimentellen Befunden.

Klinische Befunde: Keine Hinweise auf Wechselwirkungen.

Experimentelle Befunde: In einer In-vitro-Studie an Mammakarzinomzellen der Maus verringerten flüssige Extrakte von Traubensilberkerze die Zytotoxizität von **Cisplatin** geringfügig. Die auf einen Gehalt von 3 % Triterpenglykoside eingestellten Extrakte wurden in einer Dosis angewendet, sodass eine Konzentration resultierte, die 100-mal über der liegt, wie sie beim Menschen zu erwarten ist [1].

Wirkungsmechanismus: Unbekannt.

Beurteilung und Maßnahmen: Es liegen nur äußerst wenige Daten vor. Sie reichen nicht aus, um sie auf Patienten, die unter einem Behandlungsregime gegen Brustkrebs stehen, in angemessener Weise übertragen zu können, denn die in der Studie eingesetzte Dosis an Traubensilberkerze lag weit über der, wie sie normalerweise beim Menschen Anwendung findet. Darüber hinaus fand man in der gleichen Studie, dass die Droge die Effekte anderer Zytostatika (wie **Docetaxel** und **Doxorubicin**) potenziert haben könnte.

Vermutlich von höherer klinischer Relevanz sind die möglichen estrogenen Effekte von Traubensilberkerze. Obwohl diese im Einzelnen noch nicht vollständig verstanden sind, könnten sie Einfluss auf das Ergebnis von Estrogen-abhängigem Brustkrebs-Behandlungen haben (siehe auch „Traubensilberkerze und Estrogene oder Antiestrogene").

Literatur
[1] Rockwell S, Liu Y, Higgins SA. Alteration of the effects of cancer therapy agents on breast cancer cells by the herbal medicine black cohosh. Breast Cancer Res Treat, 90: 233–239, 2005

10 Curcumawurzelstock

Curcuma longa L. (Zingiberaceae)

10.1 Arzneidroge

10.1.1 Synonyme und verwandte Arten
Kurkuma, Gelbwurz, Gelbwurzel; Turmeric, Indian saffron.

Curcuma domestica Valeton gilt als gleiche Art wie *C. longa*.

Die verwandte Art *C. aromatica* Salisb. ist bekannt als Wilde oder Aromatische Gelbwurz und *C. xanthorrhiza* D. Dietr. als Javanische Gelbwurz.

Nicht zu verwechseln ist *Curcuma longa* mit *C. zedoaria* (Christmann) Roscoe, der Zitterwurzel (Zitwerwurzel, Weiße Curcuma).

10.1.2 Arzneibücher
- Ph. Eur. 9.2: Curcumawurzelstock, Javanische Gelbwurz,
- Ph. Eur. 9.2, engl. Ausgabe: Turmeric Rhizome, Turmeric Javanense,
- BP 2017: Turmeric Rhizome,
- USP 39 – NF 34 S2: Turmeric, Powdered Turmeric, Powdered Turmeric Extract.

10.1.3 Inhaltsstoffe
Die aktiven Inhaltsstoffe sind **Curcuminoide**; es handelt sich dabei um ein auch als **Curcumin** bezeichnetes Gemisch, das Diferuloylmethan (manchmal als Curcumin oder Curcumin I bezeichnet), Monodesmethoxycurcumin (Curcumin II), Bidesmethoxycurcumin (Curcumin III) und Cyclocurcumin (Curcumin IV). Die meisten kommerziell erhältlichen „Curcumin"-Präparate sind nicht rein, sondern enthalten auch Monodesmethoxy- und Bidesmethoxycurcumin. Die verwandten Arten *C. aromatica* und *C. xanthorrhiza* enthalten ebenfalls Curcuminoide.

Das ätherische Öl enthält hauptsächlich Turmerone wie Zingiberen.

10.1.4 Verwendung und Indikationen
Die biologischen Wirkungen der Gelbwurz sind vielfältig, die meisten werden den enthaltenen Curcuminoiden zugeschrieben. Die Droge wird häufig wegen ihrer antiphlogistischen und leberschützenden Eigenschaften angewendet und ihre chemopräventiven Wirkungen gegen Krebs (Verhinderung der Tumorinitiation, -promotion, -progression und -metastasierung in vielen Studien mit Tieren) sind Gegenstand intensiver Forschung.

Gelbwurz findet darüber hinaus Anwendung bei Beschwerden und Störungen im Zusammenhang mit Alterungsprozessen. Aufgrund ihrer antioxidativen und entzündungshemmenden Aktivität wird die Droge als wirksames Therapeutikum bei zahlreichen degenerativen Erkrankungen angepriesen, etwa bei Herz-Kreislauf-Erkrankungen, Typ-2-Diabetes, Arthrose oder Arthritis. Curcuma dient auch als Gewürz in Speisen.

10.1.5 Pharmakokinetik

Einer In-vitro-Studie zufolge inhibieren Curcumin-haltige Extrakte aus *Curcuma longa* intestinales CYP3A4 [1]. Diesen Befund bestätigt eine Untersuchung an Ratten, siehe „Curcuma und Midazolam". Nach einer anderen Studie, in der Ratten mit Curcumin gefüttert wurden, hatten selbst große Mengen an Curcumin (5 g/kg KG) keine Auswirkungen auf die Aktivität von hepatischen Cytochrom-P450-Isoenzymen [2].

Die Ergebnisse einiger In-vitro-Studien deuten darauf hin, dass Curcumin die Wirkungen des P-Glykoproteins inhibieren oder ändern kann [3–5]. Siehe auch „Curcuma und Betablocker". Nach anderen Studien zu einzelnen Curcuminbestandteilen, extrahiert aus Curcuma-Pulver, inhibiert Curcumin I die Aktivität von P-Glykoprotein stärker als Curcumin II oder III [6], obwohl Curcumin III größeren Einfluss auf das Multidrug-Resistenz-Gen 1 hatte (das für das P-Glykoprotein codiert) [7].

10.1.6 Übersicht zu Wechselwirkungen

Curcuma und das darin enthaltene Curcumin haben Einfluss auf die Resorption einiger Betablocker, sie forcieren die Resorption von Midazolam, beeinflussen aber nicht die Resorption von Eisenionen. Piperin aus Pfeffer erhöht die Bioverfügbarkeit von Curcumin.

Literatur

[1] Hou XL, Takahashi K, Kinoshita N, Qiu F, Tanaka K, Komatsu K, Takahashi K, Azuma J. Possible inhibitory mechanism of Curcuma drugs on CYP3A4 in 1α,25 dihydroxyvitamin D3 treated Caco-2 cells. Int J Pharm, 337: 169–177, 2007

[2] Sugiyama T, Nagata J, Yamagishi A, Endoh K, Saito M, Yamada K, Yamada S, Umegaki K. Selective protection of curcumin against carbon tetrachloride-induced inactivation of hepatic cytochrome P450 isoenzymes in rats. Life Sci, 78: 2188–2193, 2006

[3] Anuchapreeda S, Leechanachai P, Smith MM, Ambudkar SV, Limtrakul PN. Modulation of P-glycoprotein expression and function by curcumin in multidrug-resistant human KB cells. Biochem Pharmacol, 64: 573–582, 2002

[4] Zhang W, Lim LY. Effects of spice constitutens in P-glycoprotein-mediated transport and CYP3A4-mediated metabolism in vitro. Drug Metab Dispos, 36: 1283–1290, 2008

[5] Junyaprasert VB, Soonthornchareonnon N, Thongpraditchote S, Murakami T, Takano M. Inhibitory effect of Thai plant extracts on P-glycoprotein mediated efflux. Phytother Res, 20: 79–81, 2006

[6] Chearwae W, Anuchapreeda S, Nandigama K, Ambudkar SV, Limtrakul P. Biochemical mechanism of modulation of human P-glycoprotein (ABCB1) by curcumin I, II, and III purified from Turmeric powder. Biochem Pharmacol, 68: 2043–2052, 2004

[7] Limtrakul P, Anuchapreeda S, Buddhasukh D. Modulation of human multidrug-resistance MDR-1 gene by natural curcuminoids. BMC Cancer, 4: 13, 2004

10.2 Interaktionen

- Betablocker,
- Eisenverbindungen,
- Midazolam,
- Nahrungsmittel,
- pflanzliche Arzneimittel (Pfeffer).

10.2.1 Curcuma und Betablocker

> In einer klinischen Studie verringerte Curcumin, ein Hauptbestandteil der Gelbwurz (Curcuma), die Resorption des P-Glykoprotein-Substrats Talinolol. Andererseits erhöhte Curcumin in Ratten die Resorption von Celiprolol, einem anderen P-Glykoprotein-Substrat.

Klinische Befunde: In einer randomisierten Studie erhielten 12 gesunde Probanden für 6 Tage 1-mal täglich 300 mg **Curcumin**, anschließend eine Einzeldosis von 50 mg **Talinolol**. Curcumin senkte die AUC und die maximalen Plasmaspiegel von Talinolol um 33 bzw. 28 %; doch zeichneten sich keine signifikanten Änderungen in der Herzfrequenz oder im Blutdruck ab [1].

Experimentelle Befunde: In einer Studie erhielten Ratten für 5 Tage 1-mal täglich 60 mg/kg KG **Curcumin** und 30 Minuten nach Applikation der letzten Curcumin-Dosis eine Einzeldosis von 30 mg/kg KG **Celiprolol**. Curcumin erhöhte die AUC und maximale Plasmakonzentration von Celiprolol um 30 bzw. 90 %. In einer parallel durchgeführten Einzeldosisstudie mit Ratten hatte die Gabe von 60 mg/kg KG Curcumin, appliziert 30 Minuten vor der Gabe von 30 mg/kg KG Celiprolol, keine Auswirkungen auf die Pharmakokinetik von Celiprolol [2].

Wirkungsmechanismus: Curcumin gilt als Inhibitor des P-Glykoproteins, weshalb es die Resorption von P-Glykoprotein-Substraten wie Talinolol erhöht. Dies ist offenbar in der Ratten-Studie der Fall, bei der Curcumin ähnliche (doch schwächere) Effekte auf andere bekannte klinisch bedeutsame P-Glykoprotein-Inhibitoren: Curcumin verstärkte hier die Resorption von Celiprolol, einem anderen P-Glykoprotein-Substrat. Doch die zitierte klinische Studie hatte den unerwarteten Befund einer **abnehmenden** Resorption von Talinolol durch Curcumin. Klinisch senkt allerdings auch der bekannte P-Glykoprotein-Inhibitor **Verapamil** die Talinolol-Resorption. Dies spricht dafür, dass noch andere Mechanismen an der Resorption von Talinolol beteiligt sind. Unterschiedliche Effekte auf hepatisches und intestinales P-Glykoprotein mögen hierbei eine Rolle spielen.

Beurteilung und Maßnahmen: Es gibt zwar nur wenige Hinweise auf Wechselwirkungen zwischen Curcumin (einem Hauptbestandteil der Gelbwurz) und Betablockern; doch die bisher gesammelten Daten deuten darauf hin, dass Curcumin die Resorption von Betablockern, die Substrat des P-Glykoproteins sind, modifizieren kann. Die Befunde zu Talinolol ähneln jenen Effekten, die man klinisch von anderen P-Glykoprotein-Inhibitoren kennt (siehe unter „Wirkmechanismus"). Allerdings fielen die Wirkungen auf die Resorption moderat aus; da zudem Betablockern allgemein eine weite therapeutische Breite zugeschrieben wird, sind diese Ergebnisse vermutlich ohne klinische Bedeutung. Es ist unklar, ob die bei Ratten beobachteten Effekte von Curcumin auf Celiprolol auch beim Menschen auftreten. Doch waren die Effekte auch bei den Tieren nur moderat, weshalb sie klinisch nicht relevant sein dürften.

Literatur

[1] Juan H, Terhaag B, Cong Z, Bi-Kui Z, Rong-Hua Z, Geng W, Fen-Li S, Juan S, Jung T, Wen-Xing P. Unexpected effect of concomitantly administered curcumin on the pharmacokinetics of talinolol in healthy Chinese volunteers. Eur J Clin Pharmacol, 63: 663–668, 2007
[2] Zhang W, Tan TMC, Lim LY. Impact of curcumin-induced changes in P-glycoprotein and CYP3A4 expression on the pharmacokinetics of peroral celiprolol and midazolam in rats. Drug Metab Dispos, 35: 110–115, 2007

10.2.2 Curcuma und Eisenverbindungen

> Gelbwurz (Curcuma) hat offenbar keinen Einfluss auf die Bioverfügbarkeit von Eisenionen aus Speisen.

Klinische Befunde: In einer randomisierten Cross-over-Studie erhielten 30 gesunde Probandinnen ein gewöhnliches thailändisches Gericht (versetzt mit etwa 4 mg isotopenmarkiertem **Eisensulfat**) mit Reis, dem 500 mg Gelbwurz hinzugefügt worden waren. Letzteres hatte keine Auswirkungen auf die Resorption von Eisen [1].

Experimentelle Befunde: Keine Hinweise auf Wechselwirkungen.

Wirkungsmechanismus: Möglicherweise inhibieren die in Curcuma enthaltenen Polyphenole die Eisenresorption.

Beurteilung und Maßnahmen: Der zitierten Studie zufolge hemmt Gelbwurz die Resorption von Eisenionen aus Speisen. Doch merken die Autoren an, dass die verwendete Menge an Gelbwurz im Vergleich zum Gehalt in einigen asiatischen Gerichten relativ gering war. Außerdem sind offenbar die Effekte von Gelbwurz auf die Resorption von Eisen aus Nahrungsergänzungsmitteln (z. B. mit 200 mg Eisensulfat) bisher nicht untersucht worden. Somit lässt sich zwar nicht abschließend beurteilen, wie sich Gelbwurz als Arzneimittel auf Eisensubstitutionstherapien tatsächlich auswirkt; doch nach allem, was bekannt ist, sollten keine Wechselwirkungen auftreten.

Literatur

[1] Tuntipopipat S, Judprasong K, Zeder C, Wasantwisut E, Winichagoon P, Charoenkiatkul S, Hurrell R, Walczyk T. Chili, but not turmeric, inhibits iron absorption in young women from an iron-fortified composite meal. J Nutr, 136: 2970–2974, 2006

10.2.3 Curcuma und Midazolam

> Die Angaben zu Wechselwirkungen zwischen Curcumin, einer Hauptkomponente von Gelbwurz (Curcuma) und Midazolam basieren ausschließlich auf experimentellen Befunden.

Klinische Befunde: Keine Hinweise auf Wechselwirkungen.

Experimentelle Befunde: In einer Studie erhielten Ratten für 5 Tage 1-mal täglich 60 mg/kg KG **Curcumin**, außerdem 30 Minuten nach Applikation der letzten Curcumindosis eine Einzeldosis von 20 mg/kg KG Midazolam. Curcumin vergrößerte die AUC von Midazolam 3,8-fach, auch die maximalen Plasmaspiegel verdoppelten sich fast. Dennoch war dies statistisch nicht signifikant.

Wirkungsmechanismus: Midazolam ist ein Substrat der Cytochrom-P450-Unterfamilie CYP3A (speziell des Isoenzyms CYP3A4). Nach Auffassung der Autoren der Studie inhibierte Curcumin intestinales CYP3A4, was in einer verminderten Metabolisierung von Midazolam über diesen Weg und dadurch in einer erhöhten Bioverfügbarkeit resultierte.

Beurteilung und Maßnahmen: Hinweise auf Wechselwirkungen zwischen Curcumin und Midazolam sind offenbar auf die eine Studie mit Ratten beschränkt, der zufolge Curcumin die Bioverfügbarkeit von Midazolam stark erhöht. Es ist zwar schwierig, diesen Befund verlässlich auf den Menschen zu übertragen; da aber der Effekt so stark ausfiel, liegt es durchaus im Bereich des Möglichen, dass Curcumin die Bioverfügbarkeit von Midazolam auch beim Menschen in relevantem Ausmaß erhöht und somit dessen sedierende Wirkungen verstärkt. Es ist nicht klar, ob auch Gelbwurz (Curcuma) selbst ähnliche Effekte hervorruft, doch bei Gabe großer Mengen erscheint dies möglich. Somit sollten mit Midazolam behandelte Patienten, die Curcumin oder Gelbwurz einnehmen möchten, über die möglicherweise verstärkten sedierenden Wirkungen aufgeklärt werden.

Da Midazolam ein Testsubstrat für die CYP3A4-Aktivität ist, sprechen die erhobenen Daten dafür, dass es auch zwischen Curcumin (und damit auch für Gelbwurz selbst) und anderen CYP3A4-Substraten zu pharmakokinetischen Wechselwirkungen kommen kann.

Literatur
[1] Zhang W, Tan TMC, Lim LY. Impact of curcumin-induced changes in P-glycoprotein and CYP3A4 expression on the pharmacokinetics of peroral celiprolol and midazolam in rats. Drug Metab Dispos, 35: 110–115, 2007

10.2.4 Curcuma und Nahrungsmittel

Siehe „Curcuma und pflanzliche Arzneimittel (Pfeffer)". Curcuma dient als Gewürz in Speisen.

10.2.5 Curcuma und pflanzliche Arzneimittel (Pfeffer)

> Piperin, ein Hauptinhaltsstoff von Pfeffer, erhöht die Bioverfügbarkeit von Curcumin, einem maßgeblichen Bestandteil von Gelbwurz (Curcuma).

Klinische Befunde: In einer Cross-over-Studie erhielten 8 gesunde Probanden eine Einzeldosis von 2 g **Curcumin**, einem Hauptbestandteil von Gelbwurz – entweder allein in Form von Pulver oder zusammen mit 20 mg **Piperin**, einem Hauptinhaltsstoff von Pfeffer, ebenfalls als Pulver. Bei alleiniger Gabe von Curcumin war es im Serum entweder überhaupt nicht nachweisbar oder nur in sehr niedriger Konzentration. Bei gleichzeitiger Verabreichung von Piperin erhöhten sich die Curcumin-Serumspiegel im Verlauf der ersten 45 Minuten 30-fach; und die relative Bioverfügbarkeit von Curcumin zeigte sich um den Faktor 20 verbessert. Die gleichzeitige Gabe wurde von den Probanden problemlos vertragen [1].

Experimentelle Befunde: In einer experimentellen Studie erhielten Ratten entweder eine Einzeldosis von 2 g/kg KG **Curcumin** allein oder zusammen mit 20 mg/kg KG **Piperin**. Zwar erhöhte Piperin die maximalen Serumspiegel und die AUC von Curcumin moderat, doch waren diese Änderungen statistisch nicht signifikant. Es sei darauf hingewiesen, dass die Tiere Curcumin recht gut resorbierten (im Gegensatz zum Menschen, der es nur schlecht aufnimmt); dies könnte allerdings auch darauf zurückzuführen sein, dass den Tieren erheblich größere Mengen verabreicht wurden [1].

Wirkungsmechanismus: Unklar; möglicherweise hemmt Piperin die Metabolisierung von Curcumin.

Beurteilung und Maßnahmen: Alle Ergebnisse zusammengenommen sprechen dafür, dass Piperin (ein Bestandteil von Pfeffer) die Bioverfügbarkeit von Curcumin (eine Hauptkomponenten in Gelbwurz) erhöht. Diese Wechselwirkung könnte sich günstig auswirken, weil sie die Effekte von Curcumin verstärkt. Allerdings nimmt dadurch möglicherweise auch das Potenzial von Curcumin zu, mit anderen Arzneistoffen zu interagieren. Wie sich Piperin auf die Resorption von Curcumin aus Gelbwurzextrakten auswirkt, ist bisher offenbar noch nicht untersucht worden, doch sollte Piperin auch hier die Bioverfügbarkeit von Curcumin in ähnlichem Umgang erhöhen.

Literatur
[1] Shoba G, Joy D, Joseph T, Majeed M, Rajendran R, Srinivas PSSR. Influence of piperine on the pharmacokinetics of curcumin in animals and human volunteers. Planta Med, 64: 353–356, 1998

11 Efeublätter

Hedera helix L. (Araliaceae)

11.1 Arzneidroge

11.1.1 Synonyme und verwandte Arten
Baumtod, Immergrün, Mauerewig, Mauerranke, Rankenefeu, Totenranke, Wintergrün; Ivy, Common Ivy, English Ivy.

11.1.2 Arzneibücher
- Ph. Eur. 9.2: Efeublätter,
- Ph. Eur. 9.2, engl. Ausgabe: Ivy Leaf,
- BP 2017: Ivy Leaf.

11.1.3 Inhaltsstoffe
Efeu enthält unterschiedliche **Triterpensaponine**, vor allem Hederasaponin C und α-Hederin; in geringeren Konzentrationen findet man auch andere Hederasaponine (B, D, F, G, E, H und I; in dieser Reihenfolge mit abnehmendem Gehalt) und Hederagenin-3-O-β-D-glucosid. Weiterhin kommen **Flavonoide** wie Kämpferol und Quercetin sowie ihre Derivate vor, außerdem andere **Phenole** wie Chlorogen- und Kaffeesäure sowie das **Polyethin** Falcarinol. Efeu enthält auch geringe Mengen an **ätherischem Öl**, hauptsächlich Mono- und Sesquiterpene wie β-Caryophyllen, Germacren D, Limonen, α- und β-Pinen und Sabinen.

11.1.4 Verwendung und Indikationen
Efeublätter werden als Expektorans und Spasmolytikum zur Behandlung entzündlicher Bronchialerkrankungen und eingestellte Efeublätterextrakte bei Husten verwendet. Einige wenige publizierte Studien am Menschen bestätigen zwar die Wirksamkeit bei diesen Indikationen in einem gewissen Maß, doch sind die zugrunde liegenden Mechanismen noch nicht vollständig bekannt. Efeublättern werden auch entzündungshemmende und antimikrobielle Eigenschaften zugeschrieben, dafür sprechen einige tierexperimentelle Untersuchungen.

Efeublätter können allergische Reaktionen, etwa Kontaktdermatitis, auslösen und haben nachweislich gastrointestinale Nebenwirkungen.

11.1.5 Pharmakokinetik
Es liegen keine relevanten pharmakokinetischen Daten vor.

11.1.6 Übersicht zu Wechselwirkungen
Es liegen keine relevanten Daten zu Wechselwirkungen vor.

12 Eibischblätter/-wurzel

Althaea officinalis L. (Malvaceae)

12.1 Arzneidroge

12.1.1 Synonyme und verwandte Arten
Echter Eibisch, Arznei-Eibisch, Heilwurz, Sammetpappel, Ibischwurz; Althaea; Marshmallow, White-mallow,
Althaea kragujevacensis Pančić, *A. sublobata* Stokes, *A. taurinensis* DC., *Malva althaea* E. H. L. Krause, *M. maritima* Salisb., *M. officinalis* L.

12.1.2 Arzneibücher
- Ph. Eur. 9.2: Eibischblätter, Eibischwurzel,
- Ph. Eur. 9.2, engl. Ausgabe: Marshmallow Leaf, Marshmallow Root,
- BP 2017: Marshmallow Leaf, Marshmallow Root.

12.1.3 Inhaltsstoffe
Eibisch enthält **Schleimpolysaccharide** wie Rhamnogalacturonane, Arabinane, Glucane und Arabinogalactane; außerdem **Flavonoide** wie Luteolin-8-glucosid (Hypolaetin) und Isoscultellarein-4'-methylether-8-glucosid-2'-sulfat sowie **Phenolsäuren** und **natürliche Cumarine** wie Scopoletin.

12.1.4 Verwendung und Indikationen
Eibischwurzel und -blätter werden traditionell innerlich zur Reizlinderung entzündeter Mund-Rachen- und Magenschleimhaut verwendet, außerdem bei trockenem Husten. Weitere traditionelle Indikationen sind verschiedene Erkrankungen der Harnwege einschließlich Harnsteine. Topisch wird die Droge bei Abszessen und Furunkeln, varikösen und thrombotischen Geschwüren eingesetzt.

Tierstudien zufolge hat die Droge entzündungshemmende, wundheilende und möglicherweise auch blutzuckersenkende Wirkungen.

12.1.5 Pharmakokinetik
Es liegen keine relevanten pharmakokinetischen Daten vor. Der Schleim passiert unverändert den Magen-Darm-Trakt, erst im Colon wird er bakteriell teilweise oder ganz abgebaut [1].

12.1.6 Übersicht zu Wechselwirkungen
Es liegen keine Hinweise auf Wechselwirkungen vor.

Literatur

[1] Bone K. Marshmallow soothes cough. Br J Phytother, 3: 93, 1993 (www.encognitive.com/node/15043)

13 Eucalyptusblätter

Eucalyptus globulus Labill. (Myrtaceae)

13.1 Arzneidroge

13.1.1 Synonyme und verwandte Arten
Blauer Eukalyptus, Gewöhnlicher Eukalyptus, (Tasmanischer) Blaugummibaum, Fieberbaum, Fieberheilbaum; Blue Gum, Tasmanian Blue Gum.

Eucalyptus maidenii ssp. *globulus* (Labill.) (F. Muell) J. B. Kirkp.

Auch *Eucalyptus polybractea* R. T. Baker und *E. smithii* R. T. Baker dienen zur Gewinnung von ätherischem Öl.

13.1.2 Arzneibücher
- Ph. Eur. 9.2: Eucalyptusblätter, Eucalyptusöl,
- Ph. Eur. 9.2, engl. Ausgabe: Eucalyptus Leaf, Eucalyptus Oil,
- BP 2017: Eucalyptus Leaf, Eucalyptus Oil.

13.1.3 Inhaltsstoffe
Eucalyptus enthält ätherisches Öl (0,5–3,5 %), Hauptkomponente (70–85 %) ist **1,8-Cineol** (Eucalyptol); daneben kommen Triterpene (24 %), Mono- und Sesquiterpene, Aldehyde und Ketone vor. Die aus Eucalyptusöl gewonnene aktive Komponenten 1,8-Cineol ist eingestellt auf 98–100 % 1,8-Cineol (USP 39 – NF 34 S2).

An Flavonoiden kommen Hyperosid, Quercetin, Quercitrin und Rutin vor, außerdem finden sich Gerbstoffe (Gallotannine) und damit verbundene Säuren (z. B. Gallussäure, Protocatechusäure), Kaffeesäure, Ferulasäure, Gentisinsäure, Resine und Wachse.

13.1.4 Verwendung und Indikationen
Eucalyptusblätter und Eucalyptusöl werden traditionell innerlich zum einen bei Infektionen der oberen Atemwege verwendet, einschließlich zur Linderung von erkältungsbedingtem Husten und zum anderen zur Behandlung von Diabetes mellitus. Topisch dient Eucalyptusöl als Rubefazienz zur symptomatischen Behandlung lokaler Muskelschmerzen. Eucalyptus werden antibakterielle, fiebersenkende, desinfizierende, schwach krampflösende, expektorierende, hyperämisierende und sekretomotorische Wirkungen zugeschrieben.

Eucalyptusöl sollte sowohl vor innerem wie äußerem Gebrauch verdünnt werden. Es darf nicht auf verletzte oder entzündete Haut aufgetragen werden, generell auch nicht bei Säuglingen und Kleinkindern im Bereich des Gesichts. Augenkontakt ist zu vermeiden. Verdünntes Eucalyptusöl sollte nicht in Form von Nasensprays angewandt werden, da dies mit einer Hemmung der Motilität des Flimmerepithels einhergehen und so zu einer Lipidpneumonie führen könnte. Eucalyptus-Zubereitungen sind kontraindiziert bei Kindern unter 30 Monaten aufgrund der Gefahr eines Laryngospasmus, ebenso bei Kindern mit Krampfanfällen in der Anamnese. Eucalyptuspräparate sollte nicht oder nur mit Vorsicht peroral angewandt werden im Falle von Magen-Darm-Beschwerden im Zusammenhang mit Entzündungen und Ulzerationen. Kontraindiziert ist die perorale Anwendung bei Patienten mit entzündlichen Gallenerkrankungen oder Leberfunktionsstörungen. Auch während der Schwangerschaft und Stillzeit ist die Anwendung von Eucalyptus nicht empfehlenswert.

13.1.5 Pharmakokinetik
Es liegen keine relevanten pharmakokinetischen Daten vor.

13.1.6 Übersicht zu Wechselwirkungen
Es liegen keine Daten zu Wechselwirkungen vor.

14 Faulbaumrinde

Frangula alnus Mill. (Rhamnaceae)

14.1 Arzneidroge

14.1.1 Synonyme und verwandte Arten
Faulbaum; Frangula; Alder Buckthorn.

14.1.2 Arzneibücher
- Ph. Eur. 9.2: Faulbaumrinde, Eingestellter Faulbaumrindentrockenextrakt,
- Ph. Eur. 9.2, engl. Ausgabe: Frangula Bark, Standardised Frangula Bark Dry Extract,
- BP 2017: Frangula Bark, Standardised Frangula Bark Dry Extract.

14.1.3 Inhaltsstoffe
Hauptinhaltsstoffe sind **Anthrachinonglykoside**, die wichtigsten davon sind Franguloside wie Frangulin A und B. Daneben kommen auch **Emodinderivate**, Chrysophanol- und Physcionglykoside sowie freie Aglykone vor, außerdem **Flavonoide** und **Gerbstoffe**.

14.1.4 Verwendung und Indikationen
Faulbaumrinde wird als Abführmittel verwendet.

14.1.5 Pharmakokinetik
Das in Faulbaum vorkommende 1,8-Dihydroxyanthrachinon Emodin ist genotoxisch und kann über CYP1A2 zu noch toxischeren Metaboliten abgebaut werden. Allerdings ist unklar, ob dieser Mechanismus klinisch bei der Verwendung vor allem von CYP1A2-Substraten und -Induktoren von Bedeutung ist [1].

14.1.6 Übersicht zu Wechselwirkungen
Bisher sind keine Wechselwirkungen mit Faulbaum nachgewiesen. Allerdings geht Faulbaum (aufgrund seines Gehalts an Anthrachinonen) einige der Interaktionen ein, die man von einer Reihe anderer Anthrachinon-haltiger Laxanzien her kennt, etwa Aloe und Senna (siehe unter „Senna"); von besonderer Bedeutung sind dabei die Wechselwirkungen mit Corticosteroiden (möglicherweise erhöhtes Risiko einer Hypokaliämie), Digitalisglykosiden (mögliche Digitalis-Intoxikation) und nichtkaliumsparenden Diuretika (möglicherweise starker Kaliumverlust) [2].

Literatur

[1] Mueller ST, Stopper H, Dekant W. Biotransformation of the anthraquinone emodin and chrysophanol by Cytochrom P450 enzymes Bioactivation to genotoxic metabolites. Drug Metab Dispos, 26: 540–546, 1998
[2] Hadley SK, Petry JJ. Medicinal herbs. A primer for primary care. Hosp Pract, 34: 105–123, 1999

15 Flavonoide

Bioflavonoide

15.1 Stoffgruppe

Bei den Flavonoiden handelt es sich um eine große Gruppe komplexer, verwandter Verbindungen. Flavonoide kommen in den allermeisten Samenpflanzen, Moosen und Farnen vor und sind Bestandteil vieler Nahrungsmittel und Nahrungsergänzungsmittel. Sie sind Gegenstand intensiver Forschung und fortwährend werden neue Erkenntnisse über sie publiziert.

Zur vorliegenden Übersichtsmonographie mag man über eine Arzneipflanze kommen, die Flavonoide enthält. Die Angaben in dieser allgemeinen Monographie beziehen sich auf einzelne, reine Flavonoide und der Leser wird hier auf die jeweils entsprechenden Arzneipflanzen zurückverwiesen (wie auch umgekehrt). Es ist sehr schwierig, verlässliche Aussagen darüber zu treffen, ob eine Arzneipflanze die gleichen Wechselwirkungen eingeht wie die reinen Flavonoide, die sie enthält. Der Gehalt eines bestimmten Flavonoids kann stark variieren – zwischen den einzelnen Exemplaren derselben Art, zwischen verwandten Arten, zwischen verschiedenen Extrakten und Sorten. Dies sollte man bei den im Folgenden beschriebenen Wechselwirkungen bedenken.

15.1.1 Typen, Herkunft und verwandte Verbindungen

Die Flavonoide bilden eine sehr umfangreiche Familie polyphenolischer Verbindungen, die ausschließlich von Pflanzen biosynthetisiert werden; ihr Vorkommen im Pflanzenreich ist fast universell. Mit Ausnahme der Flavanole (z. B. Catechine) und ihrer Polymere, der Proanthocyanidine, kommen sie in natura meist nicht als freie Aglykone vor; in der Regel sind sie mit einem oder mehreren Zuckermolekülen verbunden (Flavonoidglykoside). Im Folgenden seien die Untergruppen von Flavonoiden und ihre jeweiligen Hauptvertreter, außerdem wichtige natürliche Quellen genannt:

- **Flavone**, z. B. Apigenin und Luteolin; Vorkommen z. B. in Sellerie und Petersilie. Die Schale von Citrusfrüchten ist reich an den polymethoxylierten Flavonen Tangeretin (in Mandarinen), Nobiletin und Sinensetin.
- **Flavonole**, z. B. **Quercetin**, **Kämpferol**, Myricetin, Isorhamnetin sind weit verbreitet in Beeren, Tees, Brokkoli, Äpfeln und Zwiebeln; **Rutin** (Sophorin), auch bekannt als

Quercetin-3-rutinosid, ist ein häufiges Glykosid von Quercetin. Andere Glykoside sind etwa Quercitrin, Baicalin und Hyperin. Morin ist ein Flavonol in Morus-Arten.

- **Flavanone**, z. B. Hesperetin (in Orangen), Naringenin (in Grapefruit), Eriodictyol (in Zitronen) und ihre Glykoside Hesperidin, **Naringin** und Eriocitrin. Die höchsten Konzentrationen finden sich in den dünnen Häutchen zwischen den einzelnen Fruchtsegmenten und im weißen, schwammartigen inneren Teil der Schale. Flavanonglykoside sind häufig in Form von Citrus-Bioflavonoiden in Nahrungsergänzungsmitteln enthalten.
- **Flavanole (Flavan-3-ole)** mit Mono-, Di- und Polymeren; Beispiele für Monomere sind **Catechine** und deren Gallussäureester, **Epicatechine** und der Gallussäureester. Vorkommen in Tees (vor allem in grünem und weißem Tee), Kakao, Weintrauben, Beeren und Äpfeln; Beispiele für Dimere sind **Theaflavine** und deren Gallussäureester sowie Thearubigine. Man findet sie ebenfalls in Tees (besonders in schwarzem und Oolong-Tee). **Proanthocyanidine** sind Polymere von Flavonolen, man nennt sie auch Tannine; am häufigsten kommen **Procyanidine** vor (Polymere von Catechin und Epicatechin). Man findet sie vor allem in Kakao, einigen Beeren und Nüssen, in Hopfen Traubenkernen.
- **Anthocyanidine**, z. B. Cyanidin, Delphinidin, Malvidin, Pelargonidin, Peonidin und Petunidin. Man findet sie häufig in Schokolade, Äpfeln, roten, blauen und rosafarbenen Beeren, roten und schwarzblauen Trauben und so auch in Rotwein.
- **Isoflavone** (Isoflavonoide): Sie bilden eine gesonderte Gruppe von Flavonoiden mit estrogenartigen Wirkungen, weshalb sie zur Familie der Phytoestrogene gehören. Isoflavone findet man in geringen Mengen in vielen Leguminosen (Fabaceae) und hier vor allem in der Sojabohne. Wichtige Isoflavone sind Genistein, Daidzein und Pueratin.

15.1.2 Verwendung und Indikationen

Einigen prospektiven Kohortenstudien zufolge geht der reichliche Verzehr stark Flavonoid-haltiger Nahrungsmittel mit geringerem Risiko für Koronare Herzkrankheit einher [1, 2]. Doch nicht alle Studien weisen auf einen solchen Effekt hin [3]. Andere Kohorten- und Fall-Kontroll-Studien sprechen dafür, dass Flavonoide das Krebsrisiko verringern könnten [4]. Doch gibt es offenbar keinerlei Studien dazu, ob isolierte Flavonoid-Supplemente ähnliche Effekte zeigen wie flavonoidreiche Nahrungsmittel.

Flavonoide werden mit vielen günstigen Wirkungen in Verbindung gebracht, in der Öffentlichkeit vor allem mit ihrer antioxidativen Aktivität. Andere Eigenschaften, die zu ihren biologischen Effekten beitragen sollen, sind: Chelatisierung von Metallionen, Aktivierung von Phase-II-Entgiftungsenzymen, Hemmung der Zellproliferation und Induzieren der Apoptose, Entzündungshemmung, Abschwächung der Expression vaskulärer Zelladhäsionsmoleküle, Aktivierung endothelialer NO-Synthasen (eNOS) und Hemmung der Thrombozytenaggregation.

15.1.3 Pharmakokinetik

Die Bioverfügbarkeit von Flavonoiden ist aufgrund schwacher Resorption und rascher Eliminierung relativ gering, außerdem werden sie im Allgemeinen rasch weitgehend metabolisiert [5, 6]. Flavonoidester, -glykoside oder -polymere müssen erst zu freien Aglykonen hydrolysiert werden, um überhaupt resorbiert werden zu können; und dies erfolgt zum einen durch duodenale Enzyme (z. B. β-Glucosidasen), zum anderen bakteriell im Colon. Im Verlauf der Resorption wird das Aglykon durch Sulfatierung, Glucuronidierung oder Methylierung konjugiert und dann durch zelluläre Pumpen in den Darm zurücktransportiert. Die resorbierten Moleküle werden schließlich in den Harn und die Galle exkretiert und unterliegen dann dem enterohepatischen Kreislauf [5, 6]. Es sieht so aus, als seien Cytochrom-P450-Isoenzyme für die Metabolisierung von Flavonoiden von nachrangiger Bedeutung im Vergleich zu den genannten Konjugierungen [5].

Zahlreiche In-vitro-Studien beschäftigten sich vorrangig mit der Frage, wie stark Flavonoide, über Cytochrom-P450-Isoenzyme Einfluss auf die Metabolisierung von Arzneistoffen nehmen können; doch auch ihre Effekte auf intestinale und hepatische Proteine für den Transport von Arzneistoffen wie das P-Glykoprotein wurde in vitro untersucht [5, 7]. Es gibt auch einige Tierstudien, doch nur wenige klinisch-pharmakokinetische Untersuchungen am Menschen – und hier wurden im Allgemeinen sehr hohe Flavonoiddosen eingesetzt.

Nach dem derzeitigem Stand des Wissens spricht nichts dafür, Flavonoide zu meiden, aber viel dafür, sie zu nutzen – sei es in Form von Nahrungsmitteln oder als pflanzliche Arzneimittel (die meisten von ihnen enthalten von Natur aus bedeutende Mengen an Flavonoiden). Allerdings verändern sehr hohe Dosen wie sie in spezifischen Nahrungsergänzungsmitteln vorkommen können möglicherweise die Metabolisierung anderer Arzneistoffe, die Substrate von CYP3A4 und/oder des P-Glykoproteins bzw. des Organo-Anion-Transporters OATP1B1 sind. Dies kann mit einer Zu- oder Abnahme der Bioverfügbarkeit solcher Arzneimittel einhergehen – siehe etwa „Flavonoide und Statine", „Flavonoide und Ciclosporin", „Flavonoide und Benzodiazepine", „Flavonoide und Midazolam" oder „Flavonoide und Digoxin".

15.1.4 Übersicht zu Wechselwirkungen

Die im Folgenden beschriebenen Wechselwirkungen betreffen einzelne, reine Flavonoide und mitunter ist es möglich, auf das Interaktionspotenzial entsprechender Flavonoid-Supplemente zu schließen. Dies betrifft vor allem solche, die Quercetin enthalten. Jedoch sollte man mit der Einschätzung von Wechselwirkungen eines gegebenen Flavonoids, das in einer bestimmten Arzneipflanze oder einem bestimmten Nahrungsmittel enthalten ist, vorsichtig sein. Erstens ist das Ausmaß von Interaktionen immer vom – möglicherweise hoch variablen oder gar unbekannten – Gehalt des Flavonoids abhängig und zweitens können weitere Inhaltsstoffe die Bioverfügbarkeit oder Aktivität des betreffenden Flavonoids beeinflussen (was in den meisten Fällen nicht bekannt ist). Obwohl also Informationen über isolierte Flavonoide nützlich sein können, ersetzen sie keinesfalls direkte Studien an der betreffenden Arzneipflanze, einem Nahrungsmittel oder Nahrungsergänzungsmittel.

Literatur

[1] Huxley RR, Neil HAW. The relation between dietary flavonol intake and coronary heart disease mortality: a meta-analysis of prospective cohort studies. Eur J Clin Nutr, 57: 904–908, 2003

[2] Mink PJ, Scafford CG, Barraj LM, Harnack L, Hong CP, Nettleton JA, Jacobs DR. Flavonoid intake and cardiovascular disease mortality: a prospective study in postmenopausal women. Am J Clin Nutr, 85: 895–909, 2007

[3] Lin J, Rexrode KM, Hu F, Albert CM, Chae CI, Rimm EB, Stampfer MJ, Manson JE. Dietary intakes of flavonols and flavones and coronary heart disease in US women. Am J Epidemiol, 165: 1305–1313, 2007

[4] Neuhouser ML. Dietary flavonoids and cancer risk: evidence from human population studies. Nutr Cancer, 50: 1–7, 2004
[5] Cermak R, Wolffram S. The potential of flavonoids to influence drug metabolism and pharmacokinetics by local gastrointestinal mechanisms. Curr Drug Metab, 7: 729–744, 2006
[6] Manach C, Scalbert A, Morand C, Remesy C, Jimenez L. Polyphenols: food sources and bioavailability. Am J Clin Nutr, 79: 727–747, 2004
[7] Morris ME, Zhang S. Flavonoid-drug interactions: effects of flavonoids on ABC-transporters. Life Sci, 78: 2116–2130, 2006

15.2 Interaktionen

- Aciclovir (mit Quercetin),
- Antibiotika (mit Baicalein oder Chrysin),
- Antikoagulanzien oder TAH (mit Apigenin, Flavanolen, Procyanidin oder Quercetin),
- Benzodiazepine (mit Baicalin, Hesperidin, Kämpferol, Naringenin, Quercetin oder Tangeretin),
- Calciumkanalblocker (mit Morin, Naringin oder Quercetin),
- Chinin oder Chinidin (mit Baicalin, Kämpferol, Naringenin, Naringin oder Quercetin),
- Ciclosporin (mit Baicalein, Baicalin, Morin oder Quercetin),
- Coffein (mit Naringin oder Naringenin),
- Digoxin (mit Quercetin oder Kämpferol),
- Enalapril (mit Kämpferol oder Naringenin),
- Etoposid (mit Morin oder Quercetin),
- Fexofenadin (mit Hesperidin, Naringin oder Quercetin),
- Irinotecan oder Topotecan (mit Chrysin),
- Nahrungsmittel, Milch (mit Catechinen, Kämpferol oder Quercetin),
- Paclitaxel (mit Morin, Naringin oder Quercetin),
- pflanzliche Arzneimittel,
- Rosiglitazon (mit Quercetin),
- Saquinavir (mit Quercetin),
- Statine (mit Apigenin, Baicalin, Kämpferol, Naringenin oder Quercetin),
- Tamoxifen (mit Catechinen, Quercetin oder Tangeretin).

15.2.1 Flavonoide und Aciclovir

> Die Angaben zu Wechselwirkungen zwischen Flavonoiden und Aciclovir basieren ausschließlich auf experimentellen Befunden.

Befunde, Wirkmechanismus, Beurteilung und Maßnahmen: Einer In-vitro-Studie zufolge kann **Quercetin** die Resorption von peroral zugeführtem Aciclovir moderat erhöhen, indem es intestinales P-Glykoprotein hemmt. Die Effekte von hoch dosiertem Quercetin (80 mg/l) waren äquivalent zur einer Dosis von 10 mg/l Verapamil [1], einem klinisch relevanten Inhibitor des P-Glykoproteins. Da aber der therapeutische Index von

Aciclovir sehr hoch ist, dürfte dieser Hemmeffekt – sollte er auch in der Praxis auftreten – klinisch ohne Bedeutung sein.

Literatur
[1] Yang ZG, Meng H, Zhang X, Li XD, LV WL, Zhang Q. Effect of quercetin on the acyclovir intestinal absorption. Beijing Da Xue Xue Bao, 36: 309–312, 2004

15.2.2 Flavonoide und Antibiotika

> Die Angaben zu Wechselwirkungen zwischen Flavonoiden und Antibiotika basieren ausschließlich auf experimentellen Befunden.

Befunde, Wirkmechanismus, Beurteilung und Maßnahmen: Aminoglykoside: In einer Studie erhielten Ratten entweder das Aglykon **Baicalein** oder das Mutterflavon **Baicalin** peroral. Nach Gabe von **Neomycin** und **Streptomycin** war die Bioverfügbarkeit von **Baicalein** aus dem Mutterflavon von 28 % auf 8 % reduziert (im Vergleich zu Tieren ohne eine solche Applikation). Doch hatten diese Antibiotika keine Auswirkungen auf die Bioverfügbarkeit von direkt appliziertem **Baicalein** [1].

Die besagten Antibiotika dezimieren Bakterienkolonien, die in die Hydrolyse von Baicalin zu Baicalein involviert sind. In der Studie wurde eine Kombination aus **Neomycin** und **Streptomycin** verwendet, weil vorherige Untersuchungen gezeigt hatten, dass eine solche Kombination im Vergleich zu den einzelnen Aminoglykosiden viel effektiver die intestinale Mikroflora reduziert [1].

Diese Ergebnisse haben vermutlich keine klinische Bedeutung, da Patienten wohl nur selten Kombinationen von Aminoglykosiden mit solch starken Wirkungen auf die bakterielle Dickdarmflora erhalten. Von Nutzen wäre es, Entsprechendes über die möglichen Effekte standardmäßig im klinischen Bereich verwendeter Breitspektrumantibiotika in Erfahrung zu bringen. Doch da Letztere nur kurzzeitig verabreicht werden, wird die möglicherweise resultierende geringere Wirksamkeit des Flavonoids nur vorübergehender Natur sein.

Nitrofurantoin: In einer Studie mit Ratten erhöhte peroral zugeführtes hoch dosiertes **Chrysin** (200 mg/kg KG) die AUC von Nitrofurantoin um etwa 76 % und verringerte dessen Clearance um 42 %; dagegen hatte Chrysin in niedriger Dosierung (50 mg/kg KG) keine Auswirkungen auf die Pharmakokinetik von Nitrofurantoin [2]. Diese Ergebnisse sprechen dafür, dass Chrysin die AUC von Nitrofurantoin erhöht, indem es das Transportprotein BCRP (Breast Cancer Resistance Protein) hemmt. Allerdings lag die Dosis, wie sie in dieser Studie verwendet wurde, um ein Vielfaches über der, wie sie in der Regel in der Klinik üblich ist. Dies bedeutet, selbst hohe Dosen von Chrysin – etwa in Nahrungsergänzungsmitteln (z. B. 3 g/d) – haben vermutlich keine klinisch relevanten Auswirkungen auf die Pharmakokinetik von Nitrofurantoin.

Literatur
[1] Xing J, Chen X, Sun Y, Luan Y, Zhong D. Interaction of baicalin and baicalein with antibiotics in the gastrointestinal tract. J Pharm Pharmacol, 57: 743–750, 2005

[2] Wang X, Morris ME. Effects of the flavonoid chrysin on nitrofurantoin pharmacokinetics in rats: potential involvement of ABCG2. Drug Metab Dispos, 35: 268–274, 2007

15.2.3 Flavonoide und Antikoagulanzien oder Thrombozytenaggregationshemmer (TAH) [?]

> Angaben zu Wechselwirkungen zwischen Flavonoiden und Antikoagulanzien oder TAH beruhen allein auf theoretischen Erwägungen.

Klinische Befunde: Es gibt nur wenige Untersuchungen zu der Frage, ob der in vitro nachweisbare antithrombozytäre Effekt von Flavonoiden auch beim Menschen auftritt und ob er von klinischer Bedeutung sein könnte. Die erhobenen Daten sind widersprüchlich, was die folgenden Beispiele dokumentieren sollen.

Antithrombozytäre Wirkungen: In einer randomisierten, Placebo-kontrollierten Studie verringerte ein über 28 Tage 1-mal täglich eingenommenes Kakao-Supplement (mit 234 mg Kakao-**Flavanolen** und **Procyanidinen**) die Collagen- und ATP-induzierte Thrombozytenaggregation [1]. Ähnlich hemmte auch quercetinreiche Zwiebelsuppe (ca. 69 mg/„Dosis") die Collagen-induzierte Thrombozytenaggregation [2]. Im Gegensatz dazu hatte in einer anderen Studie weder eine 7-tägige Nahrungsergänzung mit jeweils 220 g Zwiebeln (dies bedeutete eine Zufuhr von 114 mg **Quercetin**/d) noch eine solche mit jeweils 4,9 g Petersilie (84 mg **Apigenin**/d) Einfluss auf die Thrombozytenaggregation oder andere Parameter der Hämostase [3]. Ähnlich hatte auch in einer Placebo-kontrollierten Studie mit gesunden Probanden ein täglich eingenommenes Supplement mit 1 g Quercetin und anderen Flavonoiden keine Auswirkungen auf die Thrombozytenaggregation [4].

In einer Einzeldosisstudie mit gesunden Probanden hatte ein flavanolreiches **Kakaogetränk** (mit 897 mg Gesamtflavonoiden in 300 ml) eine ähnliche, doch weniger starke Wirkung auf die Adrenalin-induzierte Thrombozytenaktivierung und -funktion wie 81 mg Acetylsalicylsäure. Die Effekte des Kakaogetränks und Acetylsalicylsäure sind offenbar additiv [5]. In einer anderen Einzeldosisstudie mit 65 gesunden Probanden war die Blutungsdauer (gemessen nach 2 Stunden mit der Duke-Methode) bei jenen, die 100 mg Acetylsalicylsäure und 18,75 mg flavonoidreiche dunkle Schokolade erhalten hatten, um etwa 30 % verlängert gegenüber denen, die allein Acetylsalicylsäure bekommen hatten (125 vs. 95 s) [6].

Experimentelle Befunde: Zahlreichen In-vitro-Untersuchungen zufolge hemmen viele Flavonoide – besonders Flavanole und Procyanidin-Oligomere – die Thrombozytenaggregation [7]. Dieser Mechanismus könnte die Erklärung für den Befund einiger epidemiologischer Studien sein, wonach flavonoidreiche Ernährung mit reduziertem Risiko für Herz-Kreislauf-Erkrankungen einhergeht.

Wirkungsmechanismus: Flavonoide wirken möglicherweise antithrombozytär; in diesem Fall, könnten bei gleichzeitiger Gabe mit TAH additive Effekte resultieren. Dies hätte bei gleichzeitiger Einnahme von Flavonoiden und Antikoagulanzien ein erhöhtes Risiko für Blutungen zur Folge.

Beurteilung und Maßnahmen: Zwar weisen etliche Daten auf mögliche Wechselwirkungen zwischen Flavonoiden und TAH hin, doch sind diese nicht ausreichende, um sie tatsächlich zu belegen. Nachweislich besteht allerdings ein schwach erhöhtes Risiko für Blutungen, wenn Acetylsalicylsäure in einer antithrombozytären Dosierung zusammen mit dem Antikoagulans Warfarin verabreicht wird. Theoretisch könnten sehr hohe Dosen von Flavonoiden (z. B. in Form von Supplementen) ähnliche klinisch relevante TAH-Effekte zeigen und könnten im Falle einer gleichzeitigen Einnahme mit Antikoagulanzien das Blutungsrisiko erhöhen sowie die Wirkung von TAH verstärken (additive Effekte). Für diese Einschätzung sprechen zwar einige Studien, die einzelnen Flavonoiden einen antithrombozytären Effekt zuschreiben; doch andere Untersuchungen fanden keine solchen Effekte. Bevor hierzu keine sicheren Erkenntnisse vorliegen, ist bei Gabe hoch dosierter Flavonoid-Supplemente Vorsicht angebracht, d. h. man sollte sich über das möglicherweise erhöhte Blutungsrisiko im Klaren sein und Patienten für Blutungssymptome wie Petechien und Hämatome sensibilisieren. Moderate Dosen von Flavonoiden verursachen vermutlich keinerlei Probleme.

Literatur

[1] Murphy KJ, Chronopoulos AK, Singh I, Francis MA, Moriarty H, Pike MJ, Turner AH, Mann NJ, Sinclair AJ. Dietary flavanols and procyanidin oligomers from cocoa (Theobroma cacao) inhibit platelet function. Am J Clin Nutr, 77: 1466–1473, 2003
[2] Hubbard GP, Wolffram S, de Vos R, Bovy A, Gibbins JM, Lovegrove JA. Ingestion of the collagen-stimulated platelet activation pathwy in man: a pilot study. Br J Nutr, 96: 482–488, 2006
[3] Jannsen K, Mensink RP, Cox FJJ, Harryvan JL, Hovenier R, Hollman PCH, Katan MB. Effects of the flavonoids quercetin and apigenin on hemostasis in healthy volunteers: results from an in vitro and a dietary supplement study. Am J Clin Nutr, 67: 255–262, 1998
[4] Conquer JA, Maiani G, Azzini E, Raguzzini A, Holub BJ. Supplementation with quercetin markedly increases plasma quercetin concentration without effect on selected risk factors for heart disease in healthy subjects. J Nutr, 128: 593–597, 1998
[5] Pearson DA, Paglieroni TG, Rein D, Wun T, Schramm DD, Wang JF, Holt RR, Gosselin R, Schmitz HH, Keen CL. The effects of flavanol-rich cocoa and aspirin on ex vivo platelet function. Thromb Res, 106: 191–197, 2002
[6] Zubair MH, Zubair MH, Zubair MN, Zubair MM, Aftab T, Asad F. Augmentation of anti-platelet effects of aspirin by chocolate. J Pak Med Assoc, 61: 304–307, 2011
[7] Nardini M, Natella F, Scaccini C. Role of dietary polyphenols in platelet aggregation A review of the supplementation studies. Platelets, 18: 224–243, 2007

15.2.4 Flavonoide und Benzodiazepine

In einer Studie hatte Tangeretin-haltiger Mandarinensaft keine Auswirkungen auf die Pharmakokinetik von Midazolam. Doch Grapefruitsaft (reich an verschiedenen Flavonoiden) erhöht die Plasmaspiegel einiger Benzodiazepine.

Klinische Befunde: In einer Cross-over-Studie erhielten 8 gesunde Probanden 100 ml **Mandarinensaft** (mit dem Flavon **Tangeretin**) jeweils 15 Minuten vor und gleichzeitig mit einer peroralen Dosis von 15 mg **Midazolam** – ohne Auswirkungen auf die AUC und

Elimination von Midazolam. Die einzige Folge war eine leicht verzögerte Resorption von Midazolam.

In diesem Zusammenhang sei darauf hingewiesen, dass **Grapefruitsaft** (reich an Flavonoiden) nachweislich die Metabolisierung einiger Benzodiazepine hemmt, was verstärkte Bioverfügbarkeit von ihnen zur Folge hat (1,5- bis 3,5-fache Vergrößerung der AUC).

Experimentelle Befunde: Anxiolytischer Effekt: In verschiedenen Tiermodellen verstärkt **Baicalin** die anxiolytischen Effekte von **Diazepam** additiv [2], **Diazepam** und **Hesperidin** verstärken sich gegenseitig (synergistisch) [3].

Pharmakokinetik: In vitro (in Humanlebermikrosomen) stimulierte **Tangeretin** (ein von Tangerin abgeleitetes Flavon) die Hydroxylierung von **Midazolam** [1]. Umgekehrt zeigte sich in einer anderen Studie **Quercetin** als Inhibitor der Metabolisierung von Midazolam. Gleich gerichtete, schwächere Effekte zeigten auch **Kämpferol** und **Naringenin** [4].

Wirkungsmechanismus: Prinzipiell könnten Flavonoide die Metabolisierung einiger Benzodiazepine über CYP3A4 hemmen (allerdings werden nicht alle Benzodiazepine über diesen Weg verstoffwechselt). In Tiermodellen zeigen einige Flavonoide anxiolytische Eigenschaften.

Beurteilung und Maßnahmen: Anders als die In-vitro-Studien mit Tangeretin erwarten lassen, hatte eine Einzelzufuhr von Mandarinensaft keine Auswirkungen auf die Pharmakokinetik von Midazolam. Im Gegensatz dazu erhöht flavonoidreicher Grapefruitsaft die Plasmaspiegel einiger Benzodiazepine. Grapefruitsaft hat zwar auch Einfluss auf die Plasmaspiegel einiger Calciumkanalblocker, doch fanden Studien mit dem Flavonoid Naringin keine Wechselwirkungen. Dies spricht dafür, dass Naringin nicht der primär aktive Inhaltsstoff ist (siehe „Flavonoide und Calciumkanalblocker"). Dies bedeutet, einzelne Flavonoide für sich vermögen vermutlich nicht die Plasmaspiegel von Benzodiazepinen zu erhöhen. Außerdem könnten vorläufigen Ergebnissen zufolge hohe Dosen einiger individueller Flavonoide wie Hesperidin und Baicalin die anxiolytischen Wirkungen von Benzodiazepinen verstärken (additiv), was pharmakodynamische Wechselwirkungen vermuten lässt.

Bevor keine weiteren Erkenntnisse vorliegen, ist bei der gleichzeitigen Gabe von Citrus-Bioflavonoiden mit Benzodiazepinen, mit Blick auf mögliche additive Wirkungen, Vorsicht angebracht.

Literatur
[1] Backman JT, Mäenpää J, Belle DJ Wrighton SA, Kivistö KT, Neuvonen PJ. Lack of correlation between in vitro and in vivo studies on the effects of tangeretin and tangerine juice on midazolam hydroxylation. Clin Pharmacol Ther, 67: 382–390, 2000
[2] Xu Z, Wang F, Tsang SY, Ho KH, Zheng J, Yuen CT, Chow CY, Xue H. Anxiolytic-like effect of baicalin and its additivity with other anxiolytics. Planta Med, 72: 189–192, 2006
[3] Fernández SP, Wasowski C, Paladini AC, Marder M. Synergistic interaction between hesperidin, a natural flavonoid, and diazepam. Eur J Pharmacol, 512: 189–198, 2005
[4] Ha HR, Chen J, Leuenberger PM, Freiburghaus AU, Follath F. In vivo inhibition of midazolam and quinidine metabolism by flavonoids. Eur J Clin Pharmacol, 48: 367–371, 1995

15.2.5 Flavonoide und Calciumkanalblocker

> Supplemente spezifischer Citrus-Bioflavonoide haben offenbar keine klinisch relevanten Auswirkungen auf die Pharmakokinetik von Calciumkanalblockern.

Klinische Befunde: Felodipin: In einer Cross-over-Studie mit 9 gesunden Probanden hatte die Gabe von 200 ml einer wässrigen Lösung von **Naringin** (450 µg/ml) keine Auswirkungen auf die mittlere AUC einer Einzeldosis von 5 mg Felodipin. Dies steht im Gegensatz zu dem Befund, dass 200 ml **Grapefruitsaft** (mit der gleichen Konzentration an Naringin) die AUC von Felodipin verdoppelt [1]. In einer anderen Studie mit 12 gesunden Probanden hatte die nach Zentrifugieren und Filtrieren von Grapefruitsaft erhaltene flüssige Fraktion, die 148 mg Naringin enthielt, einen geringeren Effekt auf die AUC von Felodipin als die partikuläre Fraktion (Sediment nach Zentrifugieren mit 7 mg Naringin, einer 20-fach geringeren Menge). Die AUC von Felodipin vergrößerte sich in Gegenwart der flüssigen Fraktion um etwa 50 %, in Gegenwart der partikulären um 100 % [2].

Nifedipin: In einer Cross-over-Studie erhielten 8 gesunde Probanden 10 mg Nifedipin, außerdem 3-mal hoch dosiertes **Quercetin**, und zwar 200 mg in der Nacht zuvor, 100 mg nach dem Aufwachen und noch einmal 100 mg zusammen mit der Gabe von Nifedipin; dies hatte keinerlei Einfluss auf die AUC von Nifedipin. Im Gegensatz dazu vergrößerte doppelt konzentrierter **Grapefruitsaft** (reich an Flavonoiden) die AUC von Nifedipin um etwa 50 % [3].

Nisoldipin: In einer Cross-over-Studie mit 12 gesunden Probanden hatte die Gabe von 185 mg **Naringin** keine Auswirkungen auf die AUC einer gleichzeitig verabreichten Einzeldosis von 20 mg Nisoldipin; die AUC vergrößerte sich aber um 75 % durch die Gabe von 250 ml **Grapefruitsaft** (reich an Flavonoiden) [4].

Experimentelle Befunde: Eine Forschergruppe beschäftigte sich besonders intensiv mit den Wirkungen verschiedener Flavonoide auf die Pharmakokinetik verschiedener peroraler Calciumkanalblocker bei Ratten und Kaninchen [5–10]. Bei diesen Untersuchungen verursachten die Flavonoide **Morin**, **Naringin** und **Quercetin** dosisabhängig eine Vergrößerung der AUC von **Diltiazem** um 30–120 % [5, 6], von **Nimodipin** um 47–77 % [7] und von **Verapamil** um 27–72 % [8–10]. Auf die Eliminationshalbwertszeit hatten die getesteten Flavonoide keinen Einfluss. Eine Wechselwirkung war zu beobachten, wenn das Flavonoid 30 Minuten vor dem Calciumkanalblocker verabreicht wurde, nicht hingegen bei gleichzeitiger Applikation [7, 10].

Wirkungsmechanismus: Die erhöhte Bioverfügbarkeit von Calciumkanalblockern bei Tieren, die mit Morin, Naringin oder Quercetin vorbehandelt wurden, könnte aus einer Hemmung des P-Glykoproteins und von CYP3A4 resultieren. Allerdings hatte keines dieser Flavonoide für sich allein irgendwelche Effekte auf die Bioverfügbarkeit von Calciumkanalblockern beim Menschen. Vermutlich spielen bei den Wechselwirkungen von Grapefruitsaft mit Felodipin beim Menschen Furanocumarine (u. a. Bergamottin, 6',7'-Dihydroxybergamottin) eine wichtigere Rolle [11–13].

Beurteilung und Maßnahmen: Experimentelle Befunde zu Wechselwirkungen zwischen Flavonoiden und Calciumkanalblockern gibt es zahlreiche, doch ist wenig darüber bekannt, ob und ggf. wie sich diese Interaktionen beim Menschen auswirken. Anders als

Grapefruitsaft hatten einzelne darin enthaltene Flavonoide in klinischen Studien keinerlei Einfluss auf die Pharmakokinetik von Calciumkanalblockern (Naringin auf Felodipin, Quercetin auf Nifedipin, Naringin auf Nisoldipin). Zwar erhöhten diese Flavonoide in Tieren bei Gabe hoher Dosen die Plasmaspiegel einiger Calciumkanalblocker, doch kann dieser Befund klinischer Untersuchungen zufolge nicht auf den Menschen übertragen werden. Supplemente mit bestimmten Citrus-Bioflavonoiden treten somit wahrscheinlich nicht mit Calciumkanalblockern in Wechselwirkung. Dagegen ist eine solche Interaktion mit Grapefruitextrakten durchaus möglich, wenn diese nicht nur Flavonoide, sondern darüber hinaus weitere Wirkstoffe (z. B. Furanocumarine wie Bergamottin) enthalten.

Literatur

[1] Bailey DG, Arnold JMO, Munoz C, Spence JD. Grapefruit juice-felodipine interaction: mechanism, predictability, and effect of naringin. Clin Pharmacol Ther, 53: 637–642, 1993
[2] Bailey DG, Kreeft JH, Munoz C, Freeman DJ, Bend JR. Grapefruit juice-felodipine interaction: effect of naringin and 6',7'-dihydroxybegamottin in humans. Clin Pharmcol Ther, 64: 248–256, 1998
[3] Rashid J, McKinstry C, Renwick AG, Dirnhuber M, Waller DG, George CF. Quercetin, an in vitro inhibitor of CYP3A, does not contribute to the interaction between nifedipine and grapefruit juice. Br J Clin Pharmacol, 36: 460–463, 1993
[4] Bailey DG, Arnold JMO, Strong HA, Munoz C, Spence JD. Effect of grapefruit juice and naringin on nislodipine pharmacokinetics. Clin Pharmacol Ther, 54: 589–594, 1993
[5] Choi JS, Han HK. Pharmacokinetic interaction between diltiazem and morin, a flavonoid, in rats. Pharmacol Res, 52: 386–391, 2005
[6] Choi JS, Han HK. Enhanced oral exposure of diltiazem by the concomitant use of naringin in rats. Int J Pharm, 305: 122–128, 2005
[7] Choi JS, Burm JP. Enhanced nimodipine bioavailability after oral administration of nimodipine with morin, a flavonoid, in rabbits. Arch Pharm Res, 29, 333–338, 2006
[8] Yeum CH, Choi JS. Effect of naringin pretreatment on bioavailability of verapamil in rabbits. Arch Phar Res, 29: 102–107, 2006
[9] Kim HJ, Choi JS. Effects of naringin on the pharmacokinetics of verapamil and one of its metabolites, norverapamil, in rabbits. Biopharm Drug Dispos, 26: 295–300, 2005
[10] Choi JS, Han HK. The effect of quercetin on the pharmacokinetics of verapamil and its major metabolite, norverapamil, in rabbits. J Pharm Pharmacol, 56: 1537–1542, 2004
[11] Bailey DG, Dresser GK, Kreeft JH, Munoz C, Freeman DJ, Bend JR. Grapefruit-felodipine interaction: effect of unprocessed fruit and probable active ingredients. Clin Pharmacol Ther, 68: 468–477, 2000
[12] Goosen TC, Cillié D, Bailey DG, Yu C, He K, Hollenberg PF, Woster PM, Cohen L, Williams JA, Rheeders M, Dijkstra HP. Bergamottin contribution to the grapefruit juice-felodipine interaction and disposition in humans. Clin Pharmacol Ther, 76: 607–617, 2004
[13] Paine MF, Widmer WW, Hart HL, Pusek SN, Beavers KL, Criss AB, Brown SS, Thomas BF, Watkins PB. A furanocoumarin-free grapefruit juice establishes furancoumarins as the mediators of the grapefruit juice-felodipine interaction. Am J Clin Nutr, 83: 1097–1105, 2006

15.2.6 Flavonoide und Chinin oder Chinidin [?]

> Die Angaben zu Wechselwirkungen zwischen Flavonoiden und Chinin oder Chinidin basieren ausschließlich auf experimentellen Befunden.

Klinische Befunde: Keine Hinweise auf Wechselwirkungen.

Experimentelle Befunde: Bei Ratten erhöhte die tägliche Gabe von 25 mg/kg KG **Naringin** über 7 Tage die Bioverfügbarkeit einer peroralen Einzeldosis von 25 mg/kg KG Chinin von 17 auf 42 %; keinen Einfluss dagegen hatte Naringin bei intravenöser Chinin-Applikation [1]. In einer In-vitro-Studie zeigten sich **Quercetin** und **Naringenin** als mäßige Inhibitoren der Chinin-Metabolisierung [2].

In einer weiteren In-vitro-Studie erwies sich Quercetin als Inhibitor der Chinidin-Metabolisierung; gleich gerichtete, doch schwächere Effekte zeigten auch **Kämpferol** und **Naringenin** [3]. Bei Ratten halbierte Chinidin annähernd die AUC von **Baicalin** im Blut und erhöhte dessen Konzentration in der Gallenflüssigkeit um 47 % [4].

Wirkungsmechanismus: Flavonoide interagieren vermutlich mit Chinin und Chinidin über ihren Einfluss auf Cytochrom-P450-Isoenzyme oder das P-Glykoprotein.

Beurteilung und Maßnahmen: Die zitierten Tier- und In-vitro-Studien deuten zwar darauf hin, dass hoch dosiertes Quercetin, Kämpferol und Naringenin bzw. Naringin die Chinin- und Chinidinspiegel erhöhen können; doch keine der möglichen Wechselwirkungen ist bewiesen. Darüber hinaus fiel der Anstieg der Chininkonzentrationen nur mäßig aus und dürfte – sollte sich ein ähnlicher Effekt auch beim Menschen nachweisen lassen – klinisch nicht relevant sein. Es sei darauf hingewiesen, dass auch Grapefruitsaft (reich an Flavonoiden) keinen klinisch bedeutsamen Einfluss auf die Pharmakokinetik von Chinin oder Chinidin hat. Die klinische Bedeutung der Effekte von Chinidin auf die Verteilung von Baicalin ist unklar.

Literatur
[1] Zhang H, Wong CW, Coville PF, Wanwimolruk S. Effect of the grapefruit flavonoid naringin on pharmacokinetics of quinine in rats. Drug Metabol Drug Interact, 17: 351–363, 2000
[2] Ho PC, Saville DJ, Wanwimolruk S. Inhibition of human CYP3A4 activity by grapefruit flavonoids, furanocoumarins and related compounds. J Pharm Pharm Sci, 4: 217–227, 2001
[3] Ha HR, Chen J, Leuenberger PM, Freiburghaus AU, Follath F. In vivo inhibition of midazolam and quinidine metabolism by flavonoids. Eur J Clin Pharmacol, 48: 367–371, 1995
[4] Tsai PL, Tsai TH. Pharmacokinetics of baicalin in rats and its interactions with cyclosporine A, quinidine and SKF-525A: a microdialysis study. Planta Med, 70: 1069–1074, 2004

15.2.7 Flavonoide und Ciclosporin [!!]

> Einer Studie zufolge kann Quercetin die Bioverfügbarkeit von Ciclosporin erhöhen.

Klinische Befunde: In einer Studie erhielten 8 gesunde Probanden eine Einzeldosis von 300 mg Ciclosporin, und zwar entweder allein, zusammen mit 5 mg/kg KG **Quercetin** (peroral), 30 Minuten nach Gabe von 5 mg/kg Quercetin (peroral) oder nach einer 2-mal täglichen Gabe von 5 mg/kg Quercetin über drei Tage. Die AUC von Ciclosporin erhöhte sich in jedem Fall durch Gabe des Flavonoids, und zwar um 16 % bei gleichzeitiger Gabe, um 36 % eine halbe Stunde nach der Einzelgabe und um 46 % nach Mehrfachgabe von Quercetin [1].

Experimentelle Befunde: Nephrotoxizität: Flavonoide verringern möglicherweise die Nierentoxizität von Ciclosporin. Darauf weist beispielsweise eine Studie mit Ratten, die über 21 Tage Ciclosporin erhielten, hin. Bei gleichzeitiger Gabe von Quercetin fielen die renalen Störungen und morphologischen Veränderungen (etwa interstitielle Nierenfibrose) geringer aus als bei alleiniger Gabe von Ciclosporin [2].

Pharmakokinetik: Im Gegensatz zum oben erwähnten klinischen Befund wurde in einer Tierstudie nach peroraler Gabe von Ciclosporin zusammen mit 50 mg/kg KG **Quercetin** eine Abnahme der AUC von Ciclosporin beobachtet, und zwar um 43 % bei Ratten und um 42 % bei Schweinen (bei Letzteren war die Abnahme allerdings nicht signifikant) [3]. In einer weiteren Studie mit Ratten verursachte die Gabe von Zwiebeln (reich an Quercetin) eine Reduktion der Ciclosporin-Plasmaspiegel um 68 % bei peroraler Zufuhr. Kein derartiger Effekt stellte sich im Falle intravenöser Applikation von Ciclosporin ein [4].

Ähnlich verringerte in einer anderen Studie **Morin** die Plasmaspiegel von Ciclosporin um 33 %, ebenso die Spiegel in anderen Geweben (um 17–45 %); dennoch fiel bei Gabe von Morin die durch Ciclosporin supprimierte T_{H1}-Immunantwort nicht schwächer aus [5].

In noch einer anderen Studie **erhöhten** die individuell verabreichten Flavonoide **Baicalin** und **Baicalein** deutlich die Ciclosporin-Plasmaspiegel bei Ratten, während Baikal-Helmkrautwurzel, die diese Flavonoide enthält, die AUC von Ciclosporin um bis zu 82 % **verkleinerte** [6]. Bei Ratten halbierte Ciclosporin die AUC von **Baicalin** im Blut, erhöhte jedoch die Spiegel in der Gallenflüssigkeit um etwa 60 % [7].

Wirkungsmechanismus: Flavonoide könnten über Effekte auf das P-Glykoprotein oder CYP3A4 Einfluss auf die Ciclosporin-Plasmakonzentrationen nehmen. In Tierstudien wurden sowohl Erhöhung als auch Verringerung dieser Spiegel beobachtet.

Beurteilung und Maßnahmen: Hinweise auf eine Wechselwirkung zwischen Flavonoiden und Ciclosporin sind im Wesentlichen auf experimentelle Befunde beschränkt. In der einzigen klinischen Studie hierzu erhöhte hoch dosiertes Quercetin die Ciclosporin-Plasmaspiegel mäßig. Doch rechtfertigen diese Hinweise nicht die Empfehlung, eine gleichzeitige Anwendung zu vermeiden. Allerdings könnten bei gleichzeitiger Einnahme die Ciclosporin-Spiegel instabiler werden, da der Gehalt an Quercetin in verschiedenen Arzneipflanzen und Zubereitungen wahrscheinlich variiert. Aus diesem Grund erscheint eine gleichzeitige Einnahme von Ciclosporin und Quercetin-haltigen Produkten nicht ratsam. Sollte dies doch vorgenommen werden, ist ein Monitoring dringend zu empfehlen.

In Tierstudien wurden Erhöhung wie Abnahme der Ciclosporin-Plasmaspiegel durch individuelle Flavonoide beobachtet. Bevor nicht weitere Details hierzu bekannt sind, wird bei einer gleichzeitigen Einnahme von Ciclosporin und – besonders in Verbindung mit hoch dosierten – Flavonoid-Supplementen zu Vorsicht geraten. Auch die klinisch interessante Verringerung der Nephrotoxizität sollte im Kontext möglicher unerwünschter pharmakokinetischer Wechselwirkungen betrachtet werden.

Literatur

[1] Choi JS, Choi BC, Choi KE, Effect of quercetin on the pharmacokinetics of oral cyclosporine. Am J Health-Syst Pharm, 61: 2406–2409, 2004
[2] Satyanarayana PSV, Singh D, Chopra K. Quercetin, a bioflavonoid, protects against oxidative stress-related renal dysfunction by cyclosporine in rats. Methods Find Exp Clin Pharmacol, 23: 175–181, 2001
[3] Hsiu SL, Hou YC, Wang YH, Tsao CW, Su SF, Chao PDL. Quercetin significantly decreased cyclosporin oral bioavailability in pigs and rats. Life Sci, 72: 727–735, 2002
[4] Yang CY, Chao PDL, Hou YC, Tsai SY, Wen KC, Hsiu SL. Marked decrease of cyclosporin bioavailability caused by codaministration of ginkgo and onion in rats. Food Chem Toxicol, 44: 1572–1578, 2006
[5] Fang SH, Hou YC, Chao PDL. Pharmacokinetic and pharmacodynamic interactions of morin and cyclosporin. Toxicol Appl Pharmacol, 205: 65–70, 2005
[6] Lei MY, Hsiu SL, Hou YC, Tasi SY, Chao PDL. Significant decrease of cyclosporine bioavailability in rats caused by a decoction of the roots of Scutellaria baicalensis. Planta Med, 70: 132–137, 2004
[7] Tasi PL, Tsai TH. Pharmacokinetics of baicalin in rats and its interactions with cyclosporin A, quinidine and SKF-525A: a microdialysis study. Planta Med, 70: 1069–1074, 2004

15.2.8 Flavonoide und Coffein

> Naringin hat offenbar keinen Einfluss auf die Pharmakokinetik von Coffein.

Klinische Befunde: In einer Cross-over-Studie erhielten 10 gesunde Probanden eine Einzeldosis von 200 mg Coffein ohne oder mit 100 bzw. 200 mg **Naringin**. Dieses hatte keinen Einfluss auf die Pharmakokinetik von Coffein, auch nicht auf dessen physiologische Auswirkungen (Grundumsatz, Sauerstoffverbrauch, respiratorischer Quotient) [1].

Es sei darauf hingewiesen, dass Grapefruitsaft (reich an Flavonoiden) entweder überhaupt nicht mit Coffein interagierte [2] oder die Coffein-Plasmaspiegel nur geringfügig, in klinisch nicht relevantem Ausmaß erhöhte [3].

Experimentelle Befunde: Im Gegensatz zu den klinischen Befunden sprechen in vitro gewonnene Daten dafür, dass Grapefruitsaft und einer seiner Inhaltsstoffe, **Naringenin**, in Lebermikrosomen die CYP1A2-Aktivität hemmen [3]. Gleichwohl ist es nicht ungewöhnlich, wenn In-vitro-Effekte in vivo beim Menschen weniger stark oder überhaupt nicht auftreten.

Wirkungsmechanismus: Zwar können In-vitro-Studien [3] zufolge Grapefruitsaft und sein Inhaltsstoff Naringenin die Metabolisierung von Coffein über CYP1A2 inhibieren, doch tritt dieser Effekt beim Menschen offenbar nicht auf.

Beurteilung und Maßnahmen: Wenngleich es auch widersprüchliche Ergebnisse gibt, so sprechen doch die Daten letztendlich doch dafür, dass Flavonoide wie Naringin nicht über einen pharmakokinetischen Mechanismus die Wirkungen von Coffein oder anderen CYP1A2-Substraten beeinflussen.

Literatur

[1] Ballard TL, Halweish FT, Stevermer CL, Agrawal P, Vukovich MD. Naringin does not alter caffeine pharmacokinetics, energy expenditure, or cardiovascular haemodynamics in humans following caffeine consumption. Clin Exp Pharmacol Physiol, 33: 310–314, 2006
[2] Maish WA, Hampton EM, Whitsett TL, Shepard JD, Lovallo WR. Influence of grapefruit juice on caffeine pharmacokinetics and pharmacodynamics. Pharmacotherapy, 16: 1046–1052, 1996
[3] Fuhr U, Klittich K, Staib AH. Inhibitory effect of grapefruit juice and its bitter principal, naringenin, on CYP1A2 dependent metabolism of caffeine in man. Br J Clin Pharmacol, 35: 431–436, 1993

15.2.9 Flavonoide und Digoxin

> Die Angaben zu Wechselwirkungen zwischen Flavonoiden und Digoxin basieren ausschließlich auf experimentellen Befunden.

Klinische Befunde: Keine Hinweise auf Wechselwirkungen.

Experimentelle Befunde: In einer Studie mit Schweinen erhielten drei Tiere 20 µg/kg KG Digoxin allein und drei Tiere diese Dosis zusammen mit 50 mg/kg KG **Quercetin**. Unerwartet starben zwei der letztgenannten Tiere binnen 30 Minuten plötzlich. 20 Minuten nach Applikation war der Digoxin-Serumspiegel bei den co-administrierten Tieren 2,6-fach höher als bei jenen, die ausschließlich Digoxin erhalten hatten (6,73 vs. 2,54 ng/ml) [1]. In einer weiteren Cross-over-Studie mit vier Schweinen erhöhten sich durch eine etwas geringere **Quercetin**-Dosis (40 mg/kg KG) die maximalen Serumspiegel von Digoxin 5-fach und die AUC 2,7-fach [1]. Die Autoren wählten Schweine als Versuchstiere, weil eine vorangegangene Untersuchung mit Blick auf Digoxin auf eine starke pharmakokinetische Ähnlichkeit bei Schwein und Mensch hingewiesen hatte.

Wirkungsmechanismus: Quercetin verstärkt mutmaßlich die orale Resorption von Digoxin, indem es intestinales P-Glykoprotein hemmt. Nach einer Studie zu den Wirkungen von Kämpferolderivaten aus *Zingiber zerumbet*, einem Ingwer-Verwandten, hemmen einige dieser Derivate P-Glykoprotein, und zwar in einer Stärke ähnlich der von Verapamil, einem klinisch bedeutsamen P-Glykoprotein-Inhibitor [2]. **Kämpferol** kann daher vermutlich ebenso die Digoxinspiegel erhöhen.

Beurteilung und Maßnahmen: Zwar liegt lediglich eine Tierstudie vor, wonach Quercetin die Plasmaspiegel von Digoxin deutlich erhöhen und die Toxizität von Digoxin verstärken kann, doch solange keine anderen Erkenntnisse hierzu vorliegen, mahnen sie zu genereller Vorsicht bei der Gabe von Quercetin-haltigen Supplementen an Patienten, die Digoxin einnehmen. Ein Monitoring der Digoxin-Nebenwirkungen wie etwa Bradykardie ist angezeigt; falls diese sich einstellen, sollte der Digoxinspiegel kontrolliert werden.

Derzeit gibt es keine Anhaltspunkte für klinisch relevante Wechselwirkungen zwischen Digoxin und Nahrungsmitteln – einschließlich solcher, die bekanntermaßen reich an Quercetin sind (z. B. Zwiebeln mit etwa 7–34 mg/100 g) [3]. Dies deutet darauf hin, dass Interaktionen nur im Falle sehr hoher Quercetin-Konzentrationen auftreten. Ein einziger Hinweis auf eine schwache Wechselwirkung stammt von einer älteren pharmakokinetischen Arbeit [4], die von einer mäßigen Erhöhung des Maximalspiegels von

Digoxin um 43 % nach gleichzeitiger Gabe von Acetyldigoxin und Johannisbrotkernmehl (ebenfalls reich an Quercetin, etwa 39 mg/100 g) berichtet [3].

Literatur
[1] Wang YH, Chao PDL, Hsiu SL, Wen KC, Hou YC. Lethal quercetin-digoxin interaction in pigs. Life Sci, 74: 1191–1197, 2004
[2] Chung SY, Jang DS, Han AR, Jang JO, Kwon Y, Seo EK, Lee HJ. Modulation of P-glycoprotein-mediated resistance by kaempferol derivatives isolated from Zingiber zerumbet. Phytother Res, 21: 565–569, 2007
[3] USDA Database for the flavonoid content of selected foods, Release 2.1, www.nal.usda.gov
[4] Kasper H, Hilly W, Fassl H, Fehle F. The effect of dietary fiber on postprandial serum digoxin concentration in man. Am J Clin Nutr, 32: 2436–2438, 1979

15.2.10 Flavonoide und Enalapril

> Die Angaben zu Wechselwirkungen zwischen Flavonoiden und Enalapril basieren ausschließlich auf experimentellen Befunden.

Klinische Befunde: Keine Hinweise auf Wechselwirkungen.

Experimentelle Befunde: Bei Ratten, die entweder 2 oder 10 mg/kg KG **Kämpferol** zusammen mit Enalapril erhielten, vergrößerte sich die AUC von Enalaprilat (dem aktiven Metaboliten von Enalapril) um 60 bzw. 109 %, doch nur der letztgenannte Effekt war statistisch signifikant. In entsprechenden Mengen verabreichtes **Naringenin** verursachte eine geringere Erhöhung der AUC von Enalaprilat, und zwar um 18 bzw. 38 %. In beiden Fällen war der Effekt nicht signifikant [1].

Wirkungsmechanismus: In vitro erweisen sich Kämpferol und Naringenin als starke Esterase-Inhibitoren. Da Esterasen die Hydrolyse von Enalapril im Darm katalysieren, könnte die Hemmung durch die besagten Flavonoide Enalapril stabilisieren und dadurch dessen Resorption verstärken [1].

Beurteilung und Maßnahmen: Hinweise auf Wechselwirkungen sind offenbar auf diese eine tierexperimentelle Studie beschränkt. Aufgrund der weiten therapeutischen Breite von Enalapril ist der dort beobachtete Effekt von Kämpferol vermutlich klinisch nicht relevant. Daher sind wahrscheinlich keine Dosisanpassungen von Enalapril notwendig, wenn dieser Arzneistoff zusammen mit einem der beiden Flavonoide eingenommen wird.

Literatur
[1] Li P, Callery PS, Gan LS, Balani SK. Esterase inhibition by grapefruit juice flavonoids leading to a new drug interaction. Drug Metab Dispos, 35: 1203–1208, 2007

15.2.11 Flavonoide und Etoposid

> Die Angaben zu Wechselwirkungen zwischen Flavonoiden und Etoposid basieren ausschließlich auf experimentellen Befunden.

Klinische Befunde: Keine Hinweise auf Wechselwirkungen.

Experimentelle Befunde: In einer In-vitro-Studie wurden intakte Darmsegmente der Ratte 30 Minuten vorbehandelt, entweder mit **Quercetin**, mit Flavonoid-haltiger Nährstofflösung (wie sie vermutlich für die Tiere natürlich ist) oder mit Flavonoid-freier Nährstofflösung. In den ersten beiden Fällen war die Resorption von Etoposid erhöht. Doch zeigten sich keine Unterschiede in der Resorption von Etoposid, wenn Ratten eine Woche lang zuvor mit natürlicher, Flavonoid-haltiger Nahrung oder Flavonoid-freier Nahrung gefüttert worden waren [1].

In einer anderen Studie erhielten Ratten 30 Minuten vor der Gabe von Etoposid das Flavonoid **Morin** (p.o.), dieses erhöhte die AUC von Etoposid um etwa 46%, wenn es peroral, jedoch nicht, wenn es intravenös appliziert worden war [2].

Wirkungsmechanismus: Flavonoide könnten das P-Glykoprotein oder CYP3A4 im Darm hemmen und dadurch die Resorption von Etoposid, ein Substrat von CYP3A4 und/oder Glykoprotein P, fördern.

Beurteilung und Maßnahmen: Der Befund einer Vergrößerung der AUC von Etoposid um 50% könnte klinisch relevant für den Menschen sein. Tatsächlich stammen diese Daten aber aus Tierstudien, und bei der Übertragung der Ergebnisse ist Vorsicht angebracht. Darüber hinaus zeigen die Daten, dass die Effekte fortgesetzter Gabe Flavonoidhaltiger Nahrung über eine Woche gering sind. Es bedarf weiterer Untersuchungen, um spezifischere Empfehlungen geben zu können.

Literatur
[1] Lo YL, Huang JD. Comparison of effects of natural or artificial rodent diet on etoposide absorption in rats. In vivo, 13: 51–55, 1999
[2] Li X, Yun JK, Choi JS. Effects of morin on the pharmacokinetics of etoposide in rats. Biopharm Drug Dispos, 28: 151–156, 2007

15.2.12 Flavonoide und Fexofenadin

> Naringin und Hesperidin verringern leicht die Bioverfügbarkeit von Fexofenadin, wohingegen Quercetin die Bioverfügbarkeit leicht erhöht.

Klinische Befunde: In einer Cross-over-Studie erhielten 12 gesunde Probanden 120 mg Fexofenadin entweder zusammen mit 300 ml Grapefruitsaft, einer wässrigen Lösung von **Naringin** in einer Konzentration ähnlich der im Saft (1210 µmol) oder mit Wasser. Im Vergleich zur Gabe von Wasser erhöhten Grapefruitsaft und Naringin die AUC von Fexofenadin um 45 bzw. 25% [1]. In einer anderen Studie erhielten 12 gesunde Probanden Fexofenadin gleichzeitig mit Grapefruitsaft oder Wasser bzw. zwei Stunden zuvor eine wässrige Suspension der partikulären Fraktion von Grapefruitsaft (d.h. des Sediments nach Zentrifugation). Dieser Teil des Grapefruitsafts enthält reichlich Furanocumarine, klinisch relevante Inhibitoren des intestinalen CYP3A4, doch relativ wenig Naringin (34 µmol). Im Vergleich zu Wasser wurde die AUC von Fexofenadin durch Grapefruitsaft um 43 % verringert, jedoch nicht bei Gabe der partikulären Fraktion [1].

In einer Placebo-kontrollierten Studie erhielten 12 gesunde Probanden eine Einzeldosis von 60 mg Fexofenadin nach einer 3-mal täglichen Einnahme von 500 mg **Quercetin** über 7 Tage. **Quercetin** erhöhte die AUC und maximale Plasmakonzentration von Fexofenadin um 55 bzw. 68 % [2].

Experimentelle Befunde: Einer In-vitro-Studie zufolge sind die Flavonoide in Grapefruit (**Naringin**) und Orange (**Hesperidin**) starke Inhibitoren des intestinalen OATP-Transports [1].

Wirkungsmechanismus: Naringin könnte, so vermuten die Autoren der Studie [1], direkt enterales OATP1A2 hemmen und so die perorale Verfügbarkeit von Fexofenadin reduzieren. Eine Inaktivierung des enteralen CYP3A4 spiele hierbei vermutlich keine Rolle. Es wird vermutet, das Quercetin den intestinalen Transport über das P-Glykoprotein hemmt, doch ist die Beteiligung weiterer Transportproteine ist nicht auszuschließen [2].

Beurteilung und Maßnahmen: Die durch eine hohe Konzentration von Naringin verursachte nur leicht verringerte Bioverfügbarkeit von Fexofenadin dürfte klinisch ohne Bedeutung sein; daher sind auch keine Wechselwirkungen mit Naringin-Supplementen zu erwarten. Dagegen können Grapefruit- und andere Fruchtsäfte in Einzelfällen sehr wohl die Fexofenadinspiegel in klinisch bedeutsamem Maße reduzieren (bis zu 67 %). Infolgedessen ist auch eine Wechselwirkung mit anderen Extrakten aus diesen Säften nicht auszuschließen.

Die Studien zu den Effekten von Quercetin auf die Verteilung von Fexofenadin sollten zwar primär die Frage beantworten, wie stark Quercetin das P-Glykoprotein hemmt; doch zeigen die klinischen Daten auch, dass Quercetin die Bioverfügbarkeit von Fexofenadin zwar leicht erhöht, aber vermutlich nicht in klinisch relevantem Ausmaß.

Literatur
[1] Bailey DG, Dresser GK, Leake BF, Kim RB. Naringin is a major and selective-clinical inhibitor of organic anion-transporting polypeptide 1A2 (OAPT1A2) in grapefruit juice. Clin Pharmacol Ther, 81: 495–502, 2007
[2] Kim KA, Park PW, Park JY. Short-term effect of quercetin on the pharmacokinetics of fexofenadine (a substrate of p-glycoprotein) in healthy volunteers. Eur J Clin Pharmacol, 65: 609–614, 2009

15.2.13 Flavonoide und Irinotecan oder Topotecan ✓

> Einige wenige Ergebnisse weisen darauf hin, dass hohe Dosen von Chrysin vermutlich keine schädlichen Wechselwirkungen mit Irinotecan, möglicherweise auch nicht mit Topotecan verursachen.

Klinische Befunde: In einer Pilotstudie erhielten an Dickdarmkrebs erkrankte Patienten 350 mg/m^2 Irinotecan (i.v.) alle drei Wochen und 2-mal täglich 250 mg **Chrysin** eine Woche lang vor und eine Woche lang nach der Applikation von Irinotecan; damit ging eine geringe Inzidenz von Irinotecan-induzierter Diarrhö einher. Im Vergleich zu früher erhobenen Daten zeigten sich keine Veränderungen in der Pharmakokinetik von Irinotecan und seinen Metaboliten. Auch die Überlebensraten waren nicht wesentlich verschieden, was dafür spricht, dass **Chrysin** die Wirksamkeit von Irinotecan nicht reduziert [1]. Allerdings war die Studie klein angelegt und sie schloss keine Kontrollgruppe ein; daher bedürfen die erhobenen Daten einer Bestätigung in Form einer größeren, randomisierten Untersuchung.

Experimentelle Befunde: In vitro erwies sich **Chrysin** als starker Inhibitor des Transportproteins BCRP des Menschen. Doch in einer Studie mit Ratten und Mäusen hatte peroral zugeführtes Chrysin keinen Einfluss auf die Pharmakokinetik von Topotecan, einem BCRP-Substrat. Die widersprüchlichen Ergebnisse könnten ihre Erklärung in Unterschieden zwischen dem BCRP des Menschen und dem BCRP von Maus und Ratte finden [2].

Wirkungsmechanismus: Das Flavonoid Chrysin induziert möglicherweise die Metabolisierung von Irinotecan durch Glucuronidasen; beim Menschen könnte es auch das BCRP hemmen.

Beurteilung und Maßnahmen: Die vorliegenden Daten sprechen dafür, dass selbst hohe Dosen von Chrysin vermutlich keine nachteiligen Wechselwirkungen mit gleichzeitig appliziertem Irinotecan verursachen. Möglicherweise gehen sogar günstige Wechselwirkungen damit einher, doch bedarf dies weiterer Untersuchungen. Nach dem derzeitigen Stand des Wissens ist es unklar, ob Chrysin die Pharmakokinetik von Topotecan beeinflusst. Nach der zitierten Studie ist es problematisch, die hier am Tier gewonnen Daten auf den Menschen zu übertragen.

Literatur
[1] Tobin PJ, Beale P, Noney L, Liddell S, Rivory LP, Clarke S. A pilot study on the safety of combining chrysin, a non-absorbable inducer of UGT1A1, and irinotecan (CPT-11) to treat metastatic colorectal cancer. Cancer Chemother Pharmacol, 57: 309–316, 2006
[2] Zhang S, Wang X, Sagawa K, Morris ME. Flavonoids chrysin and benzoflavone, potent breast cancer resistance protein inhibitors, have no significant effect on topotecan pharmacokinetics in rats or mdr1a/b (–/–) mice. Drug Metab Dispos, 33: 341–348, 2005

15.2.14 Flavonoide und Nahrungsmittel (Milch)
Die Zugabe von Milch zu Tee verändert nicht die Resorption von Quercetin, Kämpferol oder Catechinen [1–3].

Literatur
[1] van het Hof KH, Kivits GA, Weststrate JA, Tijburg LB. Bioavailability of catechins from tea: the effect of milk. Eur J Clin Nutr, 52: 356–359, 1998
[2] Hollman PC, van het Hof KH, Tijburg LB, Katan MB. Addition of milk does not affect the absorption of flavonols from tea in man. Free Radic Res, 34: 297–300, 2001

[3] Kyle JA, Morrice PC, McNeill G, Duthie GG. Effects of infusion time and addition of milk on content and absorption of polyphenols from black tea. J Agric Food Chem, 55: 4889–4894, 2007

15.2.15 Flavonoide und Paclitaxel

> Die Angaben zu Wechselwirkungen zwischen Morin, Naringin oder Quercetin und Paclitaxel basieren ausschließlich auf experimentellen Befunden.

Klinische Befunde: Keine Hinweise auf Wechselwirkungen.

Experimentelle Befunde: Morin: Eine Studie mit Ratten beschäftigte sich mit der Pharmakokinetik von Paclitaxel nach dessen peroraler oder intravenöser Applikation ohne oder zusammen mit Morin (3,3 und 10 mg/kg KG) [1]. Im Vergleich zur alleinigen Gabe von Paclitaxel erhöhte die Gabe von Morin 30 Minuten vor peroral appliziertem Paclitaxel dessen Maximalspiegel um 70–90 %, dessen AUC um 30–70 %. Unverändert war die Dauer bis zum Erreichen des Maximalspiegels, ebenso die Eliminationshalbwertszeit. Im Gegensatz dazu veränderte Morin die Pharmakokinetik von intravenös appliziertem Paclitaxel (3,3 mg/kg KG) nicht signifikant.

Naringin: Eine andere Studie mit Ratten beschäftigte sich mit den Auswirkungen von peroral appliziertem Naringin (3,3 und 10 mg/kg KG) auf die Pharmakokinetik von intravenös verabreichtem Paclitaxel (3 mg/kg KG). Naringin, zugeführt 30 Minuten vor Gabe von Paclitaxel, verursachte eine signifikante Vergrößerung der AUC von Paclitaxel um 41 % (bei 3,3 mg/kg KG Naringin) oder 49 % (bei 10 mg/kg KG Naringin). Im Vergleich zu Kontrollen war auch die Clearance verzögert (um 29 bzw. 33 %) [2]. Bei einer weiteren, ähnlichen Studie vergrößerte peroral zugeführtes Naringin die AUC von Paclitaxel nach dessen peroraler Gabe um den Faktor 3, auch verlängerte sich dessen Eliminationshalbwertszeit. Die Bioverfügbarkeit von Paclitaxel nach peroraler Aufnahme erhöhte sich von 2,2 auf 6,8 % [3].

Quercetin: In einer Tierstudie mit peroral appliziertem Paclitaxel erhöhte peroral zugeführtes Quercetin die AUC von Paclitaxel bis zu 3,3-fach und verlängerte dessen Eliminationshalbwertszeit. Die Bioverfügbarkeit von Paclitaxel nach peroraler Aufnahme erhöhte sich von 2 auf 6,4 % [3].

Wirkungsmechanismus: Paclitaxel ist ein Substrat des P-Glykoproteins, ebenso der hepatischen Cytochrom-P450-Unterfamilie CYP3A und des Isoenzyms CYP2C8. Die genannten Flavonoide könnten die Metabolisierung von Paclitaxel durch CYP3A und den Transport von Paclitaxel mithilfe des intestinalen P-Glykoproteins hemmen und dadurch die AUC von Paclitaxel vergrößern. Dagegen ist Quercetin kein CYP2C8-Inhibitor, denn es hat keinen Einfluss auf die Metabolisierung von **Rosiglitazon**, einem spezifischen CYP2C8-Substrat (siehe „Flavonoide und Rosiglitazon").

Beurteilung und Maßnahmen: Die Befunde, wonach **peroral** appliziertes Paclitaxel nach Gabe von Morin, Naringin oder Quercetin verstärkt resorbiert wird, sind von geringer klinischer Bedeutung, da Paclitaxel in der Praxis nicht peroral verabreicht wird (aufgrund geringer Resorption selbst bei Gegenwart dieser Flavonoide).

Morin hat keine Auswirkungen auf die Pharmakokinetik von **intravenös** zugeführtem Paclitaxel. Anders verhält es sich mit Naringin, das die AUC von intravenös appliziertem

Paclitaxel um 50 % erhöht. Dieser Befund könnte klinisch relevant in Bezug auf den Menschen sein. Tatsächlich stammen diese Daten aber aus Tierstudien, und bei der Übertragung der Ergebnisse ist Vorsicht angebracht. Darüber hinaus zeigen die Daten, dass die Effekte fortgesetzter Gabe Flavonoid-haltiger Nahrung über eine Woche gering sind. Es bedarf weiterer Untersuchungen, um spezifischere Empfehlungen geben zu können.

Literatur
[1] Choi BC, Choi JS, Han HK. Altered pharmacokinetics of paclitaxel by the concomitant use of morin in rats. Int J Pharm, 323: 81–85, 2006
[2] Lim SC, Choi JS. Effects of naringin on the pharmacokinetics on intravenous paclitaxel in rats. Biopharm Drug Dispos, 27: 443–447, 2006
[3] Choi JS, Shin SC. Enhanced paclitaxel bioavailability after oral coadministration of paclitaxel prodrug with naringin to rats. Int J Pharm, 292: 149–156, 2005
[4] Choi JS, Jo BW, Kim YC. Enhanced paclitaxel bioavailability after oral administration of paclitaxel or prodrug to rats pretreated with quercetin. Eur J Pharm Biopharm, 57: 313–318, 2004

15.2.16 Flavonoide und pflanzliche Arzneimittel
Es sind keine Wechselwirkungen bekannt. Flavonoide bilden eine große Familie polyphenolischer Verbindungen. Sie werden von Pflanzen biosynthetisiert und sind im Pflanzenreich fast ubiquitär.

15.2.17 Flavonoide und Rosiglitazon

> Quercetin hat offenbar keinen Einfluss auf die Pharmakokinetik von Rosiglitazon.

Klinische Befunde: In einer Cross-over-Studie erhielten 10 gesunde Probanden über 3 Wochen täglich 500 mg **Quercetin** – ohne Auswirkungen auf die Pharmakokinetik einer Einzeldosis von 4 mg Rosiglitazon, auch nicht auf die des Hauptmetaboliten *N*-Desmethylrosiglitazon [1].

Experimentelle Befunde: Keine Hinweise auf Wechselwirkungen.

Wirkungsmechanismus: Rosiglitazon ist ein spezifisches Substrat von CYP2C8, auf das selbst eine Mehrfachdosis Quercetin keine klinisch relevanten Auswirkungen hat. Die Annahme, dass dies so sein könnte, resultierte aus In-vitro-Befunden, wonach Quercetin die CYP2C8-vermittelte Metabolisierung einer Reihe von Substraten einschließlich Paclitaxel (s. o.) inhibierte. Doch im Falle von Paclitaxel (und möglicherweise auch der anderen Substrate) dürfte vor allem die Hemmung des P-Glykoproteins und von CYP3A4 eine wichtige Rolle spielen.

Beurteilung und Maßnahmen: Zwar hat sich bisher offenbar nur die eine zitierte Studie speziell mit möglichen Wechselwirkungen zwischen Rosiglitazon und Quercetin beschäftigt, doch sprechen auch ergänzende In-vitro-Daten dafür, dass keine solchen Wechselwirkungen bestehen. Selbst bei Langzeiteinnahme von Quercetin-Supplementen durch Patienten, die mit Rosiglitazon behandelt werden, sind keine klinisch bedeutenden Interaktionen zu erwarten. Daher sind vermutlich auch keine Dosisanpassungen von Rosiglitazon erforderlich.

Literatur

[1] Kim KA, Park PW, Kim HK, Ha JM, Park JY. Effect of quercetin on the pharmacokinetics of rosiglitazon (a CYP2C8 substrate) in healthy subjects. J Clin Pharmacol, 45: 941–946, 2005

15.2.18 Flavonoide und Saquinavir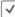

> Quercetin hat offenbar keinen Einfluss auf die Pharmakokinetik von Saquinavir.

Klinische Befunde: In einer Studie erhielten 10 gesunde Probanden für 8 Tage 3-mal täglich 500 mg **Quercetin** zusammen mit 3-mal täglich 1,2 g Saquinavir (Fortovase, Weichkapseln). Es zeigten sich keine Auswirkungen auf die Pharmakokinetik von Saquinavir. Die gleichzeitige Einnahme beider Produkte verursachte keinerlei Unverträglichkeiten [1]

Experimentelle Befunde: Keine Hinweise auf Wechselwirkungen.

Wirkungsmechanismus: Auf Grundlage anderer Ergebnisse zu Quercetin wird vermutet, dass dieses Flavonoid die Plasmaspiegel von Saquinavir durch Inhibieren des P-Glykoproteins oder durch Einfluss auf CYP3A4 erhöhen könnte.

Beurteilung und Maßnahmen: Zwar hat sich bisher offenbar nur die eine zitierte Studie speziell mit möglichen Wechselwirkungen zwischen Saquinavir und Quercetin beschäftigt, doch gilt es gemeinhin als sicher, dass keine solchen Wechselwirkungen bestehen. Quercetin hat sehr wahrscheinlich keine abträglichen (aber auch keine förderlichen) pharmakokinetischen Auswirkungen auf Saquinavir. Daher sind vermutlich auch bei gleichzeitiger Anwendung keine Dosisanpassungen von Saquinavir erforderlich.

Literatur

[1] DiCenzo R, Frerichs V, Larppanichpoonphol P, Predko L, Chen A, Reichman R, Morris M. Effect of quercetin on the plasma and intracellular concentration of saquinavir in healthy adults. Pharmacology, 26: 1255–1256, 2006

15.2.19 Flavonoide und Statine

> Baicalin verringerte bei einigen Patienten die Bioverfügbarkeit von Rosuvastatin. Die Angaben zu Wechselwirkungen zwischen anderen Flavonoiden und Statinen basieren ausschließlich auf experimentellen Befunden.

Klinische Befunde: An einer Placebo-kontrollierten Studie nahmen insgesamt 18 Personen – drei Gruppen (jeweils 6) mit drei verschiedenen Graden an OATP1B1-Aktivität – teil. Alle Probanden erhielten eine Einzeldosis von 20 mg **Rosuvastatin** nach einer Vorbehandlung mit 3-mal täglich 50 mg **Baicalin** über 14 Tage. In der Gruppe mit der größten OATP1B1-Aktivität zeigte sich die AUC von Rosuvastatin um 42 % und in jener mit mittlerer OATP1B1-Aktivität um etwa 25 % verkleinert, doch in jener mit der geringsten OATP1B1-Aktivität war keine Veränderung in der AUC festzustellen [1].

Experimentelle Befunde: Bei Ratten vergrößerte die perorale Gabe von Kämpferol und Naringenin zusammen mit **Lovastatin** deutlich die AUC von Lovastatinsäure. Bei Gabe von 2 und 10 mg/kg KG Kämpferol war die Zunahme 2,2-fach bzw. 3,5-fach, bei Gabe von 2 und 10 mg/kg KG Naringenin 2,6-fach bzw. 3,9-fach [2]. In-vitro-Studien zufolge inhibiert Naringenin die Metabolisierung von **Simvastatin** [3, 4]. Andere In-vitro-Studien zu den Wechselwirkungen zwischen **Atorvastatin** und den Flavonoiden Apigenin, Quercetin und Kämpferol zeigten, dass alle drei OATP1B1, das beim Transport von Atorvastatin, Pravastatin und Rosuvastatin eine Rolle spielt, zu inhibieren vermögen.

Wirkungsmechanismus: Kämpferol und Naringenin sind möglicherweise Esterase-Inhibitoren. Außerdem kann Naringenin offenbar CYP3A4 hemmen, über das die Metabolisierung von Simvastatin und Lovastatin hauptsächlich verläuft. Esterasen hydrolysieren im Darm Lovastatin zu Lovastatinsäure, die nur schlecht resorbiert wird. Deshalb könnte eine Hemmung dieser Esterasen durch die genannten Flavonoide zur Stabilisierung von Lovastatin beitragen und so dessen Resorptionsrate erhöhen [2]. Die nachfolgende Metabolisierung sollte dann zu höheren Lovastatinsäure-Plasmaspiegeln führen, als bei Abwesenheit der Flavonoide. Rosuvastatin wird durch OATP1B1 in die Leberzellen transportiert; Baicalin induziert diesen Transport, verstärkt dadurch die Aufnahme und die Metabolisierung und verringert somit die Bioverfügbarkeit von Rosuvastatin. Die Stärke des Effekts hängt von der OATP1B1-Aktivität ab, wobei die Bioverfügbarkeit von Rosuvastatin im Falle sehr geringer OATP1B1-Aktivität am wenigsten durch Baicalin beeinflusst wird.

Beurteilung und Maßnahmen: Offenbar gibt es keine klinischen Befunde, die die experimentellen Hinweise auf eine Wechselwirkung zwischen den untersuchten Flavonoiden und Statinen bestätigen. Doch der deutliche Anstieg des Lovastatinspiegels nach Gabe dieser Flavonoide in der Tierstudie wie auch die bekannten Wechselwirkungen von Grapefruitsaft (reich an Flavonoiden) mit Lovastatin und Simvastatin (was zu Rhabdomyolyse und Myopathie führt) sprechen dafür, dass Patienten, die mit Statinen behandelt werden, generell auf Kämpferol- und Naringenin-Supplemente verzichten sollten. Diese Empfehlung gilt auch für Citrus-Bioflavonoide. Ob den Befunden zu Apigenin, Quercetin und Kämpferol klinische Relevanz zukommt, bedarf weiterer Untersuchungen. Doch sind resultierende erhöhte Spiegel von Atorvastatin, Pravastatin und Rosuvastatin durchaus im Bereich des Möglichen.

Die Wechselwirkung von Baicalin mit Rosuvastatin könnte bei Patienten mit hoher OATP1B1-Aktivität klinisch von Bedeutung sein. Da dieser Aktivitätsstatus im Allgemeinen nicht bekannt sein dürfte, sollte bei gleichzeitiger Einnahme die Wirksamkeit von Rosuvastatin überwacht und im Bedarfsfall entweder die Zufuhr von Baicalin gestoppt oder die Rosuvastatin-Dosis erhöht werden.

Literatur

[1] Fan L, Zhang W, Guo D, Tan ZR, Xu P, Li Q, Liu YZ, Zhang L, He YY, Hu DL, Wang D, Zhou HG. The effect of herbal medicine baicalin on pharmacokinetics of rosuvastatin, substrate of organic anion-transporting polypeptide 1B1. Clin Pharmacol Ther, 83: 471–476, 2008
[2] Li P, Callery PS, Gan LS, Balani SK. Esterase inhibition by grapefruit juice flavonoids leading to a new drug interaction. Drug Metab Dispos, 35: 1203–1208, 2007

[3] Le Goff N, Koffel JC, Vandenschrieck S, Jung L, Ubeaud G. Comparison of in vitro hepatic models for the prediction of metabolic interaction between simvastatin and naringenin. Eur J Drug Metab Pharmacokinet, 27: 233–241, 2002

[4] Ubeaud G, Hagenbach J, Vandenschrieck S, Jung L, Koffel JC. In vitro inhibition of simvastatin metabolism in rat and human liver by naringenin. Life Sci, 65: 1403–1412, 1999

[5] Mandery K, Balk B, Bujok K, Schmidt I, Fromm MF, Glaeser H. Inhibition of hepatic uptake transporters by flavonoids. Eur J Pharm Sci, 46: 79–85, 2012

15.2.20 Flavonoide und Tamoxifen

> Die Angaben zu Wechselwirkungen zwischen Flavonoiden und Tamoxifen basieren ausschließlich auf experimentellen Befunden.

Klinische Befunde: Keine Hinweise auf Wechselwirkungen.

Experimentelle Befunde: Antagonistische Effekte: In-vitro-Untersuchungen beschäftigten sich mit dem Potenzial verschiedener Flavonoide, der Proliferation von Krebszellen entgegenzuwirken. In-vivo-Studien belegen eine zu Tamoxifen synergistische Zytotoxizität (z. B. von **Catechinen** [1]).

Möglicherweise von Bedeutung ist der Befund bei der Maus, wonach **Tangeretin** die wachstumshemmenden Effekte von Tamoxifen aufhebt und die Überlebensrate von Tamoxifen-behandelten tumorbelasten Tieren verkürzt (im Vergleich zur ausschließlichen Applikation von Tamoxifen) [2]. Dieses Ergebnis wird nicht mit Änderungen in der Pharmakokinetik von Tamoxifen erklärt (s. u.).

Pharmakokinetik: In einer Studie zeigten Mäuse bei Gabe von **Tangeretin** und Tamoxifen höhere Tamoxifenspiegel als bei alleiniger Applikation von Tamoxifen. Außerdem hatte **Tangeretin** keinen Einfluss auf das Verhältnis zwischen Tamoxifen und seinem N-Desmethyl-Metaboliten [2].

In einer anderen Studie mit Ratten [3] vergrößerte peroral zugeführtes **Quercetin** die AUC von gleichzeitig peroral appliziertem Tamoxifen. Dieser Effekt war nicht dosisabhängig; denn bei Gabe von 2,5 mg/kg KG **Quercetin** stieg die AUC um 35 %, bei Gabe von 7,5 mg/kg KG um 60 %, doch bei Gabe von 15 mg/kg KG nur um 20 %. Auch die AUC des aktiven Metaboliten 4-Hydroxytamoxifen nahm zu, allerdings weniger stark (um 8–19 %). Im Vergleich zu intravenös appliziertem Tamoxifen verbesserte **Quercetin** (7,5 mg/kg KG) die absolute perorale Verfügbarkeit von Tamoxifen um 60 % (absolut von 15 auf 24 %).

Wirkungsmechanismus: Die genannten Befunde sprechen dafür, dass Quercetin sowohl Transportproteine als auch möglicherweise CYP3A4 inhibiert, was die First-pass-Metabolisierung von Tamoxifen verringert [3]. Nach Ansicht der Autoren ist der antagonistische Effekt von Tangeretin gegen Tamoxifen darauf zurückzuführen, dass es die Aktivität natürlicher Killerzellen hemmt [2].

Beurteilung und Maßnahmen: Offenbar gibt es keine klinischen Untersuchungen zu den möglichen Wechselwirkungen zwischen Tamoxifen und Flavonoiden und eine Übertragung der bei Tieren gewonnenen Ergebnisse auf den Menschen ist schwierig. Gleichwohl ist einige Vorsicht angebracht, wenn Patienten unter Tamoxifen-Behandlung Tangeretinhaltige Produkte einnehmen. Denn Tangeretin neutralisierte in einer Studie die Wirkungen von Tamoxifen, obwohl dessen Wirkspiegel anstiegen. Studien sind dringend notwendig, die sich sowohl mit der Wirksamkeit als auch mit den pharmakokinetischen Folgen bei gleichzeitiger Einnahme von Tamoxifen und Tangeretin befassen. Die Autoren der Tangeretin-Studie vermuten, dass die dort verwendete Konzentration an Tangeretin (äquivalent zu etwa 280 mg täglich beim Menschen) nicht durch den Verzehr von Citrusfrüchten oder durch Trinken von Fruchtsäften erreicht werden kann. Dennoch raten sie zur Vorsicht bei der Anwendung von Produkten mit hohem Gehalt an Citrusschalenölen und Nahrungsergänzungsmitteln mit hoch dosierten Citrus-Bioflavonoiden, weil dadurch Tangeretin in Mengen zugeführt werden könnte, die für Wechselwirkungen ausreichen. Bevor keine genaueren Erkenntnisse vorliegen, sollte diese Empfehlung angesichts der Schwere möglicher Konsequenzen befolgt werden.

Literatur

[1] Rosengren RJ. Catechins and the treatment of breast cancer: possible utility and mechanistic targets. Drugs, 6: 1073–1078, 2003
[2] Bracke ME, Depypere HT, Boterberg T, Van Marck VL, Vennekens KM, Vanluchene E, Nuytinck M, Serreyn R, Mareel MM. Influence of tangeretin on tamoxifen's therapeutic benefit in mammary cancer. J Natl Cancer Inst, 91: 354–359, 1999
[3] Shin SC, Choi JS, Li X. Enhanced bioavailability of tamoxifen after oral administration of tamoxifen with quercetin in rats. Int J Pharm, 313: 144–149, 2006

16 Ginkgoblätter

Ginkgo biloba L. (Ginkgoaceae)

16.1 Arzneidroge

16.1.1 Synonyme und verwandte Arten
Elefantenohrbaum, Fächerblattbaum, Mädchenhaarbaum, Tempelbaum; Fossil tree, Kew tree, Maidenhair tree,
Salisburia adiantifolia Sm., *Salisburia biloba* Hoffmanns.

16.1.2 Arzneibücher
- Ph. Eur. 9.2: Ginkgoblätter, quantifizierter, raffinierter Ginkgotrockenextrakt,
- Ph. Eur. 9.2, engl. Ausgabe: Ginkgo Leaf, Refined and Quantified Ginkgo Dry Extract,
- BP 2017: Ginkgo Leaf, Refined and Quantified Ginkgo Dry Extract,
- USP 39 – NF 34 S2: Ginkgo, Ginkgo Capsules, Ginkgo Tablets, Powdered Ginkgo Extract.

16.1.3 Inhaltsstoffe
Ginkgoblätter enthalten zahlreiche **Flavonoide** einschließlich Biflavonglykoside wie Ginkgetin, Isoginkgetin, Bilobetin, Sciadopitysin, ebenso einige Quercetin- und Kämpferolderivate. **Terpenlactone** bilden eine weitere Hauptinhaltsstoffgruppe; sie beinhalten vorwiegend die Ginkgolide A, B und C sowie Bilobalid. Ginkgoextrakte können auf den Gehalt von 22–27 % **Flavonoiden** (Flavonglykosiden) und 5–12 % Terpenlactonen eingestellt sein, beide bezogen auf die getrocknete Droge. Die Blätter enthalten nur geringe Mengen an Ginkgolsäuren, für die einige Arzneibücher spezifische Grenzen definieren.

Die Samen enthalten Ginkgotoxin (4-*O*-Methylpyridoxin) und Ginkgolsäuren.

16.1.4 Verwendung und Indikationen
Normalerweise sind es die Blätter des Ginkgobaums, die als Droge verwendet werden. Häufig wird Ginkgo bei Demenz und Gedächtnisverlust zur Verbesserung der kognitiven Funktionen eingesetzt, auch sein Potenzial zur Behandlung der Alzheimer-Krankheit ist Gegenstand von Untersuchungen. Den Ginkgoliden werden gerinnungs- und entzündungshemmende Eigenschaften zugeschrieben, weshalb Ginkgo auch bei zerebro- und peripheren vaskulären Störungen, Tinnitus, Asthma und zur Linderung von Symptomen bei der Höhenkrankheit eingesetzt.

Ginkgosamen enthalten einige toxische Komponenten, dennoch werden sie in China und Japan genutzt, auch für Speisen.

16.1.5 Pharmakokinetik

Die beiden hauptsächlich aktiven Komponenten von Ginkgo sind Flavonoide und Terpenlactone. Angaben zur Pharmakokinetik der einzelnen Flavonoide in Ginkgo siehe unter „Flavonoide". Im Gegensatz zu den Flavonoiden ist die Bioverfügbarkeit der Ginkgolide A und B (doch nicht C) sowie von Bilobalid relativ hoch und ein großer Teil einer Dosis wird unverändert mit dem Urin ausgeschieden [1].

Die Effekte von Ginkgo auf die Cytochrom-P450-Isoenzyme sind relativ gut untersucht. Danach scheint die Flavonoidfraktion von Ginkgo stärker auf diese Isoenzyme zu wirken als die Terpenlactone [2, 3]. Beim Absetzen des Ginkgos kommen diese Effekte relativ rasch zum Erliegen [4].

Nach Studien in vitro und bei Ratten [2–5] hat Ginkgo mäßige Wirkungen auf CYP1A2 (siehe „Ginkgo und Theophyllin"). Doch klinische Studien unter Verwendung des spezifischen CYP1A2-Testsubstrats Coffein sprechen dafür, dass die Wirkungen therapeutischer Dosen von Ginkgo klinisch ohne Bedeutung sind; siehe hierzu „Ginkgo und Coffein".

Ebenso weisen Studien in vitro und bei Ratten [2–4, 6–8] darauf hin, dass Ginkgo die Isoenzyme CYP2C9, CYP2D6 und CYP2E1 beeinflusst. Doch auch hier fanden klinische Studien mit den spezifischen Testsubstraten Tolbutamid für CYP2C9 (siehe „Ginkgo und Tolbutamid"), Dextromethorphan für CYP2D6 (siehe „Ginkgo und Dextromethorphan") und Chlorzoxazon für CYP2E1 (siehe „Ginkgo und Chlorzoxazon") keine bedeutsamen Effekte.

Im Gegensatz dazu werden Befunde in vitro, wonach Ginkgo Einfluss auf CYP3A4 hat [2–4, 6–9], auch von klinischen Studien mit Midazolam (siehe „Ginkgo und Benzodiazepine") bestätigt. Zwar ist unklar, ob Ginkgo auf CYP3A4 induzierend oder inhibierend wirkt, doch der Effekt ist allenfalls schwach.

Weiterhin sprechen Studien in vitro und bei Ratten dafür [4, 6, 8], dass Ginkgo auch Einfluss auf CYP2B6 und CYP2C8 hat. Allerdings sind Erstere klinisch nicht relevant, siehe unter „Ginkgo und Bupropion".

Nach den Ergebnissen einer klinischen Studie mit Omeprazol könnte Ginkgo CYP2C19 induzieren (siehe „Ginkgo und Protonenpumpenhemmer")

Ginkgo beeinflusst möglicherweise die Aktivität des P-Glykoproteins, doch wahrscheinlich nicht in klinisch relevantem Ausmaß (siehe „Ginkgo und Talinolol").

16.1.6 Übersicht zu Wechselwirkungen

Ginkgo verringert offenbar die Plasmaspiegel von Omeprazol und wirkt vermutlich auf ähnliche Weise auch auf die meisten anderen PPI. Einigen Hinweisen zufolge erhöhen sich auf Gabe von Ginkgo die Plasmaspiegel von Diltiazem und Nifedipin, während die von Nicardipin sinken.

Einzelne Fälle von Blutungen wurden bei der Gabe von Ginkgo zusammen mit konventionellen TAH, Antikoagulanzien und NSAID beobachtet, einige sogar auf die Einnahme von Ginkgo allein; doch ist für die Droge allein kein klinisch relevanter gerinnungshemmender Effekt nachgewiesen. Einzelne Fallberichte sprechen weiterhin dafür, dass Ginkgo bei Patienten, die Phenytoin und/oder Valproat einnehmen, Krampfanfälle verursachen kann. In einem Fall verringerte Ginkgo die Plasmaspiegel von Phenytoin und Valproat. Phenobarbital-Plasmaspiegel scheinen von Ginkgo nicht signifikant beeinflusst zu werden, doch beruht diese Annahme nur auf experimentellen Befunden. Weitere Fälle von Komplikationen nach Einnahme von Ginkgo sind beschrieben: Ein mit Trazodon behandelter Patient fiel nach Einnahme von Ginkgo ins Koma, ein anderer mit Risperidon behandelter entwickelte nach Gabe von Ginkgo Priapismus, bei einem dritten stellte sich auf die Einnahme von Efavirenz und Ginkgo virologisches Versagen ein. Ein weiterer Patient der Ginkgo zusammen mit Baldrian einnahm, erlitt eine ZNS-Depression; der letztgenannte Fall ist allerdings nicht ganz klar, da hier auch Alkoholkonsum beteiligt war.

Es liegen ferner einige Daten aus Tierstudien vor, nach denen Ginkgo die Plasmaspiegel von Ciclosporin verringern kann; auch deuten sie an, dass Ginkgo die extrapyramidalen Nebenwirkungen von Haloperidol und die Gehör schädigenden Nebenwirkungen von Amikacin verstärken könnte.

Ginkgo hat offenbar keine klinisch relevanten Auswirkungen auf die Pharmakokinetik/Metabolisierung von Alprazolam, Bupropion, Coffein, Chlorzoxazon, Dextromethorphan, Diclofenac, Digoxin, Donepezil, Fexofenadin, Flurbiprofen, mit Ritonavir verstärktem Lopinavir, Metformin, Midazolam, Talinolol, Propranolol, Theophyllin oder Tolbutamid.

Zu einem Fall einer Frau, die verschiedene konventionelle und pflanzliche Arzneimittel einschließlich Ginkgo einnahm und dabei Angstzustände und Gedächtnisdefizite entwickelte, siehe „Johanniskraut und Buspiron".

Angaben zu den Wechselwirkungen der einzelnen Flavonoide in Ginkgo siehe unter „Flavonoide".

Literatur

[1] Biber A. Pharmacokinetics of Ginkgo biloba extracts. Pharmacopsychiatry, 36: S32-S37, 2003
[2] Gaudineau C, Beckerman R, Wolbourn S, Auclair K. Inhibition of human P450 enzymes by multiple constitutents of the Ginkgo biloba extract. Biochem Biophys Res Commun, 318: 1072–1078, 2004
[3] von Moltke LL, Weemhoff JL, Bedir E, Khan IA, Harmatz JS, Goldman F, Greenblatt DJ. Inhibition of human cytochrome P450 by components of Ginkgo biloba. J Pharm Pharmacol, 56: 1039–1044, 2004
[4] Sugiyama T, Kubota Y, Shinozuka K, Yamada S, Yamada K, Umegaki K. Induction and recovery of hepatic drug metabolizing enzymes in rats treated with Ginkgo biloba extract. Food Chem Toxicol, 42: 953–957, 2004
[5] Hellum BH, Hu Z, Nilsen OG. The induction of CYP1A2, CYP2D6 and CYP3A4 by six trade herbal products in cultured primary human hepatocytes. Basic Clin Pharmacol Toxicol, 100: 23–30, 2007
[6] Etheridge AS, Black SR, Patel PR, So J, Mathews JM. An in vitro evaluation of cytochrome P450 inhibiton and P-glycoprotein interaction with goldenseal, Ginkgo biloba, grape seed, milk thistle, and ginseng extracts and their constituents. Planta Med, 73: 731–741, 2007
[7] Sugiyama T, Shinozuka K, Sano A, Yamada S, Endoh K Yamada K, Umegaki K. Effects of various Ginkgo biloba extracts and proanthocyanidin on hepatic cytochrome P450 activity in rats. Shokuhin Eiseigaku Zasshi, 45: 295–301, 2004
[8] Yale SJ, Gulrich I. Analysis of the inhibitory potential of Ginkgo biloba, Echinacea purpurea, and on the metabolic activity of cytochrome P450 3A4, 2D6, and 2C9. J Altern Complement Med, 11: 433–439, 2005

[9] Hellum BH, Nilsen OG. In vitro inhibition of CYP3A4 metabolism and P-glycoprotein-mediated transport by trade herbal products. Basic Clin Pharmacol Toxicol, 102: 466–475, 2008

16.2 Interaktionen

- Aminoglykoside,
- Antiepileptika,
- Benzodiazepine,
- Bupropion,
- Calciumkanalblocker (Diltiazem),
- Calciumkanalblocker (Nicardipin),
- Calciumkanalblocker (Nifedipin),
- Chlorzoxazon,
- Ciclosporin,
- Coffein,
- Dextromethorphan,
- Digoxin,
- Donepezil,
- Efavirenz,
- Fexofenadin,
- Haloperidol,
- HIV-Protease-Inhibitoren,
- Metformin,
- Nahrungsmittel,
- NSAID,
- pflanzliche Arzneimittel (Baldrian),
- Phenobarbital,
- Propranolol,
- Protonenpumpenhemmer,
- Risperidon,
- Statine,
- Talinolol,
- Theophyllin,
- Tolbutamid,
- Trazodon,
- Thrombozytenaggregationshemmer,
- Warfarin und verwandte Arzneistoffe.

16.2.1 Ginkgo und Aminoglykoside

> Die Angaben zu Wechselwirkungen zwischen Ginkgo und Aminoglykosiden basieren ausschließlich auf experimentellen Befunden.

Klinische Befunde: Keine Hinweise auf Wechselwirkungen.

Experimentelle Befunde: Ratten erhielten für 20 Tage täglich 100 mg/kg KG Ginkgo (EGb 761), zusätzlich in den ersten 14 Tagen täglich 600 mg **Amikacin**. Amikacinbedingte Ototoxizität stellte sich bei gleichzeitiger Gabe früher und in stärkerem Ausmaß ein als bei Gabe von Amikacin allein. Bei alleiniger Gabe von Ginkgo waren keine Gehör schädigenden Wirkungen festzustellen [1].

Wirkungsmechanismus: Der kausale Mechanismus ist unklar.

Beurteilung und Maßnahmen: Bei Ratten beschleunigt Ginkgo offenbar das Auftreten Amikacin-induzierter Ototoxizität und verstärkt diese Effekte. Da die ototoxischen Wirkungen kumulieren und Ginkgo diesen Prozess beschleunigt, könnte es schon bei geringeren kumulierenden Dosen zu Gehörschädigungen kommen. Die hierfür vorliegenden Hinweise sind allerdings schwach. Bevor hierzu nichts Näheres bekannt ist, sollten die Risiken und Vorteile einer fortgesetzten Gabe von Ginkgo während der Behandlung mit Aminoglykosiden sorgfältig gegeneinander abgewogen werden.

Literatur

[1] Miman MC, Ozturan O, Iraz M, Erdem T, Olmez E. Amikacin ototoxicity enhanced by Ginkgo biloba extracts (EGb 761). Hear Res, 169: 121–129, 2002

16.2.2 Ginkgo und Antiepileptika

> Drei Patienten, die Valproat oder Valproat/Phenytoin zusammen mit Ginkgo einnahmen, erlitten epileptische Anfälle.

Klinische Befunde: Ein 55-jähriger Mann, bei dem sich nach einer Koronararterien-Bypass-OP eine Epilepsie entwickelt hatte und er deshalb mit Valproat und Phenytoin behandelt wurde, erlitt ein Jahr später nach Beginn dieser Medikation beim Schwimmen einen tödlichen epileptischen Anfall. Die genaue Anamnese zeigte, dass bei diesem Patienten im vorangegangenen Jahr dreimal unerklärliche subtherapeutische Serumkonzentration von Valproat und Phenytoin gemessen worden waren. Später wurde klar, dass der Patient zusätzlich ohne Wissen seines Arztes zahlreiche Vitamine, Supplemente und pflanzliche Arzneimittel eingenommen hatte, in denen offenbar ein Ginkgoextrakt am häufigsten enthalten war [1]. Als weitere Phytopharmaka sind in diesem Fallbericht einzig Ginseng und Sägepalme erwähnt.

In einem anderen Fall erlitt ein 78-jähriger Mann, dessen Epilepsie durch Gabe von täglich 1200 mg Valproat seit 7 Jahren unter guter Kontrolle stand, eine Serie an Anfällen, nachdem er für zwei Wochen täglich 120 mg Ginkgoextrakt zur Linderung milder kognitiver Beeinträchtigungen eingenommen hatte. Nach Absetzen von Ginkgo (alle anderen Medikationen blieben unverändert bestehen) war der Patient 8 Monate später anfallsfrei [2].

Eine 84-jährige, an schwerer Demenz erkrankte Frau war durch Gabe von täglich 1600 mg Valproat zwei Jahre lange anfallsfrei. Nach psychiatrischer Verschreibung nahm die Patientin zusätzlich täglich 120 mg Ginkgoextrakt ein; nach 12 Tagen erlitt sie eine Serie von Anfällen, die in der Notfallaufnahme mit intravenösem Diazepam behandelt wurden. Nach Absetzen von Ginkgo (alle anderen Medikationen blieben unverändert bestehen) war die Patientin 4 Monate später anfallsfrei [2].

Experimentelle Befunde: Es liegen keine relevanten Daten vor.

Wirkungsmechanismus: Der kausale Mechanismus ist unklar. Ginkgosamen enthalten das Neurotoxin 4-O-Methoxypyridoxin (Ginkgotoxin), das indirekt die Aktivität der Glutamatdecarboxylase hemmt. Damit geht eine Verringerung der Spiegel an γ-Aminobuttersäure (GABA) einher, was Anfälle auslösen kann. Eine größere Menge an Ginkgo**samen** (etwa 70–80) allein verursachte bei einer 36 Jahre alten gesunden Frau epileptische Anfälle [3]. Allerdings sollten Extrakte aus **Ginkgoblättern** im Allgemeinen keine problematischen Mengen dieses Neurotoxins enthalten.

Ein anderer möglicher Mechanismus ist die Induktion von CYP2C19 durch Ginkgo. Phenytoin ist ein CYP2C19-Substrat, weshalb Ginkgo theoretisch die Metabolisierung von Phenytoin intensivieren und dadurch dessen Spiegel verringern sollte. In klinischen Studien erwies sich Ginkgo jedenfalls als Induktor von CYP2C19. Siehe „Ginkgo und Protonenpumpenhemmer".

Beurteilung und Maßnahmen: Hinweise auf mögliche Wechselwirkungen zwischen Ginkgo und Valproat bzw. Phenytoin sind offenbar beschränkt auf die zitierten Fallberichte. In einem einzigen Fall wurden zwar die Serumspiegel dieser Antiepileptika bestimmt, doch war die Auswertung aufgrund der Anwendung zahlreicher anderer Supplemente erschwert. Eine Interaktion speziell mit Ginkgo ist hier deshalb keinesfalls nachgewiesen. Gleichwohl sollte die Möglichkeit verringerter Wirksamkeit von Phenytoin und/oder Valproat berücksichtigt werden, wenn ein damit behandelter Patient zusätzlich Ginkgo einnehmen möchte.

Für genauere Angaben zu möglichen Wechselwirkungen zwischen Ginkgo und Phenobarbital bei Tieren siehe „Ginkgo und Phenobarbital"

Literatur
[1] Kupiec T, Raj V. Fatal seizures due to potential herb-drug interactions with Ginkgo biloba. J Anal Toxicol, 29: 755–758, 2005
[2] Granger AS. Ginkgo biloba precipitating epileptic seizures. Age Ageing, 30: 523–525, 2001
[3] Miwa H, Iijima M, Tanaka S, Mizuno Y. Generalised convulsions after consuming a large amount of ginkgo nuts. Epilepsia, 42: 280–281, 2001

16.2.3 Ginkgo und Benzodiazepine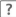

> Ginkgo hat keinen signifikanten Einfluss auf die Pharmakokinetik von Alprazolam oder Diazepam. Studien zu Midazolam sind weniger eindeutig; danach kann Ginkgo dessen Metabolisierung verstärken, hemmen oder auch keine Auswirkungen darauf haben.

Klinische Befunde: Alprazolam: 12 gesunde Probanden erhielten für 16 Tage 2-mal täglich 120 mg Ginkgoblätterextrakt und eine Einzeldosis von 2 mg Alprazolam an Tag 14. Die Ginkgozubereitung (Ginkgold) war auf einen Gehalt von 24 % Ginkgo-Flavonolglykosiden und 6 % Terpenlactonen eingestellt. Die AUC von Alprazolam war um 17 % verkleinert, auf den maximalen Plasmaspiegel hatte der Ginkgoextrakt hingegen keinen signifikanten Einfluss [1].

Diazepam: In einer Studie mit 12 gesunden Probanden hatte die Gabe von 4-mal täglich 40 mg Ginkgo (eingestellt auf einen Gehalt von 24 % Flavonglykosiden und 6 % Terpenlactonen) für 28 Tage auf die Metabolisierung einer Einzeldosis von 10 mg Diazepam oder dessen N-Desmethyl-Metaboliten keinen Einfluss [2].

Midazolam: In einer Studie mit 12 gesunden Probanden hatte die Gabe von 4-mal täglich 60 mg Ginkgo (eingestellt auf einen Gehalt von 24 % Flavonglykosiden und 6 % Terpenlactonen) für 28 Tage auf die Metabolisierung einer Einzeldosis von 8 mg Midazolam keinen Einfluss [3]. Dieser Befund wurde in einer späteren Studie mit den gleichen Kriterien bei 12 älteren gesunden Probanden bestätigt [4], ebenso in einer weiteren Studie mit 17 gesunden Personen, die einen anderen Ginkgoextrakt (EGb 761) für 8 Tage erhalten hatten [5]. Im Gegensatz dazu steht eine andere, ähnlich konzipierte Studie, bei der die Gabe von 2-mal täglich 120 mg Ginkgo die AUC und maximalen Serumspiegel einer Einzeldosis von 8 mg Midazolam jeweils um etwa ein Drittel **verringerte**. Die Ginkgozubereitung war eingestellt auf einen Gehalt von 29 % Flavonolglykosiden und 5 % Terpenlactonen [6]. Noch einen anderen Befund zeigte eine weitere Studie mit 10 gesunden Probanden: Hier ging die Gabe von 1-mal täglich 360 mg Ginkgo für 28 Tage mit einer **Erhöhung** (jeweils um etwa 25 %) der AUC und maximalen Serumspiegel einer Einzeldosis von 8 mg Midazolam. In diesem Fall war die Ginkgozubereitung (Ginkgold) auf einen Gehalt von 24 % Flavonglykosiden und 6 % Terpenlactonen eingestellt [7].

Experimentelle Befunde: In einer experimentellen Studie wurden einander unbekannte Ratten jeweils zu zweit für 10 Minuten in ein für sie neues Versuchsfeld platziert und die möglichen Auswirkungen einer gleichzeitigen Gabe von Ginkgo und **Diazepam** auf das Sozialverhalten beobachtet. Der Kontakt zwischen den Tieren, die zuvor für 8 Tage 1-mal täglich 96 mg/kg KG Ginkgo (EGb 761) sowie 30 Minuten vor Versuchsbeginn eine Einzelinjektion von 1 mg/kg KG Diazepam erhalten hatten, war signifikant stärker als zwischen jenen, denen ausschließlich Ginkgo oder Diazepam verabreicht worden war [8].

Wirkungsmechanismus: Alprazolam und Midazolam sind Testsubstrate für CYP3A4. Die zitierten Studien zeigen für Ginkgo nur minimale Effekte auf dieses Isoenzym; der stärkste Effekt auf Midazolam äußerte sich in dessen ca. 33%igen AUC-Reduktion. Jedoch ist es auffällig und ungewöhnlich, dass Studien auf gegensätzliche Wirkungen hinweisen (eine Untersuchung fand einen leichten **Anstieg** der AUC von Midazolam); der Grund hierfür ist nicht klar, doch könnte er mit der Untersuchungsmethode zu tun haben (erstens die Verwendung von Midazolam-Metabolitenverhältnissen und nicht die Bioverfügbarkeit von Midazolam, zweitens die Länge der Probenahme [6] und drittens die Tatsache, dass in einer Studie die Probanden bis 2 Wochen vor der Midazolam-Untersuchungen für 30 Tage mit Ritonavir verstärktes Lopinavir erhalten hatten, dazu 2 Wochen lang gleichzeitig Ginkgo [6]).

Die experimentellen Befunde sprechen dafür, dass Ginkgo mit Diazepam über dessen Effekte auf den GABA-Rezeptor in Wechselwirkung treten könnte; doch die Ursachen hierfür sind unklar. Den klinischen Untersuchungen zufolge kommt keine pharmakokinetische Komponente für Interaktionen in Frage.

Beurteilung und Maßnahmen: Die erhobenen pharmakokinetischen Daten zeigen, dass die Serumspiegel von Alprazolam und Diazepam durch Ginkgo nicht signifikant beeinflusst werden und somit klinisch relevante Wechselwirkungen nicht zu erwarten sind. Hingegen finden die widersprüchlichen Ergebnisse zur Metabolisierung von Midazolam – geringfügige Inhibition nach der einen Studie und leichte Induktion nach einer anderen – bisher keine Erklärung; doch jeglicher möglicher Effekt ist auch hier schwach. Da Alprazolam und Midazolam als Testsubstrate für die CYP3A4-Aktivität dienen, sprechen diese Ergebnisse auch dafür, dass klinisch relevante pharmakokinetische Wechselwirkungen zwischen Ginkgo und anderen CYP3A4-Substraten ebenso unwahrscheinlich sind.

Die klinische Bedeutung der bei Ratten gefundenen möglichen Interaktion zwischen Ginkgo und Diazepam ist unklar. Doch sind im Allgemeinen keine klinisch relevanten pharmakokinetischen Wechselwirkungen zu erwarten, weshalb bei Patienten, die gleichzeitig Ginkgo einnehmen, vermutlich keine Dosisanpassungen von Diazepam notwendig sind.

Literatur

[1] Markowitz JS, Donovan JL, DeVane CL, Sipkes L, Chavin KD. Multiple-dose administration of Ginkgo biloba did not affect cytochrome P-450 2D6 or 3A4 activity in normal volunteers. J Clin Psychopharmacol, 23: 576–581, 2003
[2] Zuo XC, Zhang BK, Jia SJ, Liu SK, Zhou LY, Li J, Zhang J, Dai LL, Chen BM, Yang GP, Yuan H. Effects of Ginkgo biloba extracts on diazepam metabolism: a pharmacokinetic study in healthy Chinese male subjects. Eur J Clin Pharmacol, 66: 503–509, 2010
[3] Gurley BJ, Gardner SF, Hubbard MA, Williams DK, Gentry WB, Cui Y, Ang CYW. Cytochrome P450 phenotypic ratios for predicting herb-drug interactions in humans. Clin Pharmacol Ther, 72: 276–287, 2002
[4] Gurley BJ, Gardner SF, Hubbard MA, Willimas DK, Gentry WB, Cui Y, Ang CYW. Clinical assessment of botanical supplementation on cytochrome P450 phenotypes in the elderly: St John's wort, garlic oil, Panax ginseng, and Ginkgo biloba. Drugs Aging, 22: 525–539, 2005
[5] Zadoyan G, Rokitta D, Klement S, Dienel A, Hoerr R, Gramatté T, Fuhr U. Effect of Ginkgo biloba special extract EGb 761® on human cytochrome P450 activity: a cocktail interaction study in healthy volunteers. Eur J Clin Pharmacol, 68: 553–560, 2012
[6] Robertson SM, Davey RT, Voell J, Formentini E, Alfaro RM, Penzak SR. Effect of Ginkgo biloba extract on lopinavir, midazolam and fexofenadine pharmacokinetics in healthy subjects. Curr Med Res Opin, 24: 591–599, 2008
[7] Uchida S, Yamada H, Li DX, Maruyama S, Ohmori Y, Oki T, Watanabe H, Umegaki K, Ohashi K, Yamada S. Effects of Ginkgo biloba extract on pharmacokinetics and pharmacodynamics of tolubutamide and midazolam in healthy volunteers. J Clin Pharmacol, 46: 1290–1298, 2006
[8] Chermat R, Brochet D, DeFeudis FV, Drieu K. Interactions of Ginkgo biloba extract (EGb 761). diazepam and ethyl β-carboline-3-carboxylate on social behaviour of the rat. Pharmacol Biochem Behav, 56: 333–339, 1997

16.2.4 Ginkgo und Bupropion

Ginkgo hat offenbar keinen klinisch bedeutsamen Einfluss auf die Pharmakokinetik von Bupropion.

Klinische Befunde: In einer Studie erhielten 14 gesunde Probanden eine Einzeldosis von 150 mg Bupropion mit verzögerter Wirkstofffreisetzung sowohl vor als auch nach einer 2-mal täglichen Gabe von 120 mg Ginkgo über 14 Tage. Ginkgo hatte keinen Einfluss auf die Pharmakokinetik von Bupropion oder seinen Metaboliten Hydroxybupropion, abgesehen von einem geringfügigen Anstieg der maximalen Plasmakonzentration dieses Metaboliten. Die Ginkgozubereitung war auf einen Gehalt von 24 % Flavonglykosiden und 6 % Terpenlactonen eingestellt [1].

Experimentelle Befunde: Einer In-vitro-Studie zufolge, die die Wirkungen von Ginkgo und seiner Terpen- und Flavonol-Inhaltsstoffe auf den Metabolismus von Bupropion untersuchte, hemmen Flavonol-Aglykone und *Ginkgo-biloba*-Extrakt die Aktivität von CYP2B6 [2]; s. o. unter „Pharmakokinetik".

Wirkungsmechanismus: Ginkgo inhibiert offenbar CYP2B6, doch die klinischen Effekte sind schwach.

Beurteilung und Maßnahmen: Obwohl In-vitro-Daten dafür sprechen, dass Ginkgo die Bioverfügbarkeit von Bupropion verstärkt, zeigten sich in Studien an gesunden Probanden keine klinisch relevanten Effekte auf die Pharmakokinetik von Bupropion. Deshalb sind bei Patienten, die gleichzeitig Ginkgo einnehmen, vermutlich keine Dosisanpassungen von Bupropion notwendig.

Literatur
[1] Lei HP, Ji W, Lin J, Chen H, Tan ZR, Hu DL, Liu LJ, Zhou HH. Effects of Ginkgo biloba extract on the pharmacokinetics of bupropion in healthy volunteers. Br J Clin Pharmacol, 68: 201–206, 2009
[2] Lau AJ, Chang TKH. Inhibition of human CYP2B6-catalyzed bupropion hydroxylation by Ginkgo biloba extract: effect of terpene trilactones and flavonoids. Drug Metab Dispos, 37: 1931–1937, 2009

16.2.5 Ginkgo und Buspiron

Zu einem Fall einer Frau, die Fluoxetin und Buspiron zusammen mit Johanniskraut, Ginkgo und Melatonin einnahm, dabei Angstzustände mit Episoden von überlangem Schlaf und Gedächtnisdefizite entwickelte, siehe unter „Johanniskraut und Buspiron".

16.2.6 Ginkgo und Calciumkanalblocker (Diltiazem) [?]

> Die Angaben zu Wechselwirkungen zwischen Ginkgo und Diltiazem basieren ausschließlich auf experimentellen Befunden.

Klinische Befunde: Keine Hinweise auf Wechselwirkungen.

Experimentelle Befunde: Bei Ratten verdoppelten sich die AUC und die maximalen Serumkonzentrationen einer peroral zugeführten Dosis von 30 mg/kg KG Diltiazem, wenn die Tiere 1 Stunde vor dieser Applikation 20 mg/kg KG Ginkgo erhalten hatten. Dagegen hatte die gleiche Dosis Ginkgo keinen signifikanten Effekt auf die Maximalspiegel von 3 mg/kg KG intravenös appliziertem Diltiazem [1].

Wirkungsmechanismus: Nach Auffassung der Autoren könnte Ginkgo die Aktivität von CYP3A4 oder des P-Glykoproteins hemmen. Beides würde die Diltiazem-Plasmaspiegel anheben, und zwar durch Inhibition der Metabolisierung bzw. Erhöhung der Resorptionsrate [1]. Allerdings hatte Ginkgo in klinischen Studien keine relevanten Effekte auf das P-Glykoprotein-Substrat Digoxin (siehe „Ginkgo und Digoxin") oder das empfindliche CYP3A4-Testsubstrat Midazolam (siehe „Ginkgo und Benzodiazepine").

Beurteilung und Maßnahmen: Nur in einer Studie mit Ratten zeigten sich Wechselwirkungen zwischen Ginkgo und Diltiazem. Ginkgo hat offenbar keinen klinisch relevanten Einfluss auf die Aktivität des P-Glykoproteins oder die Metabolisierung anderer CYP3A4-Substrate wie der Benzodiazepine. Da Befunde bei Tieren nicht direkt auf den Menschen übertragen werden können, bedarf es weiterer Untersuchungen, bevor spezifischere Empfehlungen ausgesprochen werden können. Im Falle unerwarteter Reaktionen auf eine gleichzeitige Gabe sollte man in jedem Fall die Möglichkeit einer Wechselwirkung zwischen Ginkgo und Diltiazem bedenken.

Literatur
[1] Ohnishi N, Kusuhara M, Yoshioka M, Kuroda K, Soga A, Nishikawa F, Koishi T, Nakagawa M, Hori S, Matsumoto T, Yamashita M, Ohta S, Takara K, Yokoyama T. Studies on interactions between functional foods or dietary supplements and medicines I Effects of Ginkgo biloba leaf extract on the pharmacokinetics of diltiazem in rats. Biol Pharm Bull, 26: 1315–1320, 2003

16.2.7 Ginkgo und Calciumkanalblocker (Nicardipin)

> Die Angaben zu Wechselwirkungen zwischen Ginkgo und Nicardipin basieren ausschließlich auf experimentellen Befunden.

Klinische Befunde: Keine Hinweise auf Wechselwirkungen.

Experimentelle Befunde: Bei Ratten reduzierte die tägliche Gabe von 0,5 %igem Ginkgoextrakt über 4 Wochen signifikant die Blutdruck senkenden Effekte sowohl von 30 mg/kg KG peroral wie 30 µg/kg KG intravenös appliziertem Nicardipin [1]. Diese Ergebnisse fand man in einer späteren Studie bestätigt: Ebenfalls bei Ratten reduzierte die tägliche Gabe von 0,5 %igem Ginkgoextrakt über 2 Wochen die maximalen Serumspiegel und die AUC von peroral zugeführtem Nicardipin 30 mg/kg KG um jeweils etwa 65 % [2]. Der Ginkgoextrakt enthielt 24 % Flavonoide (12 % Quercetin) und 9 % Terpenlactone.

Wirkungsmechanismus: Nach Auffassung der Autoren könnte Ginkgo CYP3A4 induzieren; dies würde die Metabolisierung von Nicardipin, einem CYP3A4-Substrat, intensivieren und dessen Serumspiegel verringern. Nach entsprechenden Studien mit Diltiazem (s. o.) und Nifedipin (s. u.) **inhibiert** aber Ginkgo CYP3A4 und erhöht dem zufolge die Serumspiegel dieser Arzneistoffe. Außerdem zeigte sich bei Untersuchungen mit dem empfindlichen CYP3A4-Testsubstrat Midazolam keine klinisch relevante CYP3A4-Inhibition durch Ginkgo (siehe „Ginkgo und Benzodiazepine").

Beurteilung und Maßnahmen: Zwar weisen die zitierten Studien mit Ratten darauf hin, dass Ginkgo die Serumspiegel von Nicardipin durch Induzieren von CYP3A4 signifikant reduzieren kann, doch gibt es gleichzeitig experimentelle Hinweise darauf, dass Ginkgo die Serumspiegel anderer CYP3A4-Substrate wie Diltiazem und Nifedipin erhöht. Außerdem zeigten sich in klinischen Studien mit CYP3A4-Substraten wie Benzodiazepinen keine relevanten pharmakokinetischen Wechselwirkungen (siehe „Ginkgo und Benzodiazepine"). Diese letztgenannten Ergebnisse und die Tatsache, dass bei den erwähnten Studien mit Ratten höhere Dosen eingesetzt wurden als sie beim Menschen zur Anwendung kommen, sprechen gegen eine allgemeine klinische Relevanz der in tierexperimentell gewonnenen Daten.

Literatur

[1] Shinozuka K, Umegaki K, Kubota Y, Tanaka N, Mizuno H, Yamauchi J, Nakamura K, Kunitomo M. Feeding of Ginkgo biloba extract (GBE) enhances gene expression of hepatic cytochrome P-450 and attenuates the hypotensive effect of nicardipine in rats. Life Sci, 70: 2783–2792, 2002
[2] Kubota Y, Kobayashi K, Tanaka N, Nakamura K, Kunitomo M, Umegaki K, Shinozuka K. Interaction of Ginkgo biloba extract (GBE) with hypotensive agent, nicardipine. in rats. In Vivo, 17: 409–413, 2003

16.2.8 Ginkgo und Calciumkanalblocker (Nifedipin) [!]

> Ginkgo kann die Serumspiegel von Nifedipin erhöhen und einige seiner Effekte verstärken.

Klinische Befunde: Dem vorläufigen Bericht einer klinischen Studie zufolge erhielten 22 gesunde Probanden für 18 Tage 1-mal täglich 120 mg Ginkgo und anschließend eine perorale Einzeldosis von 10 mg Nifedipin; dessen Serumspiegel erhöhte Ginkgo um etwa 50 % [1].

In einer anderen Studie mit 8 gesunden Probanden hatte die Gabe einer Einzeldosis von 240 mg Ginkgo keine signifikanten Auswirkungen auf die Pharmakokinetik einer gleichzeitig peroral applizierten Einzeldosis von 10 mg Nifedipin. Allerdings zeigten sich tendenziell höhere Nifedipin-Maximalspiegel (Anstieg um 30 %) und bei zwei Probanden verdoppelten sich diese Spiegel sogar. Außerdem traten Kopfschmerzen, Hitzewallungen und Schwindelgefühl bei gleichzeitiger Gabe tendenziell häufiger und stärker in Erscheinung als bei Gabe von Nifedipin allein. Auch erhöhte sich bei Personen mit kombinierter Gabe die Herzfrequenz, obwohl die Verringerung des Blutdrucks nicht beeinflusst wurde. Der verwendete Ginkgoextrakt enthielt 24 % Flavonoide und 6 % Terpenlactone [2].

Experimentelle Befunde: Bei Ratten erhöhte die Gabe von 20 mg/kg KG Ginkgoextrakt die maximalen Serumspiegel und die AUC von gleichzeitig peroral zugeführtem Nifedipin von 5 mg/kg KG um jeweils etwa 60 %. Der Ginkgoextrakt hatte aber keine Auswirkungen auf die Pharmakokinetik von intravenös appliziertem Nifedipin [3].

Wirkungsmechanismus: Experimentellen Daten [3] zufolge hat Ginkgo keinen signifikanten Einfluss auf die Pharmakokinetik von intravenös appliziertem Nifedipin, was darauf hindeutet, dass Ginkgo die First-Pass-Metabolisierung von Nifedipin verringert. Ginkgo könnte deshalb CYP3A4 hemmen, was die prä-systemische Metabolisierung von Nifedipin, einem CYP3A4-Substrat, reduzieren und dessen Serumspiegel erhöhen würde.

Es sei aber darauf hingewiesen, dass die gleichzeitige Gabe von Einzeldosen wahrscheinlich nicht ausreicht, um die CYP3A4-Inhibition umfassend beurteilen zu können. Außerdem zeigte sich bei entsprechenden Untersuchungen mit dem empfindlichen CYP3A4-Testsubstrat Midazolam keine klinisch relevante CYP3A4-Inhibition durch Ginkgo (siehe „Ginkgo und Benzodiazepine").

Beurteilung und Maßnahmen: Einige wenige klinische Daten deuten darauf hin, dass Ginkgo die Plasmaspiegel von Nifedipin erhöhen und so dessen Wirkungen verstärken könnte. Bevor keine weiteren Details hierzu bekannt sind, ist bei gleichzeitiger Gabe deshalb eine gewisse Vorsicht angebracht und verstärkt auf mögliche Nebenwirkungen von Nifedipin wie Kopfschmerz, Hitzewallung, Schwindelgefühl und Herzklopfen zu achten. Treten solche ein, sollte dem Patienten geraten werden, Ginkgo abzusetzen.

Literatur
[1] Smith M, Lin KM, Zheng YP. An open trial of nifedipine-herb interactions: nifedipine with St John's wort, ginseng or Ginkgo biloba. Clin Pharmacol Ther, 69: P86, 2001
[2] Yoshioka M, Ohnishi N, Koishi T, Obata Y, Nakagawa M, Matsumoto T, Tagagi K, Takara K, Ohkuni T, Yokoyama T, Kuroda K. Studies on interactions between functional foods or dietary supplements and medicines IV Effects of Ginkgo biloba leaf extract on the pharmacokinetics and pharmacodynamics of nifedipine in healthy volunteers. Biol Pharm Bull, 27: 2006–2009, 2004
[3] Yoshioka M, Ohnishi N, Sone N, Egami S, Takara K, Yokoyama T, Kuroda K. Studies on interactions between functional foods or dietary supplements and medicines III Effects of Ginkgo biloba leaf extract on the pharmacokinetics of nifedipine in rats. Biol Pharm Bull, 27: 2042–2050, 2004

16.2.9 Ginkgo und Chlorzoxazon

> Die Angaben zu Wechselwirkungen zwischen Ginkgo und Chlorzoxazon basieren ausschließlich auf experimentellen Befunden.

Befunde, Wirkmechanismus, Beurteilung und Maßnahmen: In einer Studie erhielten 12 gesunde Probanden für 28 Tage 4-mal täglich 60 mg Ginkgo; dies hatte keine signifikanten Auswirkungen auf die Metabolisierung von 500 mg Chlorzoxazon. Die Ginkgozubereitung war auf einen Gehalt von 24 % Flavonglykosiden und 6 % Terpenlactonen eingestellt [1]. Diese Ergebnisse bestätigten sich in einer gleich konzipierten Studie mit 12 älteren gesunden Personen [2].

Chlorzoxazon dient als Testsubstrat für CYP2E1, somit spricht diese Studie dafür, dass Ginkgo keinen klinisch relevanten Einfluss auf dieses Isoenzym hat. Deshalb sind bei gleichzeitiger Anwendung von Ginkgo und Chlorzoxazon keine Vorsichtsmaßnahmen notwendig, auch sind keine pharmakokinetischen Wechselwirkungen mit anderen CYP2E1-Substraten zu erwarten.

Literatur
[1] Gurley BJ, Gardner SF, Hubbard MA, Williams DK, Gentry WB, Cui Y, Ang CYW. Cytochrome P450 phenotypic ratios for predicting herb-drug interactions in humans. Clin Pharmacol Ther, 72: 276–287, 2002

[2] Gurley BJ, Gardner SF, Hubbard MA, Willimas DK, Gentry WB, Cui Y, Ang CYW. Clinical assessment of botanical supplementation on cytochrome P450 phenotypes in the elderly: St John's wort, garlic oil, Panax ginseng, and Ginkgo biloba. Drugs Aging, 22: 525–539, 2005

16.2.10 Ginkgo und Ciclosporin

> Die Angaben zu Wechselwirkungen zwischen Ginkgo und Ciclosporin basieren ausschließlich auf experimentellen Befunden.

Klinische Befunde: Keine Hinweise auf Wechselwirkungen.

Experimentelle Befunde: Bei Ratten verringerte die Gabe von 8 ml/kg KG Ginkgoextrakt (mit 775 nmol/kg KG Quercetin) die maximalen Serumspiegel und die AUC von peroral zugeführtem Ciclosporin um etwa 60 bzw. 50 %. Der Ginkgoextrakt hatte aber keine Auswirkungen auf die Pharmakokinetik von intravenös appliziertem Ciclosporin [1].

Wirkungsmechanismus: Nach Auffassung der Autoren könnte Quercetin, eine Flavonoid-Komponente in Ginkgo, über die Beeinflussung des P-Glykoproteins oder von CYP3A4 Auswirkungen auf die Ciclosporin-Plasmaspiegel haben. Allerdings zeigte Ginkgo in klinischen Studien weder klinisch relevante Wirkungen auf das P-Glykoprotein-Substrat Digoxin (siehe „Ginkgo und Digoxin") noch auf das CYP3A4-Substrat Midazolam (siehe „Ginkgo und Benzodiazepine").

Beurteilung und Maßnahmen: Hinweise auf mögliche Wechselwirkungen zwischen Ginkgo und Ciclosporin liefert nur die eine zitierte Studie mit Ratten. Allerdings enthält Ginkgo Flavonoide, von denen Quercetin anderen Studien zufolge an schwächeren Wechselwirkungen mit Ciclosporin beteiligt ist (siehe „Flavonoide und Ciclosporin"). Angesichts dieser Ergebnisse ist es nicht zwingend notwendig, generell die gleichzeitige Einnahme von Ginkgo und Ciclosporin zu vermeiden. Gleichwohl destabilisiert Ginkgo möglicherweise die Ciclosporin-Plasmaspiegel, da der Gehalt an Quercetin in den einzelnen Ginkgozubereitungen variiert. Bei gleichzeitiger Anwendung ist daher eine gewisse Vorsicht angebracht.

Literatur
[1] Yang CY, Chao PDL, Hou YC, Tsai SY, Wen KC, Hsiu SL. Marked decrease of cyclosporin bioavailability caused by coadministration of ginkgo and onion in rats. Food Chem Toxicol, 44: 1572–1578, 2006

16.2.11 Ginkgo und Coffein

> Ginkgo hat offenbar keinen Einfluss auf die Pharmakokinetik von Coffein.

Klinische Befunde: In einer Studie mit 12 gesunden Probanden hatte die Gabe von 4-mal täglich 60 mg Ginkgo über 28 Tage keine Auswirkungen auf die Metabolisierung von Coffein. Die Ginkgozubereitung war auf einen Gehalt von 24 % Flavonglykosiden und 6 %

Terpenlactonen eingestellt [1]. Dieser Befund wurde in einer späteren Studie mit den gleichen Kriterien bei 12 älteren gesunden Probanden bestätigt [2], ebenso in einer weiteren Studie mit 18 gesunden Personen, die einen anderen Ginkgoextrakt (EGb 761) in einer Dosis von 120 mg 2-mal täglich oder 240 mg 1-mal täglich für 8 Tage erhalten hatten [3].

Experimentelle Befunde: Keine Hinweise auf Wechselwirkungen.

Wirkungsmechanismus: Der klinischen Studie zufolge hat Ginkgo offenbar keine relevanten Effekte auf CYP1A2.

Beurteilung und Maßnahmen: Hinweise aus Studien mit gesunden Personen sprechen dafür, dass Ginkgo die Metabolisierung von Coffein nicht beeinflusst und deshalb auch keine verstärkten Nebenwirkungen von Coffein zu erwarten sind. Coffein dient als Testsubstrat für die CYP1A2-Aktivität, somit deuten die Ergebnisse darauf hin, dass auch zwischen Ginkgo und anderen CYP1A2-Substraten wahrscheinlich keine pharmakokinetischen Wechselwirkungen bestehen.

Literatur
[1] Gurley BJ, Gardner SF, Hubbard MA, Williams DK, Gentry WB, Cui Y, Ang CYW. Cytochrome P450 phenotypic ratios for predicting herb-drug interactions in humans. Clin Pharmacol Ther, 72: 276–287, 2002
[2] Gurley BJ, Gardner SF, Hubbard MA, Willimas DK, Gentry WB, Cui Y, Ang CYW. Clinical assessment of botanical supplementation on cytochrome P450 phenotypes in the elderly: St John's wort, garlic oil, Panax ginseng, and Ginkgo biloba. Drugs Aging, 22: 525–539, 2005
[3] Zadoyan G, Rokitta D, Klement S, Dienel A, Hoerr R, Gramatté T, Fuhr U. Effect of Ginkgo biloba special extract EGb 761® on human cytochrome P450 activity: a cocktail interaction study in healthy volunteers. Eur J Clin Pharmacol, 68: 553–560, 2012

16.2.12 Ginkgo und Dextromethorphan

> Ginkgo hat offenbar keinen Einfluss auf die Metabolisierung von Dextromethorphan.

Klinische Befunde: In einer Studie erhielten 12 gesunde Probanden für 16 Tage 2-mal täglich 120 mg Ginkgoblätterextrakt und zusätzlich an Tag 14 eine Einzeldosis von 30 mg Dextromethorphan. Die Ginkgozubereitung (Ginkgold), die 24 % Flavonolglykoside und 6 % Terpenlactone enthielt, hatte keine Auswirkungen auf die Metabolisierung von Dextromethorphan [1]. Ähnlich hatte auch in einer weiteren Studie mit 18 gesunden Personen die Gabe von 2-mal täglich 120 mg eines anderen Ginkgoextrakts (EGb 761) für 8 Tage keinen Einfluss auf die Metabolisierung von Dextromethorphan. Die Gabe des gleichen Extrakts in einer 1-mal täglichen Dosis von 240 mg hatte einen Borderline-Effekt, den man aber als klinisch nicht relevant erachtete [2].

Bei 12 gesunden Probanden hatte die Gabe von 4-mal täglich 60 mg Ginkgo über 28 Tage keine signifikanten Auswirkungen auf die Metabolisierung von 5 mg **Debrisoquin**. Die verwendete Ginkgozubereitung war auf einen Gehalt an 24 % Flavonglykosiden und 6 % Terpenlactonen eingestellt [3]. Diese Ergebnisse bestätigte eine gleich konzipierte Studie mit 12 älteren gesunden Personen [4].

Experimentelle Befunde: In In-vitro-Experimenten drosselten niedrige Dosen an Ginkgo die Metabolisierung von Dextromethorphan leicht, hohe Dosen forcierten sie geringfügig [5, 6].

Wirkungsmechanismus: Dextromethorphan dient als CYP2D6-Testsubstrat, somit hat den Ergebnissen der zitierten Studien zufolge Ginkgo keinen Einfluss auf dieses Isoenzym; dafür spricht auch die Untersuchung mit Debrisoquin, einem weiteren CYP2D6-Substrat.

Beurteilung und Maßnahmen: Die erhobenen Daten sprechen stark dafür, dass Ginkgo die Pharmakokinetik von Dextromethorphan nicht beeinflusst. Vorsichtsmaßnahmen bei gleichzeitiger Anwendung erscheinen deshalb nicht notwendig.

Da Dextromethorphan als Testsubstrat für die Aktivität von CYP2D6 dient, weisen die Ergebnisse (wie auch jene mit Debrisoquin) darauf hin, dass Ginkgo auch mit anderen CYP2D6-Substraten wahrscheinlich keine klinisch relevanten Wechselwirkungen eingeht.

Literatur

[1] Markowitz JS, Donovan JL, DeVane CL, Sipkes L, Chavin KD. Multiple-dose administration of Ginkgo biloba did not affect cytochrome P-450 2D6 or 3A4 activity in normal volunteers. J Clin Psychopharmacol, 23: 576–581, 2003

[2] Zadoyan G, Rokitta D, Klement S, Dienel A, Hoerr R, Gramatté T, Fuhr U. Effect of Ginkgo biloba special extract EGb 761® on human cytochrome P450 activity: a cocktail interaction study in healthy volunteers. Eur J Clin Pharmacol, 68. 553–560, 2012

[3] Gurley BJ, Gardner SF, Hubbard MA, Williams DK, Gentry WB, Cui Y, Ang CYW. Cytochrome P450 phenotypic ratios for predicting herb-drug interactions in humans. Clin Pharmacol Ther, 72: 276–287, 2002

[4] Gurley BJ, Gardner SF, Hubbard MA, Willimas DK, Gentry WB, Cui Y, Ang CYW. Clinical assessment of botanical supplementation on cytochrome P450 phenotypes in the elderly: St John's wort, garlic oil, Panax ginseng, and Ginkgo biloba. Drugs Aging, 22: 525–539, 2005

[5] Hellum BH, Nilsen OG. The in vitro inhibitory potential of trade herbal products on human CYP2D6-mediated metabolism and the influence of ethanol. Basic Clin Pharmacol Toxicol, 101: 350–358, 2007

[6] Hellum BH, Hu Z, Nilsen OG. The induction of CYP1A2, CYP2D6 and CYP3A4 by six trade herbal products in cultured primary human hepatocytes. Basic Clin Pharmacol Toxicol, 100: 23–30, 2007

16.2.13 Ginkgo und Digoxin

> Ginkgo hat offenbar keinen Einfluss auf die Pharmakokinetik von Digoxin.

Klinische Befunde: In einer Studie mit 8 gesunden Probanden hatte die Gabe von 3-mal täglich 80 mg Ginkgoblätterextrakt keine Auswirkungen auf die Pharmakokinetik einer Einzeldosis von 500 µg Digoxin [1].

Experimentelle Befunde: In In-vitro-Experimenten inhibierte Ginkgo mäßig den transmembranären Transport von Digoxin und führte so zu dessen intrazellulärer Anreicherung [2].

Wirkungsmechanismus: Digoxin ist ein Substrat des P-Glykoproteins. In-vitro-Studien zufolge [2] hemmt Ginkgo die Aktivität dieses Transportproteins, was zu erhöhten Digoxin-Plasmaspiegeln führen kann. Doch haben diese Effekte offenbar keinerlei klinische Bedeutung. Untersuchungen mit anderen P-Glykoprotein-Substraten stützen diese Hypothese (siehe „Ginkgo und Talinolol").

Beurteilung und Maßnahmen: Den Ergebnissen der klinischen Studie zufolge hat Ginkgo in therapeutischer Dosis keinen Einfluss auf die Digoxin-Plasmaspiegel. Deshalb sind auch vermutlich keine Dosisanpassungen von Digoxin notwendig, wenn ein Patient gleichzeitig Ginkgo einnehmen möchte. Da Digoxin als Testsubstrat für die Aktivität des P-Glykoproteins dient, sprechen die Ergebnisse dafür, dass Ginkgo auch mit anderen Arzneimitteln, die Substrat des P-Glykoproteins sind, nicht in Wechselwirkung tritt. Bei kombinierter Gabe sind keine Vorsichtsmaßnahmen notwendig.

Literatur

[1] Mauro VF, Mauro LS, Kleshinski JF, Khuder SA, Wang Y, Erhardt PW. Impact of Ginkgo biloba on the pharmacokinetics of digoxin. Am J Ther, 10: 247–251, 2003

[2] Hellum BH, Nilsen OG. In vitro inhibition of CYP3A4 metabolism and P-glycoprotein-mediated transport by trade herbal products. Basic Clin Pharmacol Toxicol, 102: 466–475, 2008

16.2.14 Ginkgo und Donepezil

> Ginkgo beeinflusst offenbar weder die Pharmakokinetik noch die Wirkungen von Donepezil.

Befunde, Wirkmechanismus, Beurteilung und Maßnahmen: In einer pharmakokinetischen Studie erhielten 14 ältere Patienten mit Alzheimer-Demenz über mindestens 20 Wochen 1-mal täglich 5 mg Donepezil, anschließend zusätzlich über weitere 30 Tage 1-mal täglich 90 mg Ginkgoextrakt. Die gleichzeitige Gabe hatte keine Auswirkungen auf die Pharmakokinetik von Donepezil, auch nicht auf dessen Cholinesterase-Aktivität. Ebenso zeigten sich die kognitiven Funktionen unverändert [1]. Somit scheint die gleichzeitige Gabe über 30 Tage weder mit Vorteilen noch mit Nachteilen verbunden zu sein, weshalb auch keine Vorsichtsmaßnahmen zu treffen sind.

Literatur

[1] Yasui-Furukori N, Furukori H, Kaneda A, Kaneko S, Tateishi T. The effects of Ginkgo biloba extracts on the pharmacokinetics and pharmacodynamics of donepezil. J Clin Pharmacol, 44: 538–542, 2004

16.2.15 Ginkgo und Efavirenz

> Einem Fallbericht zufolge kann Ginkgo die Efavirenz-Plasmaspiegel verringern.

Klinische Befunde: Bei einem 47-jährigen HIV-positiven Mann, der zwei Jahre lang mit Efavirenz, Emtricitabin und Tenofovir behandelt worden war, kam es zum virologischen Versagen. Anhand entsprechender Messungen an aufbewahrten Plasmaproben wurde klar, dass die Efavirenz-Plasmaspiegel im Verlauf dieser zwei Jahre von 1,26 auf 0,48 mg/l gefallen waren; dies war offenbar mit einem Anwachsen der Viruslast einhergegangen. Auf Nachfrage stellte sich heraus, dass der Patient über mehrere Monate Ginkgo eingenommen hatte; so führte man die abnehmenden Efavirenz-Plasmaspiegel auf Wechselwirkungen mit Ginkgo zurück. Nachfolgend wurde der Patient erfolgreich auf alternative antiretrovirale Medikamente eingestellt [1].

Experimentelle Befunde: Keine Hinweise auf Wechselwirkungen.

Wirkungsmechanismus: Unklar; zwar könnte nach Meinung der Autoren Ginkgo durch Induktion von CYP3A4 und des P-Glykoproteins die Efavirenz-Plasmaspiegel verringert haben [1]. Doch sprechen an anderer Stelle erhobene Daten sowohl gegen klinisch relevante Wechselwirkungen mit dem P-Glykoprotein (siehe „Ginkgo und Digoxin") wie auch mit CYP3A4 (siehe „Ginkgo und Benzodiazepine").

Beurteilung und Maßnahmen: Hinweise auf eine mögliche Wechselwirkung zwischen Ginkgo und Efavirenz ist auf diesen einen Fallbericht beschränkt, dem keinesfalls Beweiskraft zukommt. Gleichwohl mahnt er zu gewisser Vorsicht bei gleichzeitiger Anwendung von Ginkgo und Efavirenz, denn eine Abnahme der antiviralen Wirksamkeit kann nicht ausgeschlossen werden. Bevor keine weiteren Details bekannt sind, sollte für den Fall, dass eine gleichzeitige Gabe zweckmäßig erscheint, mit der Möglichkeit abnehmender Efavirenz-Plasmaspiegel gerechnet werden.

Literatur
[1] Wiegman DJ, Brinkman K, Franssen EJP. Interaction of Ginkgo biloba with efavirenz. AIDS, 23: 1184–1185, 2009

16.2.16 Ginkgo und Fexofenadin

> Ginkgo beeinflusst offenbar nicht die Pharmakokinetik von Fexofenadin.

Befunde, Wirkmechanismus, Beurteilung und Maßnahmen: In einer klinischen Studie erhielten 13 gesunde Probanden über 4 Wochen 2-mal täglich 120 mg Ginkgo (mit einem Gehalt von 29 % Flavonolglykosiden und 5 % Terpenlactonen) und zum Abschluss eine perorale Einzeldosis von 120 mg Fexofenadin. Dessen Pharmakokinetik zeigte sich im Folgenden nicht signifikant verändert [1].

Da Fexofenadin ein Substrat des P-Glykoproteins ist, spricht dieser Befund dafür, dass Ginkgo dessen Aktivität nicht beeinflusst. Im Falle einer gleichzeitigen Einnahme erscheinen deshalb keine Vorsichtsmaßnahmen notwendig.

Literatur
[1] Robertson SM, Davey RT, Voell J, Formentini E, Alfaro RM, Penzak SR. Effects of Ginkgo biloba extract on lopinavir, midazolam and fexofenadine pharmacokinetics in healthy subjects. Curr Med Res Opin, 24: 591–599, 2008

16.2.17 Ginkgo und Haloperidol

> Tierstudien zufolge kann Ginkgo die extrapyramidalen Nebenwirkungen von Haloperidol verstärken, doch klinische Studien bestätigen dies nicht.

Klinische Befunde: Ginkgo wird mitunter zur Behandlung der Schizophrenie als Ergänzung zu standardmäßigen Antipsychotika wie Haloperidol eingesetzt. So zeigten sich beispielsweise in einer klinischen Studie bei 43 schizophrenen Patienten, die über 12 Wochen täglich außer 250 μg/kg KG Haloperidol auch noch 360 mg/kg KG Ginkgoextrakt erhielten, eine Verbesserung in den positiven Symptomen. Keinerlei abträgliche Nebenwirkungen wurden berichtet [1].

Experimentelle Befunde: Bei Ratten verstärkte die tägliche Gabe von hoch dosiertem (80 mg/kg KG) Ginkgoextrakt (EGb 761, Tebonin®) über 5 Tage signifikant die kataleptischen Nebenwirkungen von Haloperidol (2 mg/kg KG), appliziert an den Tagen 1 und 5 [2]. Die kataleptische Reaktion auf Haloperidol dient als Tiermodell für extrapyramidal-motorische Nebenwirkungen.

Wirkungsmechanismus: Der kausale Mechanismus ist unklar. Haloperidol ist ein Dopamin-D_2-Antagonist. Möglicherweise hemmt Ginkgo die Neurotransmission von Dopamin zusätzlich dadurch, dass es die Stickstoffmonoxid-Konzentrationen vermindert; denn dadurch könnte die Bewegungsaktivität gedrosselt werden [2].

Beurteilung und Maßnahmen: Die Autoren der experimentellen Studie warnen vor einer möglichen Zunahme extrapyramidal-motorischer Effekte, wenn zusätzlich zu Haloperidol noch Ginkgo zum Einsatz kommt [2]. Doch zum einen verwendeten sie in ihrer Untersuchung mit Ratten hohe Dosen an Ginkgo und zum anderen liegen einige klinische Studien vor, die nicht von solchen verstärkten Nebenwirkungen bei gleichzeitiger Gabe berichten. Es gibt jedoch noch keine klinische Studie, die sich speziell mit den extrapyramidalen Effekten befasst. Solange hier keine genaueren Kenntnisse vorliegen, sollte bei Patienten, die Haloperidol und Ginkgo einnehmen, im Falle unerwarteter Ereignisse die Möglichkeit einer Wechselwirkung in Betracht gezogen werden.

Literatur
[1] Zhang XY, Zhou DF, Su JM, Zhang PY. The effect of extract of Ginkgo biloba added to haloperidol on superoxide dismutase in patients with chronic schizophrenia. J Clin Psychopharmacol, 21: 85–88, 2001

[2] Fontana L, Souza AS, Del Bel EA, de Oliveira RMW. Ginkgo biloba leaf extract (EGb 761), enhances catalepsy induced by haloperidol and L-nitroarginine in mice. Braz J Med Biol Res, 38: 1649–1654, 2005

16.2.18 Ginkgo und HIV-Protease-Inhibitoren

> Ginkgo hat offenbar keine Auswirkungen auf die Pharmakokinetik von Lopinavir mit Ritonavir-Booster.

Klinische Befunde: In einer Studie mit 14 gesunden Probanden hatte die Gabe von 2-mal täglich 120 mg Ginkgo über 14 Tage keinen signifikanten Einfluss auf die Pharmakokinetik von 2-mal täglich 400 mg Lopinavir, verstärkt mit 100 mg Ritonavir (appliziert 2 Wochen lang vor der Ginkgo-Gabe). Der Ginkgoextrakt hatte einer Analyse zufolge einen Gehalt von 29 % Flavonolglykosiden und 5 % Terpenlactonen [1].

Experimentelle Befunde: Keine Hinweise auf Wechselwirkungen.

Wirkungsmechanismus: Nach Auffassung der Autoren [1] wären ohne Ritonavir die Spiegel von Lopinavir durch Ginkgo gesenkt worden. Sie verweisen darauf, dass der Plasmaspiegel von Midazolam unter dem Einfluss von Ginkgo moderat abgenommen habe; sie vermuten durch Induktion von CYP3A4. Da Ritonavir CYP3A4 inhibiere, resultiere eine abgeschwächte Wirkung von Ginkgo auf die Metabolisierung von Lopinavir. Dazu ist anzumerken, dass es sich bei allen HIV-Protease-Inhibitoren um CYP3A4-Inhibitoren handelt, und dass Ginkgo in anderen Studien entweder überhaupt keinen Einfluss auf die Midazolam-Spiegel hatte oder sogar einen leichten Anstieg bewirkte. Dies spricht dafür, dass Ginkgo keinen klinisch relevanten Effekt auf die CYP3A4-Aktivität hat. Siehe auch „Ginkgo und Benzodiazepine".

Beurteilung und Maßnahmen: Der zitierten Studie zufolge hat Ginkgo keinen Einfluss auf Lopinavir geboostert mit Ritonavir, weshalb bei gleichzeitiger Anwendung keine Vorsichtsmaßnahmen angezeigt sind. Dies sollte auch für alle anderen HIV-Protease-Inhibitoren, die mit geboostert sind, zutreffen. Im Falle nicht mit Ritonavir verstärkter HIV-Protease-Inhibitoren raten die Autoren davon ab, Ginkgo gleichzeitig anzuwenden [1]. Dies erscheint aber hinsichtlich der gewonnenen Ergebnisse übervorsichtig, danach hat Ginkgo keinen klinisch relevanten Einfluss auf das CYP3A4-Testsubstrat Midazolam.

Literatur
[1] Robertson SM, Davey RT, Voell J, Formentini E, Alfaro RM, Penzak SR. Effects of Ginkgo biloba extract on lopinavir, midazolam and fexofenadine pharmacokinetics in healthy subjects. Curr Med Res Opin, 24: 591–599, 2008

16.2.19 Ginkgo und Metformin

> Ginkgo hat offenbar keinen Einfluss auf die Pharmakokinetik von Metformin und einen leicht positiven Effekt auf die Blutzuckerkontrolle.

Befunde, Wirkmechanismus, Beurteilung und Maßnahmen: In einer kleinen Cross-over-Studie erhielten 10 Typ-2-Diabetes-Patienten unter Metformin-Behandlung für 3 Monate täglich 120 mg Ginkgo (EGb 761). Dies verbesserte den HbA_{1c}-Wert im Vergleich zur Gabe eines Placebos (HbA_{1c}: 7,2 vs. 7,7 %). Die Pharmakokinetik von Metformin wurde an einem Tag gegen Ende der Studie bestimmt: Bei gleichzeitiger Einnahme der täglichen Dosis hatte Ginkgo keinerlei Einfluss auf die Pharmakokinetik von Metformin [1]. Bei weiteren 10 gesunden Probanden hatte die tägliche Gabe von 120 mg Ginkgo ebenfalls keinen Effekt auf die Pharmakokinetik einer Einzeldosis von 500 mg Metformin, abgesehen von einer Verkürzung der Dauer bis zum Erreichen der maximalen Plasmaspiegel [1].

Nach den Ergebnissen dieser Studie ist es unwahrscheinlich, dass Ginkgo die Pharmakokinetik von Metformin verändert. Außerdem geben sie – allerdings schwache – Hinweise darauf, dass Ginkgo leicht positive Auswirkungen auf die Blutzuckerkontrolle haben könnte. Doch muss diese Hypothese erst noch in Form einer größeren Studie bestätigt werden.

Literatur
[1] Kudolo GB, Weng W, Javors M, Blodgett J. The effect of the ingestion of Ginkgo biloba extract (EGb 761) on the pharmacokinetics of metformin in non-diabetic and type 2 diabetic subjects – a double blind placebo-controlled, crossover study. Clin Nutr, 25: 606–616, 2006

16.2.20 Ginkgo und Nahrungsmittel
Keine Hinweise auf Wechselwirkungen.

16.2.21 Ginkgo und NSAID

> Ein einzelner Fall berichtet von einer tödlichen intrazerebralen Massenblutung bei einem Patienten, der gleichzeitig Ginkgo und Ibuprofen eingenommen hatte. Ein anderer Patient zeigte unter der Gabe von Ginkgo und Rofecoxib verlängerte Blutungszeiten und subdurale Hämatome. In Studien mit Diclofenac und Flurbiprofen hatte Ginkgo keinen Einfluss auf deren Pharmakokinetik.

Klinische Befunde: Bekannt ist der Fall einer tödlichen intrazerebralen Massenblutung bei einem 71-jährigen Patienten vier Wochen nach Beginn einer Behandlung mit täglich 600 mg **Ibuprofen**. Der Mann hatte seit mindestens 2,5 Jahren täglich ein Ginkgoextrakt (Gingium®) eingenommen [1]. Ein 69-jähriger Mann, der **Rofecoxib** und ein Ginkgo-Supplement einnahm, entwickelte nach einer Kopfverletzung ein subdurales Hämatom, später wiederkehrende kleinere spontane Blutungen. Die zu diesem Zeitpunkt verlängerte Blutungsdauer normalisierte sich nach Absetzen von Ginkgo und Rofecoxib binnen einer Woche und blieb auch bei den Normalwerten, als der Patient wieder auf niedrig dosiertes Rofecoxib eingestellt wurde [2].

In einer Placebo-kontrollierten Studie erhielten 11 gesunde Probanden für 3 Tage 2-mal täglich 120 mg einer Ginkgoblätterzubereitung (Ginkgold), dann eine Einzeldosis von 100 mg **Flurbiprofen**. Dessen Pharmakokinetik zeigte sich unverändert [3].

In einer anderen Studie erhielten 12 gesunde Personen für 14 Tage 2-mal täglich 50 mg **Diclofenac**, zusätzlich 2-mal täglich 120 mg einer Ginkgoblätterzubereitung (Ginkgold) an den Tagen 8–15. Auch hier wurden keine Veränderungen in der AUC oder der peroralen Clearance von **Diclofenac** beobachtet [4].

Experimentelle Befunde: Siehe unter „Wirkmechanismus".

Wirkungsmechanismus: Die Ursache für die Blutungen im erstgenannten Fall ist unklar. Einerseits enthält Ginkgoextrakt Ginkgolid B, einen starken Inhibitor des Plättchen-aktivierenden Faktors, der Voraussetzung ist für die Archachidonsäure-abhängige Thrombozytenaggregation; doch andererseits konnte man in einer kontrollierten Studie mit gesunden Probanden, die für 2 Wochen ausschließlich eine Ginkgozubereitung erhielten, keinen Effekt auf die Thrombozytenfunktion feststellen [5]. Gleichwohl gibt es in Verbindung mit der alleinigen Gabe von Ginkgo-Supplementen einige Fallberichte über verlängerte Blutungszeiten [6, 7], links- und beidseitige Subduralhämatome [6, 8], ein rechtsseitig peripheres Hämatom [9], eine retrobulbäre Hämorrhagie [10], eine post-laparoskopisch cholezystektomische Blutung [11] und eine subarachnoidale Hämorrhagie [7]. Ibuprofen hemmt die Thrombozytenaggregation, doch selektive COX-2-Inhibitoren wie Rofecoxib haben keinen Einfluss darauf und verstärken daher auch nicht die gerinnungshemmenden Wirkungen von Ginkgo.

Die pharmakokinetischen Studien mit Diclofenac und Flurbiprofen sollten Aufschlüsse darüber geben, ob Ginkgo die Aktivität von CYP2C9 hemmt – mit negativem Befund: Ginkgo hat keinen Effekt auf dieses Isoenzym.

Beurteilung und Maßnahmen: Die Hinweise aus diesen Studien sind zu schwach, um Patienten, die mit NSAID behandelt werden, generell von Ginkgo abzuraten, doch mahnen einige zu Vorsicht [12]. Behandelnde Ärzte sollten sich der Möglichkeit verstärkter Blutungsneigungen bei gleichzeitiger Anwendung von Ginkgo bewusst sein und jeden Verdachtsfall berichten [9].

Für weitere Berichte zu Blutungsereignissen im Zusammenhang mit Ginkgo siehe „Ginkgo und Thrombozytenaggregationshemmer" und „Ginkgo und Warfarin und verwandte Arzneistoffe".

Literatur

[1] Meisel C, Johne A, Roots I. Fatal intracerebral mass bleeding associated with Ginkgo biloba and ibuprofen. Atherosclerosis, 167: 367, 2003

[2] Hoffman T. Ginkgo, Vioxx and excessive bleeding – possible drug-herb interactions: case report. Hawaii Med J, 60: 290, 2001

[3] Greenblatt DJ, von Moltke LL, Luo Y, Perloff ES, Horan KA, Bruce A, Reynolds RC, Harmatz JS, Avula B, Khan IA, Goldman P. Ginkgo biloba does not alter clearance of flurbiprofen, a cytochrome P450–2C9 substrate. J Clin Pharmacol, 46: 214–221, 2006

[4] Mohutsky MA, Anderson GD, Miller JW, Elmer GW. Ginkgo biloba: evaluation of CYP2C9 drug interactions in vitro and in vivo. Am J Ther, 13: 24–31, 2006

[5] Beckert BW, Concannon MJ, Henry SL, Smith DS, Puckett CL. The effect of herbal medicines on platelet function: an in vivo experiment and review of the literature. Plast Reconstr Surg, 120: 2044–2050, 2007

[6] Rowin J, Lewis SL. Spontaneous bilateral subdural hematomas associated with chronic Ginkgo biloba ingestion. Neurology, 46: 1775–1776, 1996

[7] Vale S. Subarachnoid haemorrhage associated with Ginkgo biloba. Lancet, 352: 36, 1997
[8] Gilbert GJ. Ginkgo biloba. Neurology, 48: 1137, 1997
[9] Benjamin J, Muir T, Briggs K, Pentland B. A case of cerebral haemorrhage – can Ginkgo biloba be implicated? Postgrad Med J, 77: 112–113, 2001
[10] Fong KCS, Kinnear PE. Retrobulbar haemorrhage associated with chronic Ginkgo [Sic] biloba ingestion. Postgrad Med J, 79: 531–532, 2003
[11] Fessenden JM, Wittenborn W, Clarke L. Ginkgo biloba: a case report of herbal medicine and bleeding postoperatively from a laparoscopic cholecystectomy. Am Surg, 67: 33–35, 2001
[12] Griffiths J, Jordan S, Pilon S. Natural health products and adverse reactions, Can Adverse React News, 14: 2–3, 2004

16.2.22 Ginkgo und pflanzliche Arzneimittel (Baldrian)

> Bekannt ist der Fall einer Frau, die unter gleichzeitiger Einnahme von Ginkgo und Baldrian psychotische Symptome entwickelte; doch ob diese auf Wechselwirkungen zwischen den beiden Phytopharmaka zurückzuführen waren, ist nicht klar.

Klinische Befunde: Eine 51-jährige Frau, die täglich 1–2 g Baldrian und eine unbekannte Menge Ginkgo einnahm, darüber hinaus regelmäßig mehr als 1 Liter Wein pro Tag konsumierte, wurde nach einem Ohnmachtsanfall und Veränderungen im psychisch-mentalen Zustand stationär aufgenommen. In den folgenden Tagen zeigte die Patientin eine Reihe psychotischer Symptome (paranoide Wahnvorstellungen, wirres Verhalten, Angstzustände, akustische Halluzinationen). Bei Einlieferung lag der Blutalkoholspiegel der Patientin bei null und sie zeigte während ihres Aufenthalts in der Klinik keine Alkoholentzugssymptome [1].

Experimentelle Befunde: Keine Hinweise auf Wechselwirkungen.

Wirkungsmechanismus: Unklar; Baldrian wird – bei alleiniger Einnahme – mit ZNS-dämpfenden Wirkungen in Zusammenhang gebracht und Ginkgo vorrangig zur Verbesserung kognitiver Funktionen und gegen Gedächtnisverlust eingesetzt. Da im berichteten Fall Alkohol, Baldrian und Ginkgo gleichzeitig abgesetzt wurden, ist es schwierig, die genaue Ursache für das Auftreten der psychotischen Symptome zu ermitteln.

Beurteilung und Maßnahmen: Der geschilderte Fall ist offenbar der einzige Bericht in der Literatur zu möglichen Wechselwirkungen zwischen Baldrian und Ginkgo; da auch noch andere Faktoren eine Rolle gespielt haben könnten (etwa ein länger bestehender Alkoholmissbrauch), ist die allgemeine Bedeutung schwer einzuschätzen. Man sollte im Falle ungünstiger Reaktionen auf die gleichzeitige Einnahme von Baldrian und Ginkgo mögliche Wechselwirkungen in Betracht ziehen.

Literatur
[1] Chen D, Klesmer J, Giovanniello A, Katz J. Mental status changes in an alcohol abuser taking valerian and Ginkgo biloba. Am J Addict, 11: 75–77, 2002

16.2.23 Ginkgo und Phenobarbital

> Die Angaben zu Wechselwirkungen zwischen Ginkgo und Phenobarbital basieren ausschließlich auf experimentellen Befunden.

Klinische Befunde: Keine Hinweise auf Wechselwirkungen.

Experimentelle Befunde: In einer experimentellen Studie erhielten Ratten für 2 Wochen täglich einen 0,5 %igen Ginkgoextrakt (äquivalent zu etwa 1,3 g/kg KG) und abschließend eine Einzeldosis von 90 mg/kg KG Phenobarbital. Die Vorbehandlung mit Ginkgo reduzierte die maximalen Serumspiegel von Phenobarbital um etwa 35 % und dessen AUC um etwa 18 % (statistisch nicht signifikant). Entsprechend war die Phenobarbital-induzierte Schlafzeit deutlich verkürzt (von etwa 8 auf etwa 3 h). Der verwendete Ginkgoextrakt war auf einen Gehalt an 24 % Flavonoiden und 9 % Terpenen eingestellt [1].

Wirkungsmechanismus: Ginkgo könnte die CYP2B-Unterfamilie induzieren, was in verstärkter Metabolisierung von Phenobarbital, einem CYP2B6-Substrat, resultierte und dessen Plasmaspiegel reduzierte. Dagegen kann das – durch hoch dosierten Ginkgo bewirkte – moderate Absinken der Phenobarbital-Plasmaspiegel nicht das markante Verkürzen der Schlafdauer erklären.

Beurteilung und Maßnahmen: Hinweise auf mögliche Wechselwirkungen zwischen Ginkgo und Phenobarbital sind auf die eine zitierte Tierstudie beschränkt, bei der erheblich höhere Dosen zum Einsatz kamen als dies beim Menschen der Fall ist. Die klinische Relevanz der beobachteten Wechselwirkung ist daher schwer zu beurteilen. Wenn tatsächlich eine Interaktion vorhanden ist, dann dürfte sie vorteilhaft sein (reduzierte Sedierung); doch diese Hypothese ist nicht erwiesen.

Für Einzelheiten zu möglichen Wechselwirkungen mit anderen Antiepileptika siehe „Ginkgo und Antiepileptika".

Literatur

[1] Kubota Y, Kobayashi K, Tanaka N, Nakamura K, Kunitomo M, Umegaki K, Shinozuka K. Pretreatment with Ginkgo biloba extract weakens the hypnosis action of phenobarbital and its plasma concentration in rats. J Pharm Pharmacol, 56: 401–405, 2004

16.2.24 Ginkgo und Propranolol

> Die Angaben zu Wechselwirkungen zwischen Ginkgo und Propranolol basieren ausschließlich auf experimentellen Befunden.

Klinische Befunde: Keine Hinweise auf Wechselwirkungen.

Experimentelle Befunde: Ratten erhielten für 10 Tage täglich 100 mg/kg KG Ginkgoextrakt (EGb 761) und anschließend eine Einzeldosis von 10 mg/kg KG Propranolol. Die Vorbehandlung mit Ginkgo reduzierte dessen maximale Serumspiegel um etwa 40 % und dessen AUC um etwa 45 %. Die Serumspiegel und AUC des Metaboliten *N*-Desisopropylpropranolol waren um etwa 70 bzw. 55 % erhöht. Die Gabe von 10 mg/kg KG Ginkgoextrakt blieb wirkungslos [1].

Wirkungsmechanismus: Nach Ansicht der Autoren könnte Ginkgo die Aktivität von CYP1A2, einem der maßgeblichen Enzyme bei der Metabolisierung von Propranolol, induzieren. Im Falle einer durch Ginkgo verstärkten Metabolisierung resultierten somit verringerte Propranolol-Spiegel. Siehe hierzu aber auch die Ausführungen unter „Ginkgo und Coffein".

Beurteilung und Maßnahmen: Das Rattenexperiment spricht dafür, dass hoch dosiertes Ginkgo durch Induktion von CYP1A2 die Plasmaspiegel von Propranolol signifikant reduzieren kann. Demgegenüber fand eine Studie am Menschen unter Verwendung des CYP1A2-Substrats Coffein keinen klinisch relevanten Einfluss von Ginkgo auf die Aktivität dieses Isoenzyms. Deshalb ist eine auf diesem Mechanismus basierende Wechselwirkung sehr wahrscheinlich nicht von klinischer Bedeutung.

Literatur
[1] Zhao LZ, Huang M, Chen J, Ee PLR, Chan E, Duan W, Guan YY, Hong YH, Chen X, Zhou S. Induction of propranolol metabolism by Ginkgo biloba extract EGb 761 in rats. Curr Drug Metab, 7: 577–587, 2006

16.2.25 Ginkgo und Protonenpumpenhemmer

> Ginkgo induziert die Metabolisierung von Omeprazol; vermutlich sind die Wirkungen auf andere PPI ähnlich.

Klinische Befunde: In einer Studie erhielten 18 gesunde, aus China stammende Probanden eine Einzeldosis von 40 mg **Omeprazol** vor und nach einer 12-tägigen Gabe von 2-mal täglich 140 mg eines eingestellten Ginkgoextrakts. Die Probanden wurden in drei Gruppen unterteilt: Homozygote starke CYP2C19-Metabolisierer (6 Probanden), heterozygote starke CYP2C19-Metabolisierer (5) und schwache CYP2C19-Metabolisierer (7). Die AUC von Omeprazol war in den drei Gruppen moderat um 42 % bzw. 27 % bzw. 40 % reduziert, die Plasmaspiegel des inaktiven Metaboliten Hydroxyomeprazol dagegen erhöht um 38 % bzw. 100 % bzw. 232 %. Auch die renale Clearance von Hydroxyomeprazol war in Gegenwart von Ginkgo verringert [1]. Dagegen hatte in einer anderen Studie mit 18 gesunden Personen die 8-tägige Gabe von 1-mal täglich 240 mg Ginkgoextrakt (EGb 761) keine Auswirkungen auf die Metabolisierung von **Omeprazol**, appliziert an Tag 8. Die Anwendung des gleichen Extrakts in einer Dosis von 2-mal täglich 120 mg hatte lediglich Borderline-Effekte, die aber als klinisch nicht relevant bewertet wurden [2].

Experimentelle Befunde: Keine Hinweise auf Wechselwirkungen.

Wirkungsmechanismus: Die Ergebnisse der ersten Studie [1] wurden erklärt mit einer durch Ginkgo verstärkten Metabolisierung (Hydroxylierung) von Omeprazol durch Induktion von CYP2C19.

Beurteilung und Maßnahmen: Offenbar gibt es nur zwei Studien, die sich mit den Wirkungen von Ginkgo auf PPI befassen. In der einen Studie [1] spricht die beobachtete Verkleinerung der AUC von Omeprazol (um etwa 40 %) dafür, dass Omeprazol bei Patienten, die gleichzeitig Ginkgo einnehmen, möglicherweise etwas weniger wirksam ist. Da alle PPI – in variablem Ausmaß – über CYP2C19 metabolisiert werden, ruft Ginkgo vermutlich auch bei anderen PPI ähnliche Wirkungen hervor wie bei Omeprazol. Allerdings sei darauf hingewiesen, dass **Rabeprazol** weniger als andere PPI von diesem Metabolisierungsweg abhängt. Im Gegensatz dazu steht die zweite Studie [2], die primär die Effekte von Ginkgo auf CYP2C19 untersuchen sollte. Nach deren Ergebnis hat Ginkgo keinen klinisch relevanten Einfluss auf die Metabolisierung von Omeprazol.

Alles in allem sind die Hinweise zu schwach, um Patienten, die mit PPI behandelt werden, von der gleichzeitigen Anwendung von Ginkgo generell abzuraten. Gleichwohl sollte die mögliche Verringerung der Wirksamkeit von PPI überwacht werden, vor allem im Falle schwer wiegender Folgen wie etwa bei Patienten mit abheilenden Ulzera.

Literatur

[1] Yin OQP, Tomlinson B, Waye MMY, Chow AHL, Chow MSS. Pharmacogenetics and herb-drug interactions: experience with Ginkgo biloba and omeprazole. Pharmacogenetics, 14: 841–850, 2004

[2] Zadoyan G, Rokitta D, Klement S, Dienel A, Hoerr R, Gramatté T, Fuhr U. Effect of Ginkgo biloba special extract EGb 761® on human cytochrome P450 activity: a cocktail interaction study in healthy volunteers. Eur J Clin Pharmacol, 68: 553–560, 2012

16.2.26 Ginkgo und Risperidon

> Bekannt ist ein einzelner Fall von Priapismus bei einem Patienten, der gleichzeitig Risperidon und Ginkgo eingenommen hatte.

Klinische Befunde: Ein 26-jähriger Patient mit paranoider Schizophrenie, der in den zurückliegenden drei Jahren mit täglich 3 mg Risperidon behandelt worden war, entwickelte zwei Wochen nach Beginn der Einnahme von täglich 160 mg Ginkgo zur Behandlung eines gelegentlich auftretenden Tinnitus einen 4 Stunden andauernden, behandlungsbedürftigen Priapismus. Risperidon und Ginkgo wurden abgesetzt, dann Ersteres erneut verordnet, woraufhin es bei dem Patienten in den nachfolgenden 6 Monaten zu keinen weiteren Priapismus-Episoden kam [1].

Experimentelle Befunde: Keine Hinweise auf Wechselwirkungen.

Wirkungsmechanismus: Der kausale Mechanismus ist unklar. Zwar kann auch Risperidon allein – vermutlich aufgrund seiner α-adrenergen Eigenschaften – Priapismus verursachen, allerdings ist dies nur selten der Fall. Ginkgo hat möglicherweise vaskuläre Effekte, die die entsprechenden Wirkungen von Risperidon verstärken könnten (additiv). Es ist sehr unwahrscheinlich, dass Ginkgo durch Hemmung von CYP2D6 die Metabolisierung von Risperidon beeinflusst, denn dessen Wirkung auf andere CYP2D6-Substrate sind klinisch nicht relevant. Siehe „Ginkgo und Dextromethorphan".

Beurteilung und Maßnahmen: Hinweise auf mögliche Wechselwirkungen zwischen Ginkgo und Risperidon sind offenbar auf den geschilderten Einzelfall beschränkt. Ob diesem eine generelle Bedeutung zukommt, ist unklar. Im Falle unerwarteter Ereignisse im Zusammenhang einer gleichzeitigen Gabe von Ginkgo und Risperidon sollte eine mögliche Wechselwirkung in Betracht gezogen werden.

Literatur

[1] Lin YY, Chu SJ, Tsai SH. Association between priapism and concurrent use of risperidone and Ginkgo biloba. Mayo Clin Proc, 82: 1288–1291, 2007

16.2.27 Ginkgo und Statine

> Ginkgo verringert leicht die Bioverfügbarkeit von Simvastatin und vernachlässigbar jene gegen Atorvastatin.

Klinische Befunde: In einer Cross-over-Studie erhielten 14 gesunde Probanden an 14 Tagen jeweils 120 mg Ginkgo in Tablettenform (pro Tablette mit je 40 mg eingestelltem *Ginkgo-biloba*-Extrakt) und 40 mg **Simvastatin**. Dessen AUC und maximale Plasmaspiegel waren um 39 bzw. 32 % verringert (auf die Pharmakokinetik des Metaboliten Simvastatinsäure hatte der Ginkgoextrakt dagegen keinen Einfluss). Diese pharmakokinetischen Veränderungen wirkten sich nicht auf die lipidsenkenden Effekte von Simvastatin aus [1]. In einer anderen Studie mit 16 gesunden Probanden verringerte die Gabe von 3-mal täglich 120 mg Ginkgo (Tabletten) über 14 Tage die AUC und maximalen Plasmaspiegel einer Einzeldosis von 40 mg **Atorvastatin**, appliziert an Tag 15, lediglich um 12 bzw. 29 %. Keinerlei Auswirkungen hatte der Ginkgoextrakt auf Atorvastatin-Metaboliten, ebenso wenig auf die Wirksamkeit von Atorvastatin [2].

Experimentelle Befunde: Keine Hinweise auf Wechselwirkungen.

Wirkungsmechanismus: Simvastatin wird über CYP3A4 metabolisiert, ebenso – allerdings zu einem geringeren Grad – Atorvastatin. Zwar deuten diese beiden Studien auf eine Induktion von CYP3A4 durch Ginkgo hin, doch wurde eine solche Aktivierung in Gegenwart des empfindlichen CYP3A4-Testsubstrats Midazolam nicht bestätigt (siehe „Ginkgo und Benzodiazepine"). Die Autoren der Atorvastatin-Studie [2] sprechen von einer möglichen Beteiligung des Organo-Anion-Transporters OATP1B1, der beim Transport von Atorvastatin zur Leber eine wichtige Rolle spielt. Doch bedarf es weiterer Studien, um sicheren Aufschluss über die beteiligten Mechanismen zu erhalten.

Beurteilung und Maßnahmen: Hinweise auf Wechselwirkungen zwischen Statinen und Ginkgo geben nur die beiden zitierten Studien mit Simvastatin und Atorvastatin, die aber lediglich eine schwach bzw. vernachlässigbar verringerte Bioverfügbarkeit konstatierten. Solche geringfügigen pharmakokinetischen Änderungen sind klinisch vermutlich nicht von Bedeutung, ebenso wenig dürften sie Einfluss auf die Wirksamkeit dieser Statine haben. Es ist jedoch zu beachten, dass diese Studien mit gesunden Probanden und nicht mit an Hyperlipidämie Erkrankten durchgeführt wurden. Da andere Statine auf ähnlichen Wegen metabolisiert werden wie Simvastatin und Atorvastatin, werden vermutlich auch sie von Ginkgo nicht in klinisch relevantem Ausmaß beeinflusst. Somit sind wahrscheinlich keine Dosisanpassungen von Statinen notwendig, wenn sie gleichzeitig mit Ginkgo verabreicht werden.

Literatur

[1] Dai LL, Fan L, Wu HZ, Tan ZR, Chen Y, Peng XD, Shen MX, Yang GP, Zhou HH. Assessment of a pharmacokinetic and pharmacodynamic interaction between simvastatin and Ginkgo biloba extracts in healthy subjects. Xenobiotica, 43: 862–867, 2013

[2] Guo CX, Pei Q, Yin JY, Peng XD, Zhou BT, Zhao YC, Wu LX, Meng XG, Wang G, Li Q, Ouyang DS, Liu ZQ, Zhang W, Zhou HH, Effects of Ginkgo biloba extracts on pharmacokinetics and efficacy of atorvastatin based plasma indices. Xenobiotica, 42: 784–790, 2012

16.2.28 Ginkgo und Talinolol

> Ginkgo verstärkt leicht die Bioverfügbarkeit von Talinolol.

Klinische Befunde: In einer Studie mit 10 gesunden Probanden erhöhte die 3-mal tägliche Gabe von 120 mg Ginkgo über 14 Tage die AUC einer Einzeldosis von 100 mg Talinolol (appliziert an Tag 14) um 22 % und die maximale Plasmakonzentration um 36 %. Ginkgo wurde hier in Form einer Tablette mit eingestelltem Ginkgoextrakt verabreicht [1]. Von gleichen oder sehr ähnlichen Ergebnissen wird auch an anderer Stelle berichtet [2].

Experimentelle Befunde: Keine Hinweise auf Wechselwirkungen.

Wirkungsmechanismus: Talinolol ist ein Substrat des P-Glykoproteins, möglicherweise auch des Multidrug Resistance-Related Proteins 2 (MRP2) und des Organo-Anion-Transportproteins (OATP) [2]. In-vitro-Studien legen nahe, dass Ginkgo die Aktivität des P-Glykoproteins hemmt, was zu erhöhter Bioverfügbarkeit von Talinolol führen könnte. Allerdings scheint dieser Effekt nur sehr schwach zu sein.

Beurteilung und Maßnahmen: Die Untersuchungen zu den Wirkungen von Ginkgo auf die Verteilung von Talinolol waren eigentlich dazu konzipiert, die Wechselwirkungsmechanismen zu charakterisieren. Gleichwohl zeigen die klinischen Daten, dass Ginkgo eine geringfügige Verkleinerung der AUC von Talinolol bewirkt. Jedoch wird diesem Effekt keine oder nur geringe klinische Bedeutung zugesprochen.

Literatur

[1] Fan L, Tao GY, Wang G, Chen Y, He YJ, Li Q, Lei HP, Jiang F, Hu DL, Huang YF, Zhou HH. Effects of Ginkgo biloba extract ingestion on the pharmacokinetics of talinolol in healthy Chinese volunteers. Ann Pharmacother, 43: 944–949, 2009

[2] Fan L, Mao XQ, Tao GY, Wang G, Jiang F, Chen Y, Li Q, Zhang W, Lei HP, Hu DL, Huang YF, Wang D, Zhou HH. Effect of Schisandra chinensis extract and Ginkgo biloba extract on the pharmacokinetics of talinolol in healthy volunteers. Xenobiotica, 39: 249–254, 2009

[3] Hellum BH, Nilsen OG. In vitro inhibition of CYP3A4 metabolism and P-glycoprotein-mediated transport by trade herbal products. Basic Clin Pharmacol Toxicol, 102: 466–475, 2008

16.2.29 Ginkgo und Theophyllin

> Die Angaben zu Wechselwirkungen zwischen Ginkgo und Theophyllin basieren ausschließlich auf experimentellen Befunden.

Klinische Befunde: Keine Hinweise auf Wechselwirkungen.

Experimentelle Befunde: In einer experimentellen Studie erhielten Ratten täglich peroral 100 mg/kg KG Ginkgoextrakt über 5 Tage, an Tag 6 schließlich eine perorale Einzeldosis von 10 mg/kg KG Theophyllin. Die Vorbehandlung mit Ginkgo reduzierte die Serumspiegel von Theophyllin um 20 %, dessen AUC um 40 %; die Clearance war um 70 % erhöht. Bei Gabe von nur 10 mg/kg KG Ginkgo waren die Effekte weniger deutlich ausgeprägt (Anstieg der Clearance um 30 %). Ähnliche Ergebnisse wurden bei intravenöser Gabe von 10 mg/kg KG Theophyllin erhalten [1].

Wirkungsmechanismus: Vermutlich beruht die Wechselwirkung auf der Induktion von CYP1A2 durch Ginkgo. Da Theophyllin ein CYP1A2-Substrat ist, geht eine Induktion dieses Isoenzyms mit verstärkter Metabolisierung und Ausscheidung von Theophyllin einher. Hingegen hat Ginkgo beim Menschen keine relevanten Effekte auf Coffein, einem anderem CYP1A2-Substrat. Siehe „Ginkgo und Coffein".

Beurteilung und Maßnahmen: Hinweise auf mögliche Wechselwirkungen zwischen Ginkgo und Theophyllin sind auf experimentelle Befunde beschränkt. Die im Experiment verwendete Dosis an Ginkgo liegt um einiges über der, wie sie im Allgemeinen beim Menschen zum Einsatz kommt. Eine klinische Studie unter Verwendung des CYP1A2-Testsubstrats Coffein zeigte, dass Ginkgo keinen klinisch bedeutsamen Einfluss auf CYP1A2 hat. Daher ist eine auf diesem Mechanismus basierende Wechselwirkung mit Theophyllin klinisch wahrscheinlich nicht relevant.

Literatur
[1] Tang J, Sun J, Zang Y, Li L, Cui F, He Z. Herb-drug interactions. Effect of Ginkgo biloba extract on the pharmacokinetics of theophylline in rats. Food Chem Toxicol, 45: 2441–2445, 2007

16.2.30 Ginkgo und Tolbutamid

> Ginkgo hat offenbar keinen klinisch relevanten Einfluss auf die Metabolisierung oder den Blutglucose senkenden Effekt von Tolbutamid.

Klinische Befunde: Bei gesunden Probanden hatte die Gabe von 2-mal täglich 120 mg Ginkgoextrakt (Ginkgold) über 7 Tage keine Auswirkungen auf das metabolische Verhältnis von Tolbutamid im Harn [1]. In einer anderen Studie erhielten 18 gesunde Probanden über 8 Tage ein anderen Ginkgoextrakt (EGb 761), und zwar entweder 2-mal täglich 120 mg oder 1-mal täglich 240 mg. Auch hier hatte Ginkgo keinen Effekt auf die Metabolisierung einer Einzeldosis von 125 mg Tolbutamid [2].

In einer weiteren Studie mit 10 gesunden Personen bewirkte die Gabe von täglich 360 mg Ginkgo über 28 Tage eine leichte Verkleinerung der AUC einer peroralen Einzeldosis von 125 mg Tolbutamid um 16 %; bei anderen pharmakokinetischen Parametern wurden keine signifikanten Veränderungen festgestellt. Der verwendete Ginkgoextrakt (Ginkgold) hatte einen Gehalt von 24 % Flavonglykosiden und 6 % Terpenlactonen. In der Pharmakodynamik von Tolbutamid zeigten sich keine signifikanten Veränderungen, lediglich zeichnete sich ein tendenziell schwächerer hypoglykämischer Effekt ab (Reduktion um 14 %) [3].

Experimentelle Befunde: In einer experimentellen Studie mit älteren Ratten bewirkte die tägliche Gabe von 32 mg/kg KG Ginkgo für 5 Tage vor einer Einzeldosis von 40 mg/kg KG Tolbutamid eine signifikante Verringerung der Blutglucose senkenden Effekte. Andererseits waren nach Gabe einer Einzeldosis von 100 mg/kg KG Ginkgo und einer Einzeldosis von 40 mg/kg KG Tolbutamid die Blutglucosespiegel signifikant niedriger als bei alleiniger Gabe von Tolbutamid. Dies deutet darauf hin, dass Ginkgo die Blutglucose senkenden Effekte von Tolbutamid verstärkt [4].

Wirkungsmechanismus: Der Annahme, dass Ginkgo CYP2C9, über das Tolbutamid metabolisiert wird, induziert, stehen die Ergebnisse der zitierten klinischen Studie entgegen, wonach Ginkgo nur einen schwachen oder überhaupt keinen klinisch relevanten Effekt auf CYP2C9 hat. Für die widersprüchlichen Ergebnisse in der Tierstudie bei einmaliger vs. mehrmaliger Gabe von Ginkgo gibt es noch keine Erklärung.

Beurteilung und Maßnahmen: Aus den klinischen Befunden geht klar hervor, dass Ginkgo – wenn überhaupt – nur geringen Einfluss auf die Metabolisierung und Blutzucker senkenden Effekte von Tolbutamid. Klinisch bedeutsame Wechselwirkungen sind daher unwahrscheinlich.

Da Tolbutamid ein Testsubstrat für die CYP2C9-Aktivität ist, sprechen die Ergebnisse zudem dafür, dass Ginkgo auch mit anderen CYP2C9-Substraten nicht in klinisch relevante Wechselwirkungen tritt.

Literatur

[1] Mohutsky MA, Anderson GD, Miller JW, Elmer GW. Ginkgo biloba: evaluation of CYP2C9 drug interactions in vitro and in vivo. Am J Ther, 13: 24–31, 2006

[2] Zadoyan G, Rokitta D, Klement S, Dienel A, Hoerr R, Gramatté T, Fuhr U. Effect of Ginkgo biloba special extract EGb 761® on human cytochrome P450 activity: a cocktail interaction study in healthy volunteers. Eur J Clin Pharmacol, 68: 553–560, 2012

[3] Uchida S, Yamada H, Li DX, Maruyama S, Ohmori Y, Oki T, Watanabe H, Umegaki K, Ohashi K, Yamada S. Effects of Ginkgo biloba extract on pharmacokinetics and pharmacodynamics of tolbutamide and midazolam in healthy volunteers. J Clin Pharmacol, 46: 1290–1298, 2006

[4] Sugiyama T, Kubota Y, Shinozuka K, Yamada S, Wu J, Umegaki K. Ginkgo biloba extract modifies hypoglycemic action of tolbutamide via hepatic cytochrome P450 mediated mechanism in aged rats. Life Sci, 75: 1113–1122, 2004

16.2.31 Ginkgo und Trazodon

> Nach Einnahme von Trazodon und Ginkgo fiel eine ältere Patientin mit Alzheimer-Demenz ins Koma.

Klinische Befunde: Eine 80-jährige Patientin mit Alzheimer-Demenz wurde komatös wenige Tage nachdem sie mit der Einnahme von niedrig dosiertem Trazodon (2-mal täglich 20 mg) und Ginkgo begonnen hatte. Nach intravenöser Applikation von 1 mg Flumazenil erwachte die Patienten umgehend [1].

Experimentelle Befunde: Keine Hinweise auf Wechselwirkungen.

Wirkungsmechanismus: Unklar; nach Auffassung der Autoren verstärkten Ginkgo-Flavonoide – durch Induktion von CYP3A4 – die Metabolisierung von Trazodon zu seinem aktiven Metaboliten 1-(m-Chlorophenyl)piperazin (mCPP). Die höheren Spiegel dieses Metaboliten sollen eine höhere Freisetzung von GABA bewirken. Darüber hinaus, so die Annahme, könnten die Ginkgo-Flavonoide durch direkte Einwirkung auf die Benzodiazepin-Bindungsstelle am GABA-Rezeptor eine subklinisch verstärkte GABA-Freisetzung herbeigeführt haben. Flumazenil könnte diese direkten Flavonoideffekte blockiert und so die GABA-Aktivität unter die kritische Schwelle für klinische Effekte gedrückt haben. Es sei allerdings darauf hingewiesen, dass beim empfindlichen CYP3A4-Testsubstrat Midazolam keine klinisch relevante CYP3A4-Induktion festgestellt werden konnte; siehe hierzu „Ginkgo und Benzodiazepine".

Beurteilung und Maßnahmen: Hinweise auf mögliche Wechselwirkungen zwischen Ginkgo und Trazodon stammen offenbar nur aus dem berichteten Einzelfall, aus dem keine allgemein gültigen Schlüsse abzuleiten sind. Gleichwohl sollten im Falle unerwarteter Reaktionen auf gleichzeitige Anwendung von Ginkgo und Trazodon Interaktionen in Betracht gezogen werden.

Literatur
[1] Galluzzi S, Zanetti O, Binetti G, Trabucchi M, Frisoni GB. Coma in a patient with Alzheimer's disease taking low dose trazodone and Ginkgo biloba. J Neurol Neurosurg Psychiatry, 68: 679–680, 2000

16.2.32 Ginkgo und Thrombozytenaggregationshemmer (TAH)

> *Ginkgo biloba* wird mit Thrombozytenfunktionsstörungen, Blutungen und Blutgerinnungsstörungen in Verbindung gebracht. Es liegen einzelne Berichte schwerer Komplikationen nach gleichzeitiger Anwendung von Ginkgo und TAH wie Acetylsalicylsäure, Clopidogrel und Ticlopidin vor.

Klinische Befunde: Eine Studie mit 10 gesunden Probanden fand keine signifikante Erhöhung der gerinnungshemmenden Wirkungen einer Einzeldosis von 75 mg **Clopidogrel** oder 100 mg **Cilostazol** nach einmaliger Gabe von 120 mg Ginkgo. Zwar war die Blutungsdauer bei Kombination von Cilostazol und Ginkgo signifikant verlängert (im Vergleich zur individuellen Gabe von Cilostazol oder Ginkgo), doch zeigte keiner der Probanden irgendwelche signifikanten Nebenwirkungen [1]. Eine andere Studie mit 8 gesunden Probanden fand keine signifikanten Wirkungen einer Gabe von 3-mal täglich 40 mg Ginkgo auf die Pharmakokinetik einer Einzeldosis von 250 mg **Ticlopidin**, appliziert an Tag 4 [2].

In einer randomisierten Doppelblindstudie mit 55 Patienten mit peripherer arterieller Verschlusskrankheit (pAVK) oder Risikofaktoren für eine pAVK zeigten sich bei täglicher Gabe von 300 mg Ginkgo (eingestellter Extrakt EGb 761) in geteilter Dosierung zusätzlich zu täglich 325 mg **Acetylsalicylsäure (ASS)** keine signifikanten Wirkungen auf die Thrombozytenaggregation. 5 Patienten mit einer solchen gleichzeitigen Gabe berichteten von Nasenbluten oder kleineren anderen Blutungen, doch Letztere entwickelten sich auch bei 4 Patienten, die ausschließlich mit ASS behandelt wurden [3]. Ähnlich hatte auch in einer anderen Studie mit 41 gesunden Probanden die Gabe von 2-mal täglich einer mit 120 mg Ginkgoextrakt überzogenen Tablette (EGb 761) keinen Effekt auf die antithrombozytäre Aktivität von täglich 500 mg ASS, verabreicht für 7 Tage. Zwar wurden kleinere Blutungen bei einigen Probanden beobachtet, diese aber ursächlich ASS zugeschrieben [4]. Bei einer Untersuchung zur Nutzung von Nahrungsergänzungsmitteln nahmen 23 % von 123 Patienten aktuell solche Supplemente ein, davon 4 Patienten Ginkgo und ASS. Jedoch stellten sich bei Letzteren eigenen Aufzeichnungen der Patienten zufolge keinerlei Komplikationen ein [5].

Andererseits liegt eine Vielzahl von Berichten klinisch relevanter Blutungen im Zusammenhang mit der Anwendung von Ginkgo vor. Bei einem 70-jährigen Mann kam es innerhalb einer Woche nach Beginn der Einnahme von täglich zwei Ginkgo-Supplementtabletten (Ginkoba) zu einer Spontanblutung aus der Iris in die vordere Augenkammer. Der Patient berichtete von wiederkehrendem, etwa 15 Minuten dauerndem verschwommenem Sehen in einem Auge. Während dieser Episoden nahm er eine rote Verfärbung durch seine Cornea wahr. Die Supplementtabletten enthielten 40 mg konzentrierten (50:1) Ginkgoextrakt, außerdem hatte der Patient seit 3 Jahren nach einer koronaren Bypass-Operation komplikationslos täglich 325 mg **ASS** eingenommen. Der Patient stellte die Ginkgozufuhr ein, setzte aber die Einnahme von ASS fort und drei Monate später hatte er kein neuerliches Blutungsereignis erfahren [6]. Ein anderer Fall berichtet von fortgesetzten postoperativen Blutungen aus einer hüftathroplastischen Wunde, die auch nach Einstellen der Einnahme von ASS anhielten. Auf Nachfrage stellte sich heraus, dass der Patient die tägliche Einnahme von 120 mg Ginkgoextrakt nach der Operation fortgesetzt hatte. Nach Absetzen des Ginkgos nahmen die Wundabsonderungen allmählich ab.

Für die Zeit zwischen Januar 1999 und Juni 2003 finden sich in der Datenbank von *Health Canada* 21 Berichte zu unerwünschten, mit der Einnahme von Ginkgo in Verbindung gebrachten Reaktionen. Meist handelte es sich um Thrombozytenfunktionsstörungen, Blutungen und Gerinnungsstörungen. Dabei stand der Fall einer tödlichen intestinalen Hämorrhagie in Zusammenhang mit der gleichzeitigen Einnahme von Ginkgo und Ticlopidin (beide zusammen mit anderen Medikamenten seit über 2 Jahren). Ein anderer Fall berichtet von einem Schlaganfall eines Patienten mit multipler Medikation einschließlich **Clopidogrel**, **ASS** und einem pflanzlichen Produkt, das einen konzentrierten Ginkgoextrakt enthielt [7].

Experimentelle Befunde: Ratten erhielten für 3 Tage täglich 40 mg/kg KG Ginkgo (EGb 761) und 50 mg/kg KG **Ticlopidin**. Dies hatte keine Auswirkungen auf die antithrombozytäre Aktivität von Ticlopidin. Nach 5 Tagen war im Falle der gleichzeitigen Gabe diese Aktivität doppelt so hoch wie bei alleiniger Gabe von Ticlopidin, ebenso war die Blutungsdauer bei kombinierter Gabe um etwa 60 % länger. Ebenso hemmte eine 9-tägige gleichzeitige Gabe die Thrombusbildung doppelt so stark wie bei Gabe von Ticlopidin allein [8].

Wirkungsmechanismus: Die Ursache der Blutung ist unklar. Jedoch enthält Ginkgoextrakt Ginkgolid B, einen In-vitro-Befunden zufolge starken Inhibitor des plättchenaktivierenden Faktors, der Voraussetzung ist für die Arachidonsäure-abhängige Thrombozytenaggregation. Allerdings hatte in einer kontrollierten Studie mit gesunden Probanden die alleinige Gabe einer Ginkgozubereitung für zwei Wochen keine Auswirkungen auf die Thrombozytenfunktion [9]. Gleichwohl liegen Fallberichte vor, wonach die alleinige Einnahme von Ginkgo-Supplementen mit verlängerten Blutungszeiten [10–12], links- und beidseitigen Subduralhämatomen [10, 13], einem rechtsseitigen peripheren Hämatom [14], einer retrobulbären Hämorrhagie [15], post-laparoskopisch cholezystektomischen Blutung [16] und einer subarachnoidalen Hämorrhagie [11] in Verbindung stehen. Diesen Ergebnissen zufolge kann Ginkgo die Wirkungen konventioneller TAH verstärken (additiv), was in seltenen Fällen zu Blutungskomplikationen führt.

Beurteilung und Maßnahmen: Die geschilderten Fallberichte sind als Beweise zu dünn, um Patienten, die ASS, Clopidogrel oder Ticlopidin einnehmen, allgemein von der Anwendung von Ginkgo abzuraten. Dennoch mahnen einige berechtigterweise zur Vorsicht [7], denn dazu wird auch bei den meisten Kombinationen konventioneller TAH generell geraten. Darüber hinaus besteht theoretisch erhöhtes Blutungsrisiko, wenn Ginkgo zusammen mit anderen TAH und Antikoagulanzien eingenommen wird. Wechselwirkungen sind weiterhin mit NSAID (einige mit gerinnungshemmenden Wirkungen) bekannt, ebenso mit Warfarin; siehe unter „Ginkgo und NSAID" und „Ginkgo und Warfarin und verwandte Arzneistoffe".

Literatur

[1] Aruna D, Naidu MUR. Pharmacodynamik interaction studies of Ginkgo biloba with cilostazol and clopidogrel in healthy human subjects. Br J Clin Pharmacol, 63: 333–338, 2007
[2] Lu WJ, Huang JD, Lai ML. The effects of ergoloid mesylates and Ginkgo biloba on the pharmacokinetics of ticlopidine. J Clin Pharmacol, 46: 628–634, 2006
[3] Gardner CD, Zehnder JL, Rigby AJ, Nicholus JR, Farquhar JW. Effect of Ginkgo biloba (EGb 761) and aspirin on platelet aggregation and platelet function analysis among older adults at risk of cardiovascular disease: a randomized clinical trial. Blood Coagul Fibrinolysis, 18: 787–793, 2007
[4] Wolf HRD. Does Ginkgo biloba special extract EGb 761® provide additional effects of coagulation and bleeding when added to acetylsalicylic acid 500 mg daily? Drugs R D, 7: 163–172, 2006
[5] Ly J, Percy L, Dhanani S. Use of dietary supplements and their interactions with prescription drugs in the elderly. Am J Health-Syst Pharm, 59: 1759–1762, 2002
[6] Rosenblatt M, Mindel J. Spontaneous hyphema associated with ingestion of Ginkgo biloba extract. N Engl J Med, 336: 1108, 1997
[7] Griffiths J, Jordan S, Pilon S. Natural health products and adverse reactions, Can Adverse React News, 14: 2–3, 2004

[8] Kim YS, Pyo MK, Park KM, Park PH, Hahn BS, Wu SJ, Yun-Choi HS. Antiplatelet and antithrombotic effects of a combination of ticlopidine and Ginkgo biloba ext (EGb 761). Thromb Res, 91: 33–38, 1998

[9] Beckert BW, Concannon MJ, Henry SL, Smith DS, Puckett CL. The effect of herbal medicines on platelet function: an in vivo experiment and review of the literature. Plast Reconstr Surg, 120: 2044–2050, 2007

[10] Rowin J, Lewis SL. Spontaneous bilateral subdural hematomas associated with chronic Ginkgo biloba ingestion. Neurology, 46: 1775–1776, 1996

[11] Vale S. Subarachnoid haemorrhage associated with Ginkgo biloba. Lancet, 352: 36, 1998

[12] Bebbington A, Kulkani R, Roberts P. Ginkgo biloba. Persistent bleeding after total hip arthroplasty caused by herbal self-medication. J Arthoplasty, 20: 125–126, 2005

[13] Gilbert GJ. Ginkgo biloba. Neurology, 48: 1137, 1997

[14] Benjamin J, Muir T, Briggs K, Pentland B. A case of cerebral haemorrhage – can Ginkgo biloba be implicated? Postgrad Med J, 77: 112–113, 2001

[15] Fong KCS, Kinnear PE. Retrobulbar haemorrhage associated with chronic Ginkgo [Sic] biloba ingestion. Postgrad Med J, 79, 531–532, 2003

[16] Fessenden JM, Wittenborn W, Clarke L. Ginkgo biloba: a case report of herbal medicine and bleeding postoperatively from a laparoscopic cholecystectomy. Am Surg, 67: 33–35, 2001

16.2.33 Ginkgo und Warfarin und verwandte Arzneistoffe

> Pharmakologischer Studien mit Patienten und gesunden Probanden zufolge gibt es im Allgemeinen keine Wechselwirkungen zwischen Ginkgo und Warfarin. Allerdings steht ein Einzelfall von intrazerebraler Hämorrhagie im Zusammenhang mit der gleichzeitigen Gabe von Ginkgo und Warfarin. Außerdem gibt es einige wenige Berichte von Blutungen nach Einnahme von Ginkgo allein.

Klinische Befunde: In einer randomisierten Cross-over-Studie mit 21 auf **Warfarin** eingestellte Patienten veränderte die tägliche Gabe von 100 mg Ginkgoextrakt (Bio-Biloba) über 4 Wochen – im Vergleich zur Anwendung eines Placebos – weder die INR noch die notwendige Dosis von Warfarin [1]. Ein ähnliches Ergebnis hatte eine andere Studie, bei der gesunde Probanden für 2 Wochen 3-mal täglich 2 Tabletten Tavonin (mit dem eingestellten Ginkgo-Trockenextrakt EGb 761, äquivalent zu 2 g Ginkgoblättern) erhielten – ohne Auswirkungen auf die Pharmakokinetik oder Pharmakodynamik (INR) einer Einzeldosis Warfarin, appliziert an Tag 7. Auch eine nachträgliche Sichtung von 21 klinischen Fällen, in denen Ginkgo und Warfarin gleichzeitig verabreicht worden waren, ergab keine Hinweise auf veränderte INRs [3].

Ähnlich fand auch eine retrospektive Sichtung von Schadensfalldaten, dass das Risiko einer Hämorrhagie bei 60 Patienten, die gleichzeitig Ginkgo und TAH oder Antikoagulanzien (Warfarin) eingenommen hatten, nicht erhöht war. Jedoch ist dabei zu beachten, dass diese Feststellung auf Daten von lediglich 3 Patienten basiert, bei denen es zu einer Hämorrhagie kam [4].

Diesen Befunden steht der Fall einer älteren Frau gegenüber, die 2 Monate nach Beginn der Einnahme von Ginkgo eine intrazerebrale Hämorrhagie erlitt. Die PTZ der Patientin betrug zu diesem Zeitpunkt 16,9 Sekunden und die PTT 25,5 Sekunden. Zuvor hatte sie

Warfarin fünf Jahre lang komplikationslos eingenommen [5]. Nach Auffassung der Autoren des Berichts könnte Ginkgo zur Hämorrhagie beigetragen haben.

Experimentelle Befunde: In Tierstudien bewirkte die Gabe des Ginkgoextrakts EGb 761 eine Verkleinerung der AUC von Warfarin um 23,4 %, ebenso eine Verkürzung der Prothrombinzeit. Dies spricht dafür, dass Ginkgo die Effekte von Warfarin schwächt [3].

Wirkungsmechanismus: Unklar; einzelne Fälle von Blutungen nach Einnahme von Ginkgo allein sind bekannt (diese sind Gegenstand eines Reviews [6]). In pharmakologischen Studien allerdings hatte Ginkgoextrakt allein weder Auswirkungen auf Koagulationsparameter noch auf die Thrombozytenaggregation [2, 3]. Außerdem könnte den experimentellen Studien zufolge Ginkgo die Effekte von Warfarin schwächen. Auch hat Ginkgoextrakt offenbar keinen Einfluss auf die Metabolisierung einer ganzen Reihe von CYP2C9-Substraten, was dafür spricht, dass Ginkgo vermutlich nicht mit Warfarin, das über dieses Isoenzym metabolisiert wird, in pharmakokinetische Wechselwirkungen tritt. Siehe auch „Ginkgo und NSAID" und „Ginkgo und Tolbutamid".

Beurteilung und Maßnahmen: Pharmakologische Studien mit Patienten wie mit gesunden Probanden liefern zahlreiche Hinweise darauf, dass zwischen Ginkgoextrakt und Warfarin keine Wechselwirkungen zu erwarten sind. Zwar gibt es den Fallbericht einer übermäßigen Gerinnungshemmung, ebenso einige wenige Berichte über Blutungen nach Einnahme von Ginkgo allein; doch rechtfertigen diese Indizien es nicht, mit Warfarin behandelte Patienten von der Einnahme von Ginkgo grundsätzlich abzuraten. Gleichwohl sollten solche Patienten dazu angehalten werden, auf frühe Anzeichen von Hämatomen oder Blutungen zu achten und gegebenenfalls ärztliche Hilfe aufzusuchen.

Für weitere Berichte von Blutungsereignissen siehe „Ginkgo und Thombozytenaggregationshemmer" und „Ginkgo und NSAID"

Literatur

[1] Engelsen J, Nielsen JD, Winther K. Effect of coenzyme Q_{10} and Ginkgo biloba on warfarin dosage in stable, long-term warfarin treated outpatiens A randomized, double blind, placebo-crossover trial. Thromb Haemost, 87: 1075–1076, 2002
[2] Jiang X, Williams KM, Liauw WS, Ammit AJ, Roufogalis BD, Duke CC, Day RO, McLachlan AJ. Effects of ginkgo and ginger on the pharmacokinetics and pharmacodynamics of warfarin in healthy subjects. Br J Clin Pharmacol, 59: 425–432, 2005
[3] Lai CF, Chang CC, Fu CH, Chen CM. Evaluation of the interaction between warfarin and Ginkgo biloba extract. Pharmacotherapy, 22: 1326, 2002
[4] Chan ALF, Leung HWC, Wu JW, Chien TW. Risk of hemorrhage with co-prescriptions for Ginkgo biloba and antiplatelet or anticoagulant drugs. J Altern Complement Med, 17: 513–517, 2011
[5] Matthews MK. Association of Ginkgo biloba with intracerebral hemorrhage. Neurology, 50: 1933, 1998
[6] Vaes LPJ, Chyka PA. Interaction of warfarin with garlic, ginger, ginkgo, or ginseng: nature of the evidence. Ann Pharmacother, 34: 1478–1482, 2000

17 Ginsengwurzel

Panax ginseng C. A. Mey. (Araliaceae)

17.1 Arzneidroge

17.1.1 Synonyme und verwandte Arten

Medizinische Anwendung finden viele Arten und Varietäten von Ginseng.

Panax ginseng C. A. Mey. wird auch als Asiatischer Ginseng, Chinesischer Ginseng, Koreanischer Ginseng, Orientalischer Ginseng und Renshen bezeichnet.

Panax quinquefolius ist auch bekannt als Amerikanischer Ginseng.

Andere Ginseng-Arten sind *Panax notoginseng* (Burkill) F. H. Chen ex C. Y. Wu & K. M. Feng, bekannt als Sanchi-Ginseng und Tienchi-Ginseng, und *Panax pseudo-ginseng* Wall., bezeichnet als Himalaya-Ginseng.

Wichtige Hinweise: Sibirischer Ginseng (*Eleutherococcus senticosus* Maxim.) wird ebenfalls häufig als Ginseng gehandelt und arzneilich verwendet. Doch handelt es sich hierbei um eine Art aus einer ganz anderen Gattung der Familie der Arialiaceae, die auch durch Inhaltsstoffe mit anderen chemischen Eigenschaften charakterisiert ist. Sibirischer Ginseng ist ebenfalls Gegenstand der vorliegenden Monographie und wird im Bedarfsfall deutlich gegen andere Arten abgegrenzt.

Ginseng ist nicht zu verwechseln mit Ashwagandha (*Withania somnifera*), der gelegentlich als Indischer Ginseng bezeichnet wird, und auch nicht mit dem sogenannten Brasilianischen Ginseng (*Pfaffia paniculata*).

17.1.2 Arzneibücher

- Ph. Eur. 9.2: Ginsengwurzel, Ginsengtrockenextrakt, Notoginsengwurzel, Taigawurzel,
- Ph. Eur. 9.2, engl. Ausgabe: Ginseng (*Panax ginseng* C. A. Mey), Ginseng Dry Extract, Notoginseng Root, Eleutherococcus,
- BP 2017: Ginseng (*Panax ginseng* C. A. Mey), Notoginseng Root, Eleutherococcus,
- USP 39 – NF 34 S2: American Ginseng, American Ginseng Capsules, American Ginseng, Tablets, Asian Ginseng, Asian Ginseng Tablets, Eleuthero, Powdered American Ginseng, Powdered American Ginseng Extract, Powdered Asian Ginseng, Powdered Asian Ginseng Extract, Powdered Eleuthero, Powdered Eleuthero Extract, Tienchi Ginseng Root and Rhizome, Tienchi Ginseng Root and Rhizome Dry Extract, Tienchi Ginseng Root and Rhizome Powder.

17.1.3 Inhaltsstoffe

Die Zusammensetzung der Ginsengextrakte variiert und hängt von den verwendeten Arten ab, ebenso von der Art und Weise, wie die Wurzel aufbereitet wird. Die Hauptinhaltsstoffe von Panax-Arten sind Saponinglykoside wie Ginsenoside oder Panaxoside, bei *Eleutherococcus senticosus* sind es dagegen – chemisch andersartige – Eleutheroside. Weiterhin kommt ätherisches Öl vor, das hauptsächlich Sesquiterpene enthält.

17.1.4 Verwendung und Indikationen

Ginseng soll die Widerstandsfähigkeit des Organismus gegen Stress erhöhen und die mentale wie körperliche Leistungsfähigkeit steigern. Ginseng findet auch Anwendung bei Diabetes, Schlafstörungen, als Potenzmittel, bei altersbedingt degenerativen Erkrankungen, zur Wundheilung und als Stimulans.

17.1.5 Pharmakokinetik

In-vitro-Studien mit verschiedenen Extrakten und einzelnen Ginsenosiden von *Panax ginseng* (Asiatischer Ginseng) und *Panax quinquefolius* (Amerikanischer Ginseng) geben nur wenige Hinweise darauf, dass sie die Aktivität von Cytochrom-P450-Isoenzymen beeinträchtigen [1–5]. Dies trifft offenbar auch auf *Eleutherococcus senticosus* (Sibirischer Ginseng) und dessen Eleutheroside zu [3, 5].

Die Ginsenoside sollen CYP1A2 in gewissem Maße hemmen [6] und bei einigen Ginsenosid-Metaboliten wurden inhibitorische Effekte auf CYP3A4 festgestellt [1–4]. Die klinische Bedeutung dieser In-vitro-Befunde scheint jedoch gering zu sein, denn klinischen Studien zufolge haben *Panax ginseng* und *Eleutherococcus senticosus* – wenn überhaupt – schwache Wirkungen auf CYP3A4 (siehe „Ginseng und Benzodiazepine") oder CYP2D6 (siehe „Ginseng und Dextromethorphan"); und *Panax ginseng* hat keinen Einfluss auf CYP1A2 (siehe „Ginseng und Coffein") oder CYP2E1 (siehe „Ginseng und Chlorzoxazon").

Weiteren In-vitro-Untersuchungen zufolge sind einige Ginsenoside Substrate des P-Glykoproteins und könnten dessen Aktivität hemmen [4, 7]; jedoch ist fraglich, ob dies von klinischer Bedeutung ist. Siehe auch „Ginseng und Fexofenadin".

17.1.6 Übersicht zu Wechselwirkungen

Panax ginseng (Asiatischer Ginseng), *Panax quinquefolius* (Amerikanischer Ginseng) und *Eleutherococcus senticosus* (Sibirischer Ginseng) haben offenbar moderate Blutzucker senkende Effekte und könnten deshalb entsprechende Wirkungen konventioneller oraler Antidiabetika verstärken; allerdings ist dies noch in keiner einzigen Studie bestätigt worden. *Panax ginseng* und *Panax quinquefolius* können die Wirksamkeit von Warfarin verringern. Da beide Drogen auch gerinnungshemmende Substanzen enthalten, können bei ihrer Anwendung *starke* Blutungen nicht ausgeschlossen werden. *Panax ginseng*, *Panax quinquefolius* und *Eleutherococcus senticosus* können auch die Bestimmung der Serumspiegel von Digoxin beeinträchtigen. Weiterhin kann die psychoaktive Wirkung von Ginseng die entsprechenden Effekte von MAO-Inhibitoren verstärken (additiv), allerdings sind die Indizien hierfür nur schwach. Einige Daten sprechen zwar dafür, dass *Panax ginseng* die Clearance von Midazolam, Albendazol und Ethanol erhöht, doch ist die klinische Bedeutung dieses Befunds entweder unklar oder von geringer Bedeutung.

Panax ginseng ist Bestandteil einiger Arzneimittel der traditionellen chinesischen Medizin (TCM).

Literatur

[1] Liu Y, Li W, Li P, Deng MC, Yang SL, Yang L. The inhibitory effect of intestinal bacterial metabolite of ginsenosides on CYP3A activity. Biol Pharm Bull, 27: 1555–1560, 2004
[2] Liu Y, Zhang JW, Li W, Ma H, Sun J, Deng MC, Yang L. Ginsenoside metabolites, rather than naturally occurring ginsenosides, lead to inhibition of human cytochrome P450 enzymes. Toxicol Sci, 91: 356–364, 2006
[3] Henderson GL, Harkey MR, Gershwin ME, Hackman RM, Stern JS, Stresser DM. Effects of ginseng components on c-DNAexpressed cytochrome P450 enzyme catalytic activity. Life Sci, 65: 209–214, 1999
[4] Etheridge AS, Black SR, Patel PR, So J, Mathews JM. An in vitro evaluation of cytochrome P450 inhibition and P-Glycoprotein interaction with goldenseal, Ginkgo biloba, grape seed, milk thistle, and ginseng extracts and their constituents. Planta Med, 73: 731–741, 2007
[5] Budzinsiki JW, Foster BC, Vandenhoek S, Arnason JT. An in vitro evaluation of human cytochrome P450 3A4 inhibition by selected commercial herbal extracts and tinctures. Phytomedicine, 7: 273–282, 2000
[6] Chang TKH, Chen J, Benetton SA. In vitro effect of standardized ginseng extracts and individual ginsenosides on the catalytic acitivty of human CYP1A1, CYP1A2, and CYP1B1. Drug Metab Dispos, 30: 378–384, 2002
[7] Kim SW, Kwon HY, Chi DW, Shim JH, Park JD, Lee YH, Pyo S, Rhee DK. Reversal of P-glycoprotein-mediated multidrug resistance by ginsenoside Rg_3. Biochem Pharmacol, 65: 75–82, 2003

17.2 Interaktionen

- Albendazol,
- Alkohol (Ethanol),
- Antidiabetika,
- Benzodiazepine,
- Chlorzoxazon,
- Coffein,
- Dextromethorphan,
- Digoxin,
- Fexofenadin,
- Labortests,
- MAO-Hemmer,
- Nahrungsmittel,
- Ofloxacin,
- pflanzliche Arzneimittel (Guarana),
- Tamoxifen und andere Estrogen-Antagonisten,
- Tolbutamid,
- Warfarin und verwandte Arzneistoffe.

17.2.1 Ginseng und Albendazol

> Die Angaben zu Wechselwirkungen zwischen *Panax ginseng* (Asiatischer Ginseng) und Albendazol basieren ausschließlich auf experimentellen Befunden.

Klinische Befunde: Keine Hinweise auf Wechselwirkungen.

Experimentelle Befunde: Bei Ratten erhöhte die intravenöse Gabe von 10 mg/kg KG *Panax ginseng* die intestinale Clearance von 10 mg/kg KG intravenös appliziertem Albendazol-Sulfoxid, dem aktiven Metaboliten von Albendazol, um etwa 25 %; auf die AUC hatte die Droge keine signifikanten Auswirkungen [1].

Wirkungsmechanismus: Unklar; *Panax ginseng* könnte die Metabolisierung von Albendazol beeinträchtigen.

Beurteilung und Maßnahmen: In der zitierten Studie wurde Ginseng intravenös appliziert und die Ergebnisse müssen nicht unbedingt mit denen bei peroraler Gabe, wie sie therapeutisch üblich ist, übereinstimmen. Doch selbst wenn sich die Ergebnisse bei der Anwendung am Menschen bestätigen ließen, so sind vermutlich die geringfügigen Änderungen der Clearance von Albendazol klinisch nicht relevant. Nach den Ergebnissen dieser Studie sind keine Vorsichtsmaßnahmen bei Patienten zu treffen, die mit Albendazol behandelt werden und zusätzlich *Panax ginseng* einnehmen möchten.

Literatur
[1] Merino G, Molina AJ, García JL, Pulido MM, Prieto JG, Álvarez AI. Ginseng increases intestinal elimination of albendazol sulfoxide in the rat. Comp Biochem Physiol C Toxicol Pharmacol, 136: 9–15, 2003

17.2.2 Ginseng und Alkohol (Ethanol)

> *Panax ginseng* (Asiatischer Ginseng) erhöht die Clearance von Ethanol und senkt den Blutalkoholspiegel.

Klinische Befunde: 14 gesunde Probanden erhielten Alkohol (72 g/65 kg KG als 25%ige Lösung) allein oder zusammen mit einem Extrakt von *Panax ginseng* (3 g/65 kg KG); dabei fungierte jeder Proband auch als Eigenkontrolle. Der Alkohol oder die Alkohol-Ginseng-Mischung wurde über 45 Minuten in sieben Portionen eingenommen, die ersten vier in 5-Minuten-Intervallen und die letzten drei in 10-Minuten-Intervallen. 40 Minuten nach Applikation war der Blutalkoholspiegel bei Anwesenheit von Ginseng durchschnittlich um etwa 39 % niedriger. Der Alkoholspiegel wurde durch Ginseng bei 10 Probanden um 32–51 % abgesenkt, bei drei Probanden um 14–18 % und nur bei einem Probanden waren keine Änderungen nachweisbar [1].

Experimentelle Befunde: In einer Studie mit Ratten verkleinerte die perorale Gabe von *Panax ginseng* die AUC von Ethanol nach peroraler, aber nicht nach intraperitonealer

Applikation [2]. In einer anderen Studie erhöhte *Panax ginseng* die Clearance von intravenös appliziertem Alkohol jedoch [3].

Wirkungsmechanismus: Die Ursachen der Wechselwirkung sind unklar. Möglicherweise verstärkt *Panax ginseng* die Aktivität der in die Metabolisierung von Alkohol eingebundenen Enzyme (Alkohol- und Aldehyddehydrogenase), wodurch sich die Clearance von Alkohol erhöht [4].

Beurteilung und Maßnahmen: Hinweise auf mögliche Wechselwirkungen zwischen *Panax ginseng* und Ethanol gibt eine klinische Studie, die frühere experimentelle Befunde [2, 3] bestätigt. Was die Verringerung der Blutalkoholspiegel in der Praxis bedeutet, ist nicht klar, doch schlagen die Autoren der klinischen Studie vor, *Panax ginseng* bei der Behandlung alkoholabhängiger Patienten und bei akuten Alkohol-Intoxikationen einzusetzen [1]. Ein Nutzen dieser Anwendung muss jedoch erst durch weitere klinische Studien bestätigt werden. Gleichwohl sprechen die derzeit vorliegenden Daten dafür, dass bei gleichzeitiger Einnahme von Alkohol und *Panax ginseng* abträgliche Wechselwirkungen nicht zu erwarten sind.

Literatur
[1] Lee FC, Ko JH, Park KJ, Lee JS. Effect of Panax ginseng on blood alcohol clearance in man. Clin Exp Pharmacol Physiol, 14: 543–546, 1987
[2] Lee YJ, Pantuck CB, Pantuck EJ. Effect of ginseng on plasma levels of ethanol in the rat. Planta Med, 59: 17–19, 1993
[3] Petkov V, Koushev V, Panova Y. Accelerated ethanol elimination under the effect of ginseng (experiments on rats). Acta Physiol Pharmacol Bulg, 3: 46–50, 1977
[4] Choi CW, Lee SI, Huh K. Effect of ginseng on the hepatic alcohol metabolizing enzyme system activity in chronic alcohol-treated mice, Korean J Pharmacol, 20: 13–21, 1984

17.2.3 Ginseng und Antidiabetika

> Bei Diabetes-Patienten, die mit verschiedenen oralen Blutzucker senkenden Medikamenten behandelt wurden, bewirkten *Panax quinquefolius* (Amerikanischer Ginseng) und *Panax ginseng* (Asiatischer Ginseng) in einem Glucosetoleranztest ein moderates Absenken postprandialer Glucosespiegel. Doch hatte die Gabe von *Panax ginseng* über 12 Wochen keinerlei positive Auswirkungen auf die Kontrolle des Diabetes.

Klinische Befunde: In einer Placebo-kontrollierten Cross-over-Studie erhielten 19 Patienten mit gut eingestelltem Typ-2-Diabetes zusätzlich zu ihrer normalen Behandlung (Antidiabetika und/oder Diät) für 12 Wochen 3-mal täglich peroral 2 g *Panax ginseng* 40 Minuten vor den Mahlzeiten. Der Ginseng hatte keinen Einfluss auf glykosyliertes Hämoglobin (HbA_{1c}), dessen relativer Wert unverändert bei 6,5 % blieb. Doch in einem Glucosetoleranztest verringerte *Panax ginseng* geringfügig die Blutglucosespiegel nach peroraler Gabe von 75 g Glucose. Alle an der Studie teilnehmenden Patienten unterstanden einem kontrollierten Ernährungsplan; 5 Patienten erhielten keine zusätzliche Behandlung, 3 Patienten nahmen ein **Sulfonylharnstoff**-Präparat ein, 3 Patienten **Metformin**, 5 Patienten ein **Sulfonylharnstoff**-Präparat und **Metformin**, 1 Patient ein **Sulfonylharn-**

stoff-Präparat, **Metformin** und **Rosiglitazon**, 1 Patient ein **Sulfonylharnstoff**-Präparat und **Rosiglitazon** und 1 Patient nahm **Acarbose** ein [1].

In früheren Studien der gleichen Arbeitsgruppe ebenfalls mit Typ-2-Diabetes-Patienten verringerte eine Einzeldosis von 3–9 g *Panax quinquefolius*, appliziert 40 Minuten vor oder gleichzeitig mit einer peroralen Gabe von 25 g Glucose die postprandialen Blutglucosekonzentrationen um etwa 20–24 %. Die Probanden waren entweder allein mit einer geeigneten Diät behandelt worden, mit einem **Sulfonylharnstoff**-Derivat oder mit einem **Sulfonylharnstoff**-Derivat plus **Metformin** [2, 3]. Ein Vergleich der Wirkungen zwischen den Patienten mit und jenen ohne Gabe dieser Antidiabetika zeigte keine Unterschiede, was darauf schließen lässt, dass es keine spezifischen Wechselwirkungen mit *Panax quinquefolius* gibt [4].

Experimentelle Befunde: Verschiedene Tiermodelle demonstrierten die Blutzucker senkenden Effekte von *Panax quinquefolius* und *Panax ginseng*. Doch soll hier nicht näher darauf eingegangen, da es hierzu ausreichend klinische Befunde gibt. In einer experimentellen Studie mit Mäusen zeigte auch *Eleutherococcus senticosus* signifikant Blutzucker senkende Aktivität [5].

Wirkungsmechanismus: Bei gleichzeitiger Gabe von Ginseng und Antidiabetika sind additive Blutzucker senkende Effekte zwar theoretisch möglich, doch sprechen die wenigen verfügbaren Daten gegen spezifische Wechselwirkungen mit üblichen Antidiabetika.

Beurteilung und Maßnahmen: Die zitierten Studien zeigen, dass *Panax quinquefolius* und *Panax ginseng* möglicherweise Blutzucker senkende Wirkung haben, doch nach der Mehrfachdosisstudie zeigten sich bei Patienten mit gut eingestelltem Diabetes keine klinisch relevanten Effekte. Die vorliegenden Daten sprechen somit gegen ein ausgeprägtes Hypoglykämie-Risiko von Ginseng bei Diabetes-Patienten.

Eleutherococcus senticosus könnte ebenso Blutzucker senkende Eigenschaften haben.

Literatur

[1] Vuskan V, Sung MK, Sievenpiper JL, Stavro PM, Jenkins AL, Di-Buono M, Lee KS, Leiter LA, Nam KY, Arnason JT, Choi M, Naeem A. Korean red ginseng (Panax ginseng) improves glucose and insulin regulation in well-controlled, type 2 diabetes: results of a randomized, double-blind, placebo-controlled study of efficacy and safety. Nutr Metab Cardiovasc Dis, 18: 46–56, 2008

[2] Vuskan V, Sievenpiper JL, Koo VYY, Francis F, Beljan-Zdravkovic U, Xu Z, Vidgen E. American ginseng (Panax quinquefolius L) reduces postprandial glycemia in non-diabetic subjects and subjects with type 2 diabetes mellitus. Arch Intern Med, 160: 1009–1013, 2000

[3] Vuskan V, Stavro PM, Sievenpiper JL, Beljan-Zdravkovic U, Leiter LA, Josse RG, Xu Z. Similar postprandial glycemic reductions with escalation of dose and administration time of American Ginseng in type 2 diabetes, Diabetes Care, 23: 1221–1226, 2000

[4] Vuskan V, Sievenpiper JL. Panax (ginseng) is not a panacea, Author reply. Arch Intern Med, 160: 3330–3331, 2000

[5] Hikino H, Takahashi M, Otake K, Konno C. Isolation and hypoglycemic activity of eleutherans A, B, C, D, E, F, and G. glycans of Eleutherococcus senticosus roots. J Nat Prod, 49: 293–297, 1986

17.2.4 Ginseng und Benzodiazepine

> *Eleutherococcus senticosus* (Sibirischer Ginseng) hat keine Auswirkungen auf die Pharmakokinetik von Alprazolam. *Panax ginseng* (Asiatischer Ginseng) hatte in zwei Studien keinen Einfluss auf die Metabolisierung von Midazolam, doch in einer dritten zeigte sich eine geringfügig verringerte Bioverfügbarkeit von Midazolam.

Klinische Befunde: In einer Studie mit 12 gesunden Probanden hatte die Gabe von 2-mal täglich 485 mg *Eleutherococcus senticosus* über 15 Tage keine signifikanten Auswirkungen auf die Pharmakokinetik einer Einzeldosis von 2 mg **Alprazolam**, appliziert mit der Morgendosis (von *E. senticosus*) an Tag 14 [1].

Ähnlich hatte auch bei 12 anderen gesunden Probanden die 3-mal tägliche Gabe von 500 mg *Panax ginseng* über 28 Tage keinen signifikanten Einfluss auf die Metabolisierung von 8 mg **Midazolam** (peroral). Die hier verwendete Ginseng-Zubereitung war eingestellt auf einen Gehalt von 5 % Ginsenoside [2]. Diese Ergebnisse wurden in einer Studie mit den gleichen Kriterien an 12 älteren gesunden Probanden bestätigt [3]. Im Gegensatz dazu steht eine andere Untersuchung, in der 12 gesunde Probanden über 28 Tage 2-mal täglich 500 mg *Panax ginseng* erhielten, zusätzlich vor und am Ende dieser Periode eine perorale Einzeldosis von 8 mg Midazolam. Asiatischer Ginseng reduzierte, verabreicht als Wurzelpulver (Vitamer Laboratories), die Bioverfügbarkeit von Midazolam um 34 % [4].

Experimentelle Befunde: Keine Hinweise auf Wechselwirkungen.

Wirkungsmechanismus: *Eleutherococcus senticosus* hat offenbar keinen Einfluss auf die Aktivität von CYP3A4, über das Alprazolam teilweise metabolisiert wird. *Panax ginseng* könnte dagegen die Metabolisierung von Midazolam über CYP3A4 induzieren, jedoch sind die Ergebnisse hierzu widersprüchlich.

Beurteilung und Maßnahmen: Es gibt nur wenige Hinweise auf mögliche Wechselwirkungen zwischen Ginseng und Benzodiazepinen. Da die Untersuchung mit *Eleutherococcus senticosus* keine Hinweise auf eine veränderte Pharmakokinetik von Alprazolam gab, erscheinen Dosisanpassungen von Alprazolam bei gleichzeitiger Anwendung mit Ginseng nicht notwendig. Die Befunde zu *Panax ginseng* sind etwas widersprüchlich; zwei Studien fanden keine Effekte auf die Pharmakokinetik von Midazolam, eine dritte geringfügig verringerte Plasmaspiegel von Midazolam. Zwar sind klinisch relevante Wechselwirkungen somit unwahrscheinlich, dennoch sollte die Möglichkeit einer Wechselwirkung in Betracht gezogen werden, wenn Midazolam weniger wirksam ist als erwartet.

Da Midazolam als Testsubstrat für die CYP3A4-Aktivität dient, sprechen die Ergebnisse auch dafür, dass *Panax ginseng* ein schwacher CYP3A4-Induktor sein könnte.

Literatur

[1] Donovan JL, DeVane CL, Chavin KD, Taylor RM, Markowitz JS. Siberian ginseng (Eleutheroccus senticosus) effects on CYP2D6 and CYP3A4 activity in normal volunteers. Drug Metab Dispos, 32: 519–522, 2003

[2] Gurley BJ, Gardner SF, Hubbard MA, Williams DK, Gentry WB, Cui Y, Ang CYW. Cytochrome P450 phenotypic ratios for predicting herb-drug interactions in humans. Clin Pharmacol Ther, 72: 276–287, 2002

[3] Gurley BJ, Gardner SF, Hubbard MA, Willimas DK, Gentry WB, Cui Y, Ang CYW. Clinical assessment of botanical supplementation on cytochrome P450 phenotypes in the elderly: St John's wort, garlic oil, Panax ginseng, and Ginkgo biloba. Drugs Aging, 22: 525–539, 2005

[4] Malati CY, Robertson SM, Hunt JD, Chairez C, Alfaro RM, Kovacs JA, Penzak SR. Influence of Panax ginseng on cytochrome P450 (CYP3A) and P-glycoprotein (P-gp) activity in healthy participants. J Clin Pharmacol, 52: 932–939, 2012

17.2.5 Ginseng und Carbamazepin

In Tierstudien hatten die traditionellen chinesischen Arzneimittel Saiko-ka-ryukotsu-borei-to und Sho-saiko-to, in denen Ginseng als eine von 10 Komponenten enthalten ist (mit relativen Anteilen von 2,5:28,5 bzw. 3:24), auf die Pharmakokinetik von Carbamazepin keinen Einfluss.

17.2.6 Ginseng und Chlorzoxazon

> *Panax ginseng* (Asiatischer Ginseng) hat offenbar keinen Einfluss auf die Metabolisierung von Chlorzoxazon.

Klinische Befunde: In einer Studie mit 12 gesunden Probanden hatte die 3-mal tägliche Gabe von 500 mg *Panax ginseng* über 28 Tage keinen signifikanten Einfluss auf die Pharmakokinetik von 500 mg Chlorzoxazon. Die hier verwendete Ginsengzubereitung war eingestellt auf einen Gehalt von 5 % Ginsenoside [1]. Diese Ergebnisse wurde in einer anderen Studie mit den gleichen Kriterien an 12 älteren gesunden Probanden bestätigt [2].

Experimentelle Befunde: Keine Hinweise auf Wechselwirkungen.

Wirkungsmechanismus: *Panax ginseng* hat offenbar keinen klinisch relevanten Einfluss auf die Aktivität von CYP2E1, über das Chlorzoxazon metabolisiert wird.

Beurteilung und Maßnahmen: Den zitierten Studien zufolge beeinflusst *Panax ginseng* wahrscheinlich nicht die Metabolisierung von Chlorzoxazon. Da Chlorzoxazon als Testsubstrat für die CYP2E1-Aktivität dient, sprechen die Ergebnisse auch dafür, dass eine auf diesem Mechanismus beruhende pharmakokinetische Wechselwirkung zwischen *Panax ginseng* und anderen CYP2E1-Substraten ebenfalls unwahrscheinlich ist.

Literatur

[1] Gurley BJ, Gardner SF, Hubbard MA, Williams DK, Gentry WB, Cui Y, Ang CYW. Cytochrome P450 phenotypic ratios for predicting herb-drug interactions in humans. Clin Pharmacol Ther, 72: 276–287, 2002

[2] Gurley BJ, Gardner SF, Hubbard MA, Willimas DK, Gentry WB, Cui Y, Ang CYW. Clinical assessment of botanical supplementation on cytochrome P450 phenotypes in the elderly: St John's wort, garlic oil, Panax ginseng, and Ginkgo biloba. Drugs Aging, 22: 525–539, 2005

17.2.7 Ginseng und Coffein

> *Panax ginseng* (Asiatischer Ginseng) hatte in einer Studie keinen Einfluss auf die Metabolisierung von Coffein. Zu beachten ist, dass sowohl Ginseng als auch Coffein stimulierend wirken.

Klinische Befunde: In einer Studie mit 12 gesunden Probanden hatte die 3-mal tägliche Gabe von 500 mg *Panax ginseng* über 28 Tage keinen signifikanten Einfluss auf die Pharmakokinetik von 100 mg Coffein. Die hier verwendete Ginsengzubereitung war eingestellt auf einen Gehalt von 5 % Ginsenoside [1]. Diese Ergebnisse wurden in einer weiteren Studie mit den gleichen Kriterien an 12 älteren gesunden Probanden bestätigt [2].

Experimentelle Befunde: Keine Hinweise auf Wechselwirkungen.

Wirkungsmechanismus: Den Studien zufolge hat *Panax ginseng* offenbar keinen klinisch relevanten Einfluss auf die Aktivität von CYP1A2, über das Coffein metabolisiert wird.

Beurteilung und Maßnahmen: *Panax ginseng* beeinflusst wahrscheinlich nicht die Metabolisierung von Coffein. Daher wird Ginseng vermutlich auch weder die Wirkungen von Coffein verringern noch dessen Nebenwirkungen verstärken. Gleichwohl gilt Ginseng als Stimulans, weshalb additive stimulierende Effekte bei Einnahme zusammen mit Coffein möglich sind (allerdings gibt es hierzu offenbar noch wenige Daten). Bei Einnahme beider Substanzen sollte mit möglicherweise verstärkten stimulierenden Effekten gerechnet werden.

Da Coffein als Testsubstrat für die CYP1A2-Aktivität dient, sprechen die Ergebnisse zudem dafür, dass eine auf diesem Mechanismus beruhende pharmakokinetische Wechselwirkung zwischen *Panax ginseng* und anderen CYP1A2-Substraten ebenfalls unwahrscheinlich ist.

Zu einer Studie, bei der sich die stimulierenden Effekte von *Panax ginseng* und einem coffeinhaltigen pflanzlichen Arzneimittel möglicherweise addierten, siehe „Ginseng und pflanzliche Arzneimittel (Guarana)".

Literatur
[1] Gurley BJ, Gardner SF, Hubbard MA, Williams DK, Gentry WB, Cui Y, Ang CYW. Cytochrome P450 phenotypic ratios for predicting herb-drug interactions in humans. Clin Pharmacol Ther, 72: 276–287, 2002
[2] Gurley BJ, Gardner SF, Hubbard MA, Willimas DK, Gentry WB, Cui Y, Ang CYW. Clinical assessment of botanical supplementation on cytochrome P450 phenotypes in the elderly: St John's wort, garlic oil, Panax ginseng, and Ginkgo biloba. Drugs Aging, 22: 525–539, 2005

17.2.8 Ginseng und Dextromethorphan

> *Eleutherococcus senticosus* (Sibirischer Ginseng) hat offenbar keinen Einfluss auf die Metabolisierung von Dextromethorphan.

Klinische Befunde: In einer Studie mit 12 gesunden Probanden hatte die 2-mal tägliche Gabe von 485 mg *Eleutherococcus senticosus* über 14 Tage keinen signifikanten Einfluss auf die Metabolisierung einer Einzeldosis von 30 mg Dextromethorphan [1].

Experimentelle Befunde: Keine Hinweise auf Wechselwirkungen.

Wirkungsmechanismus: *Eleutherococcus senticosus* hat offenbar keinen klinisch relevanten Einfluss auf die Aktivität von CYP2D6, über das Dextromethorphan metabolisiert wird. In anderen klinischen Studien zu pharmakokinetischen Wechselwirkungen hatte auch *Panax ginseng* auf die Metabolisierung von Debrisoquin, einem anderen CYP2D6-Substrat, keinen Einfluss [2, 3].

Beurteilung und Maßnahmen: Der zitierten Studie zufolge tritt *Eleutherococcus senticosus* wahrscheinlich nicht in Wechselwirkung mit Dextromethorphan. Da Dextromethorphan und Debrisoquin als Testsubstrate für die CYP2D6-Aktivität dienen, sprechen die Ergebnisse auch dafür, dass eine auf diesem Mechanismus beruhende pharmakokinetische Wechselwirkung zwischen *Panax ginseng* (Asiatischer Ginseng) oder *Eleutherococcus senticosus* (Sibirischer Ginseng) und anderen CYP2D6-Substraten ebenfalls unwahrscheinlich ist.

Literatur
[1] Donovan JL, DeVane CL, Chavin KD, Taylor RM, Markowitz JS. Siberian ginseng (Eleuteroccus senticosus) effects on CYP2D6 and CYP3A4 activity in normal volunteers. Drug Metab Dispos, 32: 519–522, 2003
[2] Gurley BJ, Gardner SF, Hubbard MA, Williams DK, Gentry WB, Cui Y, Ang CYW. Cytochrome P450 phenotypic ratios for predicting herb-drug interactions in humans. Clin Pharmacol Ther, 72: 276–287, 2002
[3] Gurley BJ, Gardner SF, Hubbard MA, Willimas DK, Gentry WB, Cui Y, Ang CYW. Clinical assessment of botanical supplementation on cytochrome P450 phenotypes in the elderly: St John's wort, garlic oil, Panax ginseng, and Ginkgo biloba. Drugs Aging, 22: 525–539, 2005

17.2.9 Ginseng und Digoxin
Ginseng beeinträchtigt einige Untersuchungsverfahren zur Bestimmung von Digoxin im Serum, siehe „Ginseng und Labortests".

17.2.10 Ginseng und Fexofenadin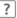

> *Panax ginseng* (Asiatischer Ginseng) hat offenbar keinen Einfluss auf die Resorption von Fexofenadin.

Klinische Befunde: In einer Studie erhielten 12 gesunde Probanden über 28 Tage 2-mal täglich 500 mg *Panax ginseng*, zusätzlich vor und am Ende dieser Periode eine perorale Einzeldosis von 120 mg Fexofenadin. Ginseng, verabreicht als Wurzelpulver (Vitamer Laboratories), hatte keinen Einfluss auf die Pharmakokinetik von Fexofenadin [1].

Experimentelle Befunde: In einer Studie mit Ratten verringerte Ginseng (verabreicht als Suspension von *Panax ginseng*) die Bioverfügbarkeit von Fexofenadin um 16 %, ebenso das Gehirn-Plasma-Konzentrationsverhältnis von Fexofenadin [2].

Wirkungsmechanismus: Mithilfe von Fexofenadin lässt sich die Aktivität anderer Arzneistoffe über P-Glykoprotein untersuchen. *Panax ginseng* hat den Studien zufolge wahrscheinlich keinen klinisch signifikanten Einfluss auf intestinales P-Glykoprotein; im Gehirn dagegen könnte Ginseng das P-Glykoprotein induzieren.

Beurteilung und Maßnahmen: Hinweise auf mögliche Wechselwirkungen zwischen Fexofenadin und Ginseng (*Panax ginseng*) geben nur eine klinische Studie und In-vitro-Daten. Danach hat Ginseng wahrscheinlich keine klinisch relevanten Auswirkungen auf die Resorption von Fexofenadin, doch könnte die Droge dessen Verteilung beeinflussen – ob allerdings in klinisch relevantem Ausmaß, ist unklar. Gleichwohl lassen die verfügbaren Daten vermuten, dass – im Falle einer gleichzeitigen Einnahme von Ginseng – keine Dosisanpassung von Fexofenadin notwendig ist.

Literatur
[1] Malati CY, Robertson SM, Hunt JD, Chairez C, Alfaro RM, Kovacs JA, Penzak SR. Influence of Panax ginseng on cytochrome P450 (CYP3A) and P-glycoprotein (P-gp) activity in healthy participants. J Clin Pharmacol, 52: 932–939, 2012
[2] Zhang R, Jie J, Zhou Y, Cao Z, Li W. Long-term effects of Panax ginseng on disposition of fexofenadine in rats in vivo. Am J Chin Med, 37: 657–667, 2009

17.2.11 Ginseng und Nahrungsmittel
Keine Hinweise auf Wechselwirkungen.

17.2.12 Ginseng und pflanzliche Arzneimittel (Guarana)

> Die stimulierenden Wirkungen von Guarana, einer coffeinhaltigen Arzneipflanze, und *Panax ginseng* (Asiatischer Ginseng) verstärken sich offenbar gegenseitig (additiv).

Klinische Befunde: In einer gut kontrollierten Studie mit gesunden Probanden verbesserte die Einzelgabe von 75 mg Guaranaextrakt die kognitiven Leistungen in Aufmerksamkeitstests, eine Einzeldosis von 200 mg *Panax ginseng* jene in Gedächtnistests und schließlich verbesserte eine kombinierte Einzelgabe (75/200 mg) die Ergebnisse in beiden Typen von Tests. Dabei zeigten sich keine klaren Hinweise auf synergistische Effekte, mit Ausnahme des Seriellen-7-Substraktions-Tests (möglichst rasches und korrektes Subtrahieren in 7er-Schritten von einer gegebenen Zahl): Hier wurden bei kombinierter Gabe bessere Leistungen erzielt als bei der Gabe von nur einer Droge allein. Der verwendete Ginsengextrakt war eingestellt auf einen Gehalt von 4 % Ginsenoside und der Guaranaextrakt auf einen Gehalt von 11–13 % Xanthinen (Coffein und Theobromin) oder maximal etwa 10 mg Coffein pro Dosis [1].

Experimentelle Befunde: Aufgrund der hohen Qualität der klinischen Daten erübrigte sich die Suche nach aussagekräftigen experimentellen Befunden.

Wirkungsmechanismus: Guarana wie Ginseng werden wegen ihrer mutmaßlich stimulierenden Effekte angewendet. In der zitierten Studie beeinflussten beide Drogen die Leistungsfähigkeit in verschiedenen kognitiven Tests und bei Kombination summierten sich die Effekte im Allgemeinen (additiv). Den Effekt von Guarana führen die Autoren dabei nicht allein auf den Gehalt an Coffein zurück, da dessen Dosis gering war.

Beurteilung und Maßnahmen: Aufgrund ihrer stimulierenden und die kognitionsverbessernden Wirkungen werden coffeinhaltige Arzneipflanzen wie Guarana häufig mit Ginseng kombiniert. Die klinische Studie spricht zwar gegen synergistische Effekte bei gleichzeitiger Anwendung, doch für eine Summation der unterschiedlichen Wirkungen beider Drogen. Es sei betont, dass das in dieser Studie verabreichte Guarana nur geringe Dosen Coffein enthielt.

Literatur
[1] Kennedy DO, Haskell CF, Wesnes KA, Scholey AB. Improved cognitive performance in human volunteers following administration of guarana (Paullinia cupana) extract: comparison and interaction with Panax ginseng. Pharmacol Biochem Behav, 79: 401–411, 2004

17.2.13 Ginseng und Labortests

Panax ginseng (Asiatischer Ginseng), *Panax quinquefolius* (Amerikanischer Ginseng) und *Eleutherococcus senticosus* (Sibirischer Ginseng) können die Ergebnisse der Digoxin-Serumbestimmungen stören.

Klinische Befunde: Bei einem 74-jährigen Mann, der seit vielen Jahren **Digoxin** eingenommen hatte (mit einem Serumspiegel normalerweise zwischen 0,9 und 2,2 ng/ml) wurde bei einer Routineuntersuchung einen Digoxin-Serumspiegel von 5,2 ng/ml festgestellt, aber ohne jegliche Anzeichen einer Intoxikation, von Bradykardie oder anderen EKG-Veränderungen [1]. Der Serumspiegel blieb auch nach Absetzen von Digoxin erhöht; doch stellte sich nun heraus, dass der Patient zusätzlich *Eleutherococcus-senticosus*-Kapseln eingenommen hatte. Nach deren Absetzen kehrten die Digoxin-Serumspiegel wieder in den Normbereich zurück, woraufhin die Gabe von Digoxin wieder aufgenommen wurde. Eine erneute Gabe von Ginseng erhöhte wiederum die Digoxin-Serumspiegel. Nachweislich waren die Kapseln nicht mit Digoxin oder Digitoxin verunreinigt; und die Autoren der Studie schließen aus, dass die im Ginseng enthaltenen Eleuteroside (chemisch verwandt mit Herzglykosiden) sich in vivo zu Digoxin umwandeln oder die renale Elimination von Digoxin reduzieren, da der Patient keinerlei Intoxikationssymptome gezeigt hatte [1].

Experimentelle Befunde: *Panax ginseng, Panax quinquefolius* und *Eleutherococcus senticosus* können nachweislich die Ergebnisse von Digoxin-Serumbestimmungen stören, so etwa Fluoreszenzpolarisationsimmunoassays (FPIA, Abbott Lab.) [2–4] und Mikropartikel-Enzymimmunoassays (MEIA, Abbott Lab.) [2, 3]. Dagegen hatte keine der Ginseng-Arten Auswirkungen auf den spezifischeren monoklonalen Antikörper-basierten Digoxin-Immunoassays Tina-quant (Roche) [3, 4] und speziell *Panax ginseng* keinen Einfluss auf den entsprechenden Beckman-Immunoassay (Synchron-LX-System) [4].

Wirkungsmechanismus: Möglicherweise beeinflussen alle genannten Ginseng-Arten die Präzision der Digoxin-Assays und führen dadurch zu falschen Ergebnissen.

Beurteilung und Maßnahmen: Die Digoxin-Serumbestimmungen mittels der angegebenen Assays wurden nicht so stark durch Ginseng beeinflusst, wie dies angeblich bei dem oben erwähnten älteren Patienten der Fall gewesen war [1]. Darüber hinaus ist fraglich, ob es sich bei dem pflanzlichen Arzneimittel, das dieser Patient eingenommen hatte, tatsächlich um *Eleutherococcus senticosus* handelte [3, 5]. Somit ist unklar, ob dem Fallbericht klinische Bedeutung zukommt und Digoxin-Serumbestimmungen tatsächlich durch Ginseng gestört werden. Gleichwohl ist es ratsam, im Fall unerwarteter Digoxin-Serumspiegel gezielt nach der gleichzeitigen Einnahme von Ginseng zu fragen und gegebenenfalls einen spezifischeren monoklonalen Immunoassay in Betracht zu ziehen.

Literatur
[1] McRae S. Elevated serum digoxin levels in a patient taking digoxin and Siberian ginseng. Can Med Assoc J, 155: 293–295, 1996
[2] Dasgupta A, Wu S, Actor J, Olsen M, Wells A, Datta P. Effects of Asian and Siberian ginseng on serum digoxin measurement by five digoxin immunoassays. Significant variation in digoxin-like immunoreactivity among commercial ginsengs. Am J Clin Pathol, 119: 298–303, 2003
[3] Dasgupta A, Reyes MA. Effect of Brazilian, Indian, Siberian, Asian, and North American ginseng on serum digoxin measurement by immunoassays and binding of antibody (Digibind). Am J Clin Pathol, 124: 229–236, 2005
[4] Chow L, Johnson M, Wells A, Dasgupta A. Effect of the traditional Chinese medicines Chan Su, Lu-Shen-Wan, Dan Shen, and Asian ginseng on serum digoxin measurement by Tina-quant (Roche) and Synchron LX System (Beckman) digoxin immunoassays. J Clin Lab Anal, 17: 22–27, 2003
[5] Awang DVC. Siberian ginseng toxicity may be case of mistaken identity, CMAJ, 155: 1237, 1996

17.2.14 Ginseng und MAO-Hemmer

> Es gibt Fallberichte zu Kopfschmerzen, Schlafstörungen und Zittrigkeit im Zusammenhang mit der gleichzeitigen Einnahme von Ginseng und Phenelzin.

Klinische Befunde: Eine 64-jährige, mit **Phenelzin** (täglich 60 mg) behandelte Frau entwickelte nach Einnahme eines Ginseng-haltigen Präparats (Natrol High, vermutlich mit *Eleutherococcus senticosus*) Kopfschmerzen, Schlafstörungen und Zittrigkeit [1, 2]. Die gleichen Symptome zeigten sich bei anderer Gelegenheit nach Trinken von Ginseng-Tee (Typ unklar), den die Patientin vor der Einnahme von Phenelzin komplikationslos vertragen hatte [1]. Drei Jahre später machten sich bei ihr unter der Einnahme von täglich 45 mg Phenelzin die gleichen Symptome bemerkbar, außerdem eine verstärkte Depression 72 Stunden nachdem sie Ginseng-Kapseln (Typ unklar) und einen Kräutertee zu sich genommen hatte [2].

Eine andere an Depression erkrankte Frau nahm Ginseng (Typ unklar) und Bienenpollen ein, erlebte dann nach Beginn einer täglichen Behandlung mit 45 mg Phenelzin eine Linderung ihrer Depression, fühlte sich tatkräftig und äußerte sich extrem optimistisch. Allerdings war dies begleitet von Schlafstörungen, Reizbarkeit, Kopfschmerzen und unbestimmten visuellen Halluzinationen. Die Gabe von Phenelzin wurde ab-, dann erneut angesetzt (doch ohne gleichzeitige Einnahme von Ginseng und Bienenpollen) – ohne positiven Einfluss auf die depressive Symptomatik [3].

Experimentelle Befunde: Es wurde keine relevanten Daten gefunden.

Wirkungsmechanismus: Unklar; fest steht, alle Ginseng-Arten wirken stimulierend und Nebenwirkungen davon schließen Schlafstörungen, Nervosität, Bluthochdruck und Euphorie ein. Aller Wahrscheinlichkeit nach hat bei den beobachteten Symptomen der Bienenpollen keinerlei ursächliche Rolle gespielt.

Beurteilung und Maßnahmen: Hinweise auf Wechselwirkungen geben offenbar nur die drei – schlecht dokumentierten – Fallberichte; ihre allgemeine klinische Bedeutung ist unklar. Möglicherweise repräsentieren diese schon etliche Jahre zurückliegenden Fälle lediglich idiosynkratische Reaktionen und sind nicht Ausdruck einer systematischen Wechselwirkung. Insgesamt erscheinen die Hinweise zu schwach, um spezifischere Vorsichtsmaßnahmen zu empfehlen. Gleichwohl sollte bei Patienten, die einen beliebigen Ginseng-Typ einnehmen, im Falle unerwarteter Reaktionen auf die Behandlung mit Phenelzin (oder einem anderen MAO-Hemmer) die Möglichkeit einer Wechselwirkung in Betracht gezogen werden.

Literatur
[1] Shader RI, Greenblatt DJ, Phenelzine and the dream machine – ramblings and reflections. J Clin Psychopharmacol, 5: 65, 1985
[2] Shader RI, Greenblatt DJ, Bees, ginseng and MAOIs revisited. J Clin Psychopharmacol, 8: 235, 1988
[3] Jones BD, Runikis AM. Interaction of ginseng with phenelzine. J Clin Psychopharmacol, 7: 201–202, 1987

17.2.15 Ginseng und Ofloxacin
Sairei-to und Sho-saiko-to, zwei traditionelle chinesische Arzneimittel mit Ginseng als einer von zahlreichen Komponenten (mit relativen Ginseng-Anteilen von 3:38,5 bzw. 3:24) hatten in einer Untersuchungen mit 7 gesunden Probanden keine Auswirkungen auf die Pharmakokinetik von Ofloxacin.

17.2.16 Ginseng und Tamoxifen und andere Estrogen-Antagonisten

> Ginseng enthält möglicherweise estrogene Substanzen, die das Wachstum von Brustkrebs direkt stimulieren und der Aktivität kompetitiver Estrogenrezeptor-Antagonisten wie Tamoxifen entgegenwirken. Doch wird offenbar die Überlebenswahrscheinlichkeit bei Brustkrebs nicht negativ beeinflusst, wenn Ginseng bereits vor der Diagnose eingenommen worden war.

Befunde, Wirkmechanismus, Beurteilung und Maßnahmen: In einem Bericht ist Ginsengwurzel als Beispiel eines pflanzlichen Arzneimittels mit estrogener Aktivität gelistet, das das Wachstum von Brustkrebs direkt stimulieren und der Aktivität kompetitiver Estrogenrezeptor-Antagonisten wie Tamoxifen entgegenwirken könnte [1, 2]. Doch gibt es einige Hinweise darauf, dass die Überlebenswahrscheinlichkeit bei Brustkrebs nicht negativ beeinflusst wird, wenn Ginseng bereits vor der Diagnose eingenommen worden war. In der Shanghai-Brustkrebs-Studie [3] hatten 398 Frauen, die vor der Diagnose regelmäßig Ginseng eingenommen hatten, eine längere krankheitsfreie wie auch eine längere Gesamtüberlebenszeit als 1057 Frauen, die nie Ginseng angewandt hatten. Die Angaben über die Anwendung von Ginseng bei diesen Frauen wurden innerhalb von 66 Tagen nach der Diagnose durch entsprechende Befragung erhalten. In den meisten Fällen wurde *Panax quinquefolius* oder *Panax ginseng* in einer durchschnittlichen Tagesdosis von 1,3 g Ginsengwurzel eingenommen. Die durchschnittliche Gesamtdauer der Einnahme betrug 4,3 Monate pro Jahr. Es sei darauf hingewiesen, dass jene Frauen, die Ginseng angewandt hatten, ein höheres Bildungsniveau hatten und mit höherer Wahrscheinlichkeit mit Tamoxifen behandelt wurden (69 vs. 61 %). Beide Faktoren könnten zu einer Erhöhung der Überlebenswahrscheinlichkeit beigetragen haben. Zwar wurden auch Folgebefragungen über die post-diagnostische Anwendung von Ginseng durchgeführt, jedoch ließen sich deren mögliche Effekte auf die Überlebenswahrscheinlichkeit nicht verifizieren, weil entsprechende Daten von bereits verstorbenen Patientinnen fehlten. Obwohl die Ergebnisse der Studie nicht eindeutig sind, so gibt sie doch starke Hinweise auf die möglichen Wirkungen von Ginseng auf den Verlauf von Brustkrebs. Allerdings bedarf es zur weiteren Evaluierung der Zusammenhänge noch einer prospektiven randomisierten Studie.

Literatur
[1] Boyle FM. Adverse interaction of herbal medicine with breast cancer treatment. Med J Aust, 167: 286, 1997
[2] Eagon CL, Elm MS, Teepe AG, Eagon PK. Medicinal botanicals: estrogenicity in rat uterus and liver. Proc Am Assoc Cancer Res, 38: 193, 1997
[3] Cui Y, Shu XO, Gao YT, Cai H, Tao MH, Zheng W. Association of ginseng use with survival and quality of life among breast cancer patients. Am J Epidemiol, 163: 643–653, 2006

17.2.17 Ginseng und Tolbutamid
Tierstudien [1, 2] geben widersprüchliche Hinweise darauf, dass Sho-saiko-to, ein traditionelles chinesisches Arzneimittel mit Ginseng als einer von 7 Komponenten (mit einem relativen Ginseng-Anteil von 3:24) die Resorption von Tolbutamid erhöhen oder verringern könnte.

Literatur
[1] Nishimura N, Naora K, Hirano H, Iwamoto K. Effects of Sho-saiko-to on the pharmacokinetics and pharmacodynamics of tolbutamide in rats. J Pharm Pharmacol, 50: 231–236, 1998
[2] Nishimura N, Naora K, Hirano H, Iwamoto K. Effects of Sho-saiko-to (Xiao Chai Hu Tang): a Chinese traditional medicine, on the gastric function and absorption of tolbutamide in rats, Yakugaku Zasshi, 121: 153–159, 2001

17.2.18 Ginseng und Warfarin und verwandte Arzneistoffe !!

> Einer pharmakologischen Studie zufolge dämpft *Panax quinquefolius* (Amerikanischer Ginseng) moderat die Wirkungen von Warfarin. Eine andere Studie hingegen fand keinerlei Einfluss von *Panax ginseng* (Asiatischer Ginseng) auf die Wirkungen von Warfarin. In zwei Fällen wird von abgeschwächten Warfarin-Wirkungen (in einem Fall mit resultierender Thrombose) berichtet, die auf Ginseng (wahrscheinlich *Panax ginseng*) zurückgeführt wurde. Dem stehen Berichte verstärkter Warfarin-Wirkungen bei drei Patienten nach Anwendung eines Panax-ginseng-haltigen Produkts gegenüber; einer davon bedurfte stationärer Behandlung.

Klinische Befunde: In einer Placebo-kontrollierten Studie erhielten 20 gesunde Probanden zunächst für 3 Tage je 1-mal 5 mg Warfarin allein; dann folgte bei 12 Probanden eine 3-wöchige Gabe von 2-mal täglich 1000 mg *Panax quinquefolius* und zusätzlich an den Tagen 15–17 noch eine weitere tägliche Gabe von 5 mg Warfarin. Bei diesen 12 Probanden war die maximale INR moderat um 0,16 reduziert im Vergleich zu einer nicht signifikanten Verringerung von 0,02 bei den verbleibenden 8 Probanden, die ein Placebo erhalten hatten. Weiterhin war in Gegenwart von Ginseng eine mäßige Verkleinerung der AUC von Warfarin nachweisbar. Bei dieser Studie wurde gemahlene und zu Kapseln verarbeitete *Panax-quinquefolius*-Wurzel verwendet [1].

Zwei ältere Fallberichte geben Hinweise darauf, dass Ginseng die Wirkungen von Warfarin verringern könnte. Die INR eines Patienten, der unter Langzeitbehandlung mit Warfarin stand und darüber hinaus Diltiazem, Glyceroltrinitrat und Salsalat erhielt, fiel binnen zwei Wochen von 3,1 auf 1,5, nachdem er mit der 3-mal täglichen Einnahme von Ginseng-Kapseln (Ginsana®) begonnen hatte. Dieses Präparat enthält 100 mg/Kapsel eingestellten konzentrierten Ginseng (wahrscheinlich *Panax ginseng*). Der Patient stoppte die Ginseng-Einnahme und innerhalb von 2 Wochen erholte sich seine INR wieder und stieg auf 3,3 [2]. Bei einem anderen mit Warfarin behandelten Patienten wurde ein Thrombus in der linksanterioren absteigenden Koronararterie bei einer subtherapeutischen INR von 1,4 diagnostiziert. Schon drei Monate zuvor war die INR anhaltend auf subtherapeutisches Niveau gesunken, was eine progrediente Erhöhung der Warfarin-Dosis erfordert hatte. Eine mögliche Erklärung für das Absinken der INR wurde in der Einnahme eines Ginsengprodukts (nicht näher charakterisiert) gefunden, womit der Patient begonnen hatte [3].

Im Gegensatz dazu steht eine randomisierte Cross-over-Studie, in der 31 auf Warfarin stabil eingestellte Patienten 6 Wochen lang zusätzlich täglich 1000 mg *Panax ginseng* (als Koreanischer-Roter-Ginsengextrakt) erhielten; im Vergleich zu einem Placebo verringerte die gleichzeitige Gabe von Ginkgo die INR [4]. In einer anderen randomisierten Cross-over-Studie mit 12 gesunden Probanden hatte die Gabe von 3-mal täglich Ginseng-Kapseln (à 1000 mg) für 2 Wochen keine Auswirkungen auf die Pharmakokinetik oder Pharmakodynamik (INR) einer Einzeldosis von 25 mg Warfarin, appliziert an Tag 7. Die Ginseng-Kapseln (*Golden Glow*) enthielten ein Extraktäquivalent zu 500 mg *Panax-ginseng*-Wurzel [5].

Ähnlich ist das Ergebnis einer weiteren randomisierten, kontrollierten Studie mit 25 Patienten, von denen ein Teil Warfarin und *Panax ginseng* und der andere Warfarin allein erhielt. Hinsichtlich der Auswirkungen auf die INR gab es zwischen diesen beiden Gruppen keine statistisch signifikanten Unterschiede [6]. Diesem Befund entgegen steht der Fallbericht eines 71-jährigen, mit Warfarin behandelten Patienten mit einer INR zwischen 1,8 und 2,2. Eine Woche nach Beginn der Einnahme eines chinesischen *Panax-ginseng*-haltigen Arzneipflanzenprodukts (*Shengmai-yin*) wurde der Patient mit einem intrazerebralen Hämatom intensivstationär aufgenommen – seine INR zeigte nun einen Wert von 5,08. Nach Absetzen von Warfarin und des Phytopharmakons sowie durch Gabe von Vitamin K ging die INR auf 1,67 zurück [7]. Bei noch zwei weiteren mit Warfarin behandelten Patienten erhöhte sich möglicherweise die INR nach Einnahme eines *Panax-ginseng*-haltigen Produkts.

Experimentelle Befunde: Eine Studie mit Ratten fand keine Hinweise auf eine Wechselwirkung zwischen Warfarin und einem Extrakt von *Panax ginseng* [8]. In einer tierexperimentellen Studie zu möglichen Wechselwirkungen zwischen Warfarin und *Kan Jang*, einer eingestellten festen Kombination von Extrakten aus *Antrographis paniculata* und *Eleutherococcus senticosus*, wurde zwar eine geringfügig erhöhte Bioverfügbarkeit von Warfarin festgestellt, aber hatte dies keine pharmakodynamische Konsequenzen [9]. Mögliche pharmakokinetische Wechselwirkungen wurden deshalb als klinisch unbedeutend eingestuft.

Wirkungsmechanismus: Es ist unklar, auf welche Weise Ginseng die Wirksamkeit von Warfarin verringern könnte, zumal es offenbar keine pharmakokinetischen Wechselwirkungen gibt. Nach Auffassung der Autoren einer Studie [4] könnte es im Gehalt an Vitamin K im Koreanischen Roten Ginseng begründet sein. Sie weisen ferner darauf hin, dass es sich bei den Ginsenosiden um steroidale Saponine handelt, die als solche die Metabolisierung von Warfarin induzieren könnten, aber diese Erklärung erscheint unwahrscheinlich. In-vitro-Experimenten zufolge enthält *Panax ginseng* gerinnungshemmende Wirkstoffe, die die Thrombozytenaggregation und die Thromboxansynthese inhibieren [10]; jedoch konnte die gerinnungshemmende Aktivität in einer Studie mit gesunden Probanden nicht demonstriert werden [11]. Sollte sich ein gerinnungshemmender Effekt von *Panax ginseng* bestätigen, bedeutete dies möglicherweise ein **erhöhtes** Risiko für Blutungen bei gleichzeitiger Einnahme mit Warfarin. Drei mögliche Fälle hierzu sind bekannt [7, 12]. Es gibt einige wenige Berichte über Vaginalblutungen bei Frauen, die (nicht spezifizierte) Ginsengzubereitungen eingenommen hatten, aber nicht mit Antikoagulanzien behandelt worden waren [13–15]. Vermutlich sind diese Blutungen auf hormonelle Effekte von Ginseng zurückzuführen.

Beurteilung und Maßnahmen: Die derzeit vorliegenden Ergebnisse sprechen dafür, dass *Panax quinquefolius* die Wirkungen von Warfarin **abschwächen** könnte; aber diese Hypothese beruht nur auf den Ergebnissen einer kleinen Studie. Dagegen scheint *Panax ginseng* nicht mit Warfarin in Wechselwirkung zu treten; doch gibt es hierzu widersprüchliche Ergebnisse: Auf der einen Seite stehen zwei Fälle mit verringerten Warfarin-Effekten, die mit der Anwendung von Ginseng (vermutlich *Panax ginseng*) in Verbindung gebracht werden, auf der anderen Seite drei Fälle einer Erhöhung der INR nach Einnahme eines *Panax-ginseng*-haltigen Produkts.

Einige dieser Untersuchungen stehen in der Kritik, denn gut konzipierte Studien sollten nur mit solchen Patienten durchgeführt werden, die vor der Gabe von Ginseng stabil auf Warfarin eingestellt worden waren [16].

Bevor nicht weitere Daten verfügbar sind, erscheint es ratsam, möglicherweise **abgeschwächte** Wirkungen von Warfarin und verwandten Arzneistoffen bei solchen Patienten in Betracht zu ziehen, die gleichzeitig Ginseng, vor allem *Panax quinquefolius*, einnehmen. Doch kann auch ein möglicherweise **erhöhtes** Blutungsrisiko aufgrund gerinnungshemmender Inhaltsstoffe von *Panax ginseng* nicht gänzlich ausgeschlossen werden. Dies ist allerdings nach den Ergebnissen der klinischen Studie unwahrscheinlich.

Literatur

[1] Yuan CS, Wei G, Dey L, Karrison T, Nahlik L, Maleckar S, Kasza K, Ang-Lee M, Moss J. Brief communication. American ginseng reduces warfarin's effect in healthy patients. Ann Intern Med, 141: 23–27, 2004
[2] Janetzky K, Morreale AP. Probable interaction between warfarin and ginseng. Am J Health-Syst Pharm, 54: 692–697, 1997
[3] Rosado MF. Thrombosis of a prosthetic aortic valve disclosing a hazardous interaction between warfarin and a commercial ginseng product. Cardiology, 99: 111, 2003
[4] Lee YH, Lee BK, Choi YJ, Yoon IK, Chang BC, Gwak HS. Interaction between warfarin and Korean red ginseng in patients with cardiac valve replacement. Int J Cardiol, 145: 275–276, 2010
[5] Jiang X, Williams KM, Liauw WS, Ammit AJ, Roufogalis BD, Duke CC, Day RO, McLachlan AJ. Effects of St John's wort and ginseng on the pharmacokinetics and pharmacodynamics of warfarin in healthy subjects. Br J Clin Pharmacol, 57: 592–599, 2004
[6] Lee SH, Ahn YM, Ahn SY, Doo HK, Lee BC. Interaction between warfarin and Panax ginseng in ischemic stroke patients. J Altern Complement Med, 14, 715–721, 2008
[7] Su Q, Li Y. Interaction between warfarin and the herbal product Shengmai-yin: a case report of intracerebral hematoma. Yonsei Med J, 51: 793–796, 2010
[8] Zhu M, Chan KW, Ng LS, Chang Q, Chang S, Li RC. Possible influences of ginseng on the pharmacokinetics and pharmacodynamics of warfarin in rats. J Pharm Pharmacol, 51: 173–180, 1999
[9] Hovhannisyan AS, Abrahamyan H, Gabrielyan ES, Panossian AG. The effect of Kan Jang extract to the pharmacokinetics and pharmacodynamics of warfarin in rats. Phytomedicine, 13: 318–323, 2006
[10] Kuo SC, Teng CM, Leed JC, Ko FN, Chen SC, Wu TS. Antiplatelet components in Panax ginseng. Planta Med, 56: 164–167, 1990
[11] Beckert BW, Concannon MJ, Henry SL, Smith DS, Puckett CL. The effect of herbal medicines on platelet function: an in vivo experiment and review of the literature. Plast Reconstr Surg, 120: 2044–2050, 2007
[12] Turfan M, Tasal A, Ergun F, Ergelen M. A sudden rise in INR due to combination of Tribulus terrestris, Avena sativa and Panax ginseng (Clavis Panax). Turk Kardiyol Dern Ars, 40: 259–261, 2012
[13] Hopkins MP, Androff L, Benninghoff AS. Ginseng face cream and unexplained vaginal bleeding. Am J Obstet Gynecol, 159: 1121–1122, 1988
[14] Greenspan EM. Ginseng and vaginal bleeding. JAMA, 249: 2018, 1983
[15] Kabalak AA, Soyal OB, Urfalioglu A, Saracoglu F, Gogus N. Menometrorrhagia and tachyarrhythmia after using oral and topical ginseng. J Womens Health (Larchmt), 13: 830–833, 2004
[16] Shao J, Jia L. Potential serious interactions between nutraceutical ginseng and warfarin in patients with ischemic stroke. Trends Pharmacol Sci, 34: 85–86, 2013

18 Goldrutenkraut

Solidago virgaurea L. (Asteraceae)

18.1 Arzneidroge

18.1.1 Synonyme und verwandte Arten
Gemeine Goldrute, Gewöhnliche Goldrute; European goldenrod, Goldenrod.

Die verwandten Arten *Solidago canadensis* (Kanadische Goldrute) und *Solidago gigantea* (Riesen-Goldrute; Early goldenrot, Giant goldenrot, Smooth goldenrod, Tall goldenrod) werden ähnlich medizinisch genutzt.

Von allen genannten Arten finden auch mehrere Varietäten und Unterarten medizinische Verwendung.

Für Echte Goldrute findet sich im Englischen manchmal die Bezeichnung „Aaron's rod", doch werden so auch weitere Solidago-Arten und auch nicht näher verwandte Arten bezeichnet.

18.1.2 Arzneibücher
- *Solidago virgaurea*: Echtes Goldrutenkraut (Ph. Eur. 9.2); European Goldenrod (Ph. Eur. 9.2, engl. Ausgabe, und BP 2017),
- *Solidago gigantea*, *Solidago canadensis*: Goldrutenkraut (Ph. Eur. 9.2); Goldenrod (Ph. Eur. 9.2, engl. Ausgabe, und BP 2017).

18.1.3 Inhaltsstoffe
Die aktiven Inhaltsstoffe von Goldrutenkraut sind je nach Herkunft unterschiedliche Typen von **Saponinen**. Virgaurea-Saponine, die sich von Polygalasäure ableiten, wurden in europäischen Varietäten gefunden, Solidago-Saponine in asiatischen Formen. Auch kommt eine ganze Reihe von Clerodan-Diterpenen vor, deren Typ wiederum von der Herkunft abhängt. Weiterhin finden sich **Phenolglykoside**, **Flavonoide** basierend auf Quercetin, Kämpferol, Isorhamnetin und Hyperosid, ebenso Kaffeesäurederivate sowie geringe Mengen an ätherischem Öl.

18.1.4 Verwendung und Indikationen
Echte Goldrute wird vor allem aufgrund ihrer entzündungshemmenden, antimikrobiellen und diuretischen Eigenschaften eingesetzt. Verwendung findet sie bei der Behandlung von Entzündungen der Harnwege, von Nieren- und Harnblasensteinen sowie entzündli-

chen oder degenerativen rheumatischen Erkrankungen (in Kombination mit anderen pflanzlichen Arzneimitteln).

18.1.5 Pharmakokinetik
Es liegen keine relevanten pharmakokinetischen Daten vor. Angaben zur Pharmakokinetik der einzelnen Flavonoide in Echter Goldrute siehe unter „Flavonoide".

18.1.6 Übersicht zu Wechselwirkungen
Es gibt keine Hinweise auf Wechselwirkungen mit Echter Goldrute. Angaben zu den Wechselwirkungen der einzelnen Flavonoide in Echter Goldrute siehe unter „Flavonoide".

19 Großfrüchtige Moosbeere (Cranberry)

Vaccinium macrocarpon Aiton (Ericaceae)

19.1 Arzneidroge

19.1.1 Synonyme und verwandte Arten
Großbeerige Moosbeere, Kranbeere, Kranichbeere; Cranberry.

Die Großfrüchtige Moosbeere (*Vaccinium macrocarpon*) wird kultiviert, doch findet auch die Gewöhnliche Moosbeere (*Vaccinium oxycoccus*) Verwendung.

19.1.2 Arzneibücher
- USP 39 – NF 34 S2: Cranberry Liquid Preparation.

19.1.3 Inhaltsstoffe
Die Beeren enthalten Anthocyane und Proanthocyanidine (hauptsächlich Epicatechin-Oligomere) sowie organische Säuren wie Äpfel-, Citronen-, China- und Benzoesäure.

Im Gegensatz zu einigen Monographien zur Großbeerigen Moosbeere, in denen Salicylsäure nicht als Bestandteil des Saftes genannt wird, fanden sich laut Studien geringe Konzentrationen von Salicylaten in kommerziell erhältlichem Moosbeerensaft (z. B. 7 mg/l). Dies machte sich in messbaren Salicylsäurespiegeln in Plasma und Harn von Frauen bemerkbar, die 3-mal täglich 250 ml eines solchen Saftes tranken [1].

19.1.4 Verwendung und Indikationen
Moosbeeren und Moosbeerensaft werden hauptsächlich zur Prävention und Behandlung von Harnwegsinfekten eingesetzt, daneben auch bei Blutstoffwechsel- und Verdauungsstörungen. Die getrockneten blühenden Sprossteile werden als mildes Adstringens und Diuretikum verwendet. Anwendung finden sie darüber hinaus bei der Behandlung von Durchfallerkrankungen bei Kindern, von Colitis mucosa (Reizkolon), Harninkontinenz, Zystitis und als Mundwasser bei Entzündungen der Mund- und Rachenschleimhaut. Moosbeeren sind Bestandteil etlicher Speisen und Getränke.

19.1.5 Pharmakokinetik
Die Anthocyane der Moosbeere werden in großem Umfang resorbiert und mit dem Harn ausgeschieden. Dies konnte in einer Studie gezeigt werden, bei der 11 gesunde Probanden 200 ml Moosbeerensaft tranken, der 651 µg Gesamt-Anthocyane enthielt. Die Antho-

cyanspiegel im Urin erreichten nach 3–6 Stunden ihr Maximum und die Wiederfindungsrate der Gesamt-Anthocyane im Harn über 24 Stunden lag bei schätzungsweise 5 % der aufgenommenen Menge [2].

Die Ergebnisse einiger In-vitro- und Tierstudien legen nahe, dass Moosbeere die Aktivität von CYP2C9 (siehe „Moosbere und Flurbiprofen") und CYP3A4 (siehe „Moosbeere und Nifedipin") beeinflusst. Keine signifikanten Wechselwirkungen fanden hingegen klinische Studien mit dem CYP1A2-Substrat Tizanidin, dem CYP2C9-Substrat Flurbiprofen und dem CYP3A4-Substrat Midazolam (siehe „Moosbeere und Midazolam").

19.1.6 Übersicht zu Wechselwirkungen

Klinische Studien sprechen dafür, dass Moosbeerensaft und/oder Moosbeerenextrakte die Pharmakokinetik von Ciclosporin, Flurbiprofen, Midazolam, Tizanidin und Warfarin nicht beeinflussen. Gleichwohl gibt es einige Fallberichte von erhöhter INR und erheblichen Blutungen nach gleichzeitiger Einnahme von Moosbeere und Warfarin. Moosbeerensaft hat auf die Pharmakokinetik von Nifedipin wahrscheinlich keine Auswirkungen in klinisch relevantem Ausmaß.

Literatur

[1] Duthie GG, Kyle JA, Jenkinson AM. Increased salicylate concentrations in urine of human volunteers after consumption of cranberry juice. J Agric Food Chem, 53: 2897–2900, 2005
[2] Ohnishi R, Ito H, Kasajima N, Kandea M, Kariyama R, Kumon H, Hatano T, Yoshida T. Urinary excretion of anthocyanins in humans after cranberry juice ingestion. Biosci Biotechnol Biochem, 70: 1681–1687, 2006

19.2 Interaktionen

- Ciclosporin,
- Flurbiprofen,
- Midazolam,
- Nahrungsmittel,
- Nifedipin,
- pflanzliche Arzneimittel,
- Tizanidin,
- Warfarin und verwandte Arzneistoffe.

19.2.1 Großfrüchtige Moosbeere und Ciclosporin

> Gelegentliches Trinken von Moosbeerensaft hat offenbar keine Auswirkungen auf die Bioverfügbarkeit von Ciclosporin. Die Auswirkungen täglicher Einnahme wurden nicht untersucht.

Befunde, Wirkmechanismus, Beurteilung und Maßnahmen: In einer kontrollierten Studie erhielten 12 gesunde Probanden nüchtern eine Einzeldosis von 200 mg Ciclosporin (peroral) zusammen entweder mit 240 ml Moosbeerensaft oder der entsprechenden

Menge Wasser. Der Saft hatte keine klinisch relevanten Auswirkungen auf die Pharmakokinetik von Ciclosporin [1]. Für diese Studie war der Saft aus gefrorenem Konzentrat (Ocean Spray) verwendet worden.

Dieser Befund spricht dafür, dass Moosbeerensaft keine Auswirkungen auf die Resorption von Ciclosporin hat und gelegentliches Trinken geringerer Mengen (ein Glas) keinen Einfluss auf den Ciclosporin-Plasmaspiegel hat. Doch gibt es bisher keine entsprechende Studie zu den Auswirkungen regelmäßiger (z. B. täglicher) Einnahme von Moosbeerensaft. Eine solche Untersuchung ist aber notwendig, um auch die Ausscheidung von Ciclosporin betreffende Interaktionen auszuschließen.

Literatur
[1] Grenier J, Fradette C, Morelli G, Merritt GJ, Vranderick M, Ducharme MP. Pomelo juice, but not cranberry juice, affects the pharmacokinetics of cyclosporine in humans. Clin Pharmacol Ther, 79: 255–262, 2006

19.2.2 Großfrüchtige Moosbeere und Flurbiprofen ✓

> Einige wenige Befunde sprechen dafür, dass Moosbeerensaft vermutlich keine Auswirkungen auf die Pharmakokinetik von Flurbiprofen hat.

Klinische Befunde: In einer Studie erhielten 14 gesunde Probanden 2-mal 230 ml Moosbeerensaft, und zwar zunächst eine Nacht vor und dann 30 Minuten vor der Applikation einer Einzeldosis von 100 mg Flurbiprofen. Dies hatte keine signifikanten Auswirkungen auf die Pharmakokinetik von Flurbiprofen. Fluconazol, das in der Untersuchung als Positivkontrolle diente, erhöhte die AUC von Flurbiprofen um etwa 80 % [1]. Für diese Studie wurde ein Moosbeerencocktail aus Konzentrat (Ocean Spray) mit einem Gehalt von 27 % Moosbeerensaft verwendet.

Experimentelle Befunde: In einer In-vitro-Studie inhibierte Moosbeerensaft die Flurbiprofen-Hydroxylierung, sie war um etwa 44 % reduziert und damit weniger stark als durch die Positivkontrolle Sulfaphenazol (–79 %) [1].

Wirkungsmechanismus: Flurbiprofen wird über CYP2C9 metabolisiert und die klinische Studie spricht dafür, dass Moosbeere keinen klinisch relevanten Effekt auf dieses Isoenzym hat. Doch der In-vitro-Studie zufolge hat Moosbeere diesbezüglich einen schwachen inhibitorischen Effekt [1].

Beurteilung und Maßnahmen: Sowohl die klinische Studie als auch die ergänzenden experimentellen Daten zur Metabolisierung legen nahe, dass es keine pharmakokinetischen Wechselwirkungen zwischen Flurbiprofen und Moosbeerensaft gibt. Daher sind vermutlich auch keine Dosisanpassungen notwendig, wenn Patienten unter der Einnahme von Flurbiprofen Moosbeerensaft trinken möchten.

Flurbiprofen dient als Testsubstanz für die CYP2C9-Aktivität, deshalb sprechen die Ergebnisse dafür, dass auch pharmakinetische Interaktionen zwischen Moosbeerensaft und anderen CYP2C9-Subtraten unwahrscheinlich sind.

Literatur

[1] Greenblatt DJ, von Moltke LL, Perloff ES, Luo Y, Harmatz JS, Zinny MA. Interaction of flurbiprofen with cranberry juice, grape juice, tea, and fluconazole: in vitro and clinical studies. Clin Pharmcol Ther, 79: 125–133, 2006

19.2.3 Großfrüchtige Moosbeere und Midazolam

> Vermutlich hat Moosbeerensaft keinen Einfluss auf die Pharmakokinetik von Midazolam.

Klinische Befunde: In einer randomisierten Cross-over-Studie erhielten 10 gesunde Probanden für 10 Tage 3-mal täglich 200 ml Moosbeerensaft. Dies hatte keine signifikanten Auswirkungen auf eine Einzeldosis von 500 µg Midazolam, peroral appliziert an Tag 5. In dieser Studie wurde ein Konzentrat (Kontiomehu sokeroitu karpalomehu) verwendet, das vor Gebrauch 1 zu 4 mit Leitungswasser verdünnt wurde [1].

Experimentelle Befunde: Es gibt keine relevanten Daten.

Wirkungsmechanismus: Der zitierten Studie zufolge hat Moosbeerensaft keine klinisch relevanten Auswirkungen auf die CYP3A4-Aktivität.

Beurteilung und Maßnahmen: Zwar befasst sich offenbar nur die zitierte Studie mit möglichen Wechselwirkungen, dennoch scheint im Allgemeinen keine besondere Vorsicht gegenüber einer gleichzeitigen Einnahme von Moosbeerensaft und Midazolam notwendig zu sein.

Da Midazolam als Testsubstanz für CYP3A4-Aktivität dient, spricht dieser Befund dafür, dass Wechselwirkungen zwischen Moosbeerensaft und anderen CYP3A4-Substraten ebenfalls unwahrscheinlich sind.

Literatur

[1] Lilja JJ, Backman JT, Neuvonen PJ. Effects of daily ingestion of cranberry juice on the pharmacokinetics of warfarin, tizanidine, and midazolam probes of CYP2C9, CYP1A2, and CYP3A4. Clin Pharmacol Ther, 81: 833–839, 2007

19.2.4 Großfrüchtige Moosbeere und Nahrungsmittel

Keine Hinweise auf Wechselwirkungen. Moosbeerensaft ist Bestandteil etlicher Speisen und Getränke.

19.2.5 Großfrüchtige Moosbeere und Nifedipin

> Die Angaben zu Wechselwirkungen zwischen Moosbeere und Nifedipin basieren ausschließlich auf experimentellen Befunden.

Klinische Befunde: Keine Hinweise auf Wechselwirkungen.

Experimentelle Befunde: In einer Studie mit Humanlebermikrosomen und intestinalen Rattenmikrosomen verringerte Moosbeerensaft leicht die durch CYP3A4 vermittelte

Metabolisierung von Nifedipin um etwa 12–18 %. Ähnlich führte auch bei der Ratte eine intraduodenale Applikation von Moosbeerensaft zur Reduktion der scheinbaren Clearance einer Einzelgabe von 30 mg/kg KG Nifedipin um 44 % und einer Erhöhung von dessen AUC um 60 % im Vergleich zu einer Kontrollgruppe. Allerdings waren andere pharmakokinetische Parameter wie mittlere Verweildauer, Verteilungsvolumen und Eliminationsrate nicht signifikant verändert [1].

Wirkungsmechanismus: Den experimentellen Befunden zufolge kann Moosbeerensaft in vitro und bei der Ratte die Aktivität von CYP3A4 leicht inhibieren [1]. Demgegenüber hatte Moosbeere in einer klinischen Studie keinen Einfluss auf Midazolam, einem gut untersuchten CYP3A4-Substrat (siehe „Moosbeere und Midazolam").

Beurteilung und Maßnahmen: Hinweise auf Wechselwirkungen zwischen Moosbeere und Nifedipin geben offenbar nur die beiden zitierten experimentellen Studien. Diese für sich genommen sprechen zwar für die Möglichkeit moderater Interaktionen, weshalb eine gewisse Vorsicht empfehlenswert ist, wenn mit Nifedipin behandelte Patienten regelmäßig Moosbeerensaft trinken. Doch ergab eine klinische Studie mit Midazolam, einem empfindlichen CYP3A4-Substrat, keinerlei Indizien für eine solche Wechselwirkung (siehe „Moosbeere und Midazolam"). Danach ist es unwahrscheinlich, dass Moosbeerensaft in klinisch relevantem Ausmaß Einfluss auf die Pharmakokinetik von Nifedipin hat.

Literatur
[1] Uesawa Y, Mohri K. Effects of cranberry juice on nifedipine pharmacokinetics in rats. J Pharm Pharmacol, 58: 1067–1072, 2006

19.2.6 Großfrüchtige Moosbere und pflanzliche Arzneimittel
Keine Hinweise auf Wechselwirkungen.

19.2.7 Großfrüchtige Moosbeere und Tizanidin

> Vermutlich hat Moosbeerensaft keinen Einfluss auf die Pharmakokinetik von Tizanidin.

Klinische Befunde: In einer randomisierten Cross-over-Studie erhielten 10 gesunde Probanden für 10 Tage 3-mal täglich 200 ml Moosbeerensaft. Dies hatte keine signifikanten Auswirkungen auf eine Einzeldosis von 1 mg Tizanidin, peroral appliziert an Tag 5. In dieser Studie wurde ein Konzentrat (*Kontiomehu sokeroitu karpalomehu*) verwendet, das vor Gebrauch 1 zu 4 mit Leitungswasser verdünnt wurde [1].

Experimentelle Befunde: Es gibt keine relevanten Daten.

Wirkungsmechanismus: Der zitierten Studie zufolge hat Moosbeerensaft keine klinisch relevanten Auswirkungen auf die CYP3A4-Aktivität.

Beurteilung und Maßnahmen: Zwar befasste sich bisher offenbar nur die zitierte Studie mit möglichen Wechselwirkungen zwischen Moosbeerensaft und Tizanidin. Es scheint allgemein keine besondere Vorsicht bei gleichzeitiger Einnahme von beiden Arzneimitteln notwendig zu sein.

Da Tizanidin als Testsubstanz für CYP1A2-Aktivität dient, spricht dieser Befund dafür, dass Wechselwirkungen zwischen Moosbeerensaft und anderen CYP1A2-Substraten ebenfalls unwahrscheinlich sind.

Literatur
[1] Lilja JJ, Backman JT, Neuvonen PJ. Effects of daily ingestion of cranberry juice on the pharmacokinetics of warfarin, tizanidine, and midazolam probes of CYP2C9, CYP1A2, and CYP3A4. Clin Pharmacol Ther, 1: 833–839, 2007

19.2.8 Großfrüchtige Moosbeere und Warfarin und verwandte Arzneistoffe

> Eine ganze Reihe von Fallberichten spricht dafür, dass Moosbeerensaft die INR von Patienten, die Warfarin einnehmen, erhöhen kann; ein Patient starb an diesen Folgen. Einige Patienten zeigten instabile INRs oder – in einem Einzelfall – eine verringerte INR. Andererseits hatte Moosbeerensaft in vier kontrollierten Studien keinen Einfluss auf den gerinnungshemmenden Effekt von Warfarin oder nur geringfügige Wirkungen auf die INR. Weder Moosbeerensaft noch Moosbeerenextrakt änderten die Pharmakokinetik von Warfarin.

Klinische Befunde: Fallberichte: In den Jahren zwischen 1999 und September 2003 erhielt britische MHRA/CSM fünf Meldungen zu Wechselwirkungen zwischen Warfarin und Moosbeerensaft (drei Fälle von erhöhter INR, ein Fall instabiler INR und ein Fall verringerter INR) [1], im Oktober 2004 waren schon 12 Berichte mutmaßlicher Wechselwirkungen bekannt einschließlich fünf weiterer Vorfälle von Blutungen und zwei weiterer Fälle instabiler INRs bei Patienten, die unter der Einnahme von Warfarin Moosbeerensaft getrunken hatten [2]. Der schwerwiegendste Fall betraf einen mit Warfarin behandelten Mann, dessen INR, sechs Wochen nachdem er mit dem Trinken von Moosbeerensaft begonnen hatte, enorm erhöht war (INR > 50); der Patient starb an gastrointestinalen und perikardialen Blutungen [1, 3]. An weiteren Details ist bekannt, dass der Patient kurz zuvor mit Cefalexin (ohne bekannte Wechselwirkungen) gegen eine Thoraxinfektion behandelt worden war; außerdem hatte er in den letzten beiden Lebenswochen praktisch keine Nahrung mehr zu sich genommen [3] – ein Umstand, der zur verstärkten Gerinnungshemmung beigetragen haben dürfte.

In einem weiteren publizierten Fallbericht zeigte ein auf Warfarin stabil eingestellter Patient (mit einer INR ≤ 4) während des chirurgischen Eingriffs eine INR von 10–12; er erhielt Vitamin K und Heparin anstelle von Warfarin. Als postoperativ wieder mit der Gabe von Warfarin begonnen wurde, stieg die INR rasch zunächst auf 8, dann auf 11 mit Hämaturie und postoperativen Blutungen. Der Patient, der infolge einer wiederholt wiederkehrenden Harnwegsinfektion täglich fast 2 Liter Moosbeerensaft trank, stellte auf Anraten dies ein und schon drei Tage später hatte sich die INR ohne weitere Maßnahmen auf 3 stabilisiert [4]. Ein anderer Fall betrifft einen unter der Behandlung von Warfarin stehenden Patienten, dessen fluktuierende INR (zwischen 1 und 10) der Einnahme von Moosbeerensaft zugeschrieben wurde [5].

In den USA wurde ein Fall schwerer Blutungen und einer hohen INR bei einem mit Warfarin behandelten Mann bekannt, kurz nachdem dieser begonnen hatte, täglich 710 ml Moosbeerensaft zu trinken [6]. Ein anderer Fall berichtet von einem ebenfalls mit Warfarin behandelten Mann, dessen INR sich von unter 3 auf 6,45 erhöhte (ohne Blutungen), nachdem er im Verlauf der Woche zuvor zwei Liter Moosbeeren-Apfelsaft getrunken hatte. Der Patient wurde nachfolgend auf eine geringere Warfarin-Dosis wiedereingestellt; möglicherweise hatte er in der Woche vor der erhöhten INR eine gesonderte Dosis Warfarin eingenommen.

Kontrollierte Studien: In einer kontrollierten Cross-over-Studie erhielten 7 männliche Patienten mit Vorhofflimmern, eingestellt auf eine stabile Dosis Warfarin, 250 ml Moosbeerensaft oder ein Placebo täglich für eine Woche – ohne jegliche signifikanten Auswirkungen auf die INR, ausgehend vom Ausgangswert [8]. Den gleichen Befund erhob eine andere, sehr ähnlich konzipierte Studie an Patienten, die mit Warfarin behandelt wurden [9]. Allerdings war die Menge an täglich zugeführtem Moosbeerensaft in diesen Studien relativ gering. Doch hatte auch die Aufnahme einer größeren Menge an Moosbeerensaft (3-mal täglich 200 ml) über 10 Tage in einer anderen kontrollierten Studie mit 10 gesunden Probanden keinen Einfluss auf die Wirkungen einer Einzeldosis von 10 mg Warfarin (appliziert an Tag 5) auf die maximale Thromboplastinzeit oder die AUC der Thromboplastinzeit [10]. Darüber hinaus hatte der Moosbeerensaft keine Auswirkungen auf die Pharmakokinetik von Warfarin, abgesehen von einer geringfügigen, nicht signifikanten Abnahme der AUC von (S)-Warfarin um 7 %.

In einer weiteren Studie, in der 12 gesunde Probanden für 21 Tag 3-mal täglich 2 Kapseln Moosbeerenkonzentrat erhielten (äquivalent zu 57 g Frischfrucht täglich), wurden keine Auswirkungen auf die maximale INR nach Gabe einer Einzeldosis von 25 mg Warfarin beobachtet, appliziert an Tag 15 (2,8 vs. 2,6). Zwar war die AUC der INR statistisch signifikant um 28 % erhöht, doch die klinische Bedeutung ist unklar. Das Moosbeerenkonzentrat hatte keine Auswirkungen auf die Thrombozytenaggregation, auch nicht auf die Pharmakokinetik von (R)- oder (S)-Warfarin.

Experimentelle Befunde: Aufgrund der hohen Evidenz der klinischen Daten (kontrollierte pharmakokinetische Studien) erübrigte sich die Suche nach experimentellen Befunden.

Wirkungsmechanismus: Es ist kein Wirkungsmechanismus bekannt. Ursprünglich wurde angenommen, dass ein oder mehrere Inhaltsstoffe von Moosbeere die Metabolisierung von Warfarin über CYP2C9 hemmen könnten, wodurch dessen Clearance vermindert und so die Wirkung verstärkt würden [1]. Doch zeigen vier Studien, dass Moosbeerensaft oder Moosbeerenextrakte die Pharmakokinetik von Warfarin nicht verändern. Darüber hinaus hat Moosbeerensaft keine Auswirkungen auf die Pharmakokinetik von Flurbiprofen, einem Arzneistoff, der als Surrogat-Index der CYP2C9-Aktivität dient [12]. Siehe auch unter „Moosbeere und Flurbiprofen". Eine Wechselwirkung dürfte deshalb auf einem pharmakodynamischen Mechanismus beruhen. So könnte beispielsweise Salicylsäure als Bestandteil vieler kommerzieller Moosbeerensäfte Hypothrombinämie verursachen [13].

Beurteilung und Maßnahmen: Eine Wechselwirkung ist nicht nachgewiesen. Kontrollierte Studien gaben keine Hinweise auf pharmakokinetische Interaktionen und nur eine von vier Studien fand gewisse Indizien für eine verstärkte Wirkung von Warfarin. Außerdem ist die klinische Relevanz der Befunde der letztgenannten Studie – eine Zunahme der INR um 0,2 und der AUC der NIR um 28 % – bestenfalls geringfügig. Sie passen auch nicht zu einigen Fallberichten, wonach die INR in einigen Fällen deutlich stieg. Dies könnte darin begründet liegen, dass die Interaktion dosisabhängig (in einem der Fälle mit erwähnter Aufnahme von Moosbeere wurde tägliche eine Menge von zwei Litern aufgenommen) oder produktabhängig ist (d. h. infolge eines Inhaltsstoffs von Moosbeerensaft, der nicht standardisiert ist und erheblich variiert). Vorstellbar ist darüber hinaus, dass keine spezifischen Wechselwirkungen vorliegen und die Fallberichte lediglich idiosynkratische Reaktionen beschreiben, für die andere, unbekannte Faktoren (z. B. modifizierte Ernährung) wichtiger sind.

Im Jahr 2004 gab die britische CSM/MHRA auf der Grundlage von 10 zugänglichen Fallberichten (doch nicht aufgrund kontrollierter Studien) die Empfehlung heraus, dass Patienten unter der Behandlung mit Warfarin die Einnahme von Moosbeerensaft unterlassen sollten, es sei denn die gesundheitlichen Vorteile würden mögliche Risiken aufwiegen. Weiterhin wurde ein verstärktes INR-Monitoring bei jedem mit Warfarin behandelten Patienten empfohlen, der gleichzeitig regelmäßig Moosbeerensaft trinkt [2]. Ebenso wurde zu Vorsicht gegenüber anderen Moosbeerenprodukten geraten (wie Kapseln oder Konzentraten). Dies mögen weiterhin sinnvolle Empfehlungen sein, auch wenn die nun vorliegenden kontrollierten Studien dafür sprechen, dass bei ansonsten gesunden Personen die Einnahme mäßiger Mengen an Moosbeerensaft wahrscheinlich keinen bedeutsamen Einfluss auf die Gerinnungsregulierung hat.

Literatur

[1] Committee on Safety of Medicines/Medicines and Healthcare products Regulatory Agency. Possible interaction between warfarin and cranberry juice. Current Problems, 29: 8, 2003
[2] Committee on Safety of Medicines/Medicines and Healthcare products Regulatory Agency. Possible interaction between warfarin and cranberry juice. new advice. Current Problems, 30: 10, 2004
[3] Suvarna R, Pirmohamed M, Henderson L. Possible interactions between warfarin and cranberry juice. BMJ, 327: 1454, 2003
[4] Grant P. Warfarin and cranberry juice: an interaction? J Heart Valve Dis, 13: 25–26, 2004
[5] Walsh KM. Getting to yes. J Am Geriatr Soc, 53: 1072, 2005
[6] Rindone JP, Murphy TW. Warfarin-cranberry juice interaction resulting in profound hypoprothrombinemia and bleeding. Am J Ther, 13: 283–284, 2006
[7] Paeng CH, Sprague M, Jackevicius CA. Interaction between warfarin and cranberry juice. Clin Ther, 29: 1730–1735, 2007
[8] Li Z, Seeram NP, Carpenter CL, Thames G, Minutti C, Bowerman S. Cranberry does not affect prothrombin time in male subjects on warfarin. J Am Diet Assoc, 106: 2057–2061, 2006
[9] Ansell J, McDonough M, Jarmatz JS, Greenblatt DJ. A randomized, double-blind trial of the interaction between cranberry juice and warfarin. J Thromb Thrombolysis, 25: 112, 2008
[10] Lilja JJ, Backman JT, Neuvonen PJ. Effects of daily ingestion of cranberry juice on the pharmacokinetics of warfarin, tizanidine, and midazolam probes of CYP2C9, CYP1A2, and CYP3A4. Clin Pharmacol Ther, 81: 833–839, 2007
[11] Mohammed Abdul MI, Jiang X, Williams KM, Day RO, Roufogalis BD, Liauw WS, Xu H, McLachlan AJ. Pharmacodynamic interaction of warfarin with cranberry but not with garlic in healthy subjects. Br J Pharmacol, 154: 1691–1700, 2008

[12] Greenblatt DJ, von Moltke LL, Perloff ES, Luo Y, Harmatz JS, Zinny MA. Interaction of flurbiprofen with cranberry juice, grape juice, tea, and fluconazole: in vitro and clinical studies. Clin Pharmcol Ther, 79: 125–133, 2006
[13] Isele H. Tödliche Blutung unter Warfarin plus Preiselbeersaft. Liegt's an der Salizylsäure? MMW Fortschr Med, 146: 13, 2004

20 Heidelbeeren

Vaccinium myrtillus L. (Ericaceae)

20.1 Arzneidroge

20.1.1 Synonyme und verwandte Arten
Bickbeere, Blaubeere, Heubeere, Mollbeere, Moosbeere, Schwarzbeere, Waldbeere, Wildbeere, Zeckbeere; Myrtilus; Bilberry, Blaeberry, Bogberry, Huckleberry, Hurtleberry, Wortleberry.

Die englische Bezeichnung „Blueberry" wird zwar auch als Synonym für *V. myrtillus* verwendet, doch häufiger sind damit die nordamerikanischen Arten *V. angustifolium* Aiton (Lowbush Blueberry) und *V. corymbosum* L. (Northern Highbush Blueberry) gemeint.

20.1.2 Arzneibücher
- Ph. Eur. 9.2: frische Heidelbeeren, getrocknete Heidelbeeren, eingestellter, gereinigter Trockenextrakt aus frischen Heidelbeeren,
- Ph. Eur. 9.2, engl. Ausgabe: Fresh Bilberry, Dried Bilberry, Refined and Standardised Fresh Bilberry Fruit Dry Extract,
- BP 2017: Fresh Bilberry, Dried Bilberry, Refined and Standardised Fresh Bilberry Fruit Dry Extract,
- USP 39 – NF 34 S2: Powdered Bilberry Extract.

20.1.3 Inhaltsstoffe
Heidelbeeren enthalten **Anthocyane**, hauptsächlich Glucoside von Cyanidin, Delphinidin, Malvidin, Petunidin und Peonidin. Häufig werden eingestellte Extrakte verwendet, die mindestens 0,3 % Anthocyane (berechnet als Cyanidin-3-*O*-glucosidchlorid und bezogen auf die getrocknete Droge) oder mindestens 1 % **Gerbstoffe** (berechnet als Pyrogallol und ebenfalls bezogen auf die getrocknete Droge) enthalten (Ph. Eur., BP). Heidelbeeren enthalten außerdem **Flavonoide** (etwa Catechine, Quercetin-3-glucuronid und -hyperosid) und Vitamin C.

20.1.4 Verwendung und Indikationen
Traditionell werden Heidelbeeren zur Behandlung von Diarrhö, Hämorrhoiden, venösen Durchblutungsstörungen, Entzündungen im Magen-Darm-Bereich und Problemen der

Harnausscheidung verwendet. Neueren Datums ist der spezifischere Einsatz zur Erhöhung der Sehleistung durch Verbesserung der Retinadurchblutung und aufgrund der gefäßschützenden Eigenschaften die Verwendung als Antiatherosklerotikum.

20.1.5 Pharmakokinetik

Für allgemeine Angaben zur Pharmakokinetik von Anthocyanen siehe unter „Flavonoide".

Eine In-vitro-Studie untersuchte die Wirkungen von Heidelbeerextrakt (mit einer Konzentration, die vermutlich auch im menschlichen Darm erreicht wird) auf die Aufnahme von Estron-3-sulfat durch das Transportprotein OATP-B (Estron-3-sulfat ist ein Substrat von OATP-B). Der Heidelbeerextrakt hemmte die Aufnahme von Estron-3-sulfat stark (Reduktion um etwa 75 %) [1]. Da OATP-B bei der Resorption etwa von Fexofenadin, Glibenclamid und Pravastatin eine Rolle spielt, spricht diese Studie dafür, dass Heidelbeerextrakt die Resorption dieser Arzneimittel und damit deren Wirksamkeit vermindern könnte. Allerdings liegen keine publizierten klinischen Berichte über Wechselwirkungen zwischen Heidelbeere und den genannten oder anderen Arzneimitteln vor.

20.1.6 Übersicht zu Wechselwirkungen

Es liegen keine Hinweise auf Wechselwirkungen mit Heidelbeere vor. Angaben zu Wechselwirkungen der einzelnen in Heidelbeere vorkommenden Flavonoide siehe unter „Flavonoide".

Literatur

[1] Fuchikami H, Satoh H, Tsujmoto M, Ohdo S, Ohtani H, Sawada Y. Effects of herbal extracts on the function of human organic anion-transporting polypeptide OATP-B. Drug Metab Dispos, 34: 377–382, 2006

21 Himbeerblätter

Rubus idaeus L. (Rosaceae)

21.1 Arzneidroge

21.1.1 Synonyme und verwandte Arten
Frambuesa, Rubus; Raspberry leaf.

21.1.2 Inhaltsstoffe
Himbeerblätter enthalten **Flavonoide**, hauptsächlich Kämpferol- und Quercetinderivate einschließlich ihrer Glykoside Quercetin-3-O-β-D-glucosid, Quercetin- und Kämpferol-3-O-β-D-galactosid, Kämpferol-3-O-β-D-(6'-p-coumaroyl)-glucosid (Tilirosid). Auch andere **Polyphenole** wie Gallo- und Ellagitannine kommen vor, sowie **flüchtige Komponenten** wie (E)-2-Hexenal, (Z)-3-Hexenol und Glykoside von C_{13}-Norisoprenoiden; außerdem enthalten die Blätter **Vitamin C**.

21.1.3 Verwendung und Indikationen
Traditionell dient Himbeerblättertee der Geburtsvorbereitung und wird deshalb in späten Schwangerschaftsphasen getrunken. Er soll Wehen einleiten und ihre Dauer verkürzen. Ihrer adstringierenden Eigenschaften wegen werden Himbeerblätter zur Behandlung von Diarrhö, Stomatitis, Tonsillitis (als Mundwasser) und Konjunktivitis (als Augenbad) verwendet. Die Hinweise für die Wirksamkeit von Himbeerblätter im Rahmen der Schwangerschaft sind selten und widersprüchlich. Obwohl ihre Verwendung ohne Risiko zu sein scheint, gibt es bisher keine Studien, die die Wirkungen tatsächlichen belegen.

21.1.4 Pharmakokinetik
Es liegen keine relevanten pharmakokinetischen Daten vor. Angaben zur Pharmakokinetik der einzelnen Flavonoide in Himbeerblättern siehe unter „Flavonoide".

21.1.5 Übersicht zu Wechselwirkungen
Es gibt keine Hinweise auf Wechselwirkungen. Angaben zu den Interaktionen der einzelnen Flavonoide in Himbeerblättern siehe unter „Flavonoide".

22 Holunderblüten

Sambucus nigra L. (Caprifoliaceae)

22.1 Arzneidroge

22.1.1 Synonyme und verwandte Arten
Schwarzer Holunder; Sambucus; Elder, Black elder, European elder.

22.1.2 Arzneibücher
- Ph. Eur. 9.2: Holunderblüten,
- Ph. Eur. 9.2, engl. Ausgabe: Elder Flower,
- BP 2017: Elder Flower.

22.1.3 Inhaltsstoffe
Medizinisch verwendet werden meistens die Blüten und Beeren des Holunders. Die Blüten enthalten **Triterpene**, u. a. Ursol- und Oleanolsäure; außerdem **Flavonoide** wie Rutin, Quercetin, Hyperosid, Kämpferol, Nicotoflorin sowie Linolen- und Linolsäure. Die Beeren enthalten die **Anthocyane** Sambicyanin (Cyanidin-3-O-sambubiosid) und Cyanidin-3-O-glucosid; außerdem die **Flavonoide** Quercetin und Rutin, **cyanogene Glykoside** wie Sambunigrin sowie Vitamine. Die unreifen Beeren von Holunder sind giftig, doch gehen die toxischen Inhaltsstoffe während des Trocknens und/oder Erhitzens verloren und sind deshalb in Produkten zur medizinischen Anwendung nicht mehr enthalten. Holunderextrakte können auf einen Gehalt von 0,8 % Flavonoiden, berechnet als Isoquercetin, eingestellt sein (Ph. Eur., BP).

22.1.4 Verwendung und Indikationen
Holunderextrakte werden hauptsächlich zur Behandlung von Erkältungen und Grippe eingesetzt. Einigen In-vitro-Studien zufolge wirken Inhaltsstoffe der Beeren Blutzucker senkend, antiviral und immunmodulierend. Sie erhöhen die Produktion von Zytokinen und aktivieren Phagozyten; allerdings gibt es hierzu noch keine klinischen Daten.

22.1.5 Pharmakokinetik
Es liegen keine relevanten pharmakokinetischen Daten vor. Angaben zur Pharmakokinetik der einzelnen Flavonoide in Holunder siehe unter „Flavonoide".

22.1.6 Übersicht zu Wechselwirkungen

Es gibt einige sehr schwache experimentelle Hinweise darauf, dass Holunderextrakte die Wirkungen von Antidiabetika und Phenobarbital additiv verstärken, und darüber hinaus die Effekte von Morphin antagonisieren können. Angaben zu den Wechselwirkungen der einzelnen Flavonoide in Holunder siehe unter „Flavonoide".

22.2 Interaktionen

- Antidiabetika,
- Morphin,
- Nahrungsmittel,
- pflanzliche Arzneimittel,
- Phenobarbital.

22.2.1 Holunder und Antidiabetika

> Die Angaben zu Wechselwirkungen zwischen Holunder und Blutzucker senkenden Arzneistoffen basieren ausschließlich auf experimentellen Befunden.

Klinische Befunde: Keine Hinweise auf Wechselwirkungen.

Experimentelle Befunde: In einer In-vitro-Studie erhöhte ein wässriger Holunderblütenextrakt zwar die Glucoseaufnahme um 70 %, doch hatte er keinen Einfluss auf die Glucoseaufnahme bei vorheriger Gabe von Insulin. Der Extrakt stimulierte zusätzlich die Sekretion von Insulin wie auch die Glykogensynthese [1].

Wirkungsmechanismus: Vermutet wird, dass Holunder in ähnlicher Weise wie Sulfonylharnstoffe die Insulinsekretion erhöht. Die zitierte Studie stützt diese Annahme, indem sie hemmende Effekte von Diazoxid auf die sekretionsstimulierende Wirkung von Holunder nachwies.

Beurteilung und Maßnahmen: Die In-vitro-Studie gibt gewisse Hinweise auf einen möglichen Blutzucker senkenden Effekt eines wässrigen Holunderblütenextrakts. Der niedrige Evidenzgrad macht es aber sehr schwierig, die Befunde auf den klinischen Bereich zu übertragen. Zwar sind keine Wechselwirkungen zwischen Holunderblütenextrakten und konventionellen Antidiabetika bekannt, doch sollten Patienten, die auf solche eingestellt sind und zusätzlich Holunder einnehmen möchten, auf die potenziell additiven Effekte hingewiesen werden. Ebenso ist bei Verdacht auf Wechselwirkungen eine engermaschige Blutzuckerkontrolle ratsam.

Literatur

[1] Gray AM, Abdel-Wahab YHA, Flatt PR. The traditional plant treatment, Sambucus nigra (elder) exhibits insulin-like and insulin-releasing actions in vitro. J Nutr, 130: 15–20, 2000

22.2.2 Holunder und Morphin [?]

> Die Angaben zu Wechselwirkungen zwischen Holunder und Morphin basieren ausschließlich auf experimentellen Befunden.

Klinische Befunde: Keine Hinweise auf Wechselwirkungen.

Experimentelle Befunde: In einer Studie an der Ratte schwächte ein wässriger Extrakt von Holunderblüten und -beeren moderat die analgetischen Wirkungen von Morphin 90 Minuten nach Applikation (n. A.); dieser Effekt war aber zu einem späteren Zeitpunkt (140 min n. A.) nicht mehr nachweisbar. Außerdem verstärkte der Extrakt tendenziell die Wirkungen von Morphin 10 Minuten n. A. Der Beeren- und Blütenextrakt hatte bei alleiniger Gabe keine analgetische Wirkung [1].

Wirkungsmechanismus: Nicht bekannt.

Beurteilung und Maßnahmen: Hinweise auf eine Wechselwirkung zwischen Extrakten von Holunderblüten bzw. -beeren und Morphin ist offenbar auf die zitierte Ratten-Studie beschränkt. Danach reduziert ein solcher Extrakt nur zu einem bestimmten Zeitpunkt mäßig die Analgesie durch Morphin. Ob ein solcher Effekt auch beim Menschen auftritt, ist nicht bekannt, aber wenn dies der Fall sein sollte, dürfte er kaum von klinischer Bedeutung sein.

Literatur
[1] Jakovljevic V, Popovic M, Mimica-Dukic N, Sabo J, Interaction of Sambucus nigra flower and berry decotions with the actions of centrally acting drugs in rats. Pharm Biol, 39: 142–145, 2001

22.2.3 Holunder und Nahrungsmittel
Keine Hinweise auf Wechselwirkungen.

22.2.4 Holunder und pflanzliche Arzneimittel
Keine Hinweise auf Wechselwirkungen.

22.2.5 Holunder und Phenobarbital [?]

> Die Angaben zu Wechselwirkungen zwischen Holunder und Phenobarbital basieren ausschließlich auf experimentellen Befunden.

Klinische Befunde: Keine Hinweise auf Wechselwirkungen.

Experimentelle Befunde: In einer Studie an der Ratte verkürzte ein wässriger Extrakt von Holunderblüten und -beeren die Phenobarbital-bedingte Einschlafzeit um etwa die Hälfte und verlängerte die Schlafdauer von etwa 190 auf 200 Minuten [1].

Wirkungsmechanismus: Nicht bekannt.

Beurteilung und Maßnahmen: Hinweise auf eine Wechselwirkung zwischen Extrakten von Holunderblüten bzw. -beeren und Phenobarbital ist offenbar auf die zitierte Ratten-Studie beschränkt. Danach verkürzt ein solcher Extrakt die Einschlafzeit nur geringfügig. Ob ein solcher Effekt auch beim Menschen auftritt, ist nicht bekannt, aber wenn dies der Fall sein sollte, dürfte er kaum von klinischer Bedeutung sein.

Literatur

[1] Jakovljevic V, Popovic M, Mimica-Dukic N, Sabo J, Interaction of Sambucus nigra flower and berry decotions with the actions of centrally acting drugs in rats. Pharm Biol, 39: 142–145, 2001

23 Hopfenzapfen

Humulus lupulus L. (Cannabaceae)

23.1 Arzneidroge

23.1.1 Synonyme und verwandte Arten
Humulus, Lupulus; Hops.

23.1.2 Arzneibücher
- Ph. Eur. 9.2: Hopfenzapfen,
- Ph. Eur. 9.2, engl. Ausgabe: Hop Strobile,
- BP 2017: Hop Strobile.

23.1.3 Inhaltsstoffe
Die Blüten (Dolden, Zapfen) von Hopfen enthalten **ätherisches Öl**, das sich aus Mono- und Sesquiterpenen zusammensetzt. Hauptbestandteil ist Humulen (α-Caryophyllen), daneben kommen u. a. β-Caryophyllen, Mycren und Farnesen vor. Das Oleoresin besteht hauptsächlich aus Bittersäuren. An **Flavonoiden** kommen Glykoside von Kämpferol und Quercetin vor, außerdem finden sich eine ganze Reihe **prenylierter Flavonoide** (einschließlich 6-Prenyl-naringenin) und **prenylierter Chalkone**. Isoliert wurden auch etliche auf Gallocatechin-, Afzelechin- und Epicatechinderivaten basierende Hopfen-**Proanthocyanidine**, außerdem das *trans*-Isomer des Stilbenoids **Resveratrol** und dessen Glucosid Piceid. Es existieren viele verschiedene Hopfen-Genotypen, bei denen die genannten Inhaltsstoffe in jeweils unterschiedlichen Anteilen vorkommen.

23.1.4 Verwendung und Indikationen
Hopfen wird hauptsächlich wegen seiner beruhigenden, anxiolytischen und schlaffördernden Wirkungen angewendet. Diese Eigenschaften sind zwar pharmakologisch nachweisbar, doch gibt es bis heute nur wenige entsprechende klinische Belege. Hopfen enthält darüber hinaus eine ganze Reihe von Komponenten mit estrogener Aktivität, z. B. 6-Prenyl-naringin. Die meisten der gehandelten Präparate enthalten Hopfen als einen von mehreren Bestandteilen, nur selten bestehen sie aus reinem Hopfenextrakt. Es gibt viele verschiedene Varietäten von Hopfen, die ihres Aromas und anderer für die Produktion von Bier nützlicher Eigenschaften wegen angebaut werden. Die medizinisch verwendete Varietät ist in aller Regel nicht spezifiziert.

23.1.5 Pharmakokinetik

Die meisten Untersuchungen zur Metabolisierung von Hopfen beschäftigten sich speziell mit der Umwandlung von Ixoxanthohumol zum stärker wirksamen Phytoestrogen 8-Prenyl-naringin in Humanlebermikrosomen [1] und durch die intestinale Mikroflora, vor allem jene im Colon [2, 3]. Diesen Studien zufolge variieren die Spiegel der aktiven Komponenten interindividuell. Auch antibiotische Behandlungen können Einfluss darauf nehmen, was dafür spricht, dass auch die Aktivität des Hopfens (vor allem seine estrogene Aktivität [4]) und sein Wechselwirkungspotenzial interindividuell unterschiedlich sind. Hierbei könnten CYP1A2, CYP2C19 und CYP2C8 eine Rolle spielen [4]. Doch derzeit liegen darüber sehr wenige Daten vor; daher lässt sich aktuell auch keine Aussage darüber treffen, inwieweit konventionelle Arzneimittel die Wirkungen von Hopfen verringern.

Angaben zur Pharmakokinetik der einzelnen Flavonoide in Hopfen siehe unter „Flavonoide".

23.1.6 Übersicht zu Wechselwirkungen

Tierstudien zufolge verstärkt Hopfen die analgetischen Effekte von Paracetamol, supprimiert die stimulierenden Wirkungen von Kokain und auch die Wirkungen von Diazepam. Es moduliert möglicherweise ebenso die sedierenden Effekte von Pentobarbital.

Resveratrol (*trans*-3,5,4'-Trihydroxystilben) hat zwar In-vitro-Studien zufolge einen schwach inhibierenden Einfluss auf die Aktivität von CYP3A4, CYP1A2 und CYP2C19 [5]. Da aber der Anteil dieses Polyphenols in Hopfen unter 0,01 % liegt, dürfte es kaum zu klinisch relevanten Wechselwirkungen beitragen.

Angaben zu Wechselwirkungen der einzelnen Flavonoide in Hopfen siehe unter „Flavonoide".

Literatur

[1] Nikolic D, Li Y, Chadwick LR, Pauli GF, van Breemen RB. Metabolism of xanthohumol and isoxanthohumol, prenylated flavonoids from hops (Humulus lupulus L) by human liver microsomes. J Mass Spectrom, 40: 289–299, 2005

[2] Possemiers S, Bolca S, Grootaert C, Heyerick A, Decroos K, Dhooge W, De Keukeleire D, Rabot S, Verstraete W, Van de Wiele F. The prenylflavonoid isoxanthohumol from hops (Humulus lupulus L) is activated into the potent phytoestrogen 8-prenylnaringin in vitro and in the human intestine. J Nutr, 136: 1862–1867, 2006

[3] Bolca S, Possemiers S, Maervoet V, Huybrechts I, Heyerick A, Vervarcke S, Depypere H, De Keukeleire D, Bracke M, De Henauw S, Verstraete W, Van de Wiele T. Microbial and dietary factors associated with the 8-prenylnaringin producer phenotype: a dietary intervention trial with fifty healthy post-menopausal Caucasian women. Br J Nutr, 98: 950–959, 2007

[4] Guo J, Nikolic D, Chadwick LR, Pauli GF, van Breemen RB. Identification of human hepatic cytochrome P450 enzymes involved in the metabolism of 8-prenylnaringin and isoxanthohumol from hops (Humulus lupulus L). Drug Metab Dispos, 34: 1152–1159, 2006

[5] Yu C, Shin YG, Kosmeder JW, Pezzuto JM, van Breemen RB. Liquid chromatography/tandem mass spectrometric determination of inhibition of human cytochrome P450 isoenzymes by resveratrol and resveratrol-3-sulfate. Rapid Commun Mass Spectrom, 17: 307–313, 2003

23.2 Interaktionen

- Diazepam,
- Estrogene oder Estrogen-Antagonisten,
- Kokain,
- Nahrungsmittel,
- Paracetamol,
- Pentobarbital,
- pflanzliche Arzneimittel.

23.2.1 Hopfen und Diazepam [?]

> Die Angaben zu Wechselwirkungen zwischen Hopfen und Diazepam basieren ausschließlich auf experimentellen Befunden.

Klinische Befunde: Keine Hinweise auf Wechselwirkungen.

Experimentelle Befunde: In einer Studie zu den Wechselwirkungen dreier Hopfen-Genotypen (Aroma, Magnum, Wildtyp) erhielten Mäuse eine Einzeldosis von 3 mg/kg KG Diazepam nach 4-maliger intraperitonealer Applikation von 0,5 %igem alkoholischem Hopfenextrakt. Die Extrakte aus dem Aroma- und Magnum-Genotyp supprimierten die Effekte von Diazepam stark (gemessen anhand der Bewegungskoordination); der Wildtypextrakt dagegen hatte darauf keinen signifikanten Einfluss [1].

Wirkungsmechanismus: Vermutlich hemmt Hopfen die Aktivität von Diazepam an zentralnervösen GABA-Rezeptoren, wodurch dessen Wirkungen abgeschwächt werden.

Beurteilung und Maßnahmen: Hinweise auf Wechselwirkungen zwischen Hopfen und Diazepam sind offenbar auf diese eine Mausstudie beschränkt. Ob deren Befunde klinische Bedeutung haben, ist unklar. Nach dieser Untersuchung kann Hopfen die Wirkungen von Diazepam abschwächen. Dies steht im Gegensatz zu den Erwartungen, denn Hopfen wird bei ähnlichen Indikationen verabreicht wie Diazepam. Diese an der Maus erhobenen Befunde auf den Menschen zu übertragen, ist zwar vom Grundsatz problematisch; dennoch besteht kein Anlass, eine gleichzeitige Anwendung von Hopfen und Diazepam zu unterlassen. Von großem Interesse ist dagegen die Tatsache, dass die Wechselwirkungen offenbar stark vom Genotyp des Hopfens abhängen; das heißt, die genaue Kenntnis der Quelle, aus der der Hopfen einer Zubereitung stammt, ist für die Beurteilung möglicher Wechselwirkungen von grundlegender Bedeutung.

Literatur

[1] Raskovic A, Horvat O, Jakovljevic V, Sabo J, Vasic R. Interaction of alcoholic extracts of hops with pentobarbital and diazepam in mice. Eur J Drug Metab Pharmacokinet, 32: 45–49, 2007

23.2.2 Hopfen und Estrogene oder Estrogen-Antagonisten

Hopfen enthält estrogene Verbindungen [1], die die Effekte von Estrogenen verstärken oder ihnen entgegenwirken könnten. Entsprechendes gilt für die Effekte von Estrogen-Antagonisten (z. B. Tamoxifen).

Literatur

[1] Eagon CL, Elm MS, Teepe AG, Eagon PK. Medicinal botanicals: estrogenicity in rat uterus and liver. Proc Am Assoc Cancer Res, 38: 193, 1997

23.2.3 Hopfen und Kokain

> Die Angaben zu Wechselwirkungen zwischen Hopfen und Kokain basieren ausschließlich auf experimentellen Befunden.

Klinische Befunde: Keine Hinweise auf Wechselwirkungen.

Experimentelle Befunde: In einer Studie zu den Wechselwirkungen dreier Hopfen-Genotypen (Aroma, Magnum, Wildtyp) erhielten Mäuse eine Einzeldosis von 25 mg/kg KG Kokain nach 4-maliger intraperitonealer Applikation von 0,5 %igem alkoholischem Hopfenextrakt. Im Vergleich zu Kontrollen supprimierte Magnum-Hopfen fast vollständig die exzitatorischen Effekte von Kokain (gemessen anhand der Spontanmotilität). Der Wildtypextrakt verringerte ebenso die exzitatorische Kokainwirkung, doch in geringerem Ausmaß als der Magnum-Genotyp. Der Aroma-Genotyp hatte dagegen keinen Einfluss auf die Kokaineffekte [1].

Wirkungsmechanismus: Vermutlich nimmt Hopfen Einfluss auf die zentralnervösen Effekte des Kokains; aber auf welche Art und Weise, ist unklar.

Beurteilung und Maßnahmen: Hinweise auf Wechselwirkungen zwischen Hopfen und Kokain sind offenbar auf diese eine Mausstudie beschränkt; ob deren Befunde klinische Bedeutung haben, ist unklar. Nach dieser Untersuchung scheint eine mögliche Wechselwirkung entweder von Vorteil oder – was wahrscheinlicher ist – klinisch unerheblich zu sein. Von großem Interesse ist dagegen die Tatsache, dass die Wechselwirkungen offenbar stark vom Genotyp des Hopfens abhängen; das heißt, die genaue Kenntnis der Quelle, aus der der Hopfen einer Zubereitung stammt, ist für die Beurteilung möglicher Wechselwirkungen von grundlegender Bedeutung.

Literatur

[1] Horvat O, Raskovic A, Jakovljevic V, Sabo J, Berenji J. Interaction of alcoholic extracts of hops with cocaine and paracetamol in mice. Eur J Drug Metab Pharmacokinet, 32: 39–44, 2007

23.2.4 Hopfen und Nahrungsmittel

Keine Hinweise auf Wechselwirkungen.

23.2.5 Hopfen und Paracetamol (Acetaminophen)

> Die Angaben zu Wechselwirkungen zwischen Hopfen und Paracetamol basieren ausschließlich auf experimentellen Befunden.

Klinische Befunde: Keine Hinweise auf Wechselwirkungen.

Experimentelle Befunde: In einer Studie zu den Wechselwirkungen dreier Hopfen-Genotypen (Aroma, Magnum, Wildtyp) erhielten Mäuse eine Einzeldosis von 80 mg/kg KG Paracetamol nach 4-maliger intraperitonealer Applikation von 0,5 %igem alkoholischem Hopfenextrakt. Hopfenextrakt allein zeigte keine analgetischen Effekte, doch jedes der drei Extrakte verstärkte den analgetischen Effekt von Paracetamol. Die stärksten additiven Effekte zeigten die Extrakte des Aroma- und des Wildtyp-Genotyps [1].

Wirkungsmechanismus: Unbekannt.

Beurteilung und Maßnahmen: Hinweise auf Wechselwirkungen zwischen Hopfen und Paracetamol sind offenbar auf diese eine Mausstudie beschränkt; ob deren Befunde klinische Bedeutung haben, ist unklar. Nach dieser Untersuchung könnten mögliche Wechselwirkungen von Vorteil sein. Von großem Interesse ist dagegen die Tatsache, dass die Wechselwirkungen offenbar stark vom Genotyp des Hopfens abhängen; das heißt, die genaue Kenntnis der Quelle, aus der der Hopfen einer Zubereitung stammt, ist für die Beurteilung möglicher Wechselwirkungen von grundlegender Bedeutung.

Literatur

[1] Horvat O, Raskovic A, Jakovljevic V, Sabo J, Berenji J. Interaction of alcoholic extracts of hops with cocaine and paracetamol in mice. Eur J Drug Metab Pharmacokinet, 32: 39–44, 2007

23.2.6 Hopfen und Pentobarbital

> Die Angaben zu Wechselwirkungen zwischen Hopfen und Pentobarbital basieren ausschließlich auf experimentellen Befunden.

Klinische Befunde: Keine Hinweise auf Wechselwirkungen.

Experimentelle Befunde: In einer Studie zu den Wechselwirkungen dreier Hopfen-Genotypen (Aroma, Magnum, Wildtyp) erhielten Mäuse eine Einzeldosis von 40 mg/kg KG Pentobarbital nach 4-maliger intraperitonealer Applikation von 0,5 %igem alkoholischem Hopfenextrakt. Die Extrakte aus dem Aroma- und Magnum-Genotyp supprimierten die schlaffördernden Wirkungen von Pentobarbital stark (gemessen anhand der Verringerung der Schlafdauer). Der Wildtypextrakt dagegen hatte dagegen keinen signifikanten Einfluss auf die Schlafdauer. Die Hopfen-Effekte variierten allerdings stark zwischen den einzelnen Mausindividuen, bei einigen verlängerte sich sogar die Schlafdauer [1].

Wirkungsmechanismus: Vermutlich hat Hopfen Einfluss auf die zentralnervöse Aktivität von Pentobarbital, aber auf welche Weise dies geschieht, ist unklar.

Beurteilung und Maßnahmen: Hinweise auf Wechselwirkungen zwischen Hopfen und Pentobarbital sind offenbar auf diese eine Mausstudie beschränkt; ob deren Befunde klinische Bedeutung haben, ist unklar. Danach kann Hopfen die sedierenden Wirkungen von Pentobarbital bei einigen Individuen leicht abschwächen und bei anderen leicht verstärken. Diese an der Maus erhobenen Befunde auf den Menschen zu übertragen, ist vom Grundsatz zwar problematisch, dennoch besteht kein Anlass, eine gleichzeitige Anwendung von Hopfen und Pentobarbital zu unterlassen. Die Patienten sollten sich aber darüber im Klaren sein, dass die Sedierung bei gleichzeitiger Einnahme möglicherweise schwächer oder stärker ausfällt als bei Einnahme von Pentobarbital allein. Von großem Interesse ist dagegen die Tatsache, dass die Wechselwirkungen offenbar stark vom Genotyp des Hopfens abhängen; das heißt, die genaue Kenntnis der Quelle, aus der der Hopfen einer Zubereitung stammt, ist für die Beurteilung möglicher Wechselwirkungen von grundlegender Bedeutung.

Literatur
[1] Horvat O, Raskovic A, Jakovljevic V, Sabo J, Berenji J. Interaction of alcoholic extracts of hops with pentobarbital and diazepam in mice. Eur J Drug Metab Pharmacokinet, 32: 45–49, 2007

23.2.7 Hopfen und pflanzliche Arzneimittel
Keine Hinweise auf Wechselwirkungen.

24 Huflattichblätter

Tussilago farfara L. (Ateraceae)

24.1 Arzneidroge

24.1.1 Synonyme und verwandte Arten
Ackerlatsche, Breitlattich, Brustlattich, Eselshuf, Eselslattich, Eselstappe, Fohlenfuß, Hufblatt, Kuhfladen, Latten, Lette, Rosshuf; Farfara; Coltsfoot, Coughwort, Foal's foot.

24.1.2 Inhaltsstoffe
Die Blätter und Blüten des Huflattichs enthalten Schleimstoffe (Polysaccharide) bestehend aus Arabinose, Fructose, Galactose, Glucose und Xylose sowie dem Kohlenhydrat Inulin. Weiterhin kommen **Flavonoide** (wie Rutin, Isoquercetin und Hyperosid), Polyphenolcarbonsäuren, **Triterpene**, **Sterole** und **Sesquiterpene** wie Bisabolenderivate und Tussilagon vor. Alle Teile der Pflanze können in variablen Mengen die **Pyrrolizidin-Alkaloide** Isotussilagin, Senecionin, Senkirkin und Tussilagin enthalten. Diese Substanzen sind giftig, aber chemisch sehr labil. Sie sind in manchen Extrakten nicht mehr enthalten.

24.1.3 Verwendung und Indikationen
Traditionell verwendet wird Huflattich in Husten- und Erkältungszubereitungen zur Reizlinderung (Demulzens) und Schleimlösung (Expektorans), außerdem wird es bei der Behandlung von Asthma eingesetzt. Huflattichextrakte zeichnen sich durch antientzündliche und krampflösende Wirkungen aus; Tussilago allein gilt nachweislich als kardiovaskuläres und respiratorisches Stimulans. Die Konzentration des am stärksten toxischen Pyrrolizidin-Alkaloids, Senkirkin, ist vermutlich so gering, dass es keine Intoxikationen verursacht, wenn Huflattich nur unregelmäßig angewandt wird. Tussilagin ist chemisch ungesättigt und daher weniger toxisch. Vorsicht ist nur bei längerer Anwendung von Huflattich angebracht.

24.1.4 Pharmakokinetik
Es liegen keine relevanten pharmakokinetischen Daten vor.

24.1.5 Übersicht zu Wechselwirkungen
Es sind keine Wechselwirkungen zwischen Huflattich und anderen Arzneistoffen bekannt.

25 Indische Flohsamen

Plantago ovata Forssk. (Plantaginaceae)

25.1 Arzneidroge

25.1.1 Synonyme und verwandte Arten
Flohkraut, Flohwegerich, Sandwegerich, Strauchwegerich; *Plantago ispaghula*, Psyllium, Ispaghula, Indian plantago, Blond psyllium, Pale psyllium, Spogel.

Die Bezeichnung „Ispaghula" betrifft ausschließlich *P. ovata*, hingegen „Psyllium" eine ganze Reihe von Plantago-Arten (*P. psyllium*, *P. indica*, *P. ovata*); „Psyllium"-Präparate enthalten somit manchmal auch andere *Plantago*-Arten.

25.1.2 Arzneibücher
- Ph. Eur. 9.2: Indische Flohsamen, Indische Flohsamenschalen (beide ausschließlich *P. ovata*),
- Ph. Eur. 9.2, engl. Ausgabe: Ispaghula Seed, Ispaghula Husk (beide ausschließlich *P. ovata*),
- USP 39 – NF 34 S2: Plantago Seed (*P. psyllium*, *P. indica* oder *P. ovata*), Psyllium Husk (*P. psyllium* oder *P. ovata*), Psyllium Hydrophilic Mucilloid for Oral Suspension (*P. psyllium* oder *P. ovata*), Psyllium Hemicellulose (ausschließlich *P. ovata*).

25.1.3 Inhaltsstoffe
Die aktiven Hauptkomponenten in Flohsamen sind **Schleimstoffe** (vor allem Arabinoxylan-Mucopolysaccharide), die sich in der Schale befinden. Weiterhin finden sich die **Monoterpenalkaloide** (+)-Boschniakin (Indicain) und (+)-Boschniakinsäure (Plantagonin), die **Phenylethanoide** Forsythosid und Acteosid, **Sterole** wie Campestrol, β-Sitosterol und Stigmasterol sowie die **Triterpene** α- und β-Amyrin.

25.1.4 Verwendung und Indikationen
Flohsamen und Flohsamenschalen werden als Demulzens und volumenbildendes Laxans verwendet.

25.1.5 Pharmakokinetik
Es liegen keine relevanten pharmakokinetischen Daten vor. Flohsamen werden nicht resorbiert und gelangen somit nicht in den systemischen Kreislauf.

25.1.6 Übersicht zu Wechselwirkungen

Theoretisch sollten Flohsamen nicht zusammen mit Mesalazin (Meselamin) verabreicht werden, doch zeigten sich in einer Studie dazu keine Wechselwirkungen. Flohsamen können die Bioverfügbarkeit von Carbamazepin und Lithium verringern, dagegen haben Flohsamen offenbar keine Auswirkungen auf die Resorption von Digoxin, Ethinylestradiol, Gemfibrozil oder Warfarin und verwandte Arzneistoffe.

25.2 Interaktionen

- Carbamazepin,
- Digoxin,
- Ethinylestradiol,
- Gemfibrozil,
- Lithium,
- Mesalazin (Mesalamin),
- Nahrungsmittel,
- pflanzliche Arzneimittel,
- Warfarin und verwandte Arzneistoffe.

25.2.1 Indische Flohsamen und Carbamazepin

> In einer sehr kleinen Studie reduzierten Indische Flohsamenschalen die Bioverfügbarkeit von Carbamazepin.

Klinische Befunde: In einer Studie mit 4 gesunden Probanden reduzierte die Gabe von 3,5 g Indischen Flohsamenschalen die AUC und maximalen Plasmakonzentrationen einer Einzeldosis von 200 mg Carbamazepin um 45 bzw. 52 %; und die Zeit bis zum Erreichen der maximalen Plasmakonzentration war um den Faktor 4 verlängert.

Experimentelle Befunde: Keine Hinweise auf Wechselwirkungen.

Wirkungsmechanismus: Unklar; die Autoren der Studie führen eine ganze Reihe möglicher Mechanismen an, die mit der gastrointestinalen Aktivität volumenbildender Laxanzien zu tun haben. Sie reichen von der Bildung eines Gels, das das Auflösen des gelösten Arzneistoffs verzögert, bis zur Reduktion der Transitzeit und Stimulation der Darmperistaltik, was die für die Resorption zur Verfügung stehende Zeit verringert [1].

Beurteilung und Maßnahmen: Hinweise auf mögliche Wechselwirkungen zwischen Ispaghula und Carbamazepin gibt bisher nur diese sehr kleine Studie. Es wird angenommen, dass Flohsamen im Allgemeinen nicht mit Carbamazepin in Wechselwirkung treten. Sollte sich aber eine verringerte Bioverfügbarkeit von Carbamazepin in der Behandlung bestätigen, könnte dies Auswirkungen auf die Symptomkontrolle haben (vor allem bei Gabe von Carbamazepin zur Behandlung von Krampfanfällen). Dies sollte bedacht werden, wenn sich bei einem auf Carbamazepin eingestellten Patienten, der mit der Einnahme eines Ispaghula-haltigen Präparats begonnen hat, plötzlich – und anders nicht erklärlich – die Symptomkontrolle verschlechtert.

Literatur

[1] Etman MA. Effect of a bulk forming laxative on the bioavailability of carbamazepine in man. Drug Dev Ind Pharm, 21: 1901–1906, 1995

25.2.2 Indische Flohsamen und Digoxin

> Ispaghula-haltige volumenbildende Laxanzien haben offenbar keinen signifikanten Einfluss auf die Resorption von Digoxin.

Klinische Befunde: Ein Ispaghula-Präparat (Vi-Siblin S) hatte nachweislich keine signifikanten Auswirkungen auf die Digoxin-Serumspiegel von 16 älteren Patienten [1]. Ebenso wenig zeigte sich ein solcher Effekt bei 6 gesunden Probanden und 10 Patienten nach Gabe eines anderen Ispaghula-Präparats (Vi-Siblin) [2], auch nicht bei weiteren 15 Patienten, die 3-mal täglich 3,6 g eines Ispaghula-Präparats (Metamucil®) erhielten [3].

Experimentelle Befunde: Keine Hinweise auf Wechselwirkungen.

Wirkungsmechanismus: Vermutlich gibt es keinen Kausalmechanismus. Digoxin kann bis zu einem gewissen Grad innerhalb des Darms an Fasern binden [4]. Doch ist diese Bindung In-vitro-Studien zufolge (mit Kleie, Carrageenan, Pektin, Natriumpektinat, Xylan und Carboxymethylcellulose) größteils reversibel [5].

Beurteilung und Maßnahmen: Ispaghula-Präparate (wie Vi-Siblin oder Metamucil®) haben offenbar keine klinisch relevanten Auswirkungen auf die Digoxin-Serumspiegel, weshalb keine speziellen Vorsichtsmaßnahmen notwendig erscheinen.

Literatur

[1] Nordström M, Melander A, Robertsson E, Steen B. Influence of wheat bran and of a bulk-forming ispaghula cathartic on the bioavailability of digoxin in geriatric inpatients. Drug Nutr Interact, 5: 67–69, 1987
[2] Reissell P, Manninen V. Effect of administration of activated charcoal and fibre on absorption, excretion and steady state blood levels of digoxin and digtoxin Evidence for intestinal secretion of glycosides. Acta Med Scand Suppl, 668: 88–90, 1982
[3] Walan A, Bergdahl B, Skoog ML. Study of digoxin bioavailability during treatment with a bulk forming laxative (Metamucil). Scand J Gastroenterol, 12 (Suppl 45): 111, 1977
[4] Floyd RA. Digoxin interaction with bran and high fiber foods. Am J Hosp Pharm, 35: 660, 1978
[5] Hamamura J, Burros BC, Clemens RA, Smith CH. Dietary fiber and digoxin. Fed Proc, 44: 759, 1985

25.2.3 Indische Flohsamen und Ethinylestradiol

> Die Angaben zu Wechselwirkungen zwischen Indischen Flohsamenschalen und Ethinylestradiol basieren ausschließlich auf experimentellen Befunden.

Klinische Befunde: Keine Hinweise auf Wechselwirkungen.

Experimentelle Befunde: Im Vergleich zur alleinigen Gabe von Ethinylestradiol führte in einer Tierstudie die gleichzeitige Gabe von 3,5 g Indischen Flohsamenschalen und 1 mg/kg KG Ethinylestradiol zu einem geringeren Anstieg der Resorptionsquote, einem leichten Absinken des maximalen Serumspiegels und einer verlangsamten Resorption des Estrogens [1].

Wirkungsmechanismus: Vermutlich gibt es keinen Wirkmechanismus.

Beurteilung und Maßnahmen: Hinweise auf mögliche Wechselwirkungen gibt nur die eine Tierstudie. Danach haben Flohsamenschalen wahrscheinlich keinen klinisch relevanten Einfluss auf die Pharmakokinetik von Ethinylestradiol.

Literatur

[1] García JJ, Fernández N, Diez MJ, Sahagún A, González A, Alonso ML, Prieto C, Calle AP, Sierra M. Influence of two dietary fibers in the oral bioavailability and other pharmacokinetic parameters of ethinyloestradiol. Contraception, 62: 253–257, 2000

25.2.4 Indische Flohsamen und Gemfibrozil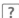

> In einer kleinen Studie ging die Gabe von Ispaghula mit einer leicht reduzierten Bioverfügbarkeit von Gemfibrozil einher.

Befunde, Wirkmechanismus, Beurteilung und Maßnahmen: In einer Studie erhielten 10 gesunde Probanden 600 mg Gemfibrozil zusammen mit oder 2 Stunden nach Gabe von 3000 mg Ispaghula in 240 ml Wasser. Die AUC von Gemfibrozil war zwar um 10 % verkleinert [1], doch ist eine solche Verringerung aller Wahrscheinlichkeit nach ohne klinische Bedeutung.

Literatur

[1] Forland FC, Cutler RE. The effect of psyllium on the pharmacokinetics of gemfibrozil. Clin Res, 38: 94A, 1990

25.2.5 Indische Flohsamen und Lithium

> In einem Einzelfall ging das Absetzen von Ispaghula mit einer Erhöhung des Lithium-Plasmaspiegels einher. In einer Studie mit gesunden Probanden reduzierte die Droge geringfügig die Resorption von Lithium.

Klinische Befunde: Bei einer 47-jährigen Frau, die kurze Zeit zuvor mit der Einnahme von Lithium begonnen hatte, wurde 5 Tage nach Erhöhung der Dosis der Lithiumspiegel mit 0,4 mmol/l bestimmt. Während dieser Zeit hatte die Frau zusätzlich 2-mal täglich 1 Teelöffel Indische Flohsamenschalen eingenommen. Letzteres wurde gestoppt und eine Lithiumbestimmung 4 Tage später zeigte einen Wert von 0,76 mmol/l [1]. Ähnlich zeigte eine Studie mit 6 gesunden Probanden eine Ispaghula-bedingte Abnahme der Lithiumresorption (gemessen anhand der renalen Exkretion) um 14 % [2].

Experimentelle Befunde: Keine Hinweise auf Wechselwirkungen.

Wirkungsmechanismus: Nicht verstanden; möglicherweise hemmt Ispaghula die Aufnahme von Lithium aus dem Darm [1, 2].

Beurteilung und Maßnahmen: Hinweise auf mögliche Wechselwirkungen gibt es nur wenige und ihre allgemeine Bedeutung ist fraglich. Gleichwohl sollten sie in Betracht gezogen werden, wenn mit Lithium behandelte Patienten gleichzeitig Ispaghula-Präparate einnehmen. Gegebenenfalls sollte ein Monitoring des Lithiumspiegels durchgeführt und die beiden Arzneimittel in einem zeitlichen Abstand von mindestens 1 Stunde verabreicht werden oder alternativ ein anderes Laxans gewählt werden.

Literatur
[1] Perlman BB. Interaction between lithium salts and ispaghula husk. Lancet, 335: 416, 1990
[2] Toutoungi M, Schulz P, Widmer J, Tissot R. Probable interaction entre le psyllium et le lithium. Therapie, 45: 358–360, 1990

25.2.6 Indische Flohsamen und Mesalazin (Mesalamin)

> Theoretisch sollten Formulierungen zur Freisetzung von Mesalazin bei höheren pH-Werten im Colon nicht zusammen mit Ispaghula verabreicht werden. Doch hat die Droge einer Studie zufolge keine Auswirkungen auf die Bioverfügbarkeit von Mesalazin.

Klinische Befunde und Wirkungsmechanismus: Asacol® ist ein acrylharzüberzogenes Mesalazin-Präparat (Eudragit S), das bei pH-Werten über 7 zerfällt und dadurch den Arzneistoff erst im terminalen Ileum und Colon freisetzt [1]. Ispaghula kann den pH im Colon herabsetzen (im rechten Colon von pH 6,5 auf 5,8, im linken von pH 7,3 auf 6,6) [2]. Einer Studie zufolge ist jedoch trotz einer durch Flohsamenschalen (Fybogel) bedingten Ansäuerung im Colon die Resorption von Mesalazin nicht beeinträchtigt; da bei den Probanden die 24-stündige Ausscheidung von Mesalazin-Metaboliten mit den Fäzes und dem Urin unverändert war [3].

Experimentelle Befunde: Keine Hinweise auf Wechselwirkungen.

Beurteilung und Maßnahmen: Obwohl Indische Flohsamenschalen theoretisch die Wirkungen von Mesalazin verringern sollten, kommt es der zitierten Studie [3] zufolge zu keinen klinisch relevanten Wechselwirkungen; auch gibt es bisher keine entsprechenden Berichte in der Praxis. Dennoch empfehlen die britischen Hersteller von Asacol® die gleichzeitige Anwendung von solchen Präparaten zu unterlassen, die den Darm-pH absenken und so die Wirksamkeit von Mesalazin verringern könnten [1]. Demgegenüber verweisen amerikanische Hersteller [4] nicht auf diese mögliche Wechselwirkung [4]. Salofalk® ist ein weiteres Mesalazin-Präparat mit einem pH-abhängigen magensaftresistenten Überzug [5], der bei pH-Werten über 6 zerfällt, und auch hier wird nicht vor der gleichzeitigen Einnahme solcher Arzneistoffe gewarnt, die den pH in den unteren Darmabschnitten absenken.

Literatur
[1] Asacol 800 mg MR Tablets Mesalazine. WarnerChilcott, UK Summary of product characteristics, 11/2010
[2] Evans DF, Crompton J, Pye G, Hardcastle JD. The role of dietary fibre on acidification of the colon in man. Gastroenterology, 94: A118, 1988
[3] Riley SA, Tavares IA, Bishai PM, Bennett A, Mani V. Mesalazine release from coated tablets Effect of dietary fibre. Br J Clin Pharmacol, 32: 248–250, 1991
[4] Asacol HD Mesalamine. Procter & Gamble Pharm, US Prescribing information, 10/2010
[5] Salofalk Tablets Mesalazine. Dr Falk Pharma, UK Summary of product characteristics, 03/2012

25.2.7 Indische Flohsamen und Nahrungsmittel

> Ispaghula hat keinen Einfluss auf die Resorption von Calcium aus Nahrungsmitteln.

Befunde, Wirkmechanismus, Beurteilung und Maßnahmen: In einer kontrollierten Studie mit 15 gesunden Probanden verringerte die Gabe von 3,4 g Ispaghula (in Form von Metamucil®) die Resorption von Calcium aus einem angereicherten, 219 mg Calcium enthaltenden Orangensaftgetränk (Citrus Hill Plus Calcium) um 2,4 % im Vergleich zur Calciumaufnahme aus dem Saft allein [1]. Eine solch geringfügig reduzierte Calciumresorption ist jedoch klinisch ohne Bedeutung und daher muss Ispaghula vermutlich nicht getrennt von Nahrungsmitteln oder anderen Calciumquellen verabreicht werden.

Literatur
[1] Heaney RP, Weaver CM. Effect of psyllium on absorption of co-ingested calcium. J Am Geriatr Soc, 43: 261–263, 1995

25.2.8 Indische Flohsamen und pflanzliche Arzneimittel
Keine Hinweise auf Wechselwirkungen.

25.2.9 Indische Flohsamen und Warfarin und verwandte Arzneistoffe

> Ispaghula hatte in einer Studie keine Auswirkungen auf die Resorption oder gerinnungshemmenden Effekte von Warfarin. Eine Kohortenstudie fand ebenfalls keine Anzeichen für eine Interaktion bei Patienten, die Acenocoumarol oder Phenprocoumon zusammen mit Ispaghula verabreicht bekamen.

Befunde, Wirkmechanismus, Beurteilung und Maßnahmen: In einer Studie erhielten 6 gesunde Probanden Ispaghula in Form von 14-g-Dosen eines Kolloids (Metamucil®) in einer geringen Menge Wasser zusammen mit einer Einzeldosis von 40 mg **Warfarin**, anschließend drei weitere Dosen an Ispaghula alle 2 Stunden. Dies hatte keinen Einfluss auf die Resorption oder die antikoagulativen Wirkungen von Warfarin [1]. Ähnlich zeigte auch eine populationsbasierte Kohortenstudie bei Patienten, die mit **Acenocoumarol** oder **Phenprocoumon** behandelt wurden, nach Gabe von Ispaghula (Indische Flohsamen) kein erhöhtes Risiko einer übermäßigen Gerinnungshemmung (INR >6); allerdings war die Zahl der Probanden in dieser Studie klein [2]. Nach diesen Ergebnissen sind bei gleichzeitiger Einnahme von Ispaghula und Antikoagulanzien keine Veränderungen in der Gerinnungshemmung zu erwarten.

Literatur
[1] Robinson DS, Benjamin DM, McCormack JJ. Interaction of warfarin and nonsystemic gastrointestinal drugs. Clin Pharmacol Ther, 12: 491–495, 1971
[2] Visser LE, Penning-van Beest FJA, Wilson JHP, Vulto AF, Kasbergen AAH, De Smet PAGM, Hofman A, Stricker BHC. Overanticoagulation associated with combined use of lactulose and acenocoumarol or phenprocoumon. Br J Clin Pharmacol, 57: 522–524, 2003

26 Ingwerwurzelstock

Zingiber officinale Roscoe (Zingiberaceae)

26.1 Arzneidroge

26.1.1 Synonyme und verwandte Arten
Ingber, Imber, Immerwurzel, Ingwerwurzel; Zingiber; Ginger, Gan Jiang.

Ingwer ist nicht zu verwechseln mit den im Englischen häufig „wild gingers" genannten Asarum-Arten Gewöhnliche Haselwurz (*Asarum europaeum* L.) und Kanadische Haselwurz (*Asarum canadensis*).

26.1.2 Arzneibücher
- Ph. Eur. 9.2: Ingwerwurzelstock,
- Ph. Eur. 9.2, engl. Ausgabe: Ginger,
- BP 2017: Ginger, Strong Ginger Tincture, Weak Ginger Tincture,
- USP 39 – NF 34 S2: Ginger, Ginger Capsules, Ginger Tincture, Powered Ginger.

26.1.3 Inhaltsstoffe
Die Zusammensetzung von Ingwerpräparaten hängt stark davon ab, ob sie in frischer oder getrockneter Form verwendet werden. Ganz allgemein enthält Ingwerwurzelstock ätherisches Öl mit **Zingiberen** und **Bisabolen** als Hauptkomponenten. Zingeron, Zingiberol, Zingiberenol, Curcumen, Camphen und Linalool kommen in geringeren Mengen vor.

Die Rhizome enthalten weiterhin **Gingerole** und ihre Derivate, Gingerdiole, Gingerdione und Dihydrogingerdione. Im Laufe des Trocknens bilden sich **Shogaole** aus **Gingerolen**, zusammen machen sie das stechende Wirkprinzip von Ingwer aus.

Ingwerextrakte sind auf einen Gehalt an ätherischem Öl von mindestens 15 ml/kg, bezogen auf die getrocknete Droge, eingestellt.

26.1.4 Verwendung und Indikationen
Ingwer werden karminative, antiemetische, entzündungshemmende, krampflösende und antithrombozytäre Wirkungen zugeschrieben. Frischer wie getrockneter Ingwer wird vor allem zur Beruhigung des Magens, Linderung von Symptomen der Reisekrankheit und gegen morgendliche Übelkeit eingesetzt. Die Droge wird darüber hinaus bei

der Behandlung von Osteoarthritis und rheumatoider Arthritis wie auch von Migräne verwendet.

Ingwer ist ein weit verbreitetes Speisegewürz, zudem wird sein scharfes Wirkprinzip für Kosmetika und Seifen genutzt.

In einem Verhältnis von 1:1:1 ist Ingwer neben *Piper nigrum* und *Piper longum* Bestandteil von Trikatu, einem Arzneimittel der Ayurvedischen Medizin, das die Resorption anderer Arzneimittel verbessern soll.

Ingwer ist auch Bestandteil traditioneller chinesischer pflanzlicher Arzneimittel, meist allerdings in anteilsmäßig geringem Umfang.

26.1.5 Pharmakokinetik

Genauere Information über die Pharmakokinetik von Ingwer beim Menschen gibt es wenig. Aus den Untersuchungen an Tieren ist bekannt, dass Gingerol, ein Hauptinhaltsstoff von Ingwer, rasch aus dem Plasma entfernt wird, wobei die hepatische Eliminierung eine Rolle spielt. Gingerol ist auch ein Substrat mehrerer UDP-Glucuronyltransferasen, die zu den primär wichtigen Phase-II-Enzymen gehören und bei der Metabolisierung einiger Arzneistoffe eine maßgebliche Rolle spielen. Auch die Darmflora nimmt an der Metabolisierung von Gingerol teil [1].

In einer In-vitro-Studie mit Humanlebermikrosomen [2] hemmte ein wässrig-ethanolischer Ingwerextrakt CYP2C9, nicht aber andere CYP-Isoenzyme, so auch nicht CYP3A4. Dem gegenüber stehen die Befunde anderer In-vitro-Studien mit Humanlebermikrosomen [3], rekombinanten Enzymen [4] oder Fluoreszenzdetektion [5]. Danach inhibierten Ingwerpulver, ein ethanolischer Extrakt von Ingwer-Kapseln und ein wässriger Ingwer die Isoenzyme CYP1A2, CYP2C9, CYP2C19, CYP2D6 und CYP3A4. Weitere In-vitro-Studien untersuchten den Inhaltsstoff Gingerol und fanden ebenfalls eine Hemmung von CYP2C9, CYP2C19, CYP2D6 und CYP3A4 [6], wieder andere fanden sowohl Induktion als auch Inhibition von CYP3A4 sowie Inhibition des P-Glykoproteins [7]. Bei Ratten schließlich inhibierte Ingwersaft in vivo CYP3A4 (siehe „Ingwer und Tacrolimus").

26.1.6 Übersicht zu Wechselwirkungen

Zwar sind einzelne Fälle bekannt, wonach Ingwer die antikoagulativen Wirkungen von Warfarin und verwandten Substanzen verstärken soll, doch konnte eine kontrollierte Studie dies nicht bestätigen. Auch zeigte eine kleine Studie für Ingwer synergistische antithrombozytäre Effekte zu jenen von Nifedipin, doch auch dieser Befund bedarf weiterer Bestätigung. Nach Experimenten mit Ratten könnte Ingwer die Bioverfügbarkeit von Tacrolimus erhöhen und die Bioverfügbarkeit von Ciclosporin verringern – doch fehlen entsprechende Daten für den Menschen.

Bei Ingwer wurden – als Bestandteil von Trikatu, einem ayurvedischen Arzneimittel – Wechselwirkungen mit Isoniazid (siehe „Ingwer und Isoniazid"), NSAID (siehe „Ingwer und NSAID") und Rifampicin (siehe „Ingwer und Rifampicin [Rifampin]") beobachtet, doch primär dem Pfefferinhaltsstoff Piperin (1-Piperoylpiperidin) zugeschrieben.

Zu den Wechselwirkungen von Ingwer als Bestandteil bestimmter chinesischer pflanzlicher Arzneimittel siehe „Ingwer und Carbamazepin", „Ingwer und Coffein", „Ingwer und Ofloxacin" sowie „Ingwer und Tolbutamid".

Literatur

[1] Ali BH, Blunden G, Tanira MO, Nemmar A. Some phytochemical, pharmacological and toxicological properties of ginger (Zingiber officinale Roscoe): a review of recent research. Food Chem Toxicol, 46: 409–420, 2008

[2] Kim IS, Yoo HH. Effects of an aqueous-ethanolic extract of ginger in cytochrome P450 enzyme-mediated drug metabolism. Pharmazie, 67: 1007–1009, 2012

[3] Kimura Y, Ito H, Hatano T. Effects of mace and nutmeg on human cytochrome P450 3A4 and 2C9 activity. Biol Pharm Bull, 33: 1977–1982, 2010

[4] Langhammer AJ, Nilsen OG. In vitro inhibition of human CYP1A2, CYP2D6, and CYP3A4 by six herbs commonly used in pregnancy. Phytother Res, 28: 603–610, 2014

[5] Foster BC, Vandenhoek S, Hana J, Krantis A, Akhtar MH, Bryan M, Budzinski JW, Ramputh A, Arnason JT. In vitro inhibition of human cytochrome P450-mediated metabolism of marker substrates by natural products. Phytomedicine, 10: 334–342, 2003

[6] Li M, Chen PZ, Yue QX, Li JQ, Chu RA, Zhang W, Wang H. Pungent ginger components modulates human cytochrome P450 enzymes in vitro. Acta Pharmacol Sin, 34: 1237–1242, 2013

[7] Zhang W, Lim LY. Effects of spice constituents on P-glycoprotein-mediated transport and CYP3A4-mediated metabolism in vitro. Drug Metab Dispos, 36: 1283–1290, 2008

26.2 Interaktionen

- Antikoagulanzien,
- Carbamazepin,
- Ciclosporin,
- Coffein,
- Isoniazid,
- Nahrungsmittel,
- Nifedipin,
- NSAID,
- Ofloxacin,
- pflanzliche Arzneimittel,
- Rifampicin (Rifampin),
- Tacrolimus,
- Tolbutamid.

26.2.1 Ingwer und Antikoagulanzien

> Pharmakologischen Studien zufolge nimmt Ingwer per se weder Einfluss auf die Gerinnung noch auf die Thrombozytenaggregation. Die Droge verstärkt auch nicht die gerinnungshemmende Wirkung von Warfarin. Allerdings sind im Zusammenhang mit der Einnahme von getrocknetem Ingwer und Ingwertee zwei Fälle merklich erhöhter INRs bei Patienten bekannt, die mit Phenprocoumon und Warfarin behandelt worden waren. Eine prospektive Längsschnittstudie berichtet von vermehrten Blutungsereignissen bei Patienten unter der Behandlung mit Warfarin und Ingwer.

Klinische Befunde: In einer randomisierten Cross-over-Studie erhielten 12 gesunde Probanden über zwei Wochen 3-mal täglich 3 Ingwer-Kapseln (Blackmores Travel Calm Ginger), wobei jede Kapsel einen zu 400 mg Ingwerwurzelpulver äquivalenten Extrakt enthielt. Dies hatte keinen Einfluss auf die Pharmakokinetik oder Pharmakodynamik (INR) einer Einzeldosis von 25 mg **Warfarin**, appliziert an Tag 7. Auch hatte der Ingwer alleine keine Auswirkungen auf die INR oder Thrombozytenaggregation [1].

Dem steht ein Fallbericht einer auf **Phenprocoumon** eingestellten Frau gegenüber, die mit einer INR > 10 und Epistaxis stationär aufgenommen wurde, mehrere Wochen nachdem sie mit dem regelmäßigen Verzehr getrockneten Ingwers und aus Ingwerpulver bereiteten Tees begonnen hatte. Auf ärztliche Empfehlung stoppte sie dies, worauf die Patientin wieder auf die ursprüngliche Phenprocoumon-Dosis eingestellt werden konnte [2]. Ein ganz ähnlicher Fall wird auch von einer auf **Warfarin** eingestellten Patientin beschrieben [3].

In einer prospektiven Längsschnittstudie erhielten Patienten Warfarin und ein pflanzliches Arzneimittel oder ein Nahrungsergänzungsmittel. Auf der Grundlage eigener Aussagen der Patienten hatten jene, die Warfarin und Ingwer eingenommen hatten, ein statistisch signifikant höheres Risiko für Blutungsereignisse (7 Blutungen in 25 Wochen, keine davon war schwer; relatives Risiko: 3,2) [4]. Doch wurden bei diesen Kombinationen keine erhöhten INRs festgestellt. Die Studie nennt nicht die genaue Anzahl der Probanden, die Ingwer einnahmen, doch sollen es weniger als 5 % von 171, also weniger als 8 gewesen sein. Auch die verwendeten Ingwerprodukte wurden nicht genannt, zudem nahmen einige Patienten mehrere, möglicherweise in Wechselwirkung tretende Supplemente ein.

Experimentelle Befunde: Siehe unter „Wirkmechanismus".

Wirkungsmechanismus: Ingwer (*Zingiber officinale*) wird mitunter als Arzneipflanze geführt, die mit Warfarin in Wechselwirkung tritt [5, 6]; und zwar unter Verweis auf die Tatsache, dass Ingwer in vitro die Thrombozytenaggregation hemme. Doch konnte dieser thrombozytenhemmende Effekt noch in keiner klinisch kontrollierten Studie bestätigt werden (drei davon sind Gegenstand eines Reviews). Dagegen verstärkte Ingwer in einer anderen Studie den thrombozytenhemmenden Effekt von Nifedipin synergistisch, siehe unter „Ingwer und Nifedipin".

Beurteilung und Maßnahmen: Den Ergebnissen einer kontrollierten Studie zufolge verstärkt Ingwer die gerinnungshemmende Wirkung von Warfarin nicht. Obwohl Ingwer gemeinhin als Arzneipflanze gilt, die die Thrombozytenaggregation hemmt, gibt es nur wenige Hinweise darauf, dass Ingwer – bei alleiniger Gabe oder zusammen mit Warfarin – das Blutungsrisiko erhöht. Lediglich zwei Fälle markant erhöhter INRs unter der Behandlung mit Phenprocoumon und Warfarin sind bekannt, die mit der Aufnahme von Ingwerwurzel und -tee in Verbindung stehen. Da auf die Blutgerinnungskontrolle viele Faktoren Einfluss haben, ist es unmöglich, auf der Grundlage eines einzelnen Fallberichts eine veränderte INR verlässlich einer bestimmten Arzneimittelinteraktion zuzuschreiben. Sinnvoll ist es, mit den Patienten über alle pflanzlichen Arzneimittel zu sprechen, die sie einnehmen möchten und gegebenenfalls ein engmaschiges Monitoring einzurichten. Auch Fälle ohne Komplikationen sollten berichtet werden, denn aus ihnen lässt sich ebenso Nutzen ziehen wie aus Berichten möglicher abträglicher Wechselwirkungen.

Literatur

[1] Jiang X, Williams KM, Liauw WS, Ammit AJ, Roufogalis BD, Duke CC, Day RO, McLachlan AJ. Effects of ginkgo and ginger on the pharmacokinetics and pharmacodynamics of warfarin in healthy subjects. Br J Clin Pharmacol, 59: 425–432, 2005

[2] Krüth P, Brosi E, Fux R, Mörike K, Gleiter CH. Ginger-associated overanticoagulation by phenprocoumon. Ann Pharmacother, 38: 257–260, 2004

[3] Lesho EP, Saullo L, Udvari-Nagy S. A 76-year old woman with erratic anticoagulation. Cleve Clin J Med, 71: 651–656, 2004

[4] Shalansky S, Lynd L, Richardson K, Ingaszewski A, Kerr C. Risk of warfarin-related bleeding events and supratherapeutic international normalized ratios associated with complementary and alternative medicine: a longitudinal analysis. Pharmacotherapy, 27, 1237–1247, 2007

[5] Argento A, Tiraferri E, Marzaloni M. Anticoagulanti orali e piante medicinali Una interazione emergente. Ann Ital Med Int, 15: 139–143, 2000

[6] Braun L. Herb-drug interaction guide. Aust Fam Physician, 30: 473–476, 2001

[7] Vaes LPJ, Chyka PA. Interactions of warfarin with garlic, ginger, ginkgo, or ginseng: nature of the evidence. Ann Pharmacother, 34: 1478–1482, 2000

[8] Young HY, Liao JC, Chang YS, Luo YL, Lu MC, Peng WH. Synergistic effect of ginger and nifedipine on human platelet aggregation: a study in hypertensive patients and normal volunteers. Am J Chin Med, 34: 545–551, 2006

26.2.2 Ingwer und Carbamazepin

Saiko-ka-ryukotsu-borei-to und Sho-saiko-to, traditionelle chinesische pflanzliche Arzneimittel mit Ingwer als einem von vielen (mit einem relativen Ingwer-Anteil von 1:37,5 bzw. 1:25) hatten in Tierstudien keine Auswirkungen auf die Pharmakokinetik von Carbamazepin.

26.2.3 Ingwer und Ciclosporin

> Die Angaben zu Wechselwirkungen zwischen Ingwer und Ciclosporin basieren ausschließlich auf experimentellen Befunden.

Klinische Befunde: Keine Hinweise auf Wechselwirkungen.

Experimentelle Befunde: In einer Studie [1] erhielten Ratten peroral 2,5 mg/kg KG Ciclosporin, entweder allein oder zusammen mit 5 ml/kg KG Ingwersaft, und zwar gleichzeitig oder 2 Stunden später. Die maximale Plasmakonzentration von Ciclosporin war nach simultaner Gabe um 70,9 % verringert, bei zeitversetzter Gabe nur um 51,4 %; verkleinert war auch die AUC von Ciclosporin, und zwar um 63,1 bzw. 40,3 %. Keine Änderungen in der maximalen Plasmakonzentration oder der AUC von Ciclosporin zeigten sich, wenn Ciclosporin (0,8 mg/kg KG) intravenös gleichzeitig mit Ingwersaft verabreicht worden war [1].

Wirkungsmechanismus: Unklar; die Verteilung von Ciclosporin kann zwar von der Aktivität des P-Glykoprotein abhängen, doch hatte einer In-vitro-Studie zufolge Ingwersaft keinen Einfluss auf den intestinalen Efflux von Rhodamin 123 (einem P-Glykoprotein-Substrat). Daher sehen die Autoren in P-Glykoprotein keinen möglichen Ansatzpunkt, der die Effekte auf Ciclosporin in der Ratten-Studie erklären könnte [1]. Mögliche hemmende Wirkungen von Ingwer auf CYP3A4 (s. o. unter „Pharmakokinetik") stehen der beobachteten Abnahme der Plasmakonzentration von Ciclosporin (ein CYP3A4-Substrat) entgegen. Da Ingwer keinen Einfluss auf die Pharmakokinetik von intravenös appliziertem Ciclosporin hatte, vermuten die Autoren, dass Ingwersaft die Resorption von peroral aufgenommenem Ciclosporin durch Verlängerung der intestinalen Transitdauer beeinflussen könnte [1].

Beurteilung und Maßnahmen: Hinweise auf Wechselwirkungen zwischen Ingwer und Ciclosporin gibt nur eine tierexperimentelle Studie. Da die Ergebnisse solcher Untersuchungen nicht immer auf die Verhältnisse beim Menschen übertragen werden können, ist die klinische Bedeutung der möglichen Interaktion unklar. Darüber hinaus widerspricht die beobachtete verringerte Bioverfügbarkeit von Ciclosporin der Annahme einer hemmenden Wirkung von Ingwer auf die CYP3A4-Aktivität. Bestätigt sich allerdings ein solcher Befund beim Menschen, könnte eine gleichzeitige Einnahme von Ingwer Dosiserhöhungen von Ciclosporin erforderlich machen. Bevor hierzu nicht weitere Daten vorliegen, sollte bei gleichzeitiger Einnahme von Ingwersaft und Ciclosporin die Möglichkeit einer Interaktion in Fällen unerklärlich abnehmender Bioverfügbarkeit von Ciclosporin oder bei Anzeichen reduzierter Immunsuppression in Betracht gezogen werden. Dabei ist allerdings nicht klar, ob durch Verzehr von entsprechenden Nahrungsmitteln oder Supplementen genügende Mengen an Ingwer aufgenommen werden, um ähnliche Effekte zu verursachen.

Literatur
[1] Chiang HM, Chao PD, Hsiu SL, Wen KC, Tsai SY, Hou YC. Ginger significantly decreased the oral bioavailability of cyclosporine in rats. Am J Chin Med, 34: 845–855, 2006

26.2.4 Ingwer und Coffein
Sho-saiko-to, ein traditionelles chinesisches pflanzliches Arzneimittel mit Ingwer als einem von 7 Komponenten (allerdings mit einem Anteil von lediglich 1:24), reduzierte in einer Studie nur leicht die Metabolisierung von Coffein – vermutlich durch Hemmung von CYP1A2 [1].

Literatur
[1] Saruwatari J, Nakagawa K, Shindo J, Nachi S, Echizen H, Ishizaki T. The in-vivo effects of sho-saiko-to, a traditional Chinese herbal medicine, on two cytochrome P450 enzymes (1A2 and 3A) and xanthine oxidase in man. J Pharm Pharmacol, 55: 1553–1559, 2003

26.2.5 Ingwer und Isoniazid
Einer Tierstudie zufolge reduzierte Trikatu, ein Ayurvedisches Arzneimittel aus Ingwer, *Piper nigrum* und *Piper longum*, die maximalen Plasmaspiegel und AUC von Isoniazid signifikant [1]. Ein Befund, der sich beim Menschen bestätigte. Die Effekte werden allerdings primär dem Pfefferinhaltsstoff Piperin (1-Piperoylpiperidin) zugeschrieben.

Literatur
[1] Karan RS, Bhargava VK, Garg SK. Effect of Trikatu (piperine) on the pharmacokinetic profile of isoniazid in rabbits. Indian J Pharmacol, 30: 254–256, 1998

26.2.6 Ingwer und Nahrungsmittel
Keine Hinweise auf Wechselwirkungen; Ingwer wird häufig als Gewürz verwendet.

26.2.7 Ingwer und Nifedipin

> Eine kleine Studie fand für Ingwer einen zu Nifedipin synergistischen gerinnungshemmenden Effekt, doch bedarf dieses Ergebnis weiterer Daten zur Bestätigung.

Befunde, Wirkmechanismus, Beurteilung und Maßnahmen: In einer kleinen Studie erhielten 10 Bluthochdruckpatienten und 10 gesunde Probanden für 7 Tage 1000 mg/d Ingwer zusammen mit 2-mal täglich 10 mg Nifedipin. Bei gleichzeitiger Gabe fiel die Hemmung der Thrombozytenaggregation bis zu 3-mal stärker aus als bei alleiniger Gabe von Nifedipin [1]. Ingwer hatte hier einen ähnlich starken antithrombozytären Effekt wie 75 mg ASS (als Kontrolle verwendet), entweder allein oder zusammen mit Nifedipin appliziert. Nifedipin hatte zwar per se ebenfalls gerinnungshemmende Wirkung, doch eine schwächere als die von 75 mg ASS allein. Für diese Studie wurde getrockneter Ingwer verwendet (ohne weiteren Angaben zur Zubereitung).

Calciumkanalblocker gelten im Allgemeinen nicht als Gerinnungshemmer, weshalb der Befund synergistischer gerinnungshemmender Wirkungen von Nifedipin und ASS, ebenso die möglich klinische Bedeutung weiterer Untersuchungen bedarf. Weiterhin spricht diese Studie dafür, dass Ingwer per se ähnlich starke gerinnungshemmende Wirkungen hat wie ASS für sich. Doch ist dieser Effekt noch in keiner kontrollierten Studie bestätigt worden (drei von ihnen sind Gegenstand eines Reviews [2]). Auf der Basis dieser kleinen Studie allgemein gültige klinische Empfehlungen auszusprechen, ist kaum möglich. Dafür bedarf es dringend weitere Daten.

Literatur
[1] Young HY, Liao JC, Chang YS, Luo YL, Lu MC, Peng WH. Synergistic effect of ginger and nifedipine on human platelet aggregation: a study in hypertensive patients and normal volunteers. Am J Chin Med, 34: 545–551, 2006
[2] Vaes LPJ, Chyka PA. Interactions of warfarin with garlic, ginger, ginkgo, or ginseng: nature of the evidence. Ann Pharmacother, 34: 1478–1482, 2000

26.2.8 Ingwer und NSAID
In einer Tierstudie reduzierte Trikatu, ein Ayurvedisches Arzneimittel aus Ingwer, *Piper nigrum* und *Piper longum*, die maximalen Plasmaspiegel von Indometacin [1], ebenso die AUC und antiphlogistische Wirksamkeit von Diclofenac [2]. Den Effekten werden aber im klinischen Bereich keine große Bedeutung zugeschrieben.

Literatur
[1] Karan RS, Bhargava VK, Garg SK. Effect of Trikatu on the pharmacokinetic profile of indomethacin in rabbits. Indian J Pharmacol, 31: 160–161, 1999
[2] Lala LG, D'Mello PM, Naik SR. Pharmacokinetic and pharmacodynamic studies on interaction of „Trikatu" with diclofenac sodium. J Ethnopharmacol, 91: 277–280, 2004

26.2.9 Ingwer und Ofloxacin

Sairei-to und Sho-saiko-to, traditionelle chinesische pflanzliche Arzneimittel mit Ingwer als einem von vielen Bestandteilen (mit relativen Ingwer-Anteilen von 1:38,5 bzw. 1:24) hatten in Tierstudien keine Auswirkungen auf die Pharmakokinetik von Ofloxacin.

26.2.10 Ingwer und pflanzliche Arzneimittel

Keine Hinweise auf Wechselwirkungen.

26.2.11 Ingwer und Rifampicin (Rifampin)

Einer klinischen und einer Tierstudie zufolge reduzierte Trikatu, ein Ayurvedisches Arzneimittel aus Ingwer, *Piper nigrum* und *Piper longum*, die maximalen Plasmaspiegel leicht (nicht signifikant) [1, 2]. Die Effekte werden allerdings primär dem Pfefferinhaltsstoff Piperin (1-Piperoylpiperidin) zugeschrieben.

Literatur

[1] Karan RS, Bhargava VK, Garg SK. Effect of Trikatu (an Ayurvedic prescription) on the pharmacokinetic profile of rifampicin in rabbits. J Ethnopharmacol, 64: 259–264, 1999
[2] Dahanukar SA, Kapadia AB, Karandikar SM. Influence of Trikatu on rifampicin bioavailability. Indian Drugs, 12: 271–273, 1982

26.2.12 Ingwer und Tacrolimus

> Die Angaben zu Wechselwirkungen zwischen Ingwer und Tacrolimus basieren ausschließlich auf experimentellen Befunden.

Klinische Befunde: Keine Hinweise auf Wechselwirkungen.

Experimentelle Befunde: In einer Studie erhielten Ratten zunächst 10 ml/kg KG einer 50%igen Lösung von Ingwersaft (oder zur Kontrolle Wasser) und 60 Minuten später eine intraduodenale Einzeldosis von 0,6 mg/kg KG Tacrolimus; dessen AUC war in Gegenwart von Ingwer 2-fach erhöht gegenüber der Gabe von Wasser [1].

Wirkungsmechanismus: Tacrolimus ist ein CYP3A4-Substrat, weshalb die Autoren dieser Studie eine hemmende Wirkung von Ingwer auf die Metabolisierung von Tacrolimus vermuten. Dies hätte eine erhöhte Exposition zur Folge [1].

Beurteilung und Maßnahmen: Hinweise auf Wechselwirkungen zwischen Ingwer und Tacrolismus gibt nur eine tierexperimentelle Studie. Da die Ergebnisse solcher Untersuchungen nicht immer auf die Verhältnisse beim Menschen übertragen werden können, ist die klinische Bedeutung der möglichen Interaktion unklar. Bestätigt sich allerdings ein solcher Befund beim Menschen, könnte eine gleichzeitige Einnahme von Ingwer Dosiserhöhungen von Tacrolimus erforderlich machen. Bevor hierzu nicht weitere Daten vorliegen, sollte bei gleichzeitiger Einnahme von Ingwersaft und Tacrolimus die Möglichkeit einer Interaktion in Fällen unerklärlich zunehmender Bioverfügbarkeit von Tacrolimus oder bei Anzeichen negativer Effekte in Betracht gezogen werden. Dabei ist allerdings nicht klar, ob durch den Verzehr von entsprechenden Nahrungsmitteln oder Supplementen genügende Mengen an Ingwer aufgenommen werden, um ähnliche Effekte zu verursachen.

Literatur
[1] Egashira K, Sasaki H, Higuchi S, Ieiri I. Food-drug interaction of tacrolimus with pomelo, ginger, and turmeric juice in rats. Drug Metab Pharmacokinet, 27: 242–247, 2012

26.2.13 Ingwer und Tolbutamid

Tierexperimentellen Studien [1, 2] zufolge kann Sho-saiko-to, ein traditionelles chinesisches pflanzliches Arzneimittel mit Ingwer als einem von vielen Bestandteilen (mit einem relativen Ingwer-Anteil von 1:24), die Resorptionsrate von Tolbutamid erhöhen wie verringern.

Literatur
[1] Nishimura N, Naora K, Hirano H, Iwamoto K. Effects of Sho-saiko-to on the pharmacokinetics and pharmacodynamics of tolbutamide in rats. J Pharm Pharmacol, 50: 231–236, 1998
[2] Nishimura N, Naora K, Hirano H, Iwamoto K. Effects of Sho-saiko-to (Xiao Chai Hu Tang): a Chinese traditional medicine, on the gastric function and absorption of tolbutamide in rats, Yakugaku Zasshi, 121: 153–159, 2001

27 Johanniskraut

Hypericum perforatum L. (Clusiaceae)

27.1 Arzneidroge

27.1.1 Synonyme und verwandte Arten
Echtes Johanniskraut, Gewöhnliches Johanniskraut, Herrgottskraut, Tüpfel-Johanniskraut, Tüpfel-Hartheu; Millepertuis; St John's wort.
Hypericum noeanum Boiss., *Hypericum veronense* Schrank.

27.1.2 Arzneibücher
- Ph. Eur. 9.2: Johanniskraut, quantifizierter Johanniskrauttrockenextrakt,
- Ph. Eur. 9.2, engl. Ausgabe: St John's Wort, Quantified St John's Wort Dry Extract,
- BP 2017: St John's Wort, Quantified St John's Wort Dry Extract,
- USP 39 – NF 34 S2: St John's Wort, Powdered St John's Wort, Powdered St John's Wort Extract.

27.1.3 Inhaltsstoffe
In Johanniskraut finden sich zwei Hauptgruppen aktiver Inhaltsstoffe, zum einen die Anthrachinone wie **Hypericin**, Isohypericin, Pseudohypericin, Protohypericin, Protopseudohypericin und Cyclopseudohypericin, zum anderen die prenylierten Phloroglucinole wie **Hyperforin** und Adhyperforin. Johanniskraut enthält darüber hinaus **Flavonoide** wie Kämpferol, Quercetin, Luteolin, Hyperosid, Isoquercetin, Quercitrin und Rutin, ebenso Bioflavonoide wie Biapigenin und Amentoflavon sowie Catechine. Andere in Johanniskraut vorkommende polyphenolische Inhaltsstoffe sind Kaffee- und Chlorogensäure, und darüber hinaus ätherisches Öl, das u. a. aus Methyl-2-octan besteht.

Die meisten Johanniskrautpräparate sind zumindest auf ihren Gehalt an **Hypericin** eingestellt (Ph. Eur., BP); allerdings stellt **Hyperforin** die therapeutische wichtigere Verbindung dar und mittlerweile sind manche Zubereitungen auf beide Inhaltsstoffe eingestellt (USP). Wichtig ist zu wissen, dass der Gehalt beider Komponenten eine gewisse natürliche Variabilität aufweist, außerdem reagieren Hypericin wie Hyperforin empfindlich gegen Licht und sind deshalb relativ instabil. Dies bedeutet, dass Prozesse im Rahmen der Extraktion und Formulierung wie auch die Lagerungsbedingungen die Zusammensetzung des Endprodukts beeinflussen können. Unterschiedliche Johanniskrautzubereitungen haben daher verschiedene biochemische Profile und stimmen hinsichtlich ihrer Wirkungen nicht immer überein.

27.1.4 Verwendung und Indikationen

Johanniskraut wird häufig bei der Behandlung milder bis mäßiger depressiver Zustände verwendet, bei jahreszeitlich bedingter Depression, Niedergeschlagenheit, Angstzuständen und Schlafstörungen, vor allem im Zusammenhang mit der Menopause. Topisch wird Johanniskraut wegen seiner adstringierenden Eigenschaften angewandt.

27.1.5 Pharmakokinetik

Johanniskraut ist umfassend charakterisiert, da es auch Gegenstand zahlreicher klinischer Studien zu konventionellen Arzneimitteln war. Neben den vielen klinischen Untersuchungen und Fallberichten gibt es hinsichtlich der Wechselwirkungen und Pharmakokinetik von Johanniskraut auch eine Fülle von In-vitro- und tierexperimentellen Befunden. Die vorliegende Monographie wird sich in erster Linie mit den klinischen Befunden beschäftigen, zum einen weil diese schon alleine aussagekräftig sind und zum anderen, weil zu den experimentellen Untersuchungen bereits umfangreiche Literatur vorliegt.

Hyperforin gilt zwar als hauptverantwortlich für die Aktivität von Johanniskraut, doch wird auch anderen Inhaltsstoffen antidepressive Aktivität zugeschrieben, so etwa Hypericin und Pseudohypericin oder den Flavonoiden Quercetin (und seinen Glykosiden) und Rutin. Die Bioverfügbarkeit aus unterschiedlichen Formulierungen und Extrakten ist offenbar gering, was in variierenden Steady-State-Plasmakonzentrationen resultiert [1].

Angaben zur Pharmakokinetik der einzelnen Flavonoide in Johanniskraut siehe unter „Flavonoide".

Cytochrome-P450-Isoenzyme: Johanniskraut hat nachweislich Einfluss auf einige Cytochrom-P450-Isoenzyme, was Wechselwirkungen mit einem breiten Spektrum an Arzneistoffen zur Folge hat. Vermutlich übt Johanniskraut einen biphasischen Effekt auf diese Isoenzyme aus, d. h. Inhibition in der initialen Expositionsphase (wie sie sich in In-vitro-Studien darstellt) und Induktion bei längerfristiger Anwendung [2]. Aus diesem Grund lässt sich allein aus In-vitro- und tierexperimentellen Befunden nicht immer der Gesamteffekt verlässlich prognostizieren.

Die folgende Liste umfasst jene Cytochrom-P450-Isoenzyme, die im Zusammenhang mit Johanniskraut Gegenstand klinischer Untersuchungen waren.

CYP3A4: Der klinisch bedeutsamste Effekt von Johanniskraut auf das Cytochrom-P450-Isoenzymsystem ist die Induktion von CYP3A4. Diese Wirkung beruht nachweislich auf dem Inhaltsstoff Hyperforin, dessen Gehalt in den verschiedenen Johanniskrautprodukten variiert. Präparate mit einem hohen Gehalt an Hyperforin, die über eine längere Zeit verabreicht werden, induzieren CYP3A4 und senken daher die Plasmaspiegel von Arzneistoffen, die über CYP3A4 metabolisiert werden, stärker als kurzfristig eingenommene Zubereitungen mit einem geringeren Hyperforingehalt.

Konventionelle Arzneimittel dienen oft als Testsubstrate zur Bestimmung der Aktivität anderer Wirkstoffe gegen spezifische Isoenzymsysteme. Mit Blick auf CYP3A4 ist Midazolam das Testsubstrat der Wahl, weil es selbst keinen Einfluss auf CYP3A4 hat und fast ausschließlich über andere Isoenzyme metabolisiert wird, ohne dabei unter dem Einfluss anderer Stoffwechselprozesse – etwa durch Transportproteine – zu stehen. Für ein Beispiel zu den Wirkungen von Johanniskraut auf CYP3A4 siehe „Johanniskraut und Benzodiazepine".

Es gibt auch Studien zur Dauer der Johanniskraut-Effekte auf CYP3A4. Einer Untersuchung zufolge kehrte die CYP3A4-Aktivität im Verlauf etwa einer Woche nach einer 14-tägigen Gabe von Johanniskraut auf den Ausgangswert zurück. Dieses Ergebnis gibt einen Anhaltspunkt für die notwendige Länge des Intervalls zwischen dem Ende einer Behandlung mit Johanniskraut und dem Beginn der Gabe eines anderen Arzneimittels, um klinisch relevante Wechselwirkungen zu vermeiden [3]. Allerdings waren einer anderen Studie zufolge die Wirkungen von Johanniskraut bei einigen Patienten länger als zwei Wochen festzustellen [4].

CYP2C19: Es liegen einige klinische Berichte vor, wonach Johanniskraut CYP2C19 induziert; für ein entsprechendes klinisch relevantes Beispiel siehe „Johanniskraut und Protonenpumpenhemmer".

CYP2C8: Johanniskraut induziert CYP2C8 offenbar nicht in klinisch relevantem Ausmaß; siehe hierzu „Johanniskraut und Antidiabetika (Repaglinid)".

CYP2C9: Johanniskraut kann CYP2C9 induzieren (siehe „Johanniskraut und Warfarin und verwandte Arzneistoffe"), doch ist der Wechselwirkungsmechanismus unklar, weil nicht alle CYP2C9-Substrate mit Johanniskraut interagieren (siehe „Johanniskraut und Antidiabetika (Tolbutamid)").

CYP2E1: Johanniskraut kann CYP2E1 induzieren, doch die klinische Bedeutung dieser Interaktion ist unklar (siehe „Johanniskraut und Chlorzoxazon").

CYP1A2: Johanniskraut ist offenbar auch ein Induktor von CYP1A2, da es die Plasmaspiegel der CYP1A2-Substrate Coffein (siehe „Johanniskraut und Coffein") und Theophyllin (siehe „Johanniskraut und Theophyllin") senkte. Allerdings ist die klinische Bedeutung dieser Wechselwirkungen unklar, da einige Studien keinen klinisch relevanten Effekt auf diese Substanzen gefunden haben. Das könnte darin begründet liegen, dass Johanniskraut nur einen schwachen induzierenden Effekt auf CYP1A2 hat, der von der Stärke der Bioverfügbarkeit von Hyperforin abhängen könnte.

CYP2D6: Johanniskraut hat offenbar keinen klinisch relevanten Einfluss auf die Aktivität von CYP2D6 (siehe „Johanniskraut und Dextromethorphan" und „Johanniskraut und trizyklische Antidepressiva").

P-Glykoprotein: Es ist erwiesen, dass Johanniskraut Einfluss auf die P-Glykoprotein-Aktivität hat, speziell auf die von intestinalem P-Glykoprotein. Vermutlich kommt es zu einer kurzen initialen Hemmung und einer nachfolgenden stärkeren und länger andauernden Induktion. Letztere geht mit klinisch relevanten Wechselwirkungen zwischen Johanniskraut und via P-Glykoprotein transportierten Arzneimitteln einher [5]. Es wird angenommen, dass Hyperforin maßgeblich für diese Interaktion verantwortlich ist (siehe „Johanniskraut und Digoxin").

Serotonin-Syndrom: Johanniskraut inhibiert die Wiederaufnahme von 5-Hydroxytryptamin (5-HT, Serotonin). Hieraus resultiert eine pharmakodynamische Interaktion, nämlich der Entwicklung des Serotonin-Syndroms bei Gabe anderer konventioneller Arzneistoffe mit serotonergen Eigenschaften – etwa Bupropion (siehe „Johanniskraut und

Bupropion"), SNRI (siehe „Johanniskraut und SNRI"), SSRI (siehe „Johanniskraut und SSRI") und Triptane (siehe „Johanniskraut und Triptane").

27.1.6 Übersicht zu Wechselwirkungen

Es ist bekannt, dass Johanniskraut mit vielen chemisch synthetisierten Arzneimitteln in Wechselwirkung tritt, und zwar aufgrund seiner induzierenden Effekte auf CYP3A4 und das P-Glykoprotein, die in die Metabolisierung und Verteilung der meisten Arzneimittel involviert sind. Auch CYP2C19 und CYP2E1 könnte durch Johanniskraut induziert werden, aber die Ergebnisse sind hierzu noch nicht eindeutig und es bedarf weiterer Studien. Offenbar hat Johanniskraut auf CYP2C9, CYP2C8 und CYP1A2 im Allgemeinen zwar keinen signifikanten Einfluss, doch sind einzelne Fälle bekannt, die auf solche Wechselwirkungen hindeuten. Hyperforin ist die aktive Komponente, die für die induzierende Effekte von Johanniskraut von zentraler Bedeutung ist. Da Johanniskrautzubereitungen und -Dosierungsschemata variieren, unterscheidet sich auch die Stärke der Bioverfügbarkeit von Hyperforin von Fall zu Fall mitunter deutlich. Dies erschwert Prognosen darüber, ob es überhaupt zu Wechselwirkungen kommt, und wenn ja, wie stark diese ausfallen. Für weitere Angaben zu den pharmakokinetischen und pharmakodynamischen Eigenschaften von Johanniskraut mit Relevanz für andere Arzneistoffe s. o. unter „Pharmakokinetik"; für Details zu den Wechselwirkungen von Johanniskraut siehe nachfolgende Kapitel. Angaben zur Pharmakokinetik der einzelnen Flavonoide in Johanniskraut siehe unter „Flavonoide".

Literatur

[1] Wurglics M, Schubert-Zsilavecz M. Hyperium perforatum: a „modern" herbal antidepressant: pharmacokinetics of active ingredients. Clin Pharmacokinet, 45: 449–468, 2006
[2] Xie HG, Kim RB. St John's wort-associated drug interactions. Short-term inhibition and long-term induction? Clin Pharmacol Ther, 78: 19–24, 2005
[3] Imai H, Kotegawa T, Tsutsumi K, Morimoto T, Eshima N, Nakano S, Ohashi K. The recovery time-course of CYP3A after induction by St John's wort administration. Br J Clin Pharmacol, 65: 701–707, 2008
[4] Bauer S, Störmer E, Johne A, Krüger H, Budde K, Neumayer HH, Roots I, Mai I. Alterations in cyclosporine A pharmacokinetics and metabolism during treatment with St John's wort in renal transplant patients. Br J Clin Pharmacol, 55: 203–211, 2003
[5] Hennessey M, Kelleher D, Spiers JP, Barry M, Kavanagh P, Back D, Mulcahy F, Feely J. St John's wort increases expression of P-glycoprotein. Implications for drug interactions. Br J Clin Pharmacol, 53: 75–82, 2002

27.2 Interaktionen

- 4-Aminolävulinsäure,
- Anästhetika (allgemein),
- Antidiabetika,
- Antiepileptika,
- Benzodiazepine,
- Bupropion,
- Buspiron,

- Calciumkanalblocker,
- Chlorzoxazon,
- Ciclosporin,
- Cimetidin,
- Clopidogrel,
- Clozapin,
- Coffein,
- Dextromethorphan,
- Digoxin,
- Eplerenon,
- Etoposid,
- Fexofenadin,
- Finasterid,
- HCV-Protease-Inhibitoren,
- HIV-Protease-Inhibitoren,
- hormonelle Kontrazeptiva – Gestagenpräparate (Implantate),
- hormonelle Kontrazeptiva – Gestagenpräprate (Injektionen),
- hormonelle Kontrazeptiva – Gestagenpräparate (Intrauterinsysteme),
- hormonelle Kontrazeptiva – Gestagenpräparate (peroral),
- hormonelle Kontrazeptiva – Notfall-Präparate,
- hormonelle Kontrazeptiva – kombinierte Präparate,
- Ibuprofen,
- Interferone,
- Irinotecan,
- Ivabradin,
- Labortests,
- Lithium,
- Loperamid,
- Methotrexat,
- Methylphenidat,
- Mycophenolat,
- Nahrungsmittel (tyraminreiche),
- NNRTI,
- Opioide,
- pflanzliche Arzneimittel,
- Prednison,
- Procainamid,
- Protonenpumpenhemmer (PPI),
- SNRI
- SSRI
- Statine,
- Tacrolimus,
- Talinolol,
- Theophyllin,
- Tibolon,
- trizyklische Antidepressiva,
- Triptane,

- Tyrosinkinase-Inhibitoren,
- Ulipristal,
- Voriconazol,
- Warfarin und verwandte Arzneistoffe.

27.2.1 Johanniskraut und 5-Aminolävulinsäure

> Bekannt ist der Fall einer schweren phototoxischen Reaktion vermutlich aufgrund einer synergistischen Wirkung von 5-Aminolävulinsäure und Johanniskraut.

Klinische Befunde: Eine 47-jährige Frau, die ein Johanniskraut-Präparat einnahm (Hyperiforce, Dosis nicht angegeben), zeigte phototoxische Reaktionen auf lichtexponierten Hautflächen (brennende Rötungen und starke Schwellungen in Gesicht, Nacken und an den Händen) 6 Stunden nach Erhalt von 40 mg/kg KG 5-Aminolävulinsäure. Auf die perorale Behandlung mit Corticosteroiden entwickelten sich nach Desquamation die Symptome vollständig zurück [1].

Experimentelle Befunde: Einer In-vitro-Studie mit Humanzelllinien zufolge erhöhte die Kombination von 5-Aminolävulinsäure und einem Johanniskrautextrakt (Hyperiforce®) die lichtinduzierte Toxizität um bis zu 15 % [1].

Wirkungsmechanismus: Möglicherweise eine synergistische photosensitive Reaktion.

Beurteilung und Maßnahmen: Der geschilderte Fall ist zwar offenbar der bisher einzig publizierte, doch ist er ein Hinweis, im Falle unerwartet starker photosensitiver Reaktionen auf 5-Aminolävulinsäure die mögliche Wechselwirkung mit Johanniskraut in Betracht zu ziehen.

Literatur
[1] Ladner DP, Klein SD, Steiner RA, Walt H. Synergistic toxicity of δ-aminolaevulinic acid-induced protoporphyrin IX used for photodiagnosis and hypericum extract: a herbal antidepressant. Br J Dermatol, 144: 901–922, 2001

27.2.2 Johanniskraut und Anästhetika (allgemein)

> Auf der Grundlage eines einzelnen Fallberichts steht Johanniskraut im Verdacht, die Wirkungen von Anästhetika zu verlängern. Berichtet wird auch von starkem Blutdruckabfall während einer Anästhesie bei vorangegangener Langzeiteinnahme von Johanniskraut. Die American Society of Anesthesiologists empfiehlt, 2 Wochen vor geplanten Operationen die Einnahme jeglicher pflanzlicher Arzneimittel zu stoppen.

Klinische Befunde: Bei einer 21-jährigen Frau, die über 3 Monate 3-mal täglich 1 g Johanniskraut eingenommen hatte und zur operativen Entfernung eines Abszesses ein Allgemeinanästhetikum erhielt, war die Anästhesie (induziert durch 1 µg/kg KG **Fentanylcit-**

rat i. v. und 3 mg/kg KG **Propofol** i. v., aufrecht erhalten während der OP durch Gabe von **Sevofluran** und **Distickstoffoxid** über eine Gesichtsmaske) deutlich verlängert [1].

Ein anderer Fall berichtet von einer 23-jährigen gesunden Frau, die über 6 Monate täglich Johanniskraut eingenommen hatte und während einer Allgemeinanästhesie einen schweren Blutdruckabfall erlitt (60/20 mmHg), der nur schwach auf die Gabe von Ephedrin und Phenylephrin ansprach (Anstieg auf 70/40 mmHg) [2].

Experimentelle Befunde: Es liegen keine relevanten Daten vor.

Wirkungsmechanismus: Einigen Autoren zufolge kann Johanniskraut die Anästhesie verlängern [3–6]. Sie erklären dies damit, dass Johanniskraut als ein MAO-Hemmer wirken könnte [4, 6, 7], was allerdings umstritten ist [8], da es einige wenige Hinweise darauf gibt, das MAO-Hemmer Leberenzyme inhibieren und die Wirkungen von Barbituraten potenzieren [9, 10].

Inzwischen gibt es zahlreiche Befunde, nach denen Johanniskraut Leberenzyme induziert und daher die Metabolisierung von Barbituraten erhöht. In der Folge wären für eine **Thiopental**-Anästhesie höhere Dosierungen notwendig. Die Annahme einer möglichen Aktivität von Johanniskraut als MAO-Hemmer führte zu der Empfehlung, dass für diese Droge die gleichen Überlegungen gelten wie für andere MAO-Hemmer und Allgemeinanästhetika [6, 7].

Die Autoren des zweiten Fallberichts sind der Auffassung, dass Johanniskraut eine adrenerge Desensibilisierung mit resultierender abgeschwächter Ansprechbarkeit für die eingesetzten Vasopressoren verursacht haben könnte.

Beurteilung und Maßnahmen: Unklar; die vorliegenden Ergebnisse legen eine gewisse Vorsicht nahe, wenn Patienten, die Johanniskraut einnehmen, Allgemeinanästhetika erhalten sollen. Aufgrund der schwachen Datenlage empfiehlt die American Society of Anesthesiologists, 2 Wochen vor einer geplanten Operation unter Narkose jegliche pflanzliche Arzneimittel abzusetzen [3, 5]. Falls es irgendwelche Zweifel an der Sicherheit eines Präparats geben sollte, ist dies sicherlich eine sinnvolle Vorsichtsmaßnahme.

Literatur

[1] Crowe S, McKeating K. Delayed emergence and St John's wort (case reports). Anesthesiology, 96: 1025–1027, 2002
[2] Irefin S, Sprung J. A possible cause of cardiovascular collapse during anesthesia: long-term use of St John's wort. J Clin Anesth, 12: 498–499, 2000
[3] Larkin M. Surgery patients at risk for herb-anaesthesia interactions. Lancet, 354: 1362, 1999
[4] Cheng B, Hung CT, Chiu W. Herbal medicine and anaesthesia. Hong Kong Med J, 8: 123–130, 2002
[5] Leak JA. Perioperative considerations in the mangement of the patient taking herbal medicines. Curr Opin Anaesthesiol, 13: 321–325, 2000
[6] Lyons TR. Herbal medicines and possible anesthesia interactions. AANA J, 70: 47–51, 2002
[7] Klepser TB, Klepser ME. Unsafe and potentially safe herbal therapies. Am J Health-Syst Pharm, 56: 125–138, 1999
[8] Miller LG. Herbal medicinals Selected clinical considerations focusing on known or potential drug-herb interactions. Arch Intern Med, 158: 2200–2211, 1998
[9] Domino EF, Sullivan TS, Luby ED. Barbiturate intoxication in a patient treated with a MAO inhibitor. Am J Psychiatry, 118: 941–943, 1962

[10] Buchel L, Lévy J. Mécanisme des phénomènes de synergie du sommeil expérimental II Étude des associations iproniazide-hypnotiques, chez le rat et la souris. Arch Sci Physiol Paris, 19: 161–179, 1965

27.2.3 Johanniskraut und Antidiabetika [?]

> Johanniskraut verringert offenbar geringfügig die Bioverfügbarkeit von Rosiglitazon. Die Droge hatte keinen Einfluss auf die Pharmakokinetik von Repaglinid, doch verringerte sie geringfügig die Bioverfügbarkeit von Gliclazid. Keinen Einfluss wiederum hatte sie auf die Metabolisierung von Tolbutamid.

Klinische Befunde: Glinide (Meglitinide): In einer randomisierten Cross-over-Studie erhielten 15 gesunde Probanden für 14 Tage 3-mal täglich 325 mg Johanniskraut, schließlich an Tag 15 eine Einzeldosis von 1 mg **Repaglinid** und 75 g Glucose. Das Johanniskraut hatte keinen signifikanten Einfluss auf die Pharmakokinetik von Repaglinid und dessen Wirkungen auf die Blutglucose- oder Insulinkonzentrationen [1].

Sulfonylharnstoffe: In einer Studie erhielten 21 gesunde Personen für 15 Tage 3-mal täglich 300 mg einer Johanniskrautzubereitung mit einem hohem Hyperforingehalt (LI 160 Lichtwer Pharma) und am letzten Tag dieser Vorbehandlung zusätzlich eine Einzeldosis von 80 mg **Gliclazid** und 30 min später 75 g Glucose. Das Johanniskraut reduzierte die maximalen Plasmaspiegel und die AUC von Gliclazid um 22 bzw. 35 %; die Clearance war um 47 % erhöht. Keine statistisch signifikanten Veränderungen wurden bei der AUC_{0-4} sowie den Glucose- oder Insulin-Plasmakonzentrationen festgestellt [2].

In einer anderen Studie mit 12 gesunden Probanden hatte die Gabe von 900 mg Johanniskraut (mit etwa 33 mg Hyperforin) – einmalig oder täglich über 14 Tage – keinen messbaren Effekt auf die Metabolisierung einer Einzeldosis **Tolbutamid** [3]. Auch in einer weiteren Studie mit 28 gesunden Probanden hatte die Gabe von täglich 240 mg einer Johanniskrautzubereitung mit einem niedrigem Hyperforingehalt (etwa 3,5 mg Hyperforin täglich) – im Vergleich zu einem Placebo – keinen Einfluss auf die Metabolisierung von Tolbutamid [4].

Thiazolidindione: Das vorläufige Ergebnis einer pharmakokinetischen Studie [5] berichtet, dass eine Applikation von täglich 900 mg Johanniskraut die AUC einer Einzeldosis von **Rosiglitazon** um 26 % verringerte und dessen Clearance um 35 % erhöhte.

Experimentelle Befunde: Es liegen keine relevanten Daten vor.

Wirkungsmechanismus: Gliclazid ist ein Substrat von CYP2C9 und nach Auffassung der Autoren induziert Johanniskraut dieses Isoenzym, wodurch es die Metabolisierung von Gliclazid erhöht und dessen Bioverfügbarkeit verringert. Die Stärke dieses Effekts war unabhängig vom CYP2C9-Genotyp [2]. Doch die Tatsache, dass Tolbutamid – ein mögliches Testsubstrat zur Einschätzung der Aktivität von Arzneistoffen gegen CYP2C9 – von Johanniskraut nicht beeinflusst wurde, spricht dafür, dass noch andere Faktoren beteiligt sind.

Rosiglitazon wird prinzipiell über CYP2C8 metabolisiert; dies führte zu dem Schluss, dass eine Induktion dieses Isoenzyms durch Johanniskraut besteht. Auch in diesem Fall hängt die Stärke des Effekts offenbar nicht vom Genotyp des Isoenzyms (CYP2C8) ab.

Zweifeln an diesem Wechselwirkungsmechanismus lässt aber die Repaglinid-Studie [1], denn Repaglinid ist ebenfalls ein empfindliches CYP2C8-Substrat, doch in dieser Untersuchung hatte Johanniskraut keinen Einfluss auf die Pharmakokinetik von Repaglinid und somit offenbar auch nicht auf CYP2C8. Die genauen Mechanismen sind also unklar, weshalb hierzu weitere Untersuchungen notwendig sind.

Beurteilung und Maßnahmen: Es gibt nur äußerst wenige Hinweise auf pharmakokinetische Wechselwirkungen zwischen **Rosiglitazon** und Johanniskraut, zudem stimmen sie nicht mit dem überein, was man über diese beiden Arzneimittel weiß. Die klinische Relevanz der geringfügig reduzierten Bioverfügbarkeit von Rosiglitazon wurde zwar noch nicht untersucht, doch vermutlich ist dieser Effekt in der Praxis ohne Bedeutung. Zwar sind die Autoren der Studie [5] der Auffassung, dass Patienten, die mit einem CYP2C8-Substrat behandelt werden und gleichzeitig Johanniskraut einnehmen, einem Monitoring unterstehen sollten. Doch angesichts der Tatsache, dass Johanniskraut keine Auswirkungen auf das empfindliche CYP2C8-Substrat Repaglinid hat [1], scheint eine solche Maßnahme nicht notwendig.

Dies trifft vermutlich ebenfalls auf das CYP2C8-Substrat **Pioglitazon** zu. Zwar ist diese Substanz auch Substrat von CYP3A4, das durch Johanniskraut induziert wird; zu einer stärkeren Abnahme der Pioglitazon-Plasmakonzentration bei gleichzeitiger Anwendung von Johanniskraut sollte es dennoch nicht kommen; denn Rifampicin, ein stärkerer CYP3A4-Induktor als Johanniskraut, verursachte nur eine moderat verringerte Bioverfügbarkeit von **Pioglitazon**. [6]. Somit sind erscheinen bei gleichzeitiger Anwendung von Repaglinid und Johanniskraut keine besonderen Vorsichtsmaßnahmen notwendig.

Zwar gibt es einige Hinweise auf pharmakokinetische Wechselwirkungen zwischen Johanniskraut und Gliclazid, doch der zugrunde liegende Mechanismus ist unklar. Die geringfügige Reduktion der Bioverfügbarkeit von Gliclazid hat offenbar keine klinischen Auswirkungen, da sich die Blutzucker senkenden Effekte unbeeinflusst zeigten. Keine pharmakokinetischen Interaktionen gibt es offensichtlich zwischen Johanniskraut und Tolbutamid, weshalb im Falle einer gleichzeitigen Gabe keine besonderen Vorsichtsmaßnahmen notwendig erscheinen.

Generell ist es sinnvoll, im Falle einer Änderung der Medikation bei Diabetes-Patienten die Blutglucosespiegel zu überwachen.

Literatur

[1] Fan L, Zhou G, Guo D, Liu YL, Chen WQ, Liu ZQ, Tan ZR, Sheng D, Zhou HH, Zhang W. The pregnane X receptor agonist St John's wort has no effects on the pharmacokinetics and pharmacodynamics of repaglinide. Clin Pharmacokinet, 50: 605–611, 2011

[2] Xu H, Williams KM, Liauw WS, Murray M, Day RO, McLachlan AJ. Effects of St John's wort and CYP2C9 genotype on the pharmacokinetics and pharmacodynamics of gliclazide. Br J Pharmacol, 153: 1579–1586, 2008

[3] Wang Z, Gorski JC, Hamman MA, Huang SM, Lesko LJ, Hall SD. The effects of St John's wort (Hypericum perforatum) on human cytochrome P450 activity. Clin Pharmacol Ther, 70: 317–326, 2001

[4] Arold G, Donath F, Maurer A, Diefenbach K, Bauer S, Henneicke von Zepelin HH, Friede M, Roots I. No relevant interaction with alprazolam, caffeine, tolbutamide, and digoxin by treatment with a low-hyperforin St John's wort extract. Planta Med, 71: 331–337, 2007

[5] Hruska MW, Cheong JA, Langaee TY, Frye RF. Effect of St John's wort administration on CYP2C8 mediated rosiglitazone metabolism. Clin Pharmacol Ther, 77: 35, 2005
[6] Jaakkola T, Backman JT, Neuvonen M, Laitila J, Neuvonen PJ. Effect of rifampicin on the pharmacokinetics of pioglitazone. Br J Clin Pharmacol, 61: 70–78, 2006

27.2.4 Johanniskraut und Antiepileptika

> Johanniskraut erhöhte moderat die Clearance einer Einzeldosis Carbamazepin, beeinflusste aber nicht die Pharmakokinetik einer Mehrfachdosis dieses Arzneistoffs. Carbamazepin hatte keinen signifikanten Einfluss auf die Pharmakokinetik von Hypericin oder Pseudohypericin (zwei Inhaltsstoffe von Johanniskraut). Johanniskraut erhöhte die Clearance von Mephenytoin etwa auf das 3-Fache und vermutlich senkt es die Plasmaspiegel von Phenytoin und Phenobarbital; doch dies bedarf noch einer klinischen Bestätigung.

Klinische Befunde: In einer Mehrfachdosisstudie mit 8 gesunden Personen hatte Johanniskraut keine Auswirkungen auf die Pharmakokinetik von **Carbamazepin** oder dessen Metaboliten Carbamazepin-10,11-epoxid. In dieser Studie hatten die Probanden zunächst für 20 Tage Carbamazepin allein erhalten, und zwar 3 Tage 2-mal täglich 100 mg, dann für 3 Tage 2-mal täglich 200 mg, schließlich für 14 Tage 1-mal täglich 400 mg; und danach für weitere 14 Tage Carbamazepin zusammen mit 3-mal täglich 300 mg Johanniskraut (eingestellt auf 0,3 % Hypericin) [1]. Im Gegensatz dazu stehen die Ergebnisse einer anderen Studie; hier reduzierte die Gabe von 3-mal täglich 300 mg Johanniskraut über 14 Tage die AUC einer Einzeldosis von 400 mg Carbamazepin um 21 % und sie vergrößerte die AUC des Metaboliten Carbamazepin-10,11-epoxid um 26 % [2].

In einer Placebo-kontrollierten Doppelblindstudie mit gesunden Personen hatte **Carbamazepin** keine signifikanten Auswirkungen auf die Pharmakokinetik von Hypericin oder Pseudohypericin, lediglich die AUC von Pseudohypericin war moderat um 29 % verkleinert [3].

In einer anderen Placebo-kontrollierten Studie mit 6 starken CYP2C19-Metabolisierern erhöhte die Gabe von 3-mal täglich 300 mg Johanniskraut (Tabletten) über 14 Tage die Clearance einer peroralen Einzeldosis von 100 mg **Mephenytoin**, verabreicht an Tag 15, etwa um den Faktor 3; entsprechende Applikationen an schwache CYP2C19-Metabolisierer hatten keine signifikanten Auswirkungen auf die Pharmakokinetik von Mephenytoin. Jede Johanniskraut-Tablette enthielt 0,3 % Hypericin und 4 % Hyperforin [4].

Experimentelle Befunde: Aufgrund der hohen Qualität der klinischen Befunde (aus kontrollierten pharmakokinetischen Studien) erübrigte sich die Suche nach experimentellen Daten.

Wirkungsmechanismus: Johanniskraut ist ein bekannter Induktor von CYP3A4, weshalb die Ergebnisse in den Einzeldosisuntersuchungen mit Carbamazepin erwartungsgemäß ausfielen. Doch handelt es sich bei Carbamazepin ebenso um einen CYP3A4-Induktor, d. h. er stimuliert seine eigene Metabolisierung (Autoinduktion). Vermutlich reicht das Induktionspotenzial von Johanniskraut nicht aus, um die Metabolisierung von Carbamazepin weiter zu verstärken, wenn dessen Autoinduktion zur Entfaltung gekommen ist [1];

so ist die schwache Interaktion bei Gabe von Einzeldosen und das Ausbleiben von Wechselwirkungen bei Mehrfachgabe zu erklären. Doch mögen die in einigen der genannten Studien ausgebliebenen Effekte auch auf die Unterschiedlichkeit der verwendeten Zubereitungen und damit auf unterschiedliche Gehalte an Hyperforin zurückzuführen sein.

Mephenytoin ist ein CYP2C19-Substrat und Johanniskraut induziert offenbar dieses Isoenzym.

Beurteilung und Maßnahmen: Die verfügbaren Daten sprechen gegen klinisch signifikante Wechselwirkungen zwischen Carbamazepin und Johanniskraut. Vor Veröffentlichung der zitierten Berichte hatte die britische CSM empfohlen, dass Patienten, die mit den Antiepileptika **Carbamazepin**, **Phenytoin** und **Phenobarbital** behandelt werden, kein Johanniskraut einnehmen sollten [5]. Diese Empfehlung basierte allein auf prognostizierten pharmakokinetischen Wechselwirkungen. Solange keine weiteren Einzelheiten bekannt sind, ist es vermutlich angemessen, der Empfehlung zu folgen und Patienten kein Johanniskraut zu geben, wenn sie mit Mephenytoin, Phenytoin oder Phenobarbital (oder Primidon/Desoxyphenobarbital) behandelt werden; denn vor allem Phenytoin ist auch Substrat von CYP2C19, das Johanniskraut vermutlich ebenfalls induziert. Was allerdings Carbamazepin betrifft, ist die Berechtigung der Empfehlung im Licht der oben zitierten Studien fraglich. Aber selbst wenn die Befunde auf lediglich moderate pharmakokinetische Effekte weisen und kein konsequentes Meiden von Johanniskraut unter der Behandlung nahelegen, sollten dennoch bei gleichzeitiger Anwendung die Plasmaspiegel und Wirksamkeit von Carbamazepin laufend kontrolliert werden (Monitoring).

Johanniskraut beeinträchtigt offenbar nicht Laboruntersuchungen zu Carbamazepin, Phenytoin, Phenobarbital oder Valproat, siehe „Johanniskraut und Labortests".

Literatur

[1] Burstein AH, Horton RL, Dunn T, Alfaro RM, Piscitelli SC, Theodore W. Lack of effect of St John's wort on carbamazepine pharmacokinetics in healthy volunteers. Clin Pharmacol Ther, 68: 605–612, 2000

[2] Burstein AH, Piscitelli SC, Alfaro RM, Theodore W. Effect of St John's wort on carbamazepine single-dose pharmacokinetics. Epilepsia, 42 (Suppl 7): 253, 2001

[3] Johne A, Perloff ES, Bauer S, Schmider J, Mai I, Brockmöller J, Roots I. Impact of cytochrome P-450 inhibition by cimetidine and induction by carbamazepine on the kincetis of hypericin and pseudohypericin in healthy volunteers. Eur J Clin Pharmacol, 60: 617–622, 2004

[4] Wang LS, Zhu B, El-Aty AMA, Zhou G, Li Z, Wu J, Chen GL, Liu J, Tang ZR, An W, Li Q, Wang D, Zhou HH: The influence of St John's wort on CYP2C19 activity with respect to genotype. J Clin Pharmacol, 44: 577–581, 2004

[5] Committee on the Saftey of Medicines (UK). Message from Professor A Breckenridge (Chairman of CSM, and Fact Sheet for Health Care Professionals: Important interactions between St John's wort (Hypericum perforatum, preparations and prescribed medicines, 02/2000, www.mhra.gov.uk/home/groups/comms-ic/documents/websiteresources/con019563.pdf

27.2.5 Johanniskraut und Benzodiazepine

> Bei längerer Einnahme senkt Johanniskraut die Plasmaspiegel von Alprazolam, Midazolam und Quazepam. Dagegen hat die Einzelgabe von Johanniskrautzubereitungen oder die Gabe von Präparaten mit geringem Gehalt an Hyperforin schwächere Effekte.

Klinische Befunde: Alprazolam: In einer Studie erhielten 12 gesunde Probanden für 16 Tage 3-mal täglich 300 mg Johanniskraut (Li 160, Lichtwer; mit 0,12–0,3 % Hypericin) zusammen mit einer Einzeldosis von 2 mg Alprazolam an Tag 14. Johanniskraut halbierte die AUC von Alprazolam, dessen Clearance erhöhte sich um den Faktor 2 [1].

In einer anderen Studie erhielten 7 gesunde Personen für 3 Tage 3-mal täglich 300 mg Johanniskraut (Solaray; eingestellt auf einen Hypericingehalt von 0,3 %) zusammen mit 1 oder 2 mg Alprazolam an Tag 3. Zwar hatte Johanniskraut keine erkennbaren Auswirkungen auf die Pharmakokinetik von Alprazolam, doch vermuten die Autoren, dass die Untersuchungsdauer von nur 3 Tagen zu kurz gewesen sein und Johanniskraut noch nicht sein gesamtes Potenzial zur Induktion der Cytochrom-P450-Isoenzyme entfaltet haben könnte [2]. In einer weiteren Studie wurden 16 gesunden Probanden 10 Tage lang 2-mal täglich 120 mg Johanniskrautextrakt (Esbericum® Kapseln; entspricht 0,5 mg Gesamt-Hypericin und 1,76 mg Hyperforin) verabreicht und zusätzlich je eine Einzeldosis von 1 mg Alprazolam vor und am letzten Tag der Behandlung. Der Johanniskrautextrakt hatte in dieser niedrigen Dosierung und mit geringem Gehalt an Hyperforin keine klinisch relevanten Auswirkungen auf die Pharmakokinetik von Alprazolam – im Vergleich zu 12 Probanden, die ein Placebo erhalten hatten [3].

Midazolam: Einer offenen Studie mit 12 gesunden Personen zufolge hatte die Einzelgabe von 900 mg Johanniskraut keinen signifikanten Einfluss auf die Pharmakokinetik einer Einzeldosis von 5 mg Midazolam peroral oder 0,05 mg/kg KG Midazolam intravenös; allerdings zeichnete sich ein Trend zu erhöhter Clearance ab. Dem gegenüber verringerte die Gabe von 3-mal täglich 300 mg Johanniskraut für 14 oder 15 Tage die AUC und maximalen Plasmaspiegel von peroral appliziertem Midazolam um etwa 50 bzw. 40 %; bei intravenöser Applikation von Midazolam waren keine signifikanten Auswirkungen festzustellen. Zu ähnlichen Ergebnissen kamen sechs weitere Studien [4–9]. Eine davon [6] berichtet von 3 Probanden, bei denen die sedierenden Wirkungen von Midazolam bei gleichzeitiger Anwendung von Johanniskraut weniger zur Geltung kamen; schwer wiegende bedenkliche Wirkungen wurden aber nicht festgestellt.

Quazepam: In einer Placebo-kontrollierten Studie erhielten 13 gesunde Probanden für 14 Tage 3-mal täglich 300 mg Johanniskraut (TruNature; mit einem eingestellten Hypericingehalt von 0,3 %) zusammen mit einer Einzeldosis von 15 mg Quazepam an Tag 14. Johanniskraut verringerte moderat die AUC und maximalen Plasmaspiegel von Quazepam um 26 bzw. 29 %, unbeeinflusst blieben aber die pharmakodynamischen Effekte von Quazepam [10].

Experimentelle Befunde: Es liegen keine relevanten Daten vor.

Wirkungsmechanismus: Alprazolam, Midazolam und Quazepam sind CYP3A4-Substrate. Johanniskraut induziert CYP3A4, verstärkt deshalb die Metabolisierung von peroral appliziertem Midazolam [5–9, 11], Alprazolam [1] und Quazepam [10] und verringert die Bioverfügbarkeit dieser Benzodiazepine.

Hyperforin ist vermutlich die primär aktive Komponente von Johanniskraut, die CYP3A4 induziert, da Extrakte mit hohen Hyperforingehalten stärker induzierend wirken als solche mit geringen [6–9].

Beurteilung und Maßnahmen: Zwar zeigten sich nicht in allen der genannten Studien Wechselwirkungen zwischen Johanniskraut und Alprazolam bzw. Midazolam, aber doch in den positiven Fällen wurde immer eine Reduktion der Plasmaspiegel gefunden, was angesichts der bekannten CYP3A4-induzierenden Effekten von Johanniskraut auch zu erwarten ist. Die Uneinheitlichkeit der Ergebnisse (manche Studien fanden überhaupt keine Interaktionen) mag auf die jeweilige Johanniskrautzubereitung und die unterschiedliche Dauer der Behandlungen zurückzuführen sein [2, 9]. Solange keine weiteren Einzelheiten über die wechselwirkenden Komponenten von Johanniskraut und über die für das Eintreten von Wechselwirkungen notwendigen Mengen bekannt sind, sollten Patienten, die Johanniskraut gleichzeitig mit Alprazolam oder Midazolam (peroral) einnehmen, vorsichtshalber einem Monitoring auf Anzeichen geringerer Wirksamkeit unterzogen werden. Auf Einzeldosen von intravenös appliziertem Midazolam scheint Johanniskraut keine Auswirkungen zu haben. Es sei darauf hingewiesen, dass auch **Triazolam** ein CYP3A4-Substrat ist und deshalb wahrscheinlich auf ähnliche Weise beeinflusst wird wie Alprazolam und Midazolam.

Die moderat verringerten Quazepam-Plasmaspiegel hatten keine abgeschwächte Wirksamkeit zur Folge. Es jedoch ist es ratsam, eine mögliche Wechselwirkung im Blick zu haben, wenn ein Patient auf Quazepam nicht gut anspricht und gleichzeitig Johanniskraut einnimmt.

Benzodiazepine, die einer Glucuronidierung unterliegen wie etwa Lorazepam, Oxazepam und Temazepam sollten von Johanniskraut nicht beeinflusst werden; in ihnen sind deshalb geeignete Alternativen zu sehen.

Literatur

[1] Markowitz JS, Donovan JL, DeVane CL, Taylor RM, Ruan Y, Wang JS, Chavin KD. Effect of St John's wort on drug metabolism by induction of cytochrome P450 3A4 enzyme. JAMA, 290: 1500–1504, 2003

[2] Markowitz JS, DeVane CL, Boulton DW, Carson SW, Nahas Z, Risch SC. Effect of St John's wort (Hypericum perforatum) on cytochrome P-450 2D6 and 2A4 in healthy volunteers. Life Sci, 66: 133–139, 2000

[3] Arold G, Donath F, Maurer A, Diefenbach K, Bauer S, Henneicke von Zepelin HH, Friede M, Roots I. No relevant interaction with alprazolam, caffeine, tolbutamide, and digoxin by treatment with a low-hyperforin St John's wort extract. Planta Med, 71: 331–337, 2005

[4] Dresser GK, Schwarz UI, Wilkinson GR, Kim RB. Coordinate induction of both cytochrome P4503A and MDR1 by St John's wort in healthy subjects. Clin Pharmacol Ther, 73: 41–50, 2003

[5] Xie R, Tan LH, Polasek EC, Hong C, Teillol-Foo M, Gordi T, Sharma A, Nickens DJ, Arakawa T, Knuth DW, Antal EJ. CYP3A and P-glycoprotein activity induction with St John's wort in healthy volunteers from 6 ethnic populations. J Clin Pharmacol, 2005, 45, 352–356,

[6] Gurley BJ, Gardner SF, Hubbard MA, Williams DK, Gentry WB, Cui Y, Ang CYW. Cytochrome P450 phenotypic ratios for predicting herb-drug interactions in humans. Clin Pharmacol Ther, 72: 276–287, 2002

[7] Gurley BJ, Gardner SF, Hubbard MA, Willimas DK, Gentry WB, Cui Y, Ang CYW. Clinical assessment of botanical supplementation on cytochrome P450 phenotypes in the elderly: St John's wort, garlic oil, Panax ginseng, and Ginkgo biloba. Drugs Aging, 22: 525–539, 2005

[8] Imai H, Kotegawa T, Tsutsumi K, Moromoto T, Eshima N, Nakano S, Ohashi K. The recovery time-course of CYP3A after induction by St John's wort administration. Br J Clin Pharmacol, 65: 701–707, 2008

[9] Mueller SC, Majcher-Peszynska J, Uehleke B, Klammt S, Mundkowski RG, Miekisch W, Sievers H, Bauer S, Frank B, Kundt G, Drewelow B. The extent of induction of CYP3A by St John's wort varies among products and is linked to hyperforin dose. Eur J Clin Pharmacol, 62: 29–36, 2006

[10] Kawaguchi A, Ohmori M, Tsuruoka S, Harada k, Miyamori I, Yano R, Nakamura T, Masada M, Fujimura A. Drug interaction between St John's wort and quazepam. Br J Clin Pharmacol, 58: 403–410, 2004

[11] Wang Z, Gorski C, Hamman MA, Huang SM, Lesko LJ, Hall SD. The effects of St John's wort (Hypericum perforatum) on human cytochrome P450 activity. Clin Pharmacol Ther, 70: 317–326, 2001

27.2.6 Johanniskraut und Bupropion

> Johanniskraut reduziert die Bioverfügbarkeit von Bupropion nur in geringerem Umfang. Bei einer einzelnen Patientin, die sich einer Hormonersatztherapie unterzog und Johanniskraut einnahm, kam es nach Beginn einer zusätzlichen Behandlung mit Bupropion zu Dystonie. Ein Fall von Manie wird mit gleichzeitiger Einnahme von Johanniskraut und Bupropion in Verbindung gebracht.

Klinische Befunde: Pharmakokinetische Effekte: In einer offenen, 2-phasigen pharmakokinetischen Studie erhielten 18 gesunde Probanden für 14 Tage 3-mal täglich 325 mg Johanniskraut und abschließend eine Einzeldosis von 150 mg Bupropion. Das Johanniskraut verringerte die AUC von Bupropion um etwa 16 % und erhöhte dessen Clearance um etwa 20 %. AUC und Clearance des aktiven Metaboliten Hydroxybupropion blieben unverändert, aber dessen Halbwertszeit verkürzte sich um etwa 18 % [1].

Andere Effekte: Dystonie: Eine 58-jährige Frau, die seit mehreren Jahren täglich 300 mg Johanniskraut eingenommen und sich einer menopausalen Hormonersatztherapie (HET mit Estradiol und Medroxyprogesteron) unterzogen hatte, entwickelte 4 Tage nach Beginn der Einnahme von täglich 150 mg Bupropion (zur Raucherentwöhnung) eine akute Gesichtsdystonie. Nach Behandlung mit einer Reihe von Medikamenten wurden im Verlauf einiger Wochen die spasmusfreien Intervalle länger und nach 5 Monaten hatte sich die Dystonie vollkommen aufgelöst. Die gesamte Medikation wurde dann schrittweise abgesetzt ohne Wiederauftreten der Dystonie [2].

Manie: Ein Bericht erwähnt kurz die Entwicklung manischer Symptome bei einem Patienten, die offenbar mit der gleichzeitigen Einnahme von Johanniskraut und Bupropion in Verbindung gebracht wird [3].

Experimentelle Befunde: Es liegen keine relevanten Daten vor.

Wirkungsmechanismus: Die Ursache für die verstärkte Clearance durch Johanniskraut in der pharmakokinetischen Studie [1] ist unklar, weil Bupropion im Prinzip über CYP2D6 metabolisiert wird, auf das aber Johanniskraut nach derzeitigem Stand des Wissens keinen Einfluss hat.

Dystonie ist eine seltene Nebenwirkung von Bupropion. Den Autoren des Berichts [2] zufolge könnte die Kombination von Bupropion und Johanniskraut additive Effekte auf die Serotonin-Wiederaufnahmehemmung ausgeübt haben, was dopaminerge Nebenwirkungen wie Dystonie wahrscheinlicher machen würde. In einem Fall hemmte ein HET-Präparat die Metabolisierung von Bupropion zu Hydroxybupropion, daher könnte auch noch ein anderer pharmakokinetischer Faktor bei der Entwicklung der Dystonie eine Rolle gespielt haben.

Beurteilung und Maßnahmen: Angaben zu möglichen pharmakokinetischen oder pharmakodynamischen Wechselwirkungen zwischen Bupropion und Johanniskraut sind offenbar auf zwei Fallberichte und eine Studie beschränkt. Ob der verringerten Bioverfügbarkeit von Bupropion eine klinische Bedeutung zukommt, ist nicht klar. Hierzu sind weitere Studien notwendig. Doch ist angesichts der möglichen Schwere eventuell eintretender Konsequenzen im Falle einer gleichzeitigen Gabe besonders sorgfältig auf Anzeichen verstärkter unerwünschter Wirkungen zu achten.

Literatur

[1] Lei HP, Yu XY, Xie HT, Li HH, Fan L, Dai LL, Chen Y, Zhou HH. Effects of St John's wort supplementation on the pharmacokinetics of bupropion in healthy male Chinese volunteers. Xenobiotica, 40: 275–281, 2010

[2] Milton JC, Abdulla A. Prolonged oro-facial dystonia in a 58 year old female following therapy with bupropion and St John's wort. Br J Clin Pharmacol, 64: 717–718, 2007

[3] Griffiths J, Jordan S, Pilan K. Natural health products and adverse reactions. Can Adverse React News, 14: 2–3, 2004

27.2.7 Johanniskraut und Buspiron

> Bei zwei mit Buspiron behandelten Patienten zeigten sich nach Beginn der Einnahme pflanzlicher Arzneimittel einschließlich Johanniskraut deutliche Wirkungen auf das ZNS.

Klinische Befunde: Eine 27-jährige, seit 1 Monat mit täglich 30 mg Buspiron behandelte Frau begann mit der Einnahme von täglich 3 Tabletten Johanniskraut (Hypericum 2000 Plus, Herb Valley, Australien). Zwei Monate später klagte die Patientin über Nervosität, Agitiertheit, Hyperaktivität, Schlafstörungen, Verwirrung und Desorientiertheit – Anzeichen eines Serotonin-Syndroms. Die Einnahme von Johanniskraut wurde gestoppt und die Dosis von Buspiron auf täglich 50 mg erhöht. Daraufhin legten sich die Symptome innerhalb einer Woche [1]. Eine 42-jährige Patientin, je 2-mal täglich behandelt mit 20 mg Fluoxetin und 15 mg Buspiron, entwickelte starke Ängstlichkeit mit Episoden von überlangem Schlafen und Gedächtnisdefiziten. Es stellte sich heraus, dass die Patientin unter Eigenregie zusätzlich Johanniskraut, *Ginkgo biloba* und **Melatonin** eingenommen hatte. Nach Absetzen dieser nicht verordneten Arzneimittel lösten sich die Symptome auf [2].

Experimentelle Befunde: Es liegen keine relevanten Daten vor.

Wirkungsmechanismus: Die genauen Mechanismen der geschilderten Wechselwirkungen sind nicht klar; möglicherweise beruhen sie auf additiven Effekten von Buspiron und den Phytopharmaka entweder hinsichtlich ihrer stimmungsaufhellenden Wirkungen oder ihrer Wirkungen auf Serotonin. Fluoxetin könnte in einem dieser Fälle eine Rolle gespielt haben. Siehe „Johanniskraut und SSRI". Bei Johanniskraut handelt es sich um einen moderaten CYP3A4-Induktor, der theoretisch die Wirksamkeit des CYP3A4-Substrats Buspiron verringern könnte.

Beurteilung und Maßnahmen: Die klinische Bedeutung der geschilderten Fälle zu Wechselwirkungen zwischen Buspiron und Johanniskraut ist unklar; doch verdeutlichen sie die Wichtigkeit, auf unerwünschte Wirkungen pflanzlicher Arzneimittel zu achten, wenn sie mit konventionellen Medikamenten kombiniert werden. Johanniskrautzubereitungen reduzieren möglicherweise die Wirksamkeit von Buspiron.

Literatur

[1] Dannawi M. Possible serotonin syndrome alter combination of buspirone and St John's wort. J Psychopharmacol, 16: 401, 2002

[2] Spinella M, Eaton LA. Hypomania induced by herbal and pharmacological psychotropic medicines following mild traumatic brain injury. Brain Inj, 16: 359–367, 2002

27.2.8 Johanniskraut und Calciumkanalblocker [!!]

> Johanniskraut reduziert signifikant die Bioverfügbarkeit von Nifedipin und Verapamil. Andere Calciumkanalblocker gehen vermutlich ähnliche Wechselwirkungen ein.

Klinische Befunde: Nifedipin: In einer Studie mit 10 gesunden Probanden verringerte die Gabe von täglich 900 mg Johanniskraut (eingestellt auf 0,3 % Hypericin und 5 % Hyperforin) über 14 Tage die maximalen Plasmaspiegel und AUC einer peroralen Einzeldosis von 10 mg Nifedipin um etwa 38 bzw. 45 %. Die Maximalspiegel und AUC des Metaboliten Dehydronifedipin waren um 45 bzw. 26 % erhöht [1].

Verapamil: In einer Studie erhielten 8 gesunde Probanden 24 mg Verapamil in Form einer 100-minütigen jejunalen Perfusion vor und nach einer 14-tägigen Behandlung mit täglich 3-mal 300 mg Johanniskraut (Movina® Tabletten, mit 3–6 % Hyperforin). Johanniskraut hatte keinen Einfluss auf die jejunale Permeabilität für (R)- oder (S)-Verapamil, so auch nicht auf deren Resorption. Die AUCs von (R)- und (S)-Verapamil waren um 78 bzw. 80 % verkleinert, deren maximale Plasmaspiegel um 76 bzw. 78 % verringert. Bei der Halbwertszeit zeigten sich keine signifikanten Änderungen. Die AUC von (R)-Verapamil war 6-fach größer als die des (S)-Enantiomers und Johanniskraut hatte keinen Einfluss auf dieses Verhältnis [2].

Experimentelle Befunde: Es liegen keine relevanten Daten vor.

Wirkungsmechanismus: Offenbar kann Johanniskraut die Bioverfügbarkeit von Nifedipin wie Verapamil erhöhen, und zwar durch Intensivierung ihrer Metabolisierung via Induktion von CYP3A4 im Dünndarm. Ein Einfluss auf den P-Glykoprotein-vermittelten

Transport ist unwahrscheinlich, da sich die intestinale Permeabilität auf die Gabe von Johanniskraut nicht veränderte [2].

Beurteilung und Maßnahmen: Die praktische Bedeutung dieser Interaktion ist unklar, da keine der erwähnten Studien auf eventuelle klinischen Folgen dieser Johanniskraut-bedingt verringerten Calciumkanalblocker-Plasmaspiegel zu sprechen kommt. Bei Patienten, die mit Nifedipin oder Verapamil behandelt werden und gleichzeitig Johanniskraut einnehmen, sollten Blutdruck und Herzfrequenz regelmäßig kontrolliert werden, um sich der Wirksamkeit der Calciumantagonisten zu vergewissern und gegebenenfalls angemessene Dosisanpassungen vornehmen zu können. Offenbar gibt es keine Angaben zu Wechselwirkungen mit anderen Calciumkanalblockern, doch da diese alle mehr oder weniger stark über CYP3A4 metabolisiert werden, sind auch hier entsprechende Monitorings bei gleichzeitiger Anwendung mit Johanniskraut empfehlenswert.

Literatur

[1] Wang XD, Li JL, Lu Y, Chen X, Huang M, Chowbay B, Zhou SF. Rapid and simultaneous determination of nifedipine and dehydronifedipine in human plasma by liquid chromatography-tandem mass spectrometry. Application to a clinical herb-drug interaction study. J Chromatogr B Analyt Technol Biomed Life Sci, 852: 534, 2007

[2] Tannergren C, Engman H, Knutson L, Hedland M, Bondesson U, Lennernäs H. St John's wort decreases the bioavailability of R- and S-verapamil through induction of first-pass metabolism. Clin Pharmacol Ther, 75: 298–309, 2004

27.2.9 Johanniskraut und Chlorzoxazon

Johanniskraut erhöht die Clearance von Chlorzoxazon.

Klinische Befunde: In einer Studie mit 12 gesunden Probanden verdoppelte die Gabe von 3-mal täglich 300 mg Johanniskraut über 28 Tage die Clearance von 500 mg Chlorzoxazon (einem CYP2E1-Testsubstrat). Die verabreichte Johanniskrautzubereitung war eingestellt auf einen Gehalt von 0,3 % Hypericin und stellte täglich insgesamt etwa 12,2 mg Hyperforin bereit [1]. In einer späteren, mit ganz entsprechenden Kriterien an älteren Patienten (60–76 Jahre alt) durchgeführten Studie war nach Gabe von 3-mal täglich 300 mg Johanniskraut die Metabolisierung einer Einzeldosis von 500 mg Chlorzoxazon zu Hydroxychlorzoxazon um nur 26 % verringert. Die verwendete Johanniskrautzubereitung stellte eine tägliche Dosis von 4,8 mg Hyperforin bereit [2].

Experimentelle Befunde: Es liegen keine relevanten Daten vor.

Wirkungsmechanismus: Offenbar erhöht Johanniskraut die Clearance von Chlorzoxazon durch Induktion von CYP2E1, über das Chlorzoxazon metabolisiert wird.

Beurteilung und Maßnahmen: Die klinische Relevanz dieser Wechselwirkung ist unklar, da die erwähnten Studien von keinen Nebenwirkungen berichten. Vermutlich sind deshalb mögliche Interaktionen nicht von allgemeiner praktischer Bedeutung. Nach Auffassung der Autoren der zweiten Studie könnte die schwächere CYP2E1-Induktion auf interindividueller Variabilität oder auf allgemein altersbedingt reduzierter CYP2E1-Aktivität beruhen [2]. Allerdings war hier die Hyperforin-Dosis um etwa zwei Drittel geringer als in der ersten Studie, was die unterschiedlichen Induktionsintensitäten auch erklären könnte. Da aber in beiden Studien nur eine Einzeldosis Chlorzoxazon verabreicht wurde, erscheint es sinnvoll, Patienten, die gleichzeitig auch Johanniskraut einnehmen, einem Monitoring auf Anzeichen verringerter Wirksamkeit von Chlorzoxazon zu unterziehen. Da Chlorzoxazon Testsubtrat für die CYP2E1-Aktivität ist, sprechen die erhoben Befunde dafür, dass Johanniskraut auch die Metabolisierung anderer CYP2E1-Substrate forcieren könnte.

Literatur
[1] Gurley BJ, Gardner SF, Hubbard MA, Williams DK, Gentry WB, Cui Y, Ang CYW. Cytochrome P450 phenotypic ratios for predicting herb-drug interactions in humans. Clin Pharmacol Ther, 72: 276–287, 2002
[2] Gurley BJ, Gardner SF, Hubbard MA, Willimas DK, Gentry WB, Cui Y, Ang CYW. Clinical assessment of botanical supplementation on cytochrome P450 phenotypes in the elderly: St John's wort, garlic oil, Panax ginseng, and Ginkgo biloba. Drugs Aging, 22: 525–539, 2005

27.2.10 Johanniskraut und Ciclosporin

> Unter der Einnahme von Johanniskraut können innerhalb weniger Wochen die Ciclosporin-Plasmaspiegel stark sinken, mit der möglichen Folge einer Transplantatabstoßung.

Klinische Befunde: Unter der Einnahme von 3-mal täglich 300 mg Johanniskrautextrakt wurden bei einem nierentransplantierten Patienten stark verringerte Ciclosporin-Plasmaspiegel festgestellt. Nach Absetzen des Johanniskrauts stiegen die Ciclosporinspiegel wieder an. Die Autoren dieses Berichts ermittelten 35 weitere Nieren- und 10 Lebertransplantatpatienten, deren Ciclosporin-Plasmaspiegel unter der Einnahme von Johanniskraut um durchschnittlich 49 % (30–64 %) sanken; zwei dieser Patienten zeigten Abstoßungsreaktionen [1, 2]. Weiterhin sind einige Fälle bekannt, in denen Ciclosporinspiegel auf subtherapeutisches Niveau fielen aufgrund gleichzeitiger Einnahme von Johanniskraut (häufig selbst verordnet und ohne Wissen des behandelnden Arztes), so bei acht weiteren Nieren- [3–8], einem Leber- [9] und sechs Herztransplantatpatienten [10–12]. Zu akuten Abstoßungsreaktionen kam es in sieben Fällen [3, 5, 7, 9, 12] und bei einem Patient nachfolgend zu chronischer Abstoßung, was eine Rückkehr zur Dialyse erforderte [5]. Subtherapeutische Ciclosporinspiegel zeigten sich auch bei einem nierentransplantierten Patienten, der regelmäßig einen Johanniskraut-haltigen Kräutertee zu sich nahm. Die Plasmaspiegel blieben trotz Erhöhung der täglichen Ciclosporin-Dosis von 150 auf 250 mg im subtherapeutischen Bereich. Erst nach Absetzen des Kräutertees erhöhte sich der Ciclosporin-Plasmaspiegel innerhalb von 5 Tagen auf therapeutisches Niveau, sodass die Tagesdosis auf 175 mg reduziert werden konnte [13].

Diese Fallberichte werden von einer kleinen Studie bestätigt, in der 11 nierentransplantierte Patienten mit einer stabilen Ciclosporin-Tagesdosis für 14 Tage zusätzlich 1-mal täglich 600 mg Johanniskrautextrakt (Jarsin® 300) erhielten. 3 Tage nach Beginn der Johanniskrautgabe stellten sich pharmakokinetische Veränderungen ein und die Ciclosporin-Dosis musste schrittweise von 2,7 auf 4,2 mg/kg KG (an Tag 10 der Johanniskrautgabe) erhöht werden, um die Ciclosporinspiegel im therapeutischen Bereich zu halten. 2 Wochen nach Ende der Johanniskrautgabe war es nur bei 3 Patienten gelungen, sie wieder auf ihre Ausgangsdosis an Ciclosporin einzustellen. Auch war die Pharmakokinetik verschiedener Ciclosporin-Metaboliten deutlich verändert [14].

In einer anderen Studie mit 10 nierentransplantierten, auf eine stabile Tagesdosis Ciclosporin eingestellten Patienten beeinflusste der Gehalt an Hyperforin in Johanniskraut Stärke und Ausmaß der Wechselwirkungen mit Ciclosporin. Bei jenen Patienten, denen Johanniskraut mit 7 mg Hyperforin (und 0,45 mg Hypericin) appliziert wurde, verkleinerte sich die AUC_{0-12} von Ciclosporin um 45 % stärker als bei jenen, die Johanniskraut mit nur 0,1 mg Hyperforin (und 0,45 mg Hypericin) erhielten. Auch die maximalen Ciclosporin-Plasmaspiegel wie auch dessen Talspiegel waren bei Gabe des Hyperforin-Hochdosispräparats um 36 bzw. 45 % verringert im Vergleich zur Gabe der Zubereitung mit geringerem Hyperforingehalt. Darüber hinaus musste bei jenen Patienten, die das Hyperforin-Hochdosispräparat erhielten, die Ciclosporin-Dosis um 65 % erhöht werden, bei Gabe von niedriger dosiertem Hyperforin war dagegen keine Dosisanpassung notwendig [15].

Experimentelle Befunde: Aufgrund der hohen Qualität der klinischen Befunde erübrigte sich die Suche nach experimentellen Daten.

Wirkungsmechanismus: Johanniskraut ist ein bekannter Induktor von CYP3A4, über das Ciclosporin metabolisiert wird. Eine gleichzeitige Einnahme verringert deshalb die Ciclosporin-Plasmaspiegel. Nach Auffassung mancher Autoren soll Johanniskraut durch Induzieren des intestinalen P-Glykoproteins die Rückresorption von Ciclosporin beeinflussen [10, 14].

Beurteilung und Maßnahmen: Wechselwirkungen zwischen Johanniskraut und Ciclosporin sind erwiesen und klinisch von Bedeutung. Zwar ist nicht bekannt, wie oft sie eintreten, doch sollten alle mit Ciclosporin behandelten Patienten auf die Einnahme von Johanniskraut verzichten. Zu einer Transplantatabstoßung kann es innerhalb von 3–4 Wochen kommen. Durch entsprechende Erhöhungen (möglicherweise Verdopplungen) der Ciclosporin-Dosis können diese Wechselwirkungen zwar in einigen Fällen kompensiert werden [12], doch erhöht dies die Kosten mit dem ohnehin schon teuren Arzneimittel weiterhin. Außerdem erschwert die Tatsache variierender Wirkstoffgehalte in Naturprodukten wie Johanniskraut ein solches Monitoring. Daher empfiehlt die britische GSM, dass mit Ciclosporin behandelte Patienten die Einnahme von Johanniskraut unterlassen oder diese einstellen sollten. Im Falle gleichzeitiger Einnahme sollten die Ciclosporin-Plasmaspiegel sorgfältig überwacht und gegebenenfalls Dosisanpassungen vorgenommen werden [16]. Einer erwähnten Studie zufolge ist nach Beenden der Johanniskrautaufnahme zumindest 2 Wochen lang ein verstärktes Monitoring notwendig [14].

Es sei darauf hingewiesen, dass Johanniskraut Laboruntersuchungen zu Ciclosporin vermutlich nicht beeinträchtigt, siehe „Johanniskraut und Labortests".

Literatur

[1] Breidenbach T, Hoffmann MW, Becker T, Schlitt H, Klempnauer J. Drug interaction of St John's wort with ciclosporin. Lancet, 355: 1912, 2000

[2] Breidenbach T, Kliem V, Burg M, Radermacher J, Hoffmann MW, Klempnauer J. Profound drop of cyclosporin A whole blood trough levels caused by St John's wort (Hypericum preforatum). Transplantation, 69: 2229–2230, 2000

[3] Barone GW, Gurley BJ, Ketel BL, Abul-Ezz SR. Herbal supplements: a potential for drug interactions in transplant recipients. Transplantation, 71: 239–241, 2001

[4] Mai I, Kreuger H, Budde K, Johne A, Brockmöller J, Neumayer HH, Roots I. Hazardous pharmacokinetic interaction of Saint John's wort (Hypericum perforatum) with the immunosuppressant cyclosporine. Int J Clin Pharmacol Ther, 38: 500–502, 2000

[5] Barone GW, Gurley BJ, Ketel BL, Lightfoot ML, Abul-Ezz SR. Drug interaton between St John's wort and cyclosporine. Ann Pharmacother, 34: 1013–1016, 2000

[6] Moschella PAC, Jaber BL. Interaction between cyclosporine and Hypericum perforatum (St John's wort) after organ transplantation. Am J Kidney Dis, 38: 1105–1107, 2001

[7] Turton-Weeks SM, Barone GW, Gurley BJ, Ketel BL, Lightfoot ML, Abul-Ezz SR. St John's wort: a hidden risk for transplant patients, Prog Transplant, 11: 116–120, 2001

[8] Nowack R, Ballé C, Birnkammer F, Koch W, Sessler R, Birck R. Impact of food and herbal medication on calcineurin inhibitor dose in renal transplant patients: a cross-sectional study. J Med Food, 14: 756–760, 2011

[9] Karliova M, Treichel U, Malagò M, Frilling A, Gerken G, Broelsch CE. Interaction of Hypercium perforatum (St John's wort) with cyclosporin. A metabolism in a patient after liver transplantation. J Hepatol, 33: 853–855, 2000

[10] Ruschitzka F, Meier PJ, Turina M, Lüscher TF, Noll G. Acute heart transplant rejection due to St John's wort. Lancet, 355: 548–549, 2000

[11] Ahmed SM, Banner NR, Dubrey SW. Low cyclosporin-A level due to Saint-John's wort in heart-transplant patients. J Heart Lung Transplant, 20: 795, 2001

[12] Bon S, Hartmann K, Kuhn M. Johanniskraut: ein Enzyminduktor? Schweiz Apothekerzeitung, 16: 535–536, 1999

[13] Alscher DM, Klotz U. Drug interaction of herbal tea containing St John's wort with cyclosporine. Transpl Int, 16: 543–544, 2003

[14] Bauer S, Störmer E, Johne A, Krüger H, Budde K, Neumayer HH, Roots I, Mai I. Alterations in cyclosporin A pharmacokinetics and metabolism during treatment with St John's wort in renal transplant patients. Br J Clin Pharmacol, 55: 203–211, 2003

[15] Mai I, Bauer S, Perloff ES, Johne A, Uehlecke B, Frank B, Budde K, Roots I. Hyperforin content determines the magnitude of the St John's wort-cyclosporine drug interaction. Clin Pharmacol Ther, 76: 330–340, 2004

[16] Committee on the Saftey of Medicines (UK). Message from Professor A Breckenridge (Chairman of CSM) and Fact Sheet for Health Care Professionals: Important interactions between St John's wort (Hypericum perforatum) preparations and prescribed medicines, 02/2000, www.mhra.gov.uk/home/groups/comms-ic/documents/websiteresources/con019563.pdf

27.2.11 Johanniskraut und Cimetidin

Cimetidin hat keine signifikanten Auswirkungen auf die Metabolisierung der Johanniskraut-Inhaltsstoffe Hypericin und Hyperforin.

Klinische Befunde: In einer Placebo-kontrollierten Studie mit gesunden Probanden, die 1-mal täglich 1000 mg Cimetidin und 3-mal täglich 300 mg Johanniskraut (LI 160, Lichtwer Pharma) erhielten, kam es abgesehen von einer moderaten Vergrößerung der AUC von Pseudohypericin zu keinen signifikanten Veränderungen in der Pharmakokinetik von Hypericin und Pseudohypericin [1].

Experimentelle Befunde: Es liegen keine relevanten Daten vor.

Wirkungsmechanismus: Cimetidin ist ein Induktor von CYP3A4, CYP1A2 und CYP2D6. Nach den Befunden dieser Studie wird Johanniskraut im Wesentlichen nicht über diese Isoenzyme metabolisiert.

Beurteilung und Maßnahmen: Den verfügbaren Daten zufolge erfordert die Gabe von Cimetidin vermutlich keine Dosisanpassungen von Johanniskraut.

Literatur
[1] Johne A, Perloff ES, Bauer S, Schmider J, Mai I, Brockmöller J, Roots I. Impact of cytochrome P-450 inhibition by cimetidine and induction by carbamazepine on the kincetis of hypericin and pseudohypericin in healthy volunteers. Eur J Clin Pharmacol, 60: 617–622, 2004

27.2.12 Johanniskraut und Clopidogrel

> In einer Studie mit schlecht auf Clopidogrel ansprechenden Patienten verstärkte Johanniskraut geringfügig die gerinnungshemmenden Wirkungen von Clopidogrel, in einer anderen Untersuchung verringerte Johanniskraut die Thrombozytenaktivität.

Klinische Befunde: In einer offenen Studie erhielten 10 gesunde, gegen Clopidogrel hyporesponsive Probanden zunächst eine Einzeldosis von 300 mg Clopidogrel, dann – nach einer 7-tägigen Auswaschperiode – für 14 Tage 3-mal täglich 300 mg Johanniskraut (mit einem Gehalt von 1,7 % Hyperforin) und abschließend eine neuerliche Einzeldosis von 300 mg Clopidogrel. Johanniskraut verringerte hier die Thrombozytenaggregation um etwa 30 % [1]. Ähnlich sind die Befunde einer randomisierten Doppelblindstudie, in der 20 ebenfalls gegen Clopidogrel hyporesponsive und nach Einsetzen eines koronaren Stents mit täglich 75 mg Clopidogrel und 81–325 mg ASS behandelte Patienten für 14 Tage entweder 3-mal täglich 300 mg Johanniskraut oder entsprechend ein Placebo erhielten. Bei Anwesenheit von Johanniskraut zeigte sich die Thrombozytenaktivität um 18 % verringert und die Thrombozytenaggregationshemmung um 78 % erhöht [1].

Experimentelle Befunde: Es liegen keine relevanten Daten vor.

Wirkungsmechanismus: Clopidogrel ist ein Prodrug und wird zu seinem aktiven Thiol-Metaboliten durch CYP3A4 und CYP2C19, ebenso durch CYP1A2 und CYP2B6 metabolisiert. Johanniskraut ist nachweislich ein CYP3A4- und CYP2C19-Induktor, doch könnte es zudem Einfluss auf CYP1A2 und CYP2B6 haben. Somit ist es möglich, dass Johanniskraut die Metabolisierung von Clopidogrel zu seinem aktiven Metaboliten intensiviert.

Beurteilung und Maßnahmen: Hinweise auf Wechselwirkungen zwischen Clopidogrel und Johanniskraut sind auf die beiden erwähnten Studien beschränkt. Die klinische

Bedeutung des verstärkten gerinnungshemmenden Effekts und der verringerten Thrombozytenaktivität ist unklar, vor allem weil Untersuchungen zur Thrombozytenaktivität für die klinischen Behandlungsergebnisse nicht unbedingt direkt relevant sind. Ob die Wechselwirkungen letztlich in einer Steigerung günstiger kardiovaskulärer Effekte resultieren und/oder ein verstärktes Blutungsrisiko nach sich ziehen, bedarf weiterer Untersuchungen. Nach Auffassung der Autoren der Studien könnte Johanniskraut eine therapeutische Option sein, um bei Patienten, die schlecht auf Clopidogrel ansprechen (hyporesponsiv sind), dessen gerinnungshemmende Effekte zu verstärken; doch auch hier bedarf es noch weiterer Studien. Solange noch keine weiteren Einzelheiten über die klinischen Folgen dieser Wechselwirkungen bekannt sind, ist bei gleichzeitiger Anwendung von Clopidogrel und Johanniskraut Vorsicht angeraten. Wenn es bei einem Patienten, der beide Arzneimittel einnimmt, zu anderweitig nicht erklärbaren Blutungen kommt, sollte eine solche Interaktion in Betracht gezogen werden.

Literatur

[1] Lau WC, Welch TD, Shields T, Rubenfire M, Tantry US, Grubel PA. The effect of St John's wort on the pharmacodynamics response of clopidogrel in hyporesponsive volunteers and patients: increased platelet inhibition by enhancement of CYP3A4 activity. J Cardiovasc Pharmacol, 57: 86–93, 2011

27.2.13 Johanniskraut und Clozapin

> Bei einer stabil auf Clozapin eingestellten Patientin kam es kurz nach Beginn der Einnahme von Johanniskraut zu einem Absinken der Clozapin-Plasmaspiegel.

Klinische Befunde: Ein Fallbericht beschreibt eine 41-jährigen Patientin mit desintegrativer Schizophrenie, die seit über 6 Monaten stabil auf Clozapin eingestellt war und bei einer täglichen Einnahme von 500 mg minimale Clozapin-Plasmakonzentrationen von 0,46–0,57 mg/l gezeigt hatte. Kurz nach Beginn der (vom Patienten selbst verordneten) Einnahme von 3-mal täglich 300 mg Johanniskraut-Tabletten (jede mit 0,36–0,8 mg Hypericin und 9 mg Hyperforin), sank der Clozapin-Plasmaspiegel auf 0,19 mg/l und die Patientin zeigte Anzeichen verstärkter Desorganisation. Drei Wochen später lag ihr Clozapin-Plasmaspiegel bei 0,16 mg/l. Erst jetzt wurde die Gabe von Johanniskraut gestoppt, woraufhin sich die Clozapin-Plasmakonzentration einen Monat später auf 0,32 mg/l, einen weiteren Monat später gar auf 0,41 mg/l erhöhte und sich die psychiatrische Symptomatik insgesamt wieder verbesserte [1].

Experimentelle Befunde: Es liegen keine relevanten Daten vor.

Wirkungsmechanismus: Unklar; Clozapin wird im Wesentlichen über CYP1A2 metabolisiert, daneben spielen aber auch andere Isoenzyme wie CYP3A4 eine gewisse Rolle. Johanniskraut ist nachweislich ein CYP3A4-Induktor. Möglicherweise hat es auch Einfluss auf CYP1A2 – ob in klinisch relevantem Ausmaß, ist aber unklar (siehe „Johanniskraut und Theophyllin"). Somit könnte Johanniskraut durch Induktion von CYP3A4 zu dem beobachteten Clozapin-Plasmakonzentrationsabfall geführt haben.

Beurteilung und Maßnahmen: Die Beobachtung einer verringerten Clozapin-Plasmakonzentration nach Einnahme von Johanniskraut ist auf den geschilderten Einzelfall beschränkt und daher eine allgemein gültige klinische Bedeutung unklar. Doch passt das Ergebnis im Prinzip dazu, wie Johanniskraut mit anderen Arzneistoffen in Wechselwirkung tritt. Deshalb sollte bei Patienten, die gleichzeitig Johanniskraut einnehmen, der Clozapin-Plasmaspiegel laufend überwacht werden und eine Wechselwirkung in Fällen anders nicht erklärbarer reduzierter Clozapinspiegel in Betracht gezogen werden.

Literatur
[1] Van Strater ACP, Bogers JPAM. Interaction of St John's wort (Hypericum perforatum) with clozapine. Int Clin Psychopharmacol, 27: 121–123, 2012

27.2.14 Johanniskraut und Coffein

> In zwei Studien erhöhte Johanniskraut die Metabolisierung von Coffein. Demgegenüber hatten Johanniskrautzubereitungen in vier anderen Studien mit unterschiedlichen Hyperforingehalten keinen Einfluss von auf die Metabolisierung von Coffein.

Klinische Befunde: In einer Studie, in der 16 gesunde Probanden (8 Männer, 8 Frauen) für 14 Tage 3-mal täglich 300 mg Johanniskraut (mit 900 µg Hypericin) sowie zuvor und danach je eine Einzeldosis von 200 mg Coffein erhielten, war keine Gesamtveränderung bei der Pharmakokinetik von Coffein (einem CYP1A2-Testsubstrat) festzustellen. Wurden jedoch allein die 8 Frauen unter den Probanden betrachtet, so zeigte sich in dieser Gruppe eine CYP1A2-Induktion mit resultierender verstärkter Bildung von Coffein-Metaboliten [1].

In einer anderen Studie mit 12 gesunden Probanden hatte die Gabe von 3-mal täglich 300 mg Johanniskraut (eingestellt auf 0,3 % Hypericin; ca. 12,2 mg Hyperforin/d) über 28 Tage eine moderat (um etwa 26 %) erhöhte Metabolisierung einer Einzeldosis von 100 mg Coffein (appliziert an Tag 28) zu Paraxanthin zur Folge – allerdings ohne schwerer wiegende Nebenwirkungen hervorzurufen [2]. Demgegenüber fand eine ganz entsprechend durchgeführte Studie mit älteren Patienten (60–76 Jahre alt) keine statistisch signifikanten Effekte von Johanniskraut auf die Metabolisierung einer Einzeldosis Coffein; lediglich zeigten einige Probanden moderate Veränderungen [3].

Ähnlich fand auch eine andere Studie keine signifikanten Veränderungen in der Pharmakokinetik von Coffein. Hier hatten 28 gesunde Probanden für 11 Tage 2-mal täglich 120 mg eines Johanniskrautextrakts (Esbericum®) mit niedrigem Hyperforingehalt (resultierend in ca. 3,5 mg Hyperforin/d) erhalten, zusammen mit je einer Einzeldosis von 100 mg Coffein vor und an Tag 14 der Johanniskrautgabe [4]. Diesen Befund bestätigen auch zwei weitere Studien [5,6], die Coffein als Testsubstrat für die CYP1A2-Aktivität und ein Johanniskraut-Dosierungsschema verwendete, das Hyperforin in hoher Dosis bereitstellte (täglich 33 mg Hyperforin und 2,5 mg Hypericin bzw. mindestens 36 mg Hyperforin und 2,7 mg Hypericin).

Experimentelle Befunde: Es liegen keine relevanten Daten vor.

Wirkungsmechanismus: Die erwähnten Studien sollten Aufschluss über mögliche Effekte von Johanniskraut auf CYP1A2 geben, über das Coffein metabolisiert wird.

Beurteilung und Maßnahmen: Das Ausmaß möglicher Wechselwirkungen mit Coffein hängt von der jeweiligen Johanniskrautzubereitung und der verwendeten Dosis ab, wobei die Wirkungen offenbar mit dem Gehalt an Hyperforin korrelieren [4]. Allerdings sprechen die Ergebnisse aller Studien gegen eine klinische Relevanz solcher Interaktionen. Coffein dient häufig als Testsubstrat für CYP1A2-Aktivität, deshalb sprechen diese Untersuchungsergebnisse auch dafür, dass Johanniskraut über diesen Mechanismus mit anderen CYP1A2-Substraten wahrscheinlich ebenfalls keine signifikanten pharmakokinetischen Wechselwirkungen eingeht. Es sei erwähnt, dass Johanniskraut nur geringfügigen Einfluss auf die Metabolisierung von Theophyllin, einem weiteren CYP1A2-Substrat, hat (siehe „Johanniskraut und Theophyllin").

Literatur
[1] Wenk M, Todesco L, Krähenbühl S. Effect of St John's wort on the activities of CYP1A2, CYP3A4, CYP2D6, N-acetyltransferase 2, and xanthine oxidase in healthy males and females. Br J Clin Pharmacol, 57: 494–499, 2004
[2] Gurley BJ, Gardner SF, Hubbard MA, Williams DK, Gentry WB, Cui Y, Ang CYW. Cytochrome P450 phenotypic ratios for predicting herb-drug interactions in humans. Clin Pharmacol Ther, 72: 276–287, 2002
[3] Gurley BJ, Gardner SF, Hubbard MA, Willimas DK, Gentry WB, Cui Y, Ang CYW. Clinical assessment of botanical supplementation on cytochrome P450 phenotypes in the elderly St John's wort, garlic oil, Panax ginseng, and Ginkgo biloba. Drugs Aging, 22: 525–539, 2005
[4] Arold G, Donath F, Maurer A, Diefenbach K, Bauer S, Henneicke von Zepelin HH, Friede M, Roots I. No relevant interaction with alprazolam, caffeine, tolbutamide, and digoxin by treatment with a low-hyperforin St John's wort extract. Planta Med, 71: 331–337, 2005
[5] Wang Z, Gorski JC, Hamman MA, Huang SM, Lesko LJ, Hall SD. The effects of St John's wort (Hypericum perforatum) on human cytochrome P450 activity. Clin Pharmacol Ther, 70: 317–326, 2001
[6] Wang LS, Zhu B, El-Aty AMA, Zhou G, Li Z, Wu J, Chen GL, Liu J, Tang ZR, An W, Li Q, Wang D, Zhou HH. The influence of St John's wort on CYP2C19 activity with respect to genotype. J Clin Pharmacol, 44: 577–581, 2004

27.2.15 Johanniskraut und Dextromethorphan

> Johanniskraut hat keinen Einfluss auf die Pharmakokinetik von Dextromethorphan oder Debrisoquin.

Klinische Befunde: In einer Studie erhielten 12 gesunde Probanden für 16 Tage 3-mal täglich 300 mg Johanniskraut (Li 160, Lichtwer Pharma; mit 0,12–0,3 % Hypericin) zusammen mit einer Einzeldosis von 30 mg Dextromethorphan an Tag 14. Die Änderungen im Verhältnis von Dextromethorphan zu seinem aktiven Metaboliten Dextrorphan im Harn waren nicht einheitlich: 6 Probanden zeigten einen höheren Spiegel von Dextrorphan, bei den 6 anderen wurde weniger davon gebildet; dieser Befund lag jedoch innerhalb der normalen interindividuellen Variabilität in der Metabolisierung von Dextromethorphan [1]. Ähnliche Ergebnisse hatte eine andere Studie mit 16 gesunden Personen, die über 14 Tage 3-mal täglich 300 mg Johanniskraut (Jarsin®; mit 900 µg Hypericin) und zusätzlich am letzten Tag eine Einzeldosis von 25 mg Dextromethorphan verabreicht bekamen [2]. Entsprechend ist auch der Befund einer weiteren Studie mit 12 gesunden Probanden, bei der die Gabe von 3-mal täglich 300 mg Johanniskraut (Jarsin®, Lichtwer Pharma) über 14 Tage auf die Gabe einer abschließenden Einzeldosis von 30 mg Dextromethorphan keinen signifikanten Einfluss hatte [3]. Ebenso war das Resultat noch einer anderen Studie mit 12 gesunden Personen. Hier hatte die Gabe von 3-mal täglich 300 mg Johanniskraut (Sundown Herbals; mit ca. 33 mg Hyperforin/d) für 14 Tage keine signifikante Auswirkung auf die renale Exkretion einer peroralen Einzeldosis von 30 mg Dextromethorphan – weder bei Applikation nach 1 Tag noch nach 14 Tagen der Johanniskrautgabe [4].

Nach drei weiteren Studien hatte die Gabe von 3-mal täglich 300 mg Johanniskraut (mit bis zu 24 mg Hyperforin/d) über 14 oder 28 Tage auch keine klinisch relevanten Effekte auf die Metabolisierung einer Einzeldosis von 5 mg Debrisoquin [5–7].

Experimentelle Befunde: In einer In-vitro-Studie, in der Dextromethorphan als Testsubstrat für die CYP2D6-Aktivität diente, inhibierte ein Johanniskrautextrakt (*Hypericum perforatum*) dessen Metabolisierung [8].

Wirkungsmechanismus: Johanniskraut, angewandt im Form eines Mehrfachdosisregimes, hat offenbar keine klinisch relevanten Effekte auf die Metabolisierung von Dextromethorphan oder Debrisoquin. Beide Arzneistoffe sind Testsubstrat zur Beurteilung der CYP2D6-Aktivität. Die bei der In-vitro-Einzeldosisstudie beobachtete CYP2D6-Hemmung ist daher wahrscheinlich ohne klinische Bedeutung.

Beurteilung und Maßnahmen: Johanniskraut tritt wahrscheinlich nicht in klinisch relevantem Ausmaß mit Dextromethorphan in Wechselwirkung. Da Dextromethorphan und Debrisoquin Testsubstrate für die CYP2D6-Aktivität sind, spricht dieses Ergebnis dafür, dass Johanniskraut über diesen Mechanismus auch nicht mit weiteren CYP2D6-Substraten pharmakokinetische Wechselwirkungen eingeht.

Literatur

[1] Markowitz JS, Donovan JL, DeVane CL, Taylor RM, Ruan Y, Wang JS, Chavin KD. Effect of St John's wort on drug metabolism by induction of cytochrome P450 3A4 enzyme. JAMA, 290, 1500–1504, 2003

[2] Wenk M, Todesco L, Krähenbühl S. Effect of St John's wort on the activities of CYP1A2, CYP3A4, CYP2D6, N-acetyltransferase 2, and xanthine oxidase in healthy males and females. Br J Clin Pharmacol, 57: 494–499, 2004

[3] Roby CA, Dryer DA, Burstein AH St John's wort. Effect on CYP2D6 activity using dextromethorphan-dextrorphan ratios. J Clin Psychopharmacol, 21: 530–532, 2001

[4] Wang Z, Gorski JC, Hamman MA, Huang SM, Lesko LJ, Hall SD. The effects of St John's wort (Hypericum perforatum) on human cytochrome P450 activity. Clin Pharmacol Ther, 70: 317–326, 2001

[5] Gurley BJ, Gardner SF, Hubbard MA, Williams DK, Gentry WB, Cui Y, Ang CYW. Cytochrome P450 phenotypic ratios for predicting herb-drug interactions in humans. Clin Pharmacol Ther, 72: 276–287, 2002

[6] Gurley BJ, Gardner SF, Hubbard MA, Willimas DK, Gentry WB, Cui Y, Ang CYW. Clinical assessment of botanical supplementation on cytochrome P450 phenotypes in the elderly: St John's wort, garlic oil, Panax ginseng, and Ginkgo biloba. Drugs Aging, 22: 525–539, 2005

[7] Gurley BJ, Swain A, Hubbard MA, Williams DK, Barone G, Hartsfield F, Tong Y, Carrier DJ, Cheboyina S, Battu SK. Clinical assessment of CYP2D6-mediated herb-drug interaction in humans: effects of milk thistle, black cohosh, goldenseal, kava kava, St John's wort, and Echinacea. Mol Nutr Food Res, 52: 755–763, 2008

[8] Hellum BH, Nilsen OG. The in vitro inhibitory potential of trade herbal products on human CYP2D6-mediated metabolism and the influence of ethanol. Basic Clin Pharmacol Toxicol, 101: 350–358, 2007

27.2.16 Johanniskraut und Digoxin

> Bei einem mit Digoxin behandelten Patienten kam es nach der Einstellung einer gleichzeitigen Johanniskrauteinnahme zu einer Digoxin-Intoxikation. Es gibt starke Hinweise darauf, dass einige Johanniskrautzubereitungen die Digoxin-Plasmaspiegel um etwa ein Viertel bis ein Drittel senken können.

Klinische Befunde: Ein 80-jähriger Mann, der über einen langen Zeitraum Digoxin und Johanniskraut-Tee (2 l/d) eingenommen hatte, entwickelte – nachdem er das Trinken dieses Tees eingestellt hatte – Symptome einer Digoxin-Intoxikation (nodale Bradykardie mit 36 bpm und Bigeminie) [1].

In einer Studie erhielten 13 gesunde Probanden zunächst für 5 Tage Digoxin bis zum Erreichen des Steady state, dann für 10 Tage 3-mal täglich 300 mg Johanniskraut (LI 160, Lichtwer Pharma). Die AUC und Talspiegel von Digoxin waren um 28 bzw. 37 % verringert. Im Vergleich zu 12 entsprechend behandelten Placebo-Probanden waren die maximalen Digoxin-Plasmaspiegel in der Johanniskraut-Gruppe um 26,3 % niedriger, die Digoxin-Talspiegel um 33,3 % und die AUC um 25 % geringer [2].

In einer anderen Studie mit 18 gesunden Probanden verursachte eine 14-tägige Vorbehandlung mit 3-mal täglich 300 mg Johanniskraut (Nature's Way, mit 24 mg Hyperforin/d) eine Reduktion der maximalen Plasmaspiegel und der AUC_{0-24} einer Einzeldosis von 250 µg Digoxin um 36 bzw. 23 %. Dieses Ergebnis war ähnlich dem nach einer 7-tägigen Vorbehandlung mit täglich 600 mg Rifampicin (einem nachweislichen P-Glykoprotein-Induktor). Die pharmakokinetischen Änderungen gingen mit keinen signifikanten Nebenwirkungen einher [4].

In einer weiteren, randomisierten, Placebo-kontrollierten Studie erhielten 93 gesunde Personen zunächst für 7 Tage Digoxin allein, dann für 14 Tage zusammen mit einer von 10 verschiedenen Johanniskrautzubereitungen. Der in der früheren Studie verwendete Extrakt (LI 160, Jarsin 300®, Lichtwer Pharma), 300 mg verabreicht 3-mal täglich, verringerte die AUC, maximalen Plasmakonzentrationen und Talspiegel von Digoxin um 25 % bzw. 37 % bzw. 19 %. Entsprechende Ergebnisse wurden bei Verwendung von Johanniskraut-Pulver mit ähnlichem Hyperforingehalt (etwa 21 mg/d) erhalten; dagegen verringerte Hypericum-Pulver mit nur halb so hohem Hyperforingehalt (etwa 10 mg/d) die AUC, maximalen Plasmakonzentrationen und Talspiegel von Digoxin lediglich um etwa 18 %, 21 % bzw. 13 %. Einige Johanniskraut-Präparate einschließlich Tee, Saft, Ölextrakt und Pulver mit niedrigem Hyperforingehalt (jeweils ≤ 5 mg) hatten keinen signifikanten Einfluss auf die Pharmakokinetik von Digoxin [5]. Ähnlich ist der Befund einer anderen Studie mit 28 gesunden Probanden. In diesem Fall hatte die 2-mal tägliche Gabe von 120 mg eines anderen Johanniskrautextrakts (Esbericum®) mit niedrigem Hyperforingehalt (etwa 3,5 mg/d) über 11 Tage keinen statistisch signifikanten Einfluss auf die Pharmakokinetik von Digoxin, das initial in einer Dosis von 750 µg jeweils 1-mal an den beiden Tagen vor der Johanniskraut-Behandlung und dann während der gesamten Studie in einer Dosis von täglich 250 µg verabreicht worden war [6].

Experimentelle Befunde: In einer Studie mit menschlichen Zelllinien induzierten Johanniskraut und Hyperforin reversibel den P-Glykoprotein-vermittelten Transport von Digoxin aus den Zellen heraus. Dieser Effekt war ähnlich dem von Rifampicin, einem bekannten P-Glykoprotein-Induktor. Dagegen blieb die Behandlung der Zellen mit Hypericin ohne Einfluss: Der Transport von Digoxin aus den Zellen heraus war nicht angestiegen [7].

Wirkungsmechanismus: Johanniskraut und vor allem Hyperforin, einer seiner hauptsächlich aktiven Inhaltsstoffe, verstärkt nachweislich die Aktivität des intestinalen P-Glykoproteins, was mit einer reduzierten Resorption von Digoxin einhergeht [2–4, 7].

Beurteilung und Maßnahmen: Angaben über mögliche Wechselwirkungen zwischen Johanniskraut und Digoxin sind auf die geschilderten Berichte und Studien beschränkt. Das Ausmaß der Wechselwirkungen kann von der Art und Dosis der jeweils verwendeten Johanniskrautzubereitung abhängen, wobei die Wirkungen mit dem Gehalt an Hyperforin zu korrelieren scheinen [4–7]. Ein Senken von Digoxin-Plasmaspiegeln in einer Größenordnung wie sie bei Anwendung von LI 160 beobachtet wurden, könnte die Kontrolle von Arrhythmien oder Herzinsuffizienz erschweren und einschränken. Die Digoxin-Plasmaspiegel sollten daher immer engmaschig kontrolliert werden, wenn eine Gabe von Johanniskraut begonnen oder eingestellt wird; gegebenenfalls sind Digoxin-Dosisanpassungen vorzunehmen. Nach der Empfehlung der britischen CSM sollten Patienten, die mit Digoxin behandelt werden, nicht gleichzeitig Johanniskraut einnehmen [8].

Johanniskraut beeinträchtigt nicht verschiedene Immunoassays für therapeutisches Monitoring von Digoxin (siehe „Johanniskraut und Labortests").

Literatur
[1] Anđelić S. Bigeminija – rezultat interakcije digoksina I kantariona. Vojnosanit Pregl, 60: 361–364, 2003
[2] Johne, Brockmöller J, Bauer S, Maurer A, Langheinrich M, Roots I. Pharmacokinetic interaction of digoxin with an herbal extract from St John's wort (Hypericum perforatum). Clin Pharmacol Ther, 66: 338–345, 1999
[3] Dürr D, Stieger B, Kullak-Ublick GA, Rentsch KM, Steinert HC, Meier PJ, Fattinger K. St John's wort induces intestinal P-glycoprotein/MDR 1 and intestinal and hepatic CYP3A4. Clin Pharmacol Ther, 68: 598–604, 2000
[4] Gurley BJ, Swain A, Hubbard MA, Williams DK, Barone G, Hartsfield F, Tong Y, Carrier DJ, Cheboyina S, Battu SK. Clinical assessment of CYP2D6-mediated herb-drug interaction in humans: effects of milk thistle, black cohosh, goldenseal, kava kava, St John's wort, and Echinacea. Mol Nutr Food Res, 52: 755–763, 2008

[5] Mueller SC, Uehleke B, Woehling H, Petzsch M, Majcher-Peszynska J, Hehl EM, Sievers H, Frank B, Riethling AK, Drewelow B. Effect of St John's wort dose and preparations on the pharmacokinetics of digoixin. Clin Pharmacol Ther, 75: 546–557, 2004

[6] Arold G, Donath F, Maurer A, Diefenbach K, Bauer S, Henneicke von Zepelin HH, Friede M, Roots I. No relevant interaction with alprazolam, caffeine, tolbutamide, and digoxin by treatment with a low-hyperforin St John's wort extract. Planta Med, 71: 331–337, 2005

[7] Tian R, Koyabu N, Morimoto S, Shoyama Y, Ohtani H, Sawaca Y. Functional induction and de-induction of P-glycoprotein by St John's wort and its ingredients in a human colon adenocarcinoma cell line. Drug Metab Dispos, 33: 547–554, 2005

[8] Committee on the Saftey of Medicines (UK). Message from Professor A Breckenridge (Chairman of CSM) and Fact Sheet for Health Care Professionals: Important interactions between St John's wort (Hypericum perforatum) preparations and prescribed medicines, 02/2000, www.mhra.gov.uk/home/groups/comms-ic/documents/websiteresources/con019563.pdf

27.2.17 Johanniskraut und Eplerenon

Johanniskraut verkleinert leicht die AUC von Eplerenon.

Klinische Befunde: Johanniskraut verkleinerte die AUC einer Einzeldosis von 100 mg Eplerenon um 30 % [1, 2].

Experimentelle Befunde: Es liegen keine relevanten Daten vor.

Wirkungsmechanismus: Eplerenon wird über CYP3A4 metabolisiert; deshalb sollten Induktoren dieses Isoenzyms wie Johanniskraut die Eplerenon-Plasmaspiegel senken.

Beurteilung und Maßnahmen: Aufgrund einer möglicherweise verringerten Wirksamkeit von Eplerenon in Gegenwart von Johanniskraut rät der britische Hersteller davon ab, potenzielle CYP3A4-Induktoren (wie Johanniskraut) und Eplerenon gleichzeitig einzunehmen [1]. Jedoch ist es unwahrscheinlich, dass die durch Johanniskraut verursachte geringfügige Abnahme der AUC von Eplerenon klinisch von Bedeutung ist. Weitere Studien sind für die klinische Relevanz erforderlich.

Literatur
[1] Inspra (Eplerenone) Pfizer Ltd UK Summary of product characteristics, 04/2007
[2] Inspra (Eplerenone) Pfizer Inc US Prescribing information, 04/2008

27.2.18 Johanniskraut und Etoposid

Die Angaben zu Wechselwirkungen zwischen Johanniskraut und Etoposid basieren ausschließlich auf experimentellen Befunden.

Klinische Befunde: Keine Hinweise auf Wechselwirkungen.

Experimentelle Befunde: In-vitro-Studien zufolge antagonisiert Hypericin, ein Wirkstoff von Johanniskraut, die Wirkungen von Etoposid. Hypericin könnte auch die hepatische Metabolisierung von Etoposid über CYP3A4 stimulieren [1].

Wirkungsmechanismus: Etoposid wird über CYP3A4 metabolisiert; bei Induktion dieses Isoenzyms – wie etwa durch Johanniskraut – sollte sich dies in verringerten Plasmaspiegeln ausdrücken.

Beurteilung und Maßnahmen: Hinweise auf mögliche Wechselwirkungen zwischen Etoposid und Johanniskraut gibt es zwar nur sehr wenige; doch ist es ratsam, Patienten, die Johanniskraut einnehmen, kein Etoposid oder verwandte Substanzen zu verordnen. Weitere Studien sind notwendig.

Literatur
[1] Peebles KA, Baker RK, Kurz EU, Schneider BJ, Kroll DJ. Catalytic inhibition of human DNA topoisomerase IIα by hypericin, a napthodianthrone from St John's wort (Hypericum perforatum). Biochem Pharmacol, 62: 1059–1070, 2001

27.2.19 Johanniskraut und Fexofenadin

> In einer Studie wurden nach Vorbehandlung mit Johanniskraut keine klinisch relevanten Auswirkungen auf die Plasmaspiegel einer Einzeldosis Fexofenadin beobachtet, in zwei anderen Studien jedoch deutlich abnehmende Fexofenadin-Plasmakonzentrationen.

Klinische Befunde: In einer Studie mit 12 gesunden Probanden erhöhte die Gabe einer Einzeldosis von 900 mg Johanniskraut (*Hypericum perforatum*) die maximalen Plasmaspiegel einer Einzeldosis von 60 mg Fexofenadin um 45 und vergrößerte dessen AUC um 31 %.

Dagegen verursachte die Gabe von 3-mal täglich 300 mg Johanniskraut über 14 Tage bei den gleichen Probanden eine geringfügige Abnahme um 5–10 % der Maximalspiegel und AUC einer Einzeldosis von 60 mg Fexofenadin [1]. In einer anderen Studie mit 21 gesunden Probanden erhöhte wiederum eine Vorbehandlung mit Johanniskraut über 12 Tage die Clearance einer peroralen Einzeldosis Fexofenadin etwa 1,6-fach [2]. Ähnlich das Ergebnis einer weiteren Studie mit 30 gesunden Probanden: Eine Vorbehandlung mit 3-mal täglich 300 mg Johanniskraut über 10 Tage verdoppelte hier fast die Clearance einer peroralen Einzeldosis von 60 mg Fexofenadin [3].

Experimentelle Befunde: Es liegen keine relevanten Daten vor.

Wirkungsmechanismus: Möglicherweise Wechselwirkungen zwischen Johanniskraut und dem P-Glykoprotein.

Beurteilung und Maßnahmen: Die Ergebnisse der Mehrfachdosisstudien sind widersprüchlich: Entweder hat Johanniskraut keine klinisch relevanten Wirkungen auf Fexofenadin oder es verringert dessen Plasmaspiegel in einem möglicherweise klinisch bedeutsamen Ausmaß. Bei gleichzeitiger Einnahme von Johanniskraut, sollte deshalb die Wirksamkeit von Fexofenadin regelmäßig kontrolliert werden und bei Anzeichen abnehmender Wirksamkeit Johanniskraut als verursachendes Prinzip in Betracht gezogen werden. Weitere Studien sind notwendig.

Literatur
[1] Wang Z, Hamman MA, Huang SM, Lesko LJ, Hall SD. Effect of St John's wort on the pharmacokinetics of fexofenadine. Clin Pharmacol Ther, 71: 414–420, 2002
[2] Dresser GK, Schwarz UI, Wilkinson GR, Kim RB. Coordinate induction of both cytochrome P4503A and MDR1 by St John's wort in healthy subjects. Clin Pharmacol Ther, 73: 41–50, 2003
[3] Xie R, Tan LH, Polasek EC, Hong C, Teillol-Foo M, Gordi T, Sharma A, Nickens DJ, Arakawa T, Knuth DW, Antal EJ. CYP3A and P-glycoprotein activity induction with St John's wort in healthy volunteers from 6 ethnic populations. J Clin Pharmacol, 45: 352–356, 2005

27.2.20 Johanniskraut und Finasterid

> Johanniskraut reduziert moderat die Bioverfügbarkeit von Finasterid.

Klinische Befunde: In einer offenen Studie mit 12 gesunden männlichen Probanden reduzierte die Gabe von 2-mal täglich 300 mg Johanniskraut (Movina®; mit 4 % Hyperforin) über 14 Tage die maximalen Plasmaspiegel und AUC einer Einzeldosis von 5 mg Finasterid (via Katheter direkt intestinal verabreicht) um 34 bzw. 58 %; die Clearance von Finasterid war fast 2,5-fach erhöht. Die AUC des Finasterid-Metaboliten Carboxy-Finasterid blieb weitgehend unverändert, doch stiegen die maximalen Plasmaspiegel um 62 % [1].

Ein auf Finasterid eingestellter Patient mit benigner Prostatahyperplasie zeigte nach Beginn der Gabe von täglich 900 mg Johanniskraut (mit 4 % Hyperforin) erhöhte Serumwerte für Prostata-spezifisches Antigen (PSA). Nachdem der Patient die Einnahme des Johanniskrauts eingestellt hatte, kehrten die PSA-Werte schrittweise auf das Ausgangsniveau zurück. Urologische Tests zeigten keine Veränderungen im Krankheitsstatus [2].

Experimentelle Befunde: Es liegen keine relevanten Daten vor.

Wirkungsmechanismus: Finasterid wird in der Leber primär über CYP3A4 metabolisiert, das nachweislich von Johanniskraut induziert wird. Dieser Mechanismus führt sehr wahrscheinlich zu der beobachteten verringerten Bioverfügbarkeit.

Beurteilung und Maßnahmen: Die Studie und der Fallbericht sind offenbar die derzeit einzigen Hinweise auf möglicherweise klinisch bedeutsame Effekte von Johanniskraut auf Finasterid. Zwar weist die in der Studie aufgetretene moderat reduzierte Bioverfügbarkeit von Finasterid durch Johanniskraut darauf hin, dass bei Patienten, die gleichzeitig Johanniskraut einnehmen, Finasterid weniger wirksam sein könnte; doch reicht dieses Ergebnis nicht aus, um von einer gleichzeitigen Einnahme generell abzuraten. Gleichwohl sollte in diesem Fall die Möglichkeit einer verringerten Wirksamkeit von Finasterid bedacht werden, vor allem wenn diese Substanz zur Kontrolle einer BPH eingesetzt wird.

Literatur

[1] Lundahl A, Hedeland M, Bondesson U, Knutson L, Lennernäs H. The effect of St John's wort on the pharmacokinetics, metabolism and biliary excretion of finasteride and its metabolites in healthy men. Eur J Pharm Sci, 36: 433–443, 2009

[2] Lochner S. Interaktion zwischen Johanniskrautextrakt und Finasterid? Med Monatsschr Pharm, 33: 307, 2010

27.2.21 Johanniskraut und HCV-Protease-Inhibitoren

> Johanniskraut hat offenbar keine Auswirkungen auf die Pharmakokinetik von Boceprevir, doch sollte es – so die Prognose – die Konzentrationen von Paritaprevir, Simeprevir und Telaprevir senken.

Klinische Befunde: In einer Cross-over-Studie erhielten 17 gesunde Probanden für 14 Tage 600 mg Johanniskraut (Ucalm-Tabletten) täglich sowie für mindestens 5 Tage 800 mg **Boceprevir** 3-mal täglich; auf dessen Pharmakokinetik hatte Johanniskraut keinen Einfluss [1].

Experimentelle Befunde: Es liegen keine relevanten Daten vor.

Wirkungsmechanismus: Johanniskraut induziert moderat CYP3A4, über das Boceprevir nur teilweise verstoffwechselt wird; dies spiegelt vermutlich der ausbleibende Effekt in der Studie wider.

Beurteilung und Maßnahmen: Mit den möglichen pharmakokinetischen Wechselwirkungen zwischen HCV-Protease-Inhibitoren und Johanniskraut beschäftigte sich bisher nur eine Studie mit Boceprevir – mit negativem Befund. Doch sehen die amerikanischen Hersteller von Boceprevir die gleichzeitige Anwendung von Johanniskrautzubereitungen als kontraindiziert, und zwar unter Verweis auf möglicherweise reduziertes virologisches Ansprechen [2]. Doch angesichts der Befunde der Studie und der Tatsache, dass Boceprevir nicht primär über CYP3A4 metabolisiert wird, erscheint diese Einschätzung übertrieben. Gleichwohl ist angesichts unterschiedlicher Qualität und variabler Inhaltsstoffe der verschiedenen Johanniskrautzubereitungen eine gewisse Vorsicht geboten. Dies trifft auch auf die zitierte Studie zu: Denn zu Recht weisen einige Autoren darauf hin, dass der Gehalt an Hyperforin (einem Hauptinhaltsstoff von Johanniskraut und maßgeblich verantwortlich für die CYP3A4-Induktion) des dort verwendeten Produkts nicht genannt ist [3].

Demgegenüber ist CYP3A4 jenes Isoenzym, über das **Simeprevir** und **Telaprevir** hauptsächlich metabolisiert werden; deshalb könnte Johanniskraut mit diesen HCV-Protease-Inhibitoren tatsächlich in Wechselwirkung treten. Entsprechend erwarten auch die britischen und amerikanischen Hersteller dieser beiden Arzneimittel [4–7] bei gleichzeitiger Anwendung von Johanniskraut reduzierte Plasmaspiegel. Eine gleichzeitige Gabe halten sie daher für nicht empfehlenswert oder gar für kontraindiziert. Außerdem warnen die Hersteller von Simeprevir davor, dass eine gleichzeitige Anwendung mit verringerten therapeutischen Wirkungen einhergehen könnte [4, 5]. Ebenso prognostizieren die britischen und amerikanischen Hersteller von **Paritaprevir** (in einer festen Dosiskombination mit Ritonavir und Ombitasvir, verabreicht mit oder ohne Dasabuvir), dass Johanniskraut die Bioverfügbarkeit von diesem HCV-Protease-Inhibitor verringern und so möglicherweise dessen therapeutische Wirksamkeit beeinträchtigen könnte; deshalb halten sie auch in diesem Fall eine gleichzeitigen Gabe für kontraindiziert [8, 9].

Literatur
[1] Jackson A, D'Avolio A, Moyle G, Bonora S, Di Perri G, Else L, Simiele M, Singh GJ, Back D, Boffito M. Pharmacokinetics of the co-administration of boceprevir and St John's wort to male and female healthy volunteers. J Antimicrob Chemother, 69: 1911–1915, 2014
[2] Victrelis (Boceprevir). Merck, US Prescribing information, 07/2014
[3] Weiss J, Haefeli WE. Comment on: Pharmacokinetics of the co-administration of boceprevir and St John's wort to male and female healthy volunteers. J Antimicrob Chemother, Epub, 2014
[4] Olysio (Simeprevir sodium). Janssen-Cilag, UK Summary of product characteristics, 05/2014
[5] Olysio (Simeprevir sodium). Janssen, US Prescribing information, 11/2014
[6] Incivo (Telaprevir). Janssen-Cilag, UK Summary of product characteristics, 07/2014
[7] Incivek (Telaprevir). Vertex Pharm, US Prescribing information, 10/2013
[8] Viekira Pak (Ombitasvir, paritaprevir, ritonavir co-packaged with dasabuvir sodium monohydrate). AbbVie, US Prescribing information, 12/2014
[9] Viekirax (Ombitasvir, paritaprevir, ritonavir). AbbVie, UK Summary of product characteristics, 01/2015

27.2.22 Johanniskraut und HIV-Protease-Inhibitoren

Johanniskraut reduziert die Indinavir-Serumkonzentration in deutlichem Umfang, was bei HIV zu Therapieversagen führen kann. Vermutlich tritt Johanniskraut auch mit anderen HIV-Protease-Inhibitoren – bei alleiniger Gabe oder auch geboostert mit Ritonavir – in ähnliche Wechselwirkungen.

Klinische Befunde: In einer pharmakokinetischen Einzelmedikament-Studie erhielten 8 gesunde Probanden an Tag 1 drei 800-mg-Dosen **Indinavir** zum Erreichen eines Steady-State-Serumspiegels, dann an Tag 2 noch eine 800-mg-Dosis Indinavir und an den folgenden 14 Tagen 3-mal täglich 300 mg Johanniskrautextrakt; schließlich wurde die Gabe von Indinavir – beginnend an Tag 16 – wiederholt. Das Johanniskraut verringerte die durchschnittliche AUC von Indinavir um 54 % und die 8-h-Talspiegel von Indinavir um 81 % [1].

Experimentelle Befunde: Es liegen keine relevanten Daten vor.

Wirkungsmechanismus: Der kausale Mechanismus ist zwar nicht voll umfänglich verstanden, doch sehr wahrscheinlich induziert Johanniskraut hier CYP3A4, verstärkt dadurch die Metabolisierung von Indinavir und verringert somit dessen Serumspiegel.

Beurteilung und Maßnahmen: Direkte Hinweise auf Wechselwirkungen zwischen Johanniskraut und Indinavir gibt bisher nur diese eine Studie, dennoch scheinen die dort gefundenen Wechselwirkungen von allgemeiner Bedeutung zu sein. Ein so starkes Absinken der Indinavir-Serumspiegel geht vermutlich mit Therapieversagen und der Entwicklung viraler Resistenzen einher; deshalb sollte Johanniskraut keinesfalls gleichzeitig angewendet werden. Zwar gibt es keine Hinweise auf entsprechende Wechselwirkungen mit anderen HIV-Protease-Inhibitoren, doch da auch diese über CYP3A4 metabolisiert werden, dürfte Johanniskraut auf sie ähnlich starken Einfluss haben. Die amerikanische FDA rät von der gleichzeitigen Gabe von Johanniskraut und HIV-Protease-Inhibitoren ab [2]. Die gleiche Empfehlung gibt auch die britische CSM und darüber hinaus den Rat, bei allen Patienten, die bereits Johanniskraut einnehmen, dies zu beenden und ihre HI-Viruslast zu messen [3]. In den meisten Fällen erhöht sich – im Allgemeinen im Verlauf von ein bis zwei Wochen – der Serumspiegel des HIV-Protease-Inhibitors in dem Maße wie die induzierenden Effekte von Johanniskraut abnehmen [4, 5]. Daher bedarf es wahrscheinlich auch einer Dosisanpassung des HIV-Protease-Inhibitors. Die amerikanischen und britischen Hersteller aller HIV-Protease-Inhibitoren (Amprenavir, Atazanavir, Darunavir, Fosamprenavir, Lopinavir/Ritonavir, Nelfinavir, Ritonavir, Saquinavir, Tipranavir) raten entweder von einer gleichzeitigen Gabe von Johanniskraut ab oder erklären diese gar für kontraindiziert.

Literatur
[1] Piscitelli SC, Burstein AH, Chaitt D, Alfaro RM, Falloon J. Indinavir concentrations and St John's wort. Lancet, 355: 547–548, 2000
[2] Lumpkin MM, Alpert S. FDA Public Healthy Advisory Risk of drug interactions with St John's wort and indinavir and other drugs, 02/2000, www.fda.gov/drugs/drugsafety/postmarketdrugsafetyinformationforpatientsandproviders/ucm052238.htm
[3] Committee on the Saftey of Medicines (UK). Message from Professor A Breckenridge (Chairman of CSM) and Fact Sheet for Health Care Professionals: Important interactions between St John's wort (Hypericum perforatum) preparations and prescribed medicines, 02/2000, www.mhra.gov.uk/home/groups/comms-ic/documents/websiteresources/con019563.pdf
[4] Imai H, Kotegawa T, Tsutsumi K, Morimoto T, Eshima N, Nakano S, Ohashi K. The recovery time-course of CYP3A after induction by St John's wort administration. Br J Clin Pharmacol, 65: 701–707, 2008
[5] Bauer S, Störmer E, Johne A, Krüger H, Budde K, Neumayer HH, Roots I, Mai I. Alterations in cyclosporine A pharmacokinetics and metabolism during treatment with St John's wort in renal transplant patients. Br J Clin Pharmacol, 55: 203–211, 2003

27.2.23 Johanniskraut und hormonelle Kontrazeptiva – Gestagenpräparate (Implantate) [!]

Es liegen einige Berichte zu ungewollten Schwangerschaften bei Frauen vor, die unter der Anwendung von Levonorgestrel- oder Etonogestrel-Implantaten Johanniskraut einnahmen.

Klinische Befunde: Die britische MHRA verzeichnet seit dem Jahr 2000 vier Berichte mutmaßlicher Interaktionen zwischen Johanniskraut und kontrazeptiven Implantaten (von insgesamt 19 Berichten zu Johanniskraut und hormonellen Kontrazeptiva). In allen vier Fällen resultierte eine ungeplante Schwangerschaft; zwei davon ereigneten sich im letzten Quartal 2013 und betroffen waren Frauen, die unter der Anwendung eines Etonogestrel-Implantats mit der Einnahme von Johanniskraut begonnen hatten [1].

Experimentelle Befunde: Es liegen keine relevanten Daten vor.

Wirkungsmechanismus: Enzyminduktoren wie Johanniskraut verstärken die Metabolisierung hormoneller Kontrazeptiva einschließlich Levonorgestrel und wahrscheinlich auch Etonogestrel. Aus Implantaten erfolgt die kontrollierte Freisetzung des Gestagens langsam über eine Reihe von Jahren und die freigesetzte Dosis ist anhaltend gering. Beispielsweise setzt ein **Etonogestrel-Implantat** zu Beginn täglich 60–70 µg frei, mit der Zeit zunehmend weniger und am Ende des dritten Jahres nur noch 25–30 µg pro Tag [2] – ähnlich den Dosen einiger Gestagene, wie sie in peroralen Gestagenpräparaten zum Einsatz kommen. Verringerte Gestagen-Plasmaspiegel können mit verringerter kontrazeptiver Wirksamkeit einhergehen.

Beurteilung und Maßnahmen: Hinweise auf Wechselwirkungen zwischen Gestagen-Implantaten (Levonorgestrel und Etonogestrel) und Johanniskraut sind im Wesentlichen auf Fallberichte beschränkt. Davon gibt es allerdings inzwischen zahlreiche und zusammen genommen sprechen sie dafür, dass bei gleichzeitiger Anwendung die Empfängnisverhütung versagen kann. Dennoch gelten Gestagen-Implantate als eine der effektivsten Formen hormoneller Kontrazeption und die Frage ist, in welchem Ausmaß Enzyminduktoren wie Johanniskraut ihre Wirksamkeit beeinträchtigen. Begrenzten Hinweisen aus Studien zur Rate/Anzahl von Schwangerschaften bei Einsatz von Implantaten und verschiedenen Enzym-induzierenden Arzneimitteln zufolge könnte die Inzidenz hoch sein [3–5]. Danach erscheint die gleichzeitige Anwendung von Gestagen-Implantaten und Enzyminduktoren generell nicht empfehlenswert. Nach den Richtlinien (2011) der britischen FRSH zu hormoneller Kontrazeption und Arzneimittelwechselwirkungen [6] sollen Frauen, die ein Gestagen-Implantat einsetzen und **kurzfristig** (<2 Monate) einen Enzyminduktor (wie Johanniskraut) benötigen, noch auf zusätzliche Weise verhüten (z. B. mittels Kondom) – und zwar zumindest noch 28 Tage lang nach Absetzen des Enzyminduktors. Alternativ kann den Richtlinien zufolge eine Einzelinjektion Medroxyprogesteronacetat zur Überbrückung des Risikozeitraums dienen. Im Falle einer notwendigen **längerfristigen** (>2 Monate) Behandlung mit Enzyminduktoren empfehlen die Richtlinien, Alternativen zu reinen Gestagen-Implantaten in Betracht zu ziehen, etwa Gestagen-Injektionen (siehe „Johanniskraut und hormonelle Kontrazeptiva – Gestagenpräparate, Injektionen"), Kupfer oder Levonorgestrel freisetzende Intrauterinsysteme (siehe „Johanniskraut und hormonelle Kontrazeptiva – Gestagenpräparate, Intrauterinsysteme"). Anders lauten die Empfehlungen der WHO: Zwar spricht auch sie davon, dass enzyminduzierende Antiepileptika die Wirksamkeit von Gestagen-Implantaten beeinträchtigen könnten und deshalb betroffenen Frauen die Anwendung anderer Kontrazeptiva nahegelegt werden sollte; dennoch hält auch die WHO die Anwendung reiner Gestagen-Implantate (mit Levonorgestrel oder Etonogestrel) auch bei gleichzeitiger Einnahme von Enzyminduktoren für generell möglich (Kategorie 2) [7]. Nach Empfehlung der britischen MFRA wiederum sollten Frauen unter der Anwendung hormoneller Kontrazeptiva einschließlich Implantaten aufgrund des Risikos ungeplanter Schwangerschaften keine Johanniskraut-haltigen Produkte zu sich nehmen [1]. Weitere Studien sind notwendig, um das erhöhte Risiko versagender Kontrazeption im Falle einer gleichzeitigen Anwendung dieser Gestagen-Implantate und Johanniskraut besser zu fassen.

Literatur
[1] Medicines and Healthcare Products Regulatory Agency and the Commission on Human Medicines. St John's wort: interaction with hormonal contraceptives, including implants – reduced con-

traceptive effect. Drug Safety Update, 7: A2, 2014, http://webarchive.nationalarchives.gov. uk/20141205150130/http://www.mhra.gov.uk/home/groups/dsu/documents/publication/con392897.pdf

[2] Nexplanon (Etonogestrel). Organon Lab, UK Summary of product characteristics, 05/2016
[3] Haukkamaa M. Contraception by Norplant® subdermal capsules is not reliable in epileptic patients on anticonvulsant treatment. Contraception, 33: 559–565, 1986
[4] Scarsi KK, Darin KM, Nakalema S, Back DJ, Byakika-Kibwika P, Else LJ, Penchala SD, Buzibye A, Cohn SE, Merry C, Lamorde M. Unintended pregnancies observed with combined use of the levonorgestrel contraceptive implant and efavirenz-based antiretroviral therapy. A three-arm pharmacokinetic evaluation over 48 weeks. Clin Infect Dis, 62: 675–682, 2016
[5] Perry SH, Swamy P, Preidis GA, Mwanyumba A, Motsa N, Sarero HN. Implementing the Jadelle implant for women living with HIV in a resource-limited setting: concerns for drug interactions leading to unintended pregnancies. AIDS, 28: 791–793, 2014
[6] Faculty of Sexual and Reproductive Healthcare Guidance. Drug interactions with hormonal contraception. Clinical Effectiveness Unit, 01/2011 (updated 01/2012), www.fsrh.org/pdfs/CEU-GuidanceDrugInteractionsHormonal.pdf
[7] Reproductive Health and Research, World Health Organization. Medical eligibility criteria for contraceptive use, 5th ed Geneva, WHO 2015, http://apps.who.int/iris/bitstream/10665/181468/1/9789241549158_eng.pdf?ua=1

27.2.24 Johanniskraut und hormonelle Kontrazeptiva – Gestagenpräparate (Injektionen) [?]

Die Wirksamkeit von Medroxyprogesteron-Depotinjektionen wird offenbar nicht durch Enzyminduktoren wie Johanniskraut beeinträchtigt, vermutlich auch nicht die kontrazeptive Sicherheit von Norethisteron-Depotinjektion.

Klinische Befunde: In Studien mit Frauen, die mit antiretroviralen (enzyminduzierenden) Arzneimitteln behandelt wurden, zeigten sich in der Pharmakokinetik von 150 mg Depot-**Medroxyprogesteronacetat** keine Unterschiede im Vergleich zu 16 Frauen ohne eine solche antiretrovirale Medikation. Die Ovulation blieb anhaltend supprimiert; auch die Viruslast und die CD4-Zellzahlen waren unverändert [1, 2]. In einer weiteren, ähnlichen Studie zeigten sich ebenfalls keine pharmakokinetischen Unterschiede von Depot-**Medroxyprogesteronacetat** zwischen 15 Frauen unter antiretroviraler Medikation und 15 Frauen ohne solche Medikamente. Bei Ersteren kam es zu keiner Ovulation [3]. Andere Enzyminduktoren wie Johanniskraut interagieren vermutlich auf ähnliche Weise.

Experimentelle Befunde: Es liegen keine relevanten Daten vor.

Wirkungsmechanismus: Nach den Angaben der britischen Hersteller entspricht die Clearance von Medroxyprogesteronacetat etwa dem hepatischen Blutfluss. Sie erwarten deshalb keine Auswirkungen von Arzneimitteln (wie Johanniskraut), die Einfluss auf die Aktivität von Leberenzymen haben [4]. Demgegenüber können amerikanischen Herstellern zufolge Enzyminduktoren die Medroxyprogesteron-Plasmaspiegel senken [5]. Die derzeit begrenzten Hinweise im Zusammenhang mit dem Einsatz von Antiretrovirustatika (die nachweislich die Plasmaspiegel oraler KOK senken) sprechen dafür, dass sie keinen Einfluss auf die Medroxyprogesteronacetat-Plasmakonzentrationen haben.

Es liegen zwar keine Daten zu den Auswirkungen von Johanniskraut auf die Plasmakonzentration von Norethisteron aus Depot-Injektionen vor; aber es bestehen Hinweise darauf, dass einige enzyminduzierende Arzneimittel die Plasmaspiegel von Norethisteron – als Komponente eines oralen KOK – senken können. Danach sind Johanniskraut-bedingt abnehmende Norethisteron-Plasmaspiegel möglich.

Für beide Depot-Zubereitungen gilt: Wenn ein Enzyminduktor die Metabolisierung des kontrazeptiven Steroids erhöht, wird dieses möglicherweise rascher aus dem Depot freigesetzt, um einen bestimmten Plasmaspiegel aufrecht zu erhalten. Damit ginge jedoch eine kürzere Wirkdauer des Depots einher. Wenn sich aber die Freisetzung aus dem Depot nicht verändert und die Enzyminduktoren die Steroid-Plasmakonzentrationen zwar senken, aber beide Depot-Zubereitungen hohe Dosen an Hormonen bereitstellen, so könnten die Konzentrationen des Steroids anhaltend genügend hoch für eine effektive Verhütung sein.

Beurteilung und Maßnahmen: Die – wenn auch wenigen – Daten zu Wechselwirkungen mit Antiretrovirustatika und die Tatsache, dass im Zusammenhang mit der Einnahme anderer Enzyminduktoren einschließlich Johanniskraut keine Berichte zu fehlgeschlagener Kontrazeption vorliegen, spricht gegen Wechselwirkungen mit kontrazeptivem **Depot-Medroxprogesteronacetat**. Nach Angaben der britischen Hersteller sind keine Dosisanpassungen notwendig [4], entsprechend äußert sich auch die britische FSRH [7]. Einige Autoren empfehlen dagegen eine häufigere Injektion [8], s. o. unter „Wirkmechanismus". Demgegenüber raten amerikanische Hersteller zu zusätzlichen kontrazeptiven Vorkehrungen oder zum Wechsel der Verhütungsmethode [5]. Dies erscheint aber Ausdruck von übertriebener Vorsicht zu sein, denn Berichte zu fehlgeschlagener Verhütung liegen nicht vor. Darüber hinaus gilt Depot-Medroxyprogesteronacetat als grundsätzlich geeignet für die gleichzeitige Anwendung zusammen mit Enzyminduktoren. Anzumerken ist auch, dass der britischen FSRH zufolge mit einer einmaligen Dosis Depot-Medroxyprogesteronacetat eine kurzfristig gleichzeitige Anwendung von Enzyminduktoren und kombinierter oder reinen Gestagen-Kontrazeptiva überbrückt werden kann [7].

Obwohl pharmakokinetische Wechselwirkungen zwischen kontrazeptiven **Depot-Norethisteronenantat** und Johanniskraut theoretisch möglich sind und die Hersteller eine verringerte Wirksamkeit für möglich halten [9], gibt es keine Berichte fehlgeschlagener Verhütung im Zusammenhang mit der gleichzeitigen Anwendung von enzyminduzierenden Arzneimitteln [10]. Die bereitgestellte Dosis an Norethisteron ist im Falle einer Depot-Injektion erheblich höher als bei oralen KOK, weshalb das Steroid hier auch bei Einnahme von Enzyminduktoren wirksam bleiben sollte [6]. Nach Angaben der Richtlinien von der britischen FSRH (2011) sind keine zusätzlichen kontrazeptiven Maßnahmen notwendig, wenn Frauen unter der Einnahme von Depot-Norethisteronenantat auch mit Enzyminduktoren (einschließlich Johanniskraut) behandelt werden [7]. Diese Einschätzung ist plausibel. Nach diesen Richtlinien sind bei Einsatz solcher Enzyminduktoren auch keine Dosisanpassungen und auch keine Modifikationen des normalen Injektionsschemas notwendig. So lässt sich auch mit Depot-Norethisteronenantat eine kurzfristig gleichzeitige Anwendung von Enzyminduktoren und reinen Gestagen-Kontrazeptiva überbrücken [7]. Einige Autoren empfehlen aber eine häufigere Injektion [8], s. o. unter „Wirkmechanismus". Demgegenüber sollten nach der britischen MFRA Frauen unter der

Anwendung hormoneller Kontrazeptiva (mit Ausnahme von Intrauterinpessaren) aufgrund des Risikos ungeplanter Schwangerschaften keine Johanniskraut-haltigen Produkte zu sich nehmen [11].

Literatur
[1] Cohn SE, Park JG, Watts DH, Stek A, Hitti J, Clax PA, Yu S, Lertora JJL. Depot-medroxyprogesterone in women on antiretroviral therapy: effective contraception and lack of clinically significant interactions. Clin Pharmacol Ther, 81: 222–227, 2007
[2] Watts DH, Park JG, Cohn SE, Hitti J, Stek A, Clax PA, Muderspach L, Lertora JJL. Safety and tolerability of depot medroxyprogesterone acetate among HIV-infected women on antiretroviral therapy: ACTG A5093. Contraception, 77: 84–90, 2008
[3] Nanda K, Amaral E, Hays M, Viscola MAM, Mehta N, Bahamondes L. Pharmacokinetic interactions between depot medroxyprogesterone acetate and combination antiretroviral therapy. Fertil Steril, 90: 965–971, 2008
[4] Depo-Provera (Medroxyprogesterone acetate). Pfizer, UK Summary of product characteristics, 09/2012
[5] Depo-Provera (Medroxyprogesterone acetate). Pharmacia & Upjohn, US Prescribing information, 04/2012
[6] Schwenkhagen AM, Stodieck SR. Which contraception for women with epilepsy? Seizure, 17: 145–150, 2008
[7] Faculty of Sexual and Reproductive Healthcare Guidance. Drug interactions with hormonal contraception. Clinical Effectiveness Unit, 01/2011 (updated 01/2012), www.fsrh.org/pdfs/CEU-GuidanceDrugInteractionsHormonal.pdf
[8] Crawford P. Interactions between antiepileptic drugs and hormonal contraception. CNS Drugs, 16: 263–272, 2002
[9] Noristerat (Norethisterone enantate). Bayer plc, UK Summary of product characteristics, 05/2013
[10] Bayer HealthCare, Personal communication, 05 2010
[11] Medicines and Healthcare Products Regulatory Agency and the Commission on Human Medicines. St John's wort: interaction with hormonal contraceptives, including implants–reduced contraceptive effect. Drug Safety Update, 7: A2, 2014, www.gov.uk/mhra

27.2.25 Johanniskraut und hormonelle Kontrazeptiva – Gestagenpräparate (Intrauterinsysteme)

> Die kontrazeptive Sicherheit von Levonorgestrel freisetzenden Intrauterinsystemen wird nicht merklich von Enzyminduktoren wie Johanniskraut beeinträchtigt.

Klinische Befunde: In einer Pilotstudie erhielten 47 Patientinnen (meist mit Epilepsie) ein Intrauterinsystem mit **Levonorgestrel** zusammen mit mindestens einem enzyminduzierenden Arzneimittel. Verzeichnet wurde lediglich **ein** kontrazeptives Versagen auf 1075 Monate der kontrazeptiven Einnahme, und zwar zwei Jahre nach Einsetzen des Intrauterinsystems bei einer 42-jährigen Frau, die täglich jeweils 500 mg Primidon und 300 mg Phenytoin einnahm. In dieser Studie wendete keine der Probandinnen Johanniskraut an. Die Versagensquote wurde mit 1,1 pro 100 Frauen-Jahre berechnet, hingegen liegt die entsprechende Quote bei Anwendung Levonorgestrel freisetzenden Intrauterinsystemen bei 0,2 pro 100 Frauen-Jahre [1].

Experimentelle Befunde: Es liegen keine relevanten Daten vor.

Wirkungsmechanismus: Johanniskraut ist ein mäßiger CYP3A4-Induktor. Einige CYP3A4-Induktoren erhöhen nachweislich die Metabolisierung von Levonorgestrel als Bestandteil von KOK. Zwar gibt es hierzu noch keine konkreten Daten, doch könnten CYP3A4-Induktoren einschließlich Johanniskraut die systemische Bioverfügbarkeit von Levonorgestrel aus Intrauterinsystemen senken. Doch wird die Gesamtwirkung von Intrauterinsystemen hauptsächlich lokalen hormonellen und nichthormonellen Effekten zugeschrieben [2], in diesem Fall wäre sie nicht abhängig vom Ausmaß der systemischen Bioverfügbarkeit von Levonorgestrel.

Beurteilung und Maßnahmen: Nach den vorliegenden begrenzten Hinweisen ist die Rate fehlgeschlagener Verhütung bei gleichzeitiger Anwendung von Levonorgestrel-haltigen Intrauterinsystemen und enzyminduzierenden Arzneimitteln wie Johanniskraut gering. Die systemische Resorption von Levonorgestrel aus Intrauterinsystemen geht mit geringeren Plasmakonzentrationen einher als bei Anwendung standardmäßiger oraler Gestagenpräparate und bei vielen Frauen kommt es unter der Anwendung eines Intrauterinsystems weiterhin zur Ovulation. Deshalb werden die kontrazeptiven Effekte solcher Systeme primär lokal sein [2], die somit möglicherweise auch nicht auf enzyminduzierende Arzneimittel ansprechen [3]. Nach Angaben der Hersteller könnten der Fremdkörpereffekt (wodurch das Intrauterinsystem die Implantation verhindert) und/oder lokal wirkende Hormone nicht immer eine Kontrazeption gewährleisten, wenn systemische Hormonkonzentrationen und die Ovariensuppression durch Arzneimittelwechselwirkungen reduziert sind [4]. Doch erscheint diese Einschätzung unverhältnismäßig vorsichtig.

Nach Angaben der Richtlinien von der britischen FSRH zu hormonellen Kontrazeptiva und Arzneimittelwechselwirkungen (2011) ist es unwahrscheinlich, dass Levonorgestrel freisetzende Intrauterinsysteme durch Enzyminduktoren (einschließlich Johanniskraut) beeinflusst werden. Danach sind keine weiteren kontrazeptiven Maßnahmen notwendig [5]. Es handelt sich also um eine geeignete hormonelle kontrazeptive Methode für Frauen, die gleichzeitig Johanniskraut einnehmen.

Literatur

[1] Bounds W, Guillebaud J. Observational series on women using the contraceptive Mirena concurrently with anti-epileptic and other enzyme-inducing drugs. J Fam Plann Reprod Health Care, 28: 78–80, 2002
[2] Mirena (Levonorgestrel Intrauterine System). Bayer plc, UK Summary of product characteristics, 07/2010
[3] Schwenkhagen AM. Which contraception for women with epilepsy? Seizure, 17: 145–150, 2008
[4] Personal communication. Schering Health Care Ltd 04/2001
[5] Faculty of Sexual and Reproductive Healthcare Guidance. Drug interactions with hormonal contraception. Clinical Effectiveness Unit, 01/2011 (updated 01/2012), www.fsrh.org/pdfs/CEU-GuidanceDrugInteractionsHormonal.pdf

27.2.26 Johanniskraut und hormonelle Kontrazeptiva – Gestagenpräparate (peroral) [!]

> Vermutlich wird die kontrazeptive Wirksamkeit oraler Gestagenpräparate durch Johanniskraut beeinträchtigt. Es liegen einzelne Berichte über ungewollte Schwangerschaften bei Frauen vor, die diese Kontrazeptiva zusammen mit Johanniskraut einnahmen.

Klinische Befunde: Im Jahr 2002 verzeichnet die britische CSM einen Fall einer ungeplanten Schwangerschaft einer Frau, die zwei Jahre lang Norethisteron angewandt hatte, vier Monate nach Beginn der Einnahme von Johanniskraut [1].

Experimentelle Befunde: Es liegen keine relevanten Daten vor.

Wirkungsmechanismus: Johanniskraut ist ein Induktor von CYP3A4, über das kontrazeptive Steroide teilweise metabolisiert werden. Nachweislich reduziert Johanniskraut die Konzentration solcher Steroide und/oder verringert ihre Effekte hinsichtlich der Ovulationssuppression, wenn Levonorgestrel und Norethisteron als Komponenten eines KOK verwendet werden (siehe „Johanniskraut und hormonelle Kontrazeptiva – kombinierte Präparate"). Dies trifft vermutlich ebenso zu, wenn Gestagene alleine angewandt werden.

Beurteilung und Maßnahmen: Offenbar gibt es keine klinischen pharmakokinetischen Studien zu möglichen Wechselwirkungen zwischen Johanniskraut und oralen Gestagen-Kontrazeptiva (Desogestrel, Levonorgestrel, Norethisteron). Doch lässt sich aus pharmakokinetischen Betrachtungen und aus Befunden zu oralen KOK ableiten, dass auch im Falle oraler Gestagen-Kontrazeptiva ein Risiko versagender Empfängnisverhütung besteht, wenn sie zusammen mit enzyminduzierenden Arzneimitteln wie Johanniskraut angewandt werden [2]. Dies ist insofern von besonderer Bedeutung, als orale Gestagen-Kontrazeptiva nicht so effektiv sind wie KOK. Dies trifft vor allem auf Zubereitungen mit **Levonorgestrel** und **Norethisteron** zu, die in so geringen Dosen appliziert werden, dass sie nicht immer die Ovulation verhindern. Mit Blick auf möglicherweise bestehende Wechselwirkungen empfehlen deshalb einige Autoren, die Dosis oraler Gestagen-Kontrazeptiva zumindest zu verdoppeln [3]. Andere sehen darin aber keine Option, da höhere Gestagen-Dosen tendenziell mit einer höheren Rate irregulärer Blutungen (ein häufiger Nebeneffekt dieser Kontrazeptiva) einhergehen; deshalb erachten sie orale Gestagen-Kontrazeptiva als generell nicht geeignet für Frauen, die gleichzeitig Enzyminduktoren wie Johanniskraut einnehmen [2, 4]. Diese Sicht vertreten auch die britische FSRH [5] und die WHO [6]. Außerdem sollten nach der britischen MFRA Frauen unter der Anwendung hormoneller Kontrazeptiva einschließlich Gestagenpräparaten aufgrund des Risikos ungeplanter Schwangerschaften keine Johanniskraut-haltigen Produkte zu sich nehmen [7]. Im Falle einer notwendigen gleichzeitigen Einnahme von Enzyminduktoren könnten alternative Gestagen-Kontrazeptionsmethoden geeignet sein, siehe „Johanniskraut und hormonelle Kontrazeptiva – Gestagenpräparate, Intrauterinsysteme" und „Johanniskraut und hormonelle Kontrazeptiva – Gestagenpräparate, Injektionen".

Literatur

[1] Henderson L, Yue QY, Bergquist C, Gerden B, Arlett P. St John's wort (Hypericum perforatum) drug interactions and clinical outcomes. Br J Clin Pharmacol, 54: 349–356, 2002

[2] McCann MF, Potter LS. Progestin-only contraception: a comprehensive review. Contraception, 50 (Suppl 1): S1-S198, 1994

[3] O'Brien MD, Gilmour-White S. Epilepsy and pregnancy. BMJ, 307: 492–495, 1993

[4] Schwenkhagen AM, Stodieck SR. Which contraception for women with epilepsy? Seizure, 17: 145–150, 2008

[5] Faculty of Sexual and Reproductive Healthcare Guidance. Drug interactions with hormonal contraception. Clinical Effectiveness Unit, 01/2011 (updated 01/2012), www.fsrh.org/pdfs/CEU-GuidanceDrugInteractionsHormonal.pdf

[6] Reproductive Health and Research, World Health Organization. Medical eligibility criteria for contraceptive use, 4th ed, Geneva, WHO 2009, http://whqlibdoc.who.int/publications/2010/9789241563888_eng.pdf

[7] Medicines and Healthcare Products Regulatory Agency and the Commission on Human Medicines. St John's wort: interaction with hormonal contraceptives, including implants–reduced contraceptive effect. Drug Safety Update, 7: A2, 2014, www.gov.uk/mhra

27.2.27 Johanniskraut und hormonelle Kontrazeptiva – Notfall-Präparate [!]

Zwei Schwangerschaften trotz Anwendung hormoneller Notfall-Kontrazeptiva werden der gleichzeitigen Einnahme von Johanniskraut zugeschrieben; dieses reduziert wahrscheinlich die Wirksamkeit solcher Notfall-Präparate (sowohl in Form von Levonorgestrel als auch oraler KOK).

Befunde, Wirkmechanismus, Beurteilung und Maßnahmen: Für die Jahre zwischen 2000 und 2002 liegen dem britischen CSM zwei Berichte vor Frauen vor, die unter der Einnahme von Johanniskraut trotz Anwendung einer hormonellen Notfall-Kontrazeption schwanger wurden [1]; eine dieser Frauen hatte auch ein orales KOK sowie Levonelle-2® (Levonorgestrel) eingenommen [1, 2].

Johanniskraut ist ein CYP3A4-Induktor, nachweislich senkt es die Plasmakonzentrationen kontrazeptiver Steroide und/oder verringert deren Effekte hinsichtlich der Ovulationssuppression, wenn sie als Bestandteil von KOK eingesetzt werden („Johanniskraut und hormonelle Kontrazeptiva – kombinierte Präparate"). Ein Review der EMA zur gleichzeitigen Anwendung von Levonorgestrel-haltigen Notfall-Kontrazeptiva und Enzyminduktoren (als Ergebnis pharmakokinetischer Daten mit Efavirenz) kommt zu dem Schluss, dass Wechselwirkungen die Wirksamkeit dieser Kontrazeptiva beeinträchtigen und zu Verhütungsversagen führen könnten [3]. Die EMA und die britische MHRA haben auch eine Stellungnahme herausgebracht, die in Übereinstimmung steht mit den 2011 formulierten (und 2012 aktualisierten) Richtlinien der britischen FSRH zu hormoneller Kontrazeption und Arzneimittelwechselwirkungen, wonach eine **Kupferspirale** am effektivsten ist, wenn Frauen während der Einnahme von Enzyminduktoren (einschließlich Johanniskraut) oder innerhalb von 28 Tagen nach deren Absetzen eine Notfall-Kontrazeption benötigen. Frauen, die eine Kupferspirale ablehnen oder für die eine solche nicht in Frage kommt, sollten 3 mg **Levonorgestrel** als Einzeldosis (zweifache Normdosis) erhalten [3–5]. Außerdem sollten nach Empfehlung der britischen MFRA alle Patientinnen unter der Anwendung hormoneller Kontrazeptiva zur Verhinderung einer Schwangerschaft (mit Ausnahme von Intrauterinsystemen, doch vermutlich einschließlich hormoneller Notfall-Kontrazeptiva) keine Johanniskraut-haltigen Produkte zu sich nehmen [6]. Angesichts der möglichen Folgen einer ungewollten Schwangerschaft erscheinen diese Empfehlungen plausibel.

Literatur
[1] Committee on Safety of Medicines, Personal communication, 15022002
[2] Henderson L, Yue QY, Bergquist C, Gerden B, Arlett P. Br J Clin Pharmacol, 54: 349–356, 2002
[3] EMA. Questions and answers on Levonelle and associated names (levonorgestrel, 1500 microgram tablets, Outcome of a procedure under Article 13 of Regulation (EC, 1234/2008 London, 05/2016, www.ema.europa.eu/docs/en_GB/document_library/Referrals_document/Levonelle_13/WC500207294.pdf
[4] Faculty of Sexual and Reproductive Healthcare Guidance. Drug interactions with hormonal contraception. Clinical Effectiveness Unit, 01/2011 (updated 01/2012), www.fsrh.org/home/
[5] Medicines and Healthcare Products Regulatory Agency and the Commission on Human Medicine. Levonorgestrel-containing emergency hormonal contraception. advice on interactions with hepatic enzyme inducers and contraceptive efficacy. Drug Safety Update, 10: 2, 2016, www.gov.uk/government/uploads/system/uploads/attachment_data/file/553274/Sept_2016_DSU.pdf
[6] Medicines and Healthcare Products Regulatory Agency and the Commission on Human Medicines. St John's wort: interaction with hormonal contraceptives, including implants–reduced contraceptive effect. Drug Safety Update, 7: A2, 2014, www.gov.uk/mhra
[7] Task Force on Postovulatory Methods of Fertility Regulation. Randomised controlled trial of levonorgestrel versus the Yuzpe regimen of combined oral contraceptives for emergency contraception. Lancet, 352: 428–433, 1998

27.2.28 Johanniskraut und hormonelle Kontrazeptiva – kombinierte Präparate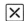

> Johanniskraut kann die Plasmaspiegel von Desogestrel, Ethinylestradiol und Norethisteron als Bestandteile peroraler kombinierter hormoneller Kontrazeptiva (KOK) in geringerem Umfang senken. Allerdings gibt es einige Hinweise darauf, dass Extrakte mit niedrigem Hyperforingehalt keine Wechselwirkungen eingehen. Bei Frauen kam es unter der Einnahme von Johanniskraut zu Durchbruchblutungen und – eher selten – zu einem Versagen kombinierter oraler Kontrazeptiva.

Klinische Befunde: Kontrollierte Studien: 1. Hypericin 0,3 %: In einer Cross-over-Studie erhielten 17 gesunde Frauen ein perorales KOK (täglich 20 µg **Ethinylestradiol** mit 150 µg **Desogestrel**) und Johanniskraut (300 mg zunächst 2-, dann 3-mal täglich über einen kompletten Zyklus hinweg). Letzteres hatte keinen Einfluss auf die AUC oder maximalen Plasmaspiegel von Ethinylestradiol, doch zeigten sich die AUC und Maximalspiegel des aktiven Metaboliten von Desogestrel um 40 bzw. 20 % verringert. Es gab keine Anzeichen einer Ovulation, doch nahm die Häufigkeit von Durchbruchblutungen signifikant um

35 % auf etwa 80 % zu. Das verwendete Johanniskrautpräparat (Jarsin®) enthielt einen methanolischen Extrakt (Li160) [1].

Ähnlich der Befund einer anderen Studie mit 12 gesunden Frauen, die ein anderes perorales KOK (35 µg **Ethinylestradiol** mit 1000 µg **Norethisteron**) einnahmen. Hier hatte die gleichzeitige Gabe von 3-mal täglich 300 mg Johanniskraut über 8 Wochen zwar einige pharmakokinetische Veränderungen der kontrazeptiven Steroide zur Folge (Verkleinerung der AUC von Ethinylestradiol und Norethisteron um 24 bzw. 10 %), doch statistisch signifikant waren nur die Zunahme der oralen Clearance von Norethisteron um 15 % und die Abnahme der Halbwertszeit von Ethinylestradiol um 48 %. Gleichwohl kam es offensichtlich zu keiner Ovulation, denn die Spiegel von LH, FSH und Progesteron blieben unverändert. Allerdings war eine Zunahme an Durchbruchblutungen zu verzeichnen (bei 7 Frauen während der Einnahme von Johanniskraut, doch bei nur bei zweien während der Kontrollphase). Nach einer Probenanalyse enthielten die hier verwendeten Johanniskraut-Kapseln (Rexall-Sundown) 0,37 % Hypericin und 3 % Hyperforin [2].

In einer weiteren Cross-over-Studie erhielten 16 Probandinnen niedriger dosiertes **Ethinylestradiol** (20 µg) mit **Norethisteron** (1000 µg); während der gleichzeitigen Einnahme von 3-mal täglich 300 mg Johanniskraut zeigten sich die Plasmakonzentrationen leicht verringert (mediane Verkleinerung der AUC um 16 bzw. 13 %). Außerdem stellten sich bei drei Probandinnen, die Johanniskraut einnahmen, ein – im Vergleich zu einer Placebo-behandelten Probandin – um mehr als 3 ng/ml erhöhter Progesteron-Plasmaspiegel ein (was für einen erfolgten Follikelsprung spricht). Auch die Häufigkeit von Durchbruchblutungen war erhöht (56 vs. 31 %). Der hier verwendete alkoholische, auf 0,3 % Hypericin eingestellte Johanniskrautextrakt enthielt 3,7 % Hyperforin [3]. In einer Sekundäranalyse dieser Studie zeigten sich die antiandrogenen Effekte von Ethinylestradiol/Norethisteron, die bei der Behandlung von Hirsutismus und Akne genutzt werden, durch Johanniskraut nicht signifikant verändert [4].

2. Hypericin 0,2 % mit niedrig dosiertem Hyperforin: In einer Studie erhielten 16 gesunde Frauen ein perorales KOK (20 µg **Ethinylestradiol** mit 150 µg **Desogestrel**), zusätzlich an den Tagen 7–21 des Zyklus 2-mal täglich 250 mg Johanniskrautextrakt (Ze117, mit geringem Hyperforingehalt von < 0,2 % und eingestellt auf 0,2 % Hypericin). Im Gegensatz zu den oben erwähnten Studien hatte hier Johanniskraut keinen signifikanten Einfluss auf die AUC von Ethinylestradiol und dem aktiven Metaboliten von Desogestrel (beim Vergleich der Tage 7 und 14). Bei keiner der Frauen kam es zu Durchbruch- oder Schmierblutungen und Messungen der Hormon-Plasmaspiegel belegten eine unveränderte kontrazeptive Wirksamkeit [5]. Allerdings käme dieser Studie mehr Aussagekraft zu, wenn der Johanniskrautextrakt über einen gesamten Zyklus hinweg verabreicht und die Pharmakokinetik der kontrazeptiven Steroide am gleichen Tag eines jeden Zyklus verglichen worden wäre.

Verhütungsversagen und Durchbruchblutung: Die Datenbank der schwedischen Arzneimittelagentur (Läkemedelsverket, Swedish Medical Products Agency) zu Arzneimittelnebenwirkungen führt zwei Fälle von Schwangerschaften aufgrund ausbleibender Wirkungen kombinierter oraler Kontrazeptiva, die auf die Einnahme von Johanniskrautprodukten (Esbericum® und Kira®) zurückgeführt werden. Eine Frau hatte **Ethinylestradiol** und **Norethisteron**, die andere **Ethinylestradiol** und **Levonorgestrel** eingenommen [6]. Die schwedische Arzneimittelagentur berichtet auch von acht früheren Fällen vermutlich Johanniskraut-bedingter Durchbruchblutungen bei 23–31-jährigen Frauen, die über einen langen Zeitraum orale Kontrazeptiva eingenommen hatten. Bei fünf dieser Frauen kam es innerhalb einer Woche nach Beginn der Johanniskrauteinnahme zu Durchbruchblutungen, bei dreien von ihnen endeten diese nach Stopp dieser Einnahme [7].

Die britische MHRA verzeichnet für die Jahre zwischen 2000 und dem letzten Quartal 2013 elf weitere Fälle von Schwangerschaften und vier Fälle von Durchbruchblutungen ohne Schwangerschaft bei Frauen, die gleichzeitig Johanniskraut und orale KOK eingenommen hatten [8]. Sechs dieser Frauen hatten vor Beginn der Johanniskrauteinnahme zumindest 7 Monate lang das Kontrazeptivum (**Ethinylestradiol** mit **Desogestrel, Levonorgestrel, Norethisteron** oder **Norgestimat**) eingesetzt; in fünf Fällen handelte es sich um Präparate mit Standarddosierung (30 oder 35 µg Ethinylestradiol) und in einem Fall um ein niedrig dosiertes Produkt (20 µg Ethinylestradiol). Zu den ungeplanten Schwangerschaften kam es nach durchschnittlich vier Monaten (1–9 Monaten) der Johanniskrauteinnahme [9]. Bekannt ist auch ein einzelner Fall von Schwangerschaft bei einer Patientin, die Johanniskraut zusammen mit **Ethinylestradiol/Dienogest** (Valette®) eingenommen hatte [10]. Dem deutschen Bundesinstitut für Arzneimittel und Medizinprodukte liegen acht Fallberichte ineffektiver Empfängnisverhütung im Zusammenhang mit der Anwendung von Johanniskraut vor [11].

Auch liegt ein älterer kurzer Bericht vor, wonach es bei drei Frauen, die ein kombiniertes orales Kontrazeptivum (30 µg **Ethinylestradiol**/150 µg **Desogestrel**) einnahmen, innerhalb einer Woche (2 Fälle) oder von drei Monaten (1 Fall) nach Beginn der gleichzeitigen Einnahme von Johanniskraut zu Durchbruchblutungen kam [12]. Kontrollierten Studien zufolge nimmt die Häufigkeit von Durchbruchblutungen deutlich zu, wenn KOK gleichzeitig mit Johanniskraut eingenommen werden, s. o. unter „1. Hypericin 0,3 %".

Experimentelle Befunde: Es liegen keine relevanten Daten vor.

Wirkungsmechanismus: Johanniskraut induziert CYP3A4, über das kontrazeptive Steroide teilweise metabolisiert werden [2], so kann es die die Metabolisierung dieser Steroide erhöhen, dadurch deren Serumspiegel senken und mithin ihre Wirkungen schwächen. Durchbruchblutungen können die Folge sein und offenbar in manchen Fällen auch ein Versagen der Verhütung. Diese Kausalität steht in Einklang mit der Art und Weise, wie Johanniskraut vermutlich die Plasmaspiegel einiger anderer Arzneimittel senkt. Welche Inhaltsstoffe von Johanniskraut letztlich für die Enzyminduktion verantwortlich sind, ist gegenwärtig noch unklar, doch einige Hinweise deuten auf Hyperforin als den hierfür entscheidenden Wirkstoff. Möglicherweise spielen auch die variierenden Konzentrationen einzelner Inhaltsstoffe in den verschiedenen Zubereitungen eine Rolle; doch ist bei gleichzeitiger Anwendung beider Arzneimittel wohl auch ein rein zufallsbedingtes Verhütungsversagen nicht immer auszuschließen.

Beurteilung und Maßnahmen: Die Wechselwirkungen zwischen peroralen KOK und Johanniskraut gelten zwar als erwiesen, doch sind die Auswirkungen auf die Plasmaspiegel der kontrazeptiven Steroide offenbar sehr gering, weshalb sie in vielen Fällen wohl nicht ins Gewicht fallen werden. Wenn auch die Inzidenz nicht bekannt ist, so könnten bei gleichzeitiger Anwendung nach derzeitigem Stand des Wissens Durchbruchblutungen ein Problem (und möglicherweise ein Indiz für verringerte Wirksamkeit) sein; allerdings scheinen daraus resultierende Schwangerschaften selten einzutreten. Da aber gegenwärtig nicht bekannt ist, welcher Typ von Patientinnen besonders hohen Risiken dafür ausgesetzt ist, sollten Frauen, die perorale KOK einnehmen, grundsätzlich auf Johanniskraut verzichten (entsprechend der Empfehlung der britischen MHRA [8]). Angesichts der Tatsache, dass viele etablierte Antidepressiva nicht mit peroralen Kontrazeptiva interagieren, ist diese Empfehlung sinnvoll. Hinzuzufügen ist, dass diese Zusammenhänge auch auf KOK-Pflaster und Vaginalringe zutreffen (die Empfehlung des MHRA von 2014 schließt alle hormonelle Kontrazeptiva – mit Ausnahme von Intrauterinpessaren – ein [8]). Falls eine gleichzeitige Einnahme von KOK und Johanniskraut als dringend geboten erscheint, schließt die britische FSRH Johanniskraut in ihren Richtlinien (2011) zur Anwendung von Enzyminduktoren in Verbindung mit KOK (peroral, Pflaster und Vaginalring) ein [13]. Darin wird Frauen, die solche Arzneimittel anwenden, empfohlen, auf andere Art zu verhüten, die nicht durch Enzym-induzierende Arzneistoffe beeinflusst wird (d. h. mittels Kupferspirale, Levonorgestrel freisetzendes Intrauterinpessar oder Gestagen-Depotinjektion). Doch halten die Richtlinien für den Fall einer Verhütung mittels KOK alternative Empfehlungen sowohl bei kurz- wie langfristiger Anwendung Enzym-induzierender Arzneistoffe bereit.

Kurzfristige Anwendung (< 2 Monate): Die FSRH rät Frauen, die weiterhin ein KOK (Pflaster, Vaginalring, standarddosierte Tablette mit mindestens 30 µg Ethinylestradiol) möchten, zur Vorsicht nicht nur während der Einnahme der Enzyminduktoren, sondern mindestens 4 Wochen lang nach deren Absetzen auf andere Weise zu verhüten (z. B. mit Kondomen). Um das Risiko einer versagenden Verhütung weiter zu minimieren, schlagen die FSRH weiter ein erweitertes oder trizyklisches Medikationsregime mit einem kurzen hormonfreien Intervall von 3–4 Tagen vor. Frauen, die nur kurzzeitig Enzym-induzierede Arzneimittel einnehmen und keine zusätzlich kontrazeptiven Maßnahmen ergreifen möchten, empfehlen die Richtlinien die gleichen Anpassungen der Ethinylestradiol-Dosis wie im Falle der längerfristigen Anwendung dieser Enzyminduktoren (s. u.).

Langfristige Anwendung (> 2 Monate): Die FSRH rät Frauen, nicht nur während der Einnahme der Leberenzyminduktoren, sondern mindestens 4 Wochen lang nach deren Absetzen ein perorales KOK mit einer Ethinylestradiol-Dosis von mindestens 50 µg täglich einzusetzen (entweder in Form von zwei Tabletten à 30 µg oder in Form einer 20-µg- und einer 30-µg-Tablette). Die Richtlinien schlagen weiter eine erweiterte oder trizyklische Medikation mit einem kurzen tablettenfreien Intervall von 4 Tagen vor [13]. Wenn es zu einer Durchbruchblutung kommt und andere Ursachen wie eine Chlamydien-Infektion auszuschließen sind, kann die Ethinylestradiol-Dosis in 10-µg-Schritten erhöht werden bis zu einer maximalen Tagesdosis von 70 µg (zwei Tabletten einer 35-µg-Zubereitung) [13]. Es können auch weitere Vorsichtsmaßnahmen getroffen werden oder die Kontrazeption auf eine Methode umgestellt werden, auf die Enzyminduktoren keinen Einfluss haben. KOK in Form **transdermaler Pflaster** oder **Vaginalringe** sind im Falle der langfristigen Anwendung von Enzyminduktoren nicht geeignet, weil der Einsatz von zwei Pflastern oder zwei Ringen generell nicht empfehlenswert ist.

Die weltweit beachtliche Beliebtheit von Johanniskraut währt zwar noch nicht so lange, doch wird es in Deutschland und Österreich bereits seit sehr vielen Jahren eingesetzt. In Deutschland ist es gegenwärtig das am häufigsten angewandte Antidepressivum. Doch gibt es keine Publikationen darüber, dass in diesen Ländern die perorale Kontrazeption häufiger versagt als anderswo. Dies spricht dafür, dass ungewollte Empfängnis infolge inhibierender Wechselwirkungen zwischen Johanniskraut und oralen Kontrazeptiva die große Ausnahme ist; dagegen wäre es auch möglich, dass solche Wechselwirkungen doch häufiger vorkommen, aber als mögliche Ursache der Schwangerschaft nicht identifiziert werden. Weitere Studien müssen klären, ob Johanniskrautextrakte mit einem niedrigen Gehalt an Hyperforin (0,2 vs. etwa 3 %) nicht mit hormonellen Kontrazeptive in Wechselwirkung treten und so eine Alternative sein könnten.

Literatur

[1] Pfrunder A, Schiesser M, Gerber S, Haschke M, Bitzer J, Drewe J. Interaction of St John's wort with low-dose oral contraceptive therapy: a randomized controlled trial. Br J Clin Pharmacol, 56: 683–690, 2003
[2] Hall SD, Wang Z, Huang SM, Hamman MA, Vasavada N, Adigun AQ, Hilligoss JK, Miller M, Gorski JC. The interaction between St John's wort and an oral contraceptive. Clin Pharmacol Ther, 74: 525–535, 2003
[3] Murphy PA, Kern SE, Stanczyk FZ, Westhoff CL. Interaction of St John's wort with oral contraceptives: effects on the pharmacokinetics of norethindrone and ethinyl estradiol, ovarian activity and breakthrough bleeding. Contraception, 71: 402–408, 2005
[4] Fogle RH, Murphy PA, Westhoff CL, Stanczyk FZ. Does St John's wort interfere with the antiandrogenic effect of oral contraceptive pills? Contraception, 74: 245–248, 2006
[5] Will-Shahab L, Bauer S, Kunter U, Roots I, Brattström A. St John's wort extract (Ze117) does not alter the pharmacokinetics of a low-dose oral contraceptive. Eur J Clin Pharmacol, 65: 287–294, 2009
[6] Swedish Medical Products Agency. St John's wort may influence other medication, Data on file 2002
[7] Yue QY, Bergquist C, Gerdén B. Safety of St John's wort (Hypericum perforatum). Lancet, 355: 576–577, 2000
[8] Medicines and Healthcare Products Regulatory Agency and the Commission on Human Medicines. St John's wort: interaction with hormonal contraceptives, including implants–reduced contraceptive effect. Drug Safety Update, 7: A2. 2014 www.gov.uk/mhra
[9] Henderson L, Yue QY, Bergquist C, Gerden B, Arlett P. St John's wort (Hypericum perforatum) drug interactions and clinical outcomes. Br J Clin Pharmacol, 54: 349–356, 2002
[10] Schwarz UI, Büschel B, Kirch W. Unwanted pregnancy on self-medication with St John's wort despite hormonal contraception. Br J Clin Pharmacol, 55: 112–113, 2003
[11] Bundesinstitut für Arzneimittel und Medizinprodukte, 03/2007
[12] Bon S, Harmann K, Kuhn M. Johanniskraut: ein Enzyminduktor? Schweiz Apothekerzeitung, 16: 535–536, 1999
[13] Faculty of Sexual and Reproductive Healthcare Guidance. Drug interactions with hormonal contraception. Clinical Effectiveness Unit, 01/2011 (updated 01/2012), www.fsrh.org/pdfs/CEU-GuidanceDrugInteractionsHormonal.pdf

27.2.29 Johanniskraut und Ibuprofen

Johanniskraut hat keinen Einfluss auf die Pharmakokinetik von Ibuprofen.

Klinische Befunde: 8 gesunde männliche Probanden erhielten vor und am Ende einer 21-tägigen Gabe von 3-mal täglich 300 mg Johanniskrautextrakt (eingestellt auf – vermutlich 0,3 % – Hypericin und mindestens 4 % Hyperforin) jeweils 400 mg Ibuprofen (peroral); dessen Pharmakokinetik wurde durch das Johanniskraut nicht beeinflusst.

Experimentelle Befunde: Es liegen keine relevanten Daten vor.

Wirkungsmechanismus: Da Ibuprofen ein Substrat von CYP2C9 und CYP2C8 ist, sehen die Autoren der Studie im Ausbleiben von Wechselwirkungen einen Beleg dafür, dass Johanniskraut keine signifikanten Auswirkungen auf diese Isoenzyme hat [1]. Ähnliche Befunde gibt es auch für Rosiglitazon (ein CYP2C8-Substrat) sowie Gliclazid und Tolbutamid (zwei CYP2C9-Substrate), auch hier wurde nur von geringfügigen oder keinerlei eindeutigen pharmakokinetischen Effekten berichtet, siehe „Johanniskraut und Antidiabetika".

Beurteilung und Maßnahmen: Johanniskraut geht offenbar keine Wechselwirkungen mit Ibuprofen ein, weshalb auch im Falle gleichzeitiger Anwendung keine Vorsichtsmaßnahmen notwendig erscheinen.

Literatur
[1] Bell EC, Ravis WR, Lloyd KB, Stokes TJ. Effects of St John's wort supplementation on ibuprofen pharmacokinetics. Ann Pharmacother, 41: 229–234, 2007

27.2.30 Johanniskraut und Interferone

> Bekannt ist der Fall einer akuten Hepatotoxizität bei einer Patientin, die Peginterferon alfa gleichzeitig mit Johanniskraut einnahm.

Befunde, Wirkmechanismus, Beurteilung und Maßnahmen: Eine 61-jährigen Frau mit chronische Hepatitis C, die wöchentlich 189 µg **Peginterferon alfa-2a** erhielt, entwickelte unter der Einnahme von Johanniskraut akute Hepatitis. Nach 8-wöchiger Peginterferon-Behandlung war bei der Patientin keine Hepatitis-C-Virus-RNA nachweisbar, doch waren ihre Konzentrationen an Alanin-Aminotransaminase (ALT) und Aspartat-Aminotransaminase (AST) stark erhöht (die Spiegel lagen nun bei 700 bzw. 1200 Einheiten pro Liter). Die Behandlung mit Peginterferon alfa-2a wurde gestoppt. Drei Wochen später waren die ALT- und AST-Spiegel weiter angestiegen, es entwickelte sich ein ausgeprägter Ikterus und die Prothrombinzeit war verlängert. Auf Nachfrage gab die Patientin an, während der vorangegangenen 6 Wochen täglich zwei Johanniskraut-Kapseln (Dosis des Extrakts nicht festgestellt) eingenommen zu haben. Aufgrund sich verstärkender Leberinsuffizienz wurde die Patientin zur Behandlung stationär aufgenommen und vier Wochen später wieder entlassen. Nach Auffassung der Autoren wurde die anfängliche Hepatotoxizität durch Peginterferon alfa-2a verursacht, doch zur Schwere der Reaktion könnte die anhaltende Einnahme von Johanniskraut (auch noch nach Ende der Peginterferon-Gabe) beigetragen haben [1]. Dies ist ein einzelner Fallbericht, als solcher ist dessen allgemeine klinische Bedeutung unklar.

Literatur
[1] Piccolo P, Gentle S, Alegiani F, Angelico M. Severe drug induced acute hepatitis associated with use of St John's wort (Hypericum perforatum) during treatment with pegylated interferon α. BMJ Case Rep, 2009. bcr0820080761 (Epub)

27.2.31 Johanniskraut und Irinotecan

> Johanniskraut verstärkt die Metabolisierung von Irinotecan und vermindert so möglicherweise dessen Wirksamkeit.

Klinische Befunde: In einer randomisierten Cross-over-Studie verkleinerte Johanniskraut die AUC des aktiven Irinotecan-Metaboliten SN-38 um 42 %, doch hatte es keine statistisch signifikanten Effekte auf die AUC des inaktiven Metaboliten APC. Die Myelosuppression war abgeschwächt: Unter der Gabe von Irinotecan allein verringerte sich die Zahl der Leukozyten und neutrophilen Granulozyten um 56 bzw. 63 %, doch in Gegenwart von Johanniskraut nur um 8,6 bzw. 4,3 %. In dieser Studie wurde Irinotecan alle 3 Wochen als intravenöse Einzeldosis von 350 mg/m^2 verabreicht; während eines Zyklus erhielten die Probanden 3-mal täglich 300 mg Johanniskraut, beginnend 14 Tage vor und endend 4 Tage nach der Irinotecangabe [1].

Experimentelle Befunde: In einer experimentellen Studie mit Ratten senkte die Gabe von täglich 400 mg/kg KG Johanniskraut über 14 Tage die maximalen Plasmaspiegel von Irinotecan und seinem aktiven Metaboliten SN-38 um 39,5 bzw. 38,9 %; auch die AUC von SN-38 war um 26,3 % verkleinert [2].

Wirkungsmechanismus: Johanniskraut induziert CYP3A4 und das P-Glykoprotein, die beide in die Metabolisierung von Irinotecan eingebunden sind. Den Befunden zufolge nimmt die Wirksamkeit von Irinotecan dadurch ab, dass Johanniskraut die Metabolisierung von Irinotecan zu einem unbekannten inaktiven Metaboliten (einem anderen als APC) erhöht, doch nicht jene zum aktiven Metaboliten SN-38 verstärkt [1].

Beurteilung und Maßnahmen: Hinweise auf Wechselwirkungen zwischen Irinotecan und Johanniskraut gibt es nur wenige. Irinotecan zeichnet sich durch eine geringe therapeutische Breite aus und es handelt sich um ein Prodrug, das zum aktiven Metaboliten SN-38 abgebaut wird. Die verringerten Plasmaspiegel von SN-38 durch Johanniskraut lassen eine geringere Wirksamkeit vermuten. Deshalb sind Patienten, die Irinotecan erhalten sollen, vor der gleichzeitigen Anwendung von Johanniskraut zu warnen. Nach Angaben der Hersteller ist die gleichzeitige Einnahme kontraindiziert [3, 4], die Einnahme von Johanniskraut sollte danach mindestens 2 Wochen vor Beginn einer Behandlung mit Irinotecan gestoppt werden [4]. Vermutlich wird auch die Metabolisierung von **Topotecan**, als verwandter Arzneistoff ebenso CYP3A4-Substrat, von Johanniskraut auf ähnliche Weise beeinflusst; allerdings fehlen hier noch entsprechende klinische oder experimentelle Befunde.

Literatur
[1] Mathijssen RHJ, Verweij J, de Bruijn P, Loos WJ, Sparreboom A. Effects of St John's wort on irinotecan metabolism. J Natl Cancer Inst, 94: 1247–1249, 2002
[2] Hu ZP, Yang XX, Chen X, Cao J, Chan E, Duan W, Huang M, Yu XQ, Wen JY, Zhou SF. A mechanistic study on altered pharmacokinetics of irinotecan by St John's wort. Curr Drug Metab, 8: 157–171, 2007
[3] Campto (Irinotecan hydrochloride trihydrate). Pfizer, UK Summary of product characteristics, 05/2009

[4] Camptosar (Irinotecan hydrochloride). Pfizer, US Prescribing information, 08/2010

27.2.32 Johanniskraut und Ivabradin

> Johanniskraut verstärkt die Metabolisierung von Ivabradin.

Klinische Befunde: 12 gesunde Probanden erhielten eine Einzeldosis von 10 mg Ivabradin 24 Stunden vor einer 14-tägigen Gabe von 3-mal täglich 300 mg Johanniskraut (Jarsin® Tabletten); an Tag 16 erfolgte eine weitere Gabe von 10 mg Ivabradin zusammen mit einer Einzeldosis von 300 mg Johanniskraut. Die maximalen Plasmaspiegel und AUC von Ivabradin zeigten sich durch Johanniskraut um mehr als 50 % und die entsprechenden Werte des aktiven Metaboliten um 25 bzw. 32 % verringert. Allerdings wurden zum einen keine unerwünschten Wirkungen beobachtet, zum anderen zeigten sich Herzfrequenz und Blutdruck unverändert [1]. Ähnliche Befunde berichten auch die Hersteller von Ivabradin [2].

Experimentelle Befunde: Es liegen keine relevanten Daten vor.

Wirkungsmechanismus: Johanniskraut ist ein Induktor von CYP3A4, über das Ivabradin metabolisiert wird. Eine gleichzeitige Gabe beider Arzneistoffe erhöht daher die Metabolisierung von Ivabradin, was mit verringerten Plasmaspiegeln und möglicherweise reduzierter Wirksamkeit von Ivabradin einhergeht.

Beurteilung und Maßnahmen: Hinweise auf Wechselwirkungen liefert bisher nur die erwähnte Studie [1]. Zwar zeigten sich darin keine pharmakodynamischen Auswirkungen, doch die pharmakokinetischen Veränderungen könnten so stark ausfallen, dass sie bei einzelnen Patienten zum Tragen kommen. Deshalb sollte bei gleichzeitiger Anwendung die Wirksamkeit von Ivabradin kontinuierlich kontrolliert und dessen Dosis bei Bedarf angepasst werden. Es ist darüber hinaus an die erneute Dosisanpassung von Ivabradin zu denken, wenn die gleichzeitige Gabe von Johanniskraut gestoppt wird. Den Angaben der Hersteller zufolge sollte bei Patienten, die Ivabradin einnehmen, Johanniskraut nur zurückhaltend angewendet werden [2].

Literatur
[1] Portolés A, Terleira A, Calvo A, Martinez I, Resplandy G. Effects of Hypericum perforatum on ivabradine pharmacokinetics in healthy volunteers: an open-label, pharmacokinetic interaction clinical trial. J Clin Pharmacol, 46: 1188–1194, 2006
[2] Procoralan (Ivabradine hydrochloride). Servier Lab, UK Summary of product characteristics, 03/2007

27.2.33 Johanniskraut und Labortests

> Johanniskraut beeinträchtigt nicht In-vitro-Assays für Carbamazepin, Ciclosporin, Digoxin, Phenobarbital, Phenytoin, Procainamid, Chinidin, Tacrolimus, Theophyllin, trizyklischen Antidepressiva und Valproat.

Klinische Befunde: Keine Hinweise auf Wechselwirkungen.

Experimentelle Befunde: In In-vitro-Experimenten hatte die Zugabe von Johanniskraut zu Serumproben keine negativen Auswirkungen auf einen Fluoreszenzpolarisationsassay (FPIA, Abbott Lab.) für **Carbamazepin, Digoxin, Phenytoin, Chinidin, Theophyllin, trizyklische Antidepressiva** und **Valproat**. Johanniskraut beeinträchtigte auch nicht einen Mikropartikel-Enzymimmunoassay (MEIA, Abbott Lab.) von Serumproben für **Digoxin**, ebenso wenig andere Assays (nicht spezifiziert, Roche Diagnostics/Hitachi) für **Phenobarbital** oder **Procainamid**. Die Zugabe von Johanniskraut hatte auch keinen Einfluss auf Vollblut-FPIA-Analysen von Ciclosporin-Plasmaspiegeln und Vollblut-MEIA-Analysen von Tacrolimus-Plasmaspiegeln [1].

Wirkungsmechanismus: Kein Wirkmechanismus zu erwarten.

Beurteilung und Maßnahmen: Johanniskraut interferiert offenbar nicht mit verschiedenen Immunoassays, die für die therapeutische Blutspiegelkontrolle von Carbamazepin, Ciclosporin, Digoxin, Phenobarbital, Phenytoin, Procainamid, Chinidin, Tacrolimus, trizyklische Antidepressiva und Valproat eingesetzt werden.

Literatur

[1] Dasgupta A, Tso G, Szelei-Stevens K. St John's wort does not interfere with therapeutic drug monitoring of 12 commonly monitored drugs using immunoassays. J Clin Lab Anal, 20: 62–67, 2006

27.2.34 Johanniskraut und Lithium

> Bekannt ist der Fall von Manie bei einem Patienten, der Lithium gleichzeitig mit Johanniskraut einnahm.

Befunde, Wirkmechanismus, Beurteilung und Maßnahmen: In der Health-Canada-Datenbank zu spontanen unerwünschten Reaktionen findet sich ein Eintrag, wonach Johanniskraut im Verdacht steht, bei einem mit Lithium behandelten Patienten Manie hervorgerufen zu haben [1]. Zwar sind die Ursachen dieses Effekts unklar, doch wahrscheinlich beruhen die Symptome auf den Wirkungen von Lithium bzw. von Johanniskraut auf Serotonin. Nähere Angaben zu diesem Fall fehlen jedoch.

Literatur

[1] Griffiths J, Jordan S, Pilan K. Natural health products and adverse reactions. Can Adverse React News, 14: 2–3, 2004

27.2.35 Johanniskraut und Loperamid

> Eine mit Loperamid behandelte Patientin, die gleichzeitig Johanniskraut und Baldrianwurzel einnahm, entwickelte ein delirantes Syndrom.

Klinische Befunde: Eine 39-jährige Frau, die 6 Monate lang täglich zwei Tabletten Johanniskraut mit Baldrianwurzel (die genauen Produkte und Dosierungen sind nicht angegeben) eingenommen hatte, wurde im Zustand der Orientierungslosigkeit, Unruhe und Verwirrung stationär aufgenommen; kurz zuvor hatte die Patientin wegen Diarrhö mit der Einnahme von Loperamid begonnen. Das Delirium klang nach Stopp aller dieser Arzneimittel innerhalb von zwei Tagen ab [1].

Experimentelle Befunde: Es liegen keine relevanten Daten vor.

Wirkungsmechanismus: Unklar; vorgeschlagen als mögliche Ursache für das Delirium wurde eine MAO-Inhibitor-induzierte Reaktion, herbeigeführt durch die Kombination von Johanniskraut und Loperamid. Doch sind auch Wechselwirkungen zwischen Johanniskraut und Baldrian oder zwischen Baldrian und Loperamid nicht auszuschließen [1].

Beurteilung und Maßnahmen: Dieser Fall scheint der einzige zu sein, der von Delirium im Zusammenhang mit der gleichzeitigen Anwendung von Johanniskraut, Baldrian und Loperamid berichtet. Inwieweit ihm allgemeine Bedeutung zukommt, ist unklar.

Literatur
[1] Khawaja IS, Marotta RF, Lippmann S. Herbal medicines as a factor in delirium. Psychiatr Serv, 50: 969–970, 1999

27.2.36 Johanniskraut und Methotrexat

> Die Angaben zu Wechselwirkungen zwischen Johanniskraut und Methotrexat basieren ausschließlich auf experimentellen Befunden.

Klinische Befunde: Keine Hinweise auf Wechselwirkungen.

Experimentelle Befunde: In einer Studie erhielten Ratten entweder allein peroral 5 mg/kg KG Methotrexat oder zusätzlich peroral 150 mg/kg KG Johanniskraut (eingestellt auf 0,3 % Hypericin); bei gleichzeitiger Gabe war die AUC von Methotrexat um 55 % größer als bei alleiniger Gabe von Methotrexat. Im Falle einer Applikation von 300 mg/kg KG Johanniskraut fiel dieser Effekt noch stärker aus: Die AUC und maximalen Plasmakonzentrationen von Methotrexat lagen um 163 bzw. 60 % über den entsprechenden Werten bei alleiniger Gabe von Methotrexat. Bei beiden Johanniskraut-Dosen war die erhöhte Bioverfügbarkeit von Methotrexat mit einer höheren Sterblichkeitsrate verbunden als bei Applikation von Methotrexat allein [1].

Wirkungsmechanismus: In vitro hemmten Johanniskraut-Metaboliten das Multidrug-Resistance-Protein 2 (MRP 2), möglicherweise wird der Methotrexat-Transport über diesen Mechanismus beeinflusst.

Beurteilung und Maßnahmen: Hinweise auf Wechselwirkungen zwischen Johanniskraut und Methotrexat liefert bisher offenbar nur diese eine tierexperimentelle Studie, wonach Johanniskraut die Bioverfügbarkeit von Methotrexat und die dadurch bedingte Mortalität erhöht. Zwar lassen sich die Ergebnisse aus Tierstudien nicht immer zuverlässig auf die klinische Praxis übertragen, dennoch weisen sie in diesem Fall darauf hin, dass Johanniskraut auch beim Menschen die Methotrexat-Toxizität verstärken kann. In der zitierten Studie wurde **Diclofenac** als Positivkontrolle verwendet, das bekanntlich klinisch relevant mit Methotrexat interagiert, und seine Wirkung auf die Bioverfügbarkeit von Methotrexat war hinsichtlich der Stärke ähnlich jener von Johanniskraut. Bevor keine weiteren Einzelheiten bekannt sind, sollten daher für den Fall einer notwendigen gleichzeitigen Gabe von Methotrexat und Johanniskraut das große Blutbild sowie Nieren- und Leberfunktion häufiger kontrolliert werden. Darüber hinaus sollten Patienten dazu angehalten werden, jegliches Anzeichen oder Symptom einer möglichen Infektion, besonders Halsschmerzen (die verringerte Leukozytenzahlen anzeigen könnten), Atemnot oder Husten (mögliche Indikatoren für Lungentoxizität), zu berichten.

Literatur
[1] Yang SH, Juang SH, Tasi SY, Chao PDL, Hou YC. St John's wort significantly increased the systemic exposure and toxicity of methotrexate in rats. Toxicol Appl Pharmacol, 263: 39–43, 2012

27.2.37 Johanniskraut und Methylphenidat

> Johanniskraut kann bei der Behandlung der Aufmerksamkeitsdefizit-/Hyperaktivitätsstörung die Wirksamkeit von Methylphenidat verringern.

Befunde, Wirkmechanismus, Beurteilung und Maßnahmen: Ein 22-jähriger Mann, dessen Aufmerksamkeitsdefizit-/Hyperaktivitätsstörung (ADHS) sechs Monate lang mit 20 mg Methylphenidat erfolgreich behandelt worden war, begann mit der Einnahme von täglich 600 mg Johanniskraut (Selbstmedikation). In den folgenden vier Monaten verringerte sich die Wirksamkeit von Methylphenidat merklich, doch nach Absetzen des Johanniskrauts besserte sich innerhalb von drei Wochen wieder dessen Wirksamkeit. Keine unerwünschten Nebenwirkungen waren während der gleichzeitigen Anwendung zu beobachten [1].

Da es sich hier um einen Einzelfall handelt, lassen sich aus den Ergebnissen keine allgemeinen Empfehlungen ableiten. Doch für den Fall, dass sich bei einem Patienten die Wirksamkeit von Methylphenidat verschlechtert, sollte er nach einer gleichzeitigen Einnahme von Johanniskraut befragt und im positiven Fall ein Absetzen erwogen werden.

Literatur
[1] Niederhofer H. St John's wort may diminish methylphenidate's efficacy in treating patients suffering from attention deficit hyperactivity disorder. Med Hypotheses, 68: 1189, 2007

27.2.38 Johanniskraut und Mycophenolat

> Johanniskraut hat keinen Einfluss auf die Pharmakokinetik von Mycophenolat.

Klinische Befunde: In einer pharmakokinetischen Studie erhielten 8 stabile nierentransplantierte Patienten über 14 Tage jeweils 600 mg Johanniskrautextrakt (Jarsin® 300) zusätzlich zu ihrer regulären Medikation von täglich 1000–2000 mg Mycophenolat und **Tacrolimus**. Die Plasmaspiegel der Mycophenolsäure, dem Hauptmetaboliten von Mycophenolat, wurden vor Beginn der Johanniskrautgabe an Tag 14 gemessen, ebenso zwei Wochen später nach Ende dieser Gabe. Die Pharmakokinetik von Mycophenolsäure zeigten sich während der gesamten Studie unverändert, weshalb keiner der 8 Patienten irgendwelche Dosisanpassungen benötigte [1].

Experimentelle Befunde: Es liegen keine relevanten Daten vor.

Wirkungsmechanismus: Kein Wirkmechanismus; Johanniskraut induziert CYP3A4 und das P-Glykoprotein. Da Mycophenolat nicht nennenswert über diese Wege metabolisiert oder transportiert wird, sind auch keine Wechselwirkungen zu erwarten.

Beurteilung und Maßnahmen: Johanniskraut hat keinen Einfluss auf die Pharmakokinetik von Mycophenolat, daher sind auch im Falle einer gleichzeitigen Gabe keinerlei zusätzliche Vorsichtsmaßnahmen notwendig.

Literatur

[1] Mai I, Störmer E, Bauer S, Krüger H, Budde K, Roots I. Impact of St John's wort treatment on the pharmacokinetics of tacrolimus and mycophenolic acid in renal transplant patients. Nephrol Dial Transplant, 18: 819–822, 2003

27.2.39 Johanniskraut und Nahrungsmittel (tyraminreiche)

> Bekannt ist der Fall einer nach Verzehr tyraminreicher Speisen und Getränke sich entwickelnden hypertensiven Krise bei einem Patienten, der Johanniskraut einnahm.

Klinische Befunde: Ein Mann, der 7 Tage lang ein Johanniskraut-Supplement (Zubereitung und Dosis nicht erwähnt) eingenommen hatte, wurde im Zustand von Verwirrtheit und Orientierungslosigkeit stationär aufgenommen. Er hatte keine Erinnerung mehr an Ereignisse, seit er acht Stunden zuvor ausgereiften Käse verzehrt und ein Glas Rotwein getrunken hatte. Untersuchungen offenbarten einen Puls von 115 bpm, eine Atemfrequenz von 16 Atemzügen/min und einen Blutdruck von 210/140 mmHg. Nach Behandlung mit Phentolamin (i. v.) und Labetalol (p. o.) sank der Blutdruck nach 2 Stunden auf 160/100 mmHg, auch die delirante Symptomatik löste sich auf. Trotz umfangreicher Laboruntersuchungen blieben die möglichen Ursachen für die hypertensive Krise und das Delirium unklar [1].

Experimentelle Befunde: Es liegen keine relevanten Daten vor.

Wirkungsmechanismus: Der zeitliche Zusammenhang zwischen Beginn der mehrfachen Einnahme von Johanniskraut und dem Einsetzen von Delirium und Hypertension nach Aufnahme tyraminreicher Nahrungsmittel legt eine kausale Beteiligung von Monoaminooxidase(MAO)-Inhibitoren nahe. Normalerweise wird das gesamte aufgenommene Tyramin durch MAO in Darm und Leber rasch metabolisiert, noch bevor es den großen Kreislauf erreicht. Wenn jedoch die Enzymaktivität an diesen Stellen gebremst wird (durch die Anwesenheit von MAO-Inhibitoren), tritt sämtliches Tyramin ungehindert in den großen Kreislauf über und verursacht ein übermäßiges Ansteigen des Blutdrucks. Dies geschieht dadurch, dass während der MAO-Hemmung adrenerge Neuronen verstärkt Noradrenalin bilden und freisetzen [2]. Zwar gilt Johanniskraut als starker Inhibitor der MAO, doch zeigt sich dieser Effekt nach den bisherigen Erkenntnissen nicht bei den empfohlenen therapeutischen Dosen. Vermutlich wurde die hypertensive Krise in dem oben geschilderten Fall durch Hemmung der MAO mit vermittelt, doch könnte auch eine andere, noch nicht bekannte pharmakologische Aktivität von Johanniskraut involviert gewesen sein [1].

Beurteilung und Maßnahmen: Angesichts der häufigen und weit verbreiteten Anwendung von Johanniskraut erscheint der geschilderte Fall sehr ungewöhnlich. Daher besteht im Falle einer Einnahme von Johanniskraut nach dem gegenwärtigen Stand des Wissens kaum Anlass für Einschränkungen bei der Ernährung.

Literatur
[1] Patel S, Robinson R, Burk M. Hypertensive crisis associated with St John's wort. Am J Med, 112: 507–508, 2002
[2] Generali JA, Hogan LC, McFarlane M, Schwab S, Hartman CR. Hypertensive crisis resulting form avocados and a MAO inhibitor. Drug Intell Clin Pharm, 15: 904–906, 1981

27.2.40 Johanniskraut und NNRTI

> Es gibt Hinweise darauf, dass Johanniskraut die Plasmaspiegel von Nevirapin senkt. Mit entsprechenden Folgen interagiert Johanniskraut vermutlich auch mit Delaviridin und Efavirenz.

Klinische Befunde: Bei 5 HIV-infizierten und seit über einem Jahr u. a. mit **Nevirapin** behandelten Patienten, die zusätzlich Johanniskraut einnahmen, zeigten sich bei Routinekontrollen deren Plasmaspiegel verringert. Nach Berechnungen auf Grundlage einer pharmakokinetischen Modellanalyse soll Johanniskraut die orale Clearance von **Nevirapin** um etwa 35 % erhöhen [1].

Experimentelle Befunde: Es liegen keine relevanten Daten vor.

Wirkungsmechanismus: Dieser Befund spiegelt die Metabolisierung der nichtnukleosidischen Reverse-Transkriptase-Inhibitoren (NNRTI) **Delaviridin**, **Efavirenz** und **Nevirapin** über CYP3A4 wider, das Johanniskraut nachweislich induziert.

Beurteilung und Maßnahmen: Die Wechselwirkungen zwischen Johanniskraut und Nevirapin ist eine Bestätigung für die Einschätzung der britischen CSM [2], wonach Johanniskraut die Plasmaspiegel von NNRTI senken kann – möglicherweise mit negativen Auswirkungen auf ihr Potenzial als HIV-Suppressoren. Eine gleichzeitige Einnahme sollte deshalb unterbleiben.

Literatur
[1] de Maat MMR, Hoetelmans RMW, Mathot RA, van Gorp ECM, Meenhorst PL, Mulder JW, Beijnen JH. Drug interaction between St John's wort and nevirapine. AIDS, 15: 420–421, 2001

[2] Committee on the Saftey of Medicines (UK). Message from Professor A Breckenridge (Chairman of CSM, and Fact Sheet for Health Care Professionals: Important interactions between St John's wort (Hypericum perforatum) preparations and prescribed medicines, 02/2000, www.mhra.gov.uk/home/groups/comms-ic/documents/websiteresources/con019563.pdf

27.2.41 Johanniskraut und Opioide

> Johanniskraut reduzierte moderat die Bioverfügbarkeit von Oxycodon und es senkt offenbar die Plasmakonzentration von Methadon. Johanniskraut induziert wahrscheinlich – so die Prognose – die Metabolisierung von Tapentadol, weshalb eine gleichzeitige Gabe das Risiko eines Serotonin-Syndroms erhöhen könnte.

Klinische Befunde: Methadon: In einer Studie erhielten vier mit Methadon behandelte Patienten für 14–47 Tage jeweils 900 mg Johanniskraut (Jarsin®). Dies verringerte das Plasmakonzentration-Dosis-Verhältnis von Methadon um 19–60 % (Indikator für verringerte Methadon-Plasmaspiegel). Zwei Patienten berichteten von Symptomen, die auf ein Entzugssyndrom hinweisen [1].

Oxycodon: In einer Cross-over-Studie erhielten 12 gesunde Probanden für 15 Tage 3-mal täglich 300 mg Johanniskraut (Jarsin®, mit 2–6 % Hyperforin), außerdem an Tag 14 eine perorale Einzeldosis von 15 mg Oxycodon. Die AUC und maximalen Plasmaspiegel von Oxycodon zeigten sich um 50 bzw. 29 % verringert, die AUC des Metaboliten Noroxycodon um 13 % vergrößert und dessen Maximalspiegel um 50 % erhöht. Die AUC eines anderen Metaboliten (Oxymorphon) war um 52 % verringert, dessen Maximalspiegel dagegen waren nicht merklich verändert. Johanniskraut schwächte die von den Patienten selbst eingeschätzten analgetischen Wirkungen von Oxycodon (unter Verwendung einer visuellen Analogskala), es hatte aber keine Auswirkungen auf Intensität und Schwelle von Kälteschmerz (unter Verwendung des Kältedrucktests). Bis auf zwei waren alle Probanden starke CYP2D6-Metabolisierer (d. h. sie zeigten normale CYP2D6-Aktivität) [2].

Tapentadol: Die amerikanischen Hersteller von Tapentadol warnen vor den erhöhten Risiken eines Serotonin-Syndroms im Falle einer gleichzeitigen Applikation mit anderen serotonergen Arzneimitteln [3], zu denen auch Johanniskraut zu zählen ist.

Experimentelle Befunde: Es liegen keine relevanten Daten vor.

Wirkungsmechanismus: Johanniskraut induziert CYP3A4 und kann so die Plasmakonzentration von Arzneistoffen wie Methadon, die über dieses Isoenzym metabolisiert werden, beeinflussen [1]. Oxycodon wird ebenfalls über CYP3A4 – zu Noroxycodon – metabolisiert und über CYP2D6 zu Oxymorphon. Daher verstärkt Johanniskraut den erstgenannten Abbauschritt und erhöht dadurch die Bioverfügbarkeit von Noroxycodon.

Beurteilung und Maßnahmen: Johanniskraut senkt offenbar die Plasmakonzentration von Methadon, was bei einigen Patienten Entzugssymptome hervorrufen kann; deshalb sollten beide nicht gleichzeitig verabreicht werden. Vermutlich ist es sinnvoll, entsprechend auch mit anderen Opioiden zu verfahren [4], die hauptsächlich über CYP3A4 metabolisiert werden – so etwa mit **Buprenorphin**, **Fentanyl** oder **Alfentanil**. Johanniskraut halbiert zwar die Bioverfügbarkeit von Oxycodon, doch geht dies offenbar nicht mit merklich veränderten analgetischen Effekten einher. Somit braucht auch eine gleichzeitigen Gabe im Allgemeinen nicht dringend vermieden zu werden; doch sollte im Falle einer anders nicht zu erklärenden verringerten Analgesie eine solche Wechselwirkung in Betracht gezogen und die Dosis an Oxycodon angemessen erhöht werden.

Nach Angaben der britischen Hersteller von Tapentadol ist bei Patienten, die mit dieser Substanz behandelt werden, bei Beginn oder dem Beenden der zusätzlichen Einnahme eines starken Enzyminduktors (explizit wird hier Johanniskraut genannt) Vorsicht angebracht, da dann das Risiko verminderter Wirksamkeit bzw. verstärkter Nebenwirkungen erhöht sei [5]. Jedoch ist der zugrunde liegende Mechanismus unklar, da Tapentadol prinzipiell über eine ganze Reihe von Glucuronidasen metabolisiert wird, mit denen Johanniskraut normalerweise nicht interagiert (s. o. unter „Wirkmechanismus"). Zwar haben In-vitro-Studien wie auch Tierstudien zufolge einige Wirkkomponenten von Johanniskraut Einfluss auf die Aktivität von Glucuronidasen, doch sind die eventuell resultierenden Folgen in vivo nicht bekannt [6]; somit könnten Tapentadol-Dosisanpassungen im Falle einer gleichzeitigen Einnahme mit Johanniskraut notwendig sein. Zwar tritt ein Serotonin-Syndrom wahrscheinlich nur selten auf, doch angesichts der Schwere dieser Nebenwirkung ist bei gleichzeitiger Gabe eine gewisse Vorsicht empfehlenswert. Auch die gleichzeitige Einnahme anderer Opioide könnte das Risiko eines Serotonin-Syndroms erhöhen.

Literatur
[1] Eic-Höchli D, Oppliger R, Powell Golay K, Baumann P, Eap CB. Methadone maintenance treatment and St John's wort. Pharmacopsychiatry, 36: 35–37, 2003
[2] Nieminen TH, Hagelberg NM, Saari TI, Neuvonen M, Laine K, Neuvonen PJ, Olkkola KT. St John's wort greatly reduces the concentrations of oral oxycodone. Eur J Pain, 14: 854–859, 2010
[3] Nucynta (Tapentadol). Janssen, US Prescribing information, 09/2013
[4] Kumar NB, Allen K, Bel H. Perioperative herbal supplement use in cancer patients. potential implications and recommendations for presurgical screening. Cancer Control, 12: 149–157, 2005
[5] Palexia (Tapentadol hydrochloride), Grünenthal, UK Summary of product characteristics, 02/2011
[6] Mohamed MEF, Frye RF. Effects of herbal supplements on drug glucuronidation Review of clinical, animal, and in vitro studies. Planta Med, 77: 311–321, 2011

27.2.42 Johanniskraut und pflanzliche Arzneimittel
Zu einem Fallbericht von Delirium nach Einnahme von Johanniskraut, Baldrian und Loperamid siehe „Loperamid und Johanniskraut".

27.2.43 Johanniskraut und Prednison

> Johanniskraut hat offenbar keinen Einfluss auf die Pharmakokinetik von Prednison.

Klinische Befunde: Acht gesunde männliche Probanden erhielten über 28 Tage 3-mal täglich 300 mg Johanniskrautextrakt (eingestellt auf 0,3 % Hypericin und mindestens 4 % Hyperforin), außerdem vor und am Ende dieser Behandlung jeweils eine perorale Einzeldosis von 20 mg Prednison. Johanniskraut hatte keine signifikanten Auswirkungen auf die Pharmakokinetik von Prednison und dessen Metaboliten Prednisolon [1].

Experimentelle Befunde: Es liegen keine relevanten Daten vor.

Wirkungsmechanismus: Bisher wurde angenommen, dass Johanniskraut als nachweislicher CYP3A4-Induktor die Metabolisierung von Prednison und Prednisolon erhöhen und somit deren Plasmaspiegel senken würde. Zwar werden diese beiden Verbindungen tatsächlich **auch** über CYP3A4 metabolisiert, doch offenbar nicht hauptsächlich über diesen Weg; denn bei Untersuchungen mit gesunden Probanden hatten starke CYP3A4-Inhibitoren keinen sonderlich großen Einfluss.

Beurteilung und Maßnahmen: Johanniskraut vermag bei gesunden Männern offensichtlich nicht die Metabolisierung einer Einzeldosis Prednison oder seines Metaboliten zu induzieren. Weitere Studien sind notwendig, um dessen Signifikanz in der Langzeitanwendung von Prednison zu klären.

Literatur
[1] Bell EC, Ravis WR, Chan HM, Lin YJ. Lack of pharmacokinetic interaction between St John's wort and prednisone. Ann Pharmacother, 41: 1819–1824, 2007

27.2.44 Johanniskraut und Procainamid

Die Angaben zu Wechselwirkungen zwischen Johanniskraut und Procainamid basieren ausschließlich auf experimentellen Befunden.

Klinische Befunde: Keine Hinweise auf Wechselwirkungen.

Experimentelle Befunde: In einer Studie mit Mäusen erhöhte eine Einzeldosis Johanniskrautextrakt die Bioverfügbarkeit von 100 mg/kg KG Procainamid bis zu 4 Stunden lang signifikant [1]. Bei einer weiteren Untersuchung im Rahmen dieser Studie erhielten die Mäuse über 2 Wochen Johanniskraut und einen Tag danach die gleiche Einzeldosis Procainamid. Zwar zeichnete sich hier ein Trend zu höheren Procainamid-Plasmaspiegeln ab, doch war dieser statistisch nicht signifikant. Andere pharmakokinetische Parameter blieben unverändert – sowohl bei der einmaligen wie der 2-wöchigen Gabe von Johanniskraut [1].

Wirkungsmechanismus: Unklar.

Beurteilung und Maßnahmen: Die Evidenz für eine signifikante Wirkung von Johanniskraut auf die Pharmakokinetik von Procainamid ist sehr begrenzt. Obwohl sich bei Mäusen Bioverfügbarkeit von Procainamid unter dem Einfluss von Johanniskraut leicht erhöhte, zeigte sich die Metabolisierung unverändert. Ob diese Ergebnisse in der klinischen Praxis von Bedeutung sind, ist unklar; weitere Untersuchungen sind hier notwendig.

Johanniskraut beeinträchtigt auch nicht Laborassays für Procainamid, siehe „Johanniskraut und Labortests".

Literatur

[1] Dasgupta A, Hovanetz M, Olsen M, Wells A, Actor JK. Drug-herb interaction Effect of St John's wort on bioavailability and metabolism of procainamide in mice. Arch Pathol Lab Med, 131: 1094–1098, 2007

27.2.45 Johanniskraut und Protonenpumpenhemmer

> Johanniskraut induziert die Metabolisierung von Omeprazol, was mit reduzierter Wirksamkeit einhergehen könnte. Auch andere PPI beeinflusst Johanniskraut vermutlich auf ähnliche Weise.

Klinische Befunde: In einer Cross-over-Studie erhielten 12 gesunde Probanden (6 starke und 6 schwache CYP2C19-Metabolisierer) für 14 Tage 3-mal täglich 300 mg Johanniskraut oder eine entsprechende Menge Placebo, außerdem an Tag 15 eine Einzeldosis von 20 mg **Omeprazol**. Bei allen Probanden verkleinert das Johanniskraut die AUC von Omeprazol (um 49 % bei den starken Metabolisierern und um 41 % bei den schwachen), ebenso erhöhte es bei den starken Metabolisierern die Plasmaspiegel von Hydroxyomeprazol um 35 %. Außerdem waren die Plasmaspiegel des inaktiven CYP3A4-Sulfonmetaboliten von Omeprazol deutlich erhöht – bei den starken Metabolisierern um 148 %, bei den schwachen um 132 % [1].

Experimentelle Befunde: Es liegen keine relevanten Daten vor.

Wirkungsmechanismus: Johanniskraut verstärkt die Metabolisierung von Omeprazol durch Induktion sowohl von CYP2C19 als auch CYP3A4 [1].

Beurteilung und Maßnahmen: Dies ist offenbar die bisher einzige Studie, die sich mit den Wirkungen von Johanniskraut auf PPI beschäftigte. Die beobachtete Verkleinerung der AUC von Omeprazol (um etwa 40 %) spricht dafür, dass Omeprazol bei Patienten, die gleichzeitig Johanniskraut einnehmen, weniger wirksam ist. Da alle PPI in unterschiedlichem Ausmaß über CYP2C19 metabolisiert werden, wird Johanniskraut vermutlich auch mit anderen Inhibitoren dieser Wirkstoffgruppe in ähnlicher Weise interagieren. Es sei aber darauf hingewiesen, dass **Rabeprazol** weit weniger als andere PPI von dieser Metabolisierungsroute abhängt.

Die erhobenen Befunde reichen nicht aus, um Patienten, die mit einem PPI behandelt werden, generell von einer gleichzeitigen Einnahme von Johanniskraut abzuraten. Dennoch sollte die potenziell reduzierte Wirksamkeit von PPI im Blick behalten werden, vor allem wenn schwerer wiegende Folgen drohen, so bei Patienten mit schlecht heilenden Ulzera.

Literatur

[1] Wang LS, Zhou G, Zhu B, Wu J, Wang JG, Abd El-Aty AM, Li T, Liu J, Yang TL, Wang D, Zhong XY, Zhou HH. St John's wort induces both cytochrome P450 3A4-catalyzed sulfoxiation and 2C19-dependent hydroxylation of omeprazole. Clin Pharmacol Ther, 75: 191–197, 2004

27.2.46 Johanniskraut und SNRI

> Ein mit Venlafaxin und Johanniskraut behandelter Patient entwickelte ein Serotonin-Syndrom. Andere SNRI könnten mit Johanniskraut auf ähnliche Weise in Wechselwirkung treten.

Klinische Befunde: Dem Centre Régional de Pharmacovigilance in Marseille wurde eine Wechselwirkung zwischen **Venlafaxin** und Johanniskraut bei einem 32-jährigen Mann gemeldet, der seit mehreren Monaten mit täglich 250 mg Venlafaxin behandelt worden war. Der Patient begann dann mit der Einnahme von Johanniskraut in einer Dosis von 200 Tropfen 3-mal täglich (Normdosis: bis zu 160 Tropfen); am dritten Tag fühlte er sich abgeschlagen und ängstlich, zeigte Anzeichen von Diaphorese, Schüttelfrost und Tachykardie. Das Johanniskraut wurde abgesetzt, woraufhin sich die Symptome innerhalb von 3 Tagen ohne Änderungen in der Venlafaxin-Dosis auflösten [1]. Auch in der Health-Canada-Datenbank zu spontanen unerwünschten Reaktionen ist für den Zeitraum zwischen 1998 und 2003 der Fall eines mutmaßlichen Serotonin-Syndroms als Folge einer Interaktion zwischen Venlafaxin und Johanniskraut verzeichnet [2].

Experimentelle Befunde: Es liegen keine relevanten Daten vor.

Wirkungsmechanismus: Zwischen Johanniskraut und Venlafaxin kann es zu pharmakodynamischen Wechselwirkungen kommen, da beide die Wiederaufnahme von 5-Hydroxytryptamin (Serotonin) hemmen. Das Serotonin-Syndrom wurde auch bei der Anwendung von Johanniskraut allein beobachtet [3], somit könnten additive serotonerge Effekte die oben geschilderten Fälle erklären.

Beurteilung und Maßnahmen: Angaben zu Wechselwirkungen zwischen Johanniskraut und SNRI sind offenbar auf diese Berichte mit **Venlafaxin** beschränkt. Doch geht Johanniskraut vermutlich auch mit **Desvenlafaxin**, **Duloxetin**, **Levomilnacipran** und **Milnacipran** ähnliche Wechselwirkungen ein. Zwar kommt es nur selten zu einem Serotonin-Syndrom, doch angesichts der Schwere dieser Nebenwirkung ist im Falle einer gleichzeitigen Gabe von Johanniskraut und einem SNRI generell eine gewisse Vorsicht empfehlenswert.

Literatur
[1] Prost N, Tichadou L, Rodor F, Nguyen N, David JM, Jean-Pastor MJ. Interaction millepertuis-venlafaxine. Presse Med, 29: 1285–1286, 2000
[2] Griffiths J, Jordan S, Pilan K. Natural health products and adverse reactions, Can Adverse React News, 14: 2–3, 2004
[3] Demott K. St John's wort tied to serotonin syndrome. Clin Psychiatry News, 26: 28, 1998

27.2.47 Johanniskraut und SSRI

> Bei einigen Patienten, die Johanniskraut zusammen mit SSRI einnahmen, kam es zu starker Sedierung, Manie und einem Serotonin-Syndrom.

Klinische Befunde: Citalopram: Ein kurzer Fallbericht beschreibt ein Serotonin-Syndrom bei einer Frau, die zwei Monate lang täglich 20 mg Citalopram und seit drei Wochen zusätzlich Johanniskraut eingenommen hatte. Sie zeigte sich äußerst unruhig, zeigte ungewöhnliche Verhaltensweisen und äußerte Suizidgedanken. Bei der stationären Aufnahme schwitzte die Patientin, sie klagte über Übelkeit und abdominale Beschwerden, sie war tachykard (129 bpm) und zeigte schwankende Blutdruckwerte [1]. Weitere Angaben macht der Bericht nicht.

Fluoxetin: Zu einem Fall von Hypomanie im Zusammenhang mit der Einnahme von Johanniskraut, *Ginkgo biloba* und **Melatonin** in Kombination mit Fluoxetin und Buspiron siehe „Johanniskraut und Buspiron".

Für den Bericht eines Serotonin-Syndroms nach gleichzeitiger Einnahme von **Eletriptan**, Fluoxetin und Johanniskraut siehe „Johanniskraut und Triptane".

Paroxetin: Ein Fall berichtet von einer mit täglich 40 mg Paroxetin behandelten Patientin, die nach 8 Monaten dieses Medikament absetzte und 10 Tage später mit der Einnahme von täglich 600 mg Johanniskraut begann. Zunächst gab es keine Komplikationen, doch nahm die Frau in der folgenden Nacht zur Schlafförderung eine Einzeldosis von 20 mg Paroxetin ein. Zur Mittagszeit am nächsten Tag wurde sie noch immer im Bett gefunden, sie war zwar wachzurütteln, sprach aber zusammenhanglos, wirkte angeschlagen, bewegte sich nur langsam und war fast nicht imstande, das Bett zu verlassen. Zwei Stunden später klagte sie noch immer über Übelkeit, Schwäche und Erschöpfung, doch die Vitalfunktionen und der mentale Zustand zeigten sich wieder normal. Innerhalb der folgenden 24 Stunden lösten sich alle Symptome auf [2]

Sertralin: Vier ältere, mit Sertralin behandelte Patienten entwickelten typische Symptome eines Serotonin-Syndroms (Schwindelgefühl, Übelkeit, Brechreiz, Kopfschmerzen, Angstgefühle, Verwirrung, Rastlosigkeit und Reizbarkeit) innerhalb von 2–4 Tagen nach Beginn der gleichzeitigen Einnahme von 2- oder 3-mal täglich 300 mg Johanniskraut. Zwei von ihnen wurden mit 4 mg Cyproheptadin peroral 2- oder 3-mal täglich behandelt, woraufhin sich alle Symptome binnen einer Woche auflösten. Später vermochten sie die Behandlung mit Sertralin komplikationsfrei wieder aufzunehmen [3]. In der Health-Canada-Datenbank zu spontanen unerwünschten Reaktionen sind für den Zeitraum zwischen 1998 und 2003 zwei Fälle mutmaßlicher Serotonin-Syndrome als Folge einer Interaktion zwischen Sertralin und Johanniskraut verzeichnet [4].

Ein 28-jähriger Mann, der gegen Depression täglich 50 mg Sertralin verordnet bekam und gegen ärztlichen Rat die Einnahme von Johanniskraut fortsetzte, entwickelte Wahnvorstellungen. Aufgrund einer Hodenentfernung erhielt der Patient auch eine Testosteronersatztherapie [5].

Experimentelle Befunde: Es liegen keine relevanten Daten vor.

Wirkungsmechanismus: Zwischen Johanniskraut und SSRI kann es zu pharmakodynamischen Wechselwirkungen kommen, da beide die Wiederaufnahme von 4-Hydroxytryptamin (Serotonin) hemmen [6]. Das Serotonin-Syndrom beobachtete man auch bei der Anwendung von Johanniskraut allein [7], somit könnten additive serotonerge Effekte die oben geschilderten Fälle erklären.

Beurteilung und Maßnahmen: Angaben zu Wechselwirkungen zwischen Johanniskraut und SSRI sind zwar auf diese Berichte beschränkt, doch sind sie sehr aussagekräftig: Es bestehen zweifelsfrei additive Interaktionen; wie häufig sie sind, ist allerdings unklar –

vermutlich sind sie selten. Doch angesichts der Schwere der möglichen Folgen ist es ratsam, Johanniskraut und SSRI nicht gleichzeitig zu verabreichen. Mit Verweis auf das Risiko verstärkter serotonerger Effekt und vermehrter Nebenwirkungen empfiehlt die britische CSM Patienten, die mit SSRI behandelt werden, nicht gleichzeitig Johanniskraut einzunehmen [8].

Literatur
[1] Witharana S, Pollard A, Vaughan S. Continuing awareness of serotonin syndrome needed. Pharm J, 278: 487, 2007
[2] Gordon JB. SSRIs and St John's wort: possible toxicity? Am Fam Physician, 57: 950–953, 1998
[3] Lantz MS, Buchalter E, Giambanco V. St John's wort and antidepressant drug interactions in the elderly. J Geriatr Psychiatry Neurol, 12: 7–10, 1999
[4] Griffiths J, Jordan S, Pilan K. Natural health products and adverse reactions, Can Adverse React News, 14: 2–3, 2004
[5] Barbenel DM, Yusufi B, O'Shea D, Bench CJ. Mania in a patient receiving testosterone replacement post-orchidectomy taking St John's wort and sertraline. J Psychopharmacol, 14: 84–86, 2000
[6] Izzo AA. Drug interactions with St John's wort (Hypericum perforatum): a review of clinical evidence. Int J Clin Pharmacol Ther, 42: 139–148, 2004
[7] Demott K. St John's wort tied to serotonin syndrome. Clin Psychiatry News, 26: 28, 1998
[8] Committee on the Saftey of Medicines (UK). Message from Professor A Breckenridge (Chairman of CSM, and Fact Sheet for Health Care Professionals: Important interactions between St John's wort (Hypericum perforatum) preparations and prescribed medicines, 02/2000, www.mhra.gov.uk/home/groups/comms-ic/documents/websiteresources/con019563.pdf

27.2.48 Johanniskraut und Statine

> Johanniskraut verringerte moderat die Bioverfügbarkeit von Simvastatin und dessen lipidsenkende Wirkung, ebenso den entsprechenden Effekt von Atorvastatin. Überraschenderweise gibt es einen Fall verringerter Wirksamkeit von Rosuvastatin bei gleichzeitiger Einnahme von Johanniskraut. Die Droge scheint aber keinen Einfluss auf die Pharmakokinetik von Pravastatin zu haben.

Klinische Befunde: In einer Placebo-kontrollierten Cross-over-Studie erhielten 16 gesunde Probanden für 14 Tage 3-mal täglich 300 mg Johanniskraut, an Tag 14 die eine Hälfte der Probanden zusätzlich einmalig peroral 10 mg **Simvastatin**, die andere Hälfte einmalig 20 mg **Pravastatin**. Johanniskraut hatte keine Auswirkungen auf die Plasmakonzentration von **Pravastatin**. Doch zeichnete sich tendenziell eine Verkleinerung der AUC von Simvastatin ab, die AUC des Metaboliten Simvastatinsäure war signifikant um 62 % verkleinert [1].

In einer anderen Cross-over-Studie erhielten 24 Patienten mit Hypercholesterinämie, langfristig eingestellt auf täglich 10–40 mg **Simvastatin** (durchschnittliche Tagesdosis: 20,8 mg), für 4 Wochen 2-mal täglich 300 mg Johanniskraut (Movina®). Dies hatte ein Ansteigen der Plasmaspiegel des Gesamtcholesterins von 4,56 mmol/l (vor der Johanniskraut-Behandlung) auf 5,08 mmol/l und des LDL-Cholesterins von 2,30 auf 2,72 mmol/l zur Folge. Nach Auffassung der Autoren kam die Stärke des LDL-Cholesterin-Anstiegs einer Halbierung der Simvastatin-Wirkung gleich [2].

In einer ähnlichen Studie der gleichen Autoren erhielten 16 Patienten mit Hypercholesterinämie, langfristig eingestellt auf täglich 10–40 mg **Atorvastatin** (durchschnittliche Tagesdosis: 14,4 mg), für 4 Wochen 2-mal täglich 300 mg Johanniskraut (Movina®). Dies ging einher mit einem Anstieg der Plasmaspiegel des Gesamtcholesterins von 4,76 mmol/l (vor der Johanniskraut-Behandlung) auf 5,1 mmol/l und des LDL-Cholesterins von 2,39 auf 2,66 mmol/l. Nach Auffassung der Autoren kam die Stärke des LDL-Cholesterin-Anstiegs einer Abnahme der Atorvastatin-Wirkung um ein Drittel gleich. Jedoch wurden keine negativen Auswirkungen berichtet [3].

Bekannt ist der Fall eines 59-jährigen Mannes mit zufriedenstellenden Blutlipidwerten, der mit täglich 10 mg Rosuvastatin behandelt wurde. Eine Routineuntersuchung offenbarte, dass sein Gesamtcholesterin im Verlauf von sechs Monaten von 4,27 auf 6,1 mmol/l gestiegen war. Auf Nachfrage stellte sich heraus, dass der Patient parallel täglich ein Supplement mit 600 mg Johanniskraut eingenommen hatte. Dieses wurde abgesetzt und vier Monate später waren die Cholesterinspiegel wieder ungefähr auf die ursprünglichen Werte zurückgekehrt [4].

Experimentelle Befunde: Es liegen keine relevanten Daten vor.

Wirkungsmechanismus: Johanniskraut ist ein schwacher CYP3A4-Induktor, über das Simvastatin und – in geringerem Ausmaß – auch Atorvastatin metabolisiert werden. Doch ist es unwahrscheinlich, dass allein dieser Mechanismus den beobachteten Rückgang der Statin-Wirksamkeit erklärt. Rosuvastatin wird zu weniger als 10 % metabolisiert, eine Drosselung seiner Metabolisierung erscheint daher unwahrscheinlich; somit ist der Fallbericht noch ungeklärt. Die Tatsache, dass Johanniskraut nicht mit Pravastatin interagierte, war zu erwarten.

Beurteilung und Maßnahmen: Obwohl es nur wenige Hinweise gibt, scheint sicher zu sein, dass Johanniskraut die Wirksamkeit von Atorvastatin und Simvastatin verringern kann – mit der Folge klinisch relevanter Anstiege der Gesamtcholesterin- und LDL-Cholesterinspiegel, abhängig von den Ausgangswerten des Patienten und seiner Anamnese. Für den Fall, dass bei der Lipidsenkung ein angestrebter Wert nicht erreicht wird, sollten Wechselwirkungen in Betracht gezogen werden. Nimmt ein Patient gleichzeitig Johanniskraut ein, sollte er diese beenden. Andernfalls ist die Dosis des Statins anzupassen.

Es sind keine pharmakokinetischen Wechselwirkungen mit Pravastatin zu erwarten, da es nicht über CYP3A4 metabolisiert wird; und dies wurde auch in einer der erwähnten Studien demonstriert. Auch sollte es mit **Rosuvastatin** zu keinen Interaktionen kommen (primär biliäre Exkretion, nur zu ≤ 10 % Metabolisierung über CYP2C9 und CYP2C19), doch der zitierte Fallbericht mahnt zu gewisser Vorsicht. Im Falle unerwarteter Reaktionen auf eine Behandlung sollten Wechselwirkungen mit Johanniskraut in Betracht gezogen werden.

Literatur

[1] Sugimoto K, Ohmori M, Tsuruoka S, Nishiki K, Kawaguchi A, Harada K, Arakawa M, Sakomoto K, Masada M, Miyamori I, Fujmura A. Different effects of St John's wort on the pharmacokinetics of simvastatin and pravastatin. Clin Pharmacol Ther, 70: 518–524, 2001

[2] Eggertsen R, Andreasson Å, Andrén L. Effects of treatment with a commercially available St John's wort product (Movina®) on cholesterol levels in patiens with hypercholesterolemia treated with simvastatin. Scand J Prim Health Care, 25: 154–159, 2007

[3] Andrén L, Andreasson Å, Eggertsen R. Interaction between a commercially available St John's wort product (Movina®) and atorvastatin in patiens with hypercholesterolemia. Eur J Clin Pharmacol, 63: 913–916, 2007

[4] Gordon RY, Becker DJ, Rader DJ. Reduced efficacy of rosuvastatin by St John's wort. Am J Med, 122: e1–e2, 2009

27.2.49 Johanniskraut und Tacrolimus !!

> Johanniskraut verringert die Tacrolimus-Plasmaspiegel.

Klinische Befunde: In einer klinischen Studie erhielten 10 gesunde Probanden eine Einzeldosis von 100 µg/kg KG Tacrolimus entweder allein oder nach einer 14-tägigen Behandlung mit 3-mal täglich 300 mg Johanniskraut. Johanniskraut verringerte den maximalen Plasmaspiegel von Tacrolimus um durchschnittlich 65 %, dessen AUC um 32 % (15–65 %; bei einem Patienten **Anstieg** um 31 %) [1]. Zu ähnlichen Ergebnissen kam eine Studie mit 10 nierentransplantierten Patienten, die für 2 Wochen täglich 600 mg Johanniskraut (Jarsin® 300) erhielten. Um einen angestrebten Plasmaspiegel zu erreichen, wurde die Tacrolimus-Tagesdosis bei allen Patienten von 4,5 auf 8 mg (Mittelwerte) erhöht. Zwei Wochen nach Ende der Johanniskrautgabe die Tagesdosis wieder auf 6,5 mg (Mittelwert) reduziert, dann nach etwa 4 Wochen auf die ursprüngliche Dosis von 4,5 mg/d [2].

Beschrieben ist der Fall eines 65-jährigen nierentransplantierten und nachfolgend mit Tacrolimus behandelten Patienten. Dieser begann mit der Selbstmedikation von täglich 600 mg Johanniskraut (Neuroplant®). Nach einem Monat waren die Tacrolimus-Talspiegel von 6–10 ng/ml auf 1,6 ng/ml gefallen, gleichzeitig hatte sich auch der Creatinin-Plasmaspiegel verringert. Nach Absetzen des Johanniskrauts kehrten sowohl die Tacrolimus als auch Creatininspiegel in den Bereich der Ausgangswerte zurück (ohne Veränderung der Tacrolimus-Dosis). Nachfolgend legte man einen geringeren Tacrolimus-Plasmaspiegelbereich (4–6 ng/ml) als Ziel fest [3].

Experimentelle Befunde: Es liegen keine relevanten Daten vor.

Wirkungsmechanismus: Johanniskraut induziert CYP3A4 und die Aktivität des P-Glykoproteins. Beide sind in die Metabolisierung und Clearance von Tacrolimus involviert und deren Aktivitätssteigerung sollte mit einem Rückgang der Tacrolimus-Plasmaspiegel einhergehen [1, 3].

Beurteilung und Maßnahmen: Zwar sind konkrete Hinweise auf Wechselwirkungen zwischen Tacrolimus und Johanniskraut gegenwärtig auf die zitierten Berichte beschränkt, doch sind sie aufgrund der Pharmakokinetik beider Arzneimittel auch zu erwarten. Angesichts der schlechten Vorhersehbarkeit der Interaktion (sowie des variablen Gehalts an aktiven Inhaltsstoffen in verschiedenen Johanniskrautprodukten) erscheint es sinnvoll, bei nierentransplantierten und anderen Patienten, die mit Tacrolimus behandelt werden, Johanniskraut nicht anzuwenden. Für den Fall, dass mit der Gabe von Johanniskraut begonnen oder diese eingestellt wird, sind die Plasmaspiegel von Tacrolimus in engen Abständen zu kontrollieren und gegebenenfalls seine Dosis anzupassen.

Johanniskraut beeinträchtigt nicht Laborassays für Tacrolimus, siehe „Johanniskraut und Labortests".

Literatur
[1] Hebert MF, Park JM, Chen YL, Akhtar S, Larson AM. Effects of St John's wort (Hypericum perforatum) on tacrolimus pharmacokinetics in healthy volunteers. J Clin Pharmacol, 2004, 44, 89–94,
[2] Mai I, Störmer E, Bauer S, Krüger H, Budde K, Roots I. Impact of St John's wort treatment on the pharmacokinetics of tacrolimus and mycophenolic acid in renal transplant patients. Nephrol Dial Transplant, 18: 819–822, 2003
[3] Bolley R, Zülke C, Kammerl M, Fischereder M, Krämer BK. Tacrolimus-induced nephrotoxicity unmasked by induction of the CYP3A4 system with St John's wort. Transplantation, 73: 1009, 2002

27.2.50 Johanniskraut und Talinolol

> Johanniskraut verringert in moderatem Umfang die Talinolol-Plasmaspiegel.

Klinische Befunde: In einer pharmakokinetischen Studie erhielten 9 gesunde Probanden je eine Einzeldosis Talinolol (50 mg p. o. oder 30 mg i. v.) entweder allein oder nach einer 12-tägigen Gabe von täglich 900 mg Johanniskraut (Jarsin®, Lichtwer Pharma). Johanniskraut verringerte die AUC und die orale Bioverfügbarkeit von Talinolol um 31 bzw. 25 %. Die nichtrenale Clearance von 30 mg Talinolol, appliziert in Form einer 30-minütigen Infusion, war um etwa 26 % erhöht. Andere pharmakokinetische Parameter zeigten sich – nach peroraler wie intravenöser Applikation von Talinolol – nicht signifikant verändert [1].

Experimentelle Befunde: Es liegen keine relevanten Daten vor.

Wirkungsmechanismus: Talinolol ist ein Substrat des P-Glykoproteins. Der erwähnten Studie zufolge erhöhte Johanniskraut in duodenalen Biopsieproben von 9 Personen die Spiegel von intestinalem P-Glykoprotein, was mit einer verringerten Resorption von Talinolol einherging.

Beurteilung und Maßnahmen: Angaben über Wechselwirkungen zwischen Johanniskraut und Talinolol sind offenbar auf diese eine Studie beschränkt, doch stehen deren Befunde auf einer Linie mit den bekannten Wirkungen von Johanniskraut auf Substrate des P-Glykoproteins, z. B. auf Digoxin (siehe „Johanniskraut und Digoxin"). Das moderate Absinken der Talinolol-Plasmaspiegel spricht dafür, dass diese Wechselwirkung bei den meisten Patienten klinisch wahrscheinlich nicht ins Gewicht fällt. Gleichwohl sollte sie in Betracht gezogen werden, wenn der Blutdruck eines Patienten schwer einstellbar ist.

Literatur
[1] Schwarz UI, Hanso H, Oertel R, Miehlke S, Kuhlisch E, Glaseser H, Hitzl M, Dresser GK, Kim RB, Kirch W. Induction of intestinal P-glycoprotein by St John's wort reduces the oral bioavailability of talinolol. Clin Pharmacol Ther, 81: 669,678, 2007

27.2.51 Johanniskraut und Theophyllin

> Unter der Einnahme von Johanniskraut benötigte eine Patientin eine erheblich höhere Dosis an Theophyllin. Im Gegensatz dazu wurden in einer 2-wöchigen Studie mit gesunden Probanden keine pharmakokinetischen Wechselwirkungen beobachtet.

Klinische Befunde: In einer Studie mit 12 gesunden Probanden hatte die 15-tägige Gabe von täglich 3-mal 300 mg einer eingestellten Johanniskrautzubereitung (mit 0,27 % Hypericin) keinen signifikanten Einfluss auf die Plasmaspiegel einer peroralen Einzeldosis von 400 mg Theophyllin [1].

Im Gegensatz dazu steht der Einzelbefund einer Patientin, die über mehrere Monate hinweg stabil auf 2-mal täglich 300 mg Theophyllin eingestellt war, doch dann eine erheblich höhere Dosis benötigte (bis 800 mg 2-mal täglich), um Serumspiegel von 9,2 mg/l zu erreichen. Es stellte sich heraus, dass die Patientin zwei Monate zuvor mit der Einnahme von täglich 300 mg Johanniskraut-Supplement (mit 0,3 % Hypericin) begonnen hatte. Als sie diese Einnahme stoppte, verdoppelte sich der Theophyllin-Serumspiegel binnen einer Woche auf 19,6 mg/l. Ihre Theophyllin-Dosis wurde daher entsprechend verringert. Die Patientin wurde gleichzeitig mit einer ganzen Reihe weiterer Medikamente behandelt (Amitriptylin, Furosemid, Ibuprofen, Triamcinolon zur Inhalation, Morphin, Kalium, Prednison, Salbutamol/Albuterol, Valproinsäure, Zolpidem und Zafirlukast), darüber hinaus war sie Raucherin. Keine Modifikationen in der Anwendung dieser Arzneistoffe und auch keine veränderte Compliance konnten als mögliche alternative Erklärungen für den stark erhöhten Bedarf an Theophyllin gefunden werden [2].

Experimentelle Befunde: Nach In-vitro-Daten kann Hypericin CYP1A2 induzieren [2].

Wirkungsmechanismus: Unklar; es wird vermutet, dass eine 15-tägige Behandlung mit Johanniskraut nicht ausreicht, um die Isoenzyme so stark zu aktivieren, dass letztlich veränderte Theophyllin-Plasmaspiegel resultieren [1]. Diese Hypothese wird durch Studien gestützt, wonach erst eine 4-wöchige Applikation von Johanniskraut (jedoch nicht eine 2-wöchige) das Paraxanthin-Coffein-Verhältnis, ein Indikator zur Messung der CYP1A2-Aktivität, moderat erhöht [3, 4]. Die Patientin im erwähnten Fallbericht [2] hatte Johanniskraut 2 Monate – wenn auch in einer geringeren Dosis – eingenommen, somit könnte die unterschiedliche Behandlungsdauer die Diskrepanz zwischen den Ergebnissen erklären.

Beurteilung und Maßnahmen: Direkte klare Hinweise auf Interaktionen zwischen Theophyllin und Johanniskraut gibt es offenbar nur wenige. Abgesehen von dem einzelnen Fallbericht über einen starken Abfall der Theophyllin-Plasmaspiegel wurden bei gesunden Personen keine pharmakokinetischen Wechselwirkungen beobachtet. Spezifische Untersuchungen bezüglich des Mechanismus sprechen bestenfalls für eine moderate Wechselwirkung. Außerdem werden die meisten klinisch relevanten Interaktionen mit Johanniskraut über CYP3A4 vermittelt. Doch solange keine Daten vorliegen, die Wechselwirkungen zweifelsfrei ausschließen, sind diese in Erwägung zu ziehen, wenn sich verstärkt Nebenwirkungen von Theophyllin (Kopfschmerzen, Übelkeit, Tremor) bemerkbar machen. Im Jahr 2000 gab die britische CSM die Empfehlung, dass mit Theophyllin behandelte Patienten kein Johanniskraut einnehmen sollten. Ferner soll danach bei Patienten, die bereits unter einer solchen kombinierten Medikation stehen, Johanniskraut abgesetzt, ihre Theophyllin-Plasmaspiegel überwacht und die Dosis wenn notwendig angepasst werden [5, 6]. Diese Richtlinien wurden aber zeitlich vor jener pharmakokinetischen Studie formuliert, nach der eine Wechselwirkung generell unwahrscheinlich ist. Hinsichtlich von Aminophyllin gibt es zwar keine entsprechenden Daten, doch da diese Substanz zu Theophyllin metabolisiert wird, sind auch hier keine relevanten Interaktionen mit Johanniskraut zu erwarten.

Johanniskraut beeinträchtigt nicht Laborassays für Theophyllin, siehe „Johanniskraut und Labortests".

Literatur

[1] Morimoto T, Kotegawa T, Tsutsumi K, Ohtani Y, Imai H, Nakano S. Effect of St John's wort on the pharmacokinetics of theophylline in healthy volunteers. J Clin Pharmacol, 44: 95–101, 2004
[2] Nebel A, Schneider BJ, Baker RK, Kroll DJ. Potential metabolic interaction between St John's wort and theophylline. Ann Pharmacother, 33: 502, 1999
[3] Gurley BJ, Gardner SF, Hubbard MA, Williams DK, Gentry WB, Cui Y, Ang CYW. Cytochrome P450 phenotypic ratios for predicting herb-drug interactions in humans. Clin Pharmacol Ther, 72: 276–287, 2002
[4] Wang Z, Gorski JC, Hamman MA, Huang SM, Lesko LJ, Hall SD. The effects of St John's wort (Hypericum perforatum) on human cytochrome P450 activity. Clin Pharmacol Ther, 70: 317–326, 2001
[5] Committee on the Saftey of Medicines (UK). Message from Professor A Breckenridge (Chairman of CSM, and Fact Sheet for Health Care Professionals: Important interactions between St John's wort (Hypericum perforatum) preparations and prescribed medicines, 02/2000, www.mhra.gov.uk/home/groups/comms-ic/documents/websiteresources/con019563.pdf
[6] Committee on the Saftey of Medicines/Medicines Control Agency, Reminder. St John's wort (Hypericum perforatum) interactions. Curr Problems, 26: 6–7, 2000

27.2.52 Johanniskraut und Tibolon

> Bekannt ist der Fall einer mit Tibolon behandelten Patientin, die nach 10-wöchiger Gabe von Johanniskraut eine akute Hepatitis entwickelte.

Klinische Befunde: Eine 57-jährige Frau war wegen klimakterischer Beschwerden die zurückliegenden zwei Jahre mit täglich 2,5 mg Tibolon behandelt worden – ohne Komplikationen. Nach Gabe von Johanniskraut über 10 Wochen (in Form von täglichen 2000-mg-Infusionen gegen milde Depression) entwickelte die Patientin einen Ikterus, schweren Pruritus, hatte dunklen Urin und litt an Abgeschlagenheit und verringertem Appetit. Ihre ALT- und AST-Konzentrationen waren stark erhöht und eine Lebergewebeprobe offenbarte einen Mangel an Gallengängen. Tibolon und Johanniskraut wurden abgesetzt und die Patientin mit 2-mal täglich 250 mg Ursodesoxycholsäure behandelt; ihr Zustand verbesserte sich langsam und ihre Leberfunktionen normalisierten sich nach etwa einem Jahr [1].

Experimentelle Befunde: Es liegen keine relevanten Daten vor.

Wirkungsmechanismus: Unklar, doch vermuten die Autoren eine Wechselwirkung zwischen Tibolon und Johanniskraut. Allerdings können auch beide Arzneimittel alleine Auswirkungen auf die Leberfunktion haben.

Beurteilung und Maßnahmen: Es handelt sich um einen isolierten Einzelfall, ob ihm allgemeine klinische Bedeutung zukommt, ist unklar. Wenn sich im Falle einer gleichzeitigen Anwendung von Tibolon und Johanniskraut Symptome von Lebertoxizität (Übelkeit, Erbrechen, dunkler Urin) zeigen, sollte eine Wechselwirkung als mögliche Ursache in Betracht gezogen werden.

Literatur
[1] Etogo-Asse F, Boemer F, Sempoux C, Geubel A. Acute hepatitis with prolonged cholestasis and disappearance of interlobular bile ducts following tibolone and Hypericum perforatum (St John's wort): Case of drug interaction? Acta Gastroenterol Belg, 71: 36–38, 2008

27.2.53 Johanniskraut und trizyklische Antidepressiva

> Johanniskraut reduziert in moderatem Umfang die Plasmaspiegel von Amitriptylin und seinem aktiven Metaboliten Nortriptylin.

Klinische Befunde: In einer Studie erhielten 12 an Depression erkrankte Patienten an Tag 1 eine Einzeldosis von 900 mg Johanniskrautextrakt, es folgten für 12–14 Tage die 2-mal tägliche Gabe von 75 mg Amitriptylin und schließlich für weitere 14–16 Tage die zusätzliche Gabe von täglich 900 mg Johanniskraut. Durch die Co-Medikation war die AUC_{0-12} von Amitriptylin um etwa 22 % und die AUC des aktiven Metaboliten Nortriptylin um etwa 41 % verkleinert [1].

Experimentelle Befunde: Es liegen keine relevanten Daten vor.

Wirkungsmechanismus: Nicht umfassend verstanden; Johanniskraut induziert nachweislich die Aktivität von CYP3A4, über das trizyklische Antidepressiva (TZA) aber nur in geringerem Umfang metabolisiert werden; im Wesentlichen erfolgt deren Metabolisierung über CYP2D6. Daher ist es unwahrscheinlich, dass eine Induktion von CYP3A4 zu einer klinisch relevanten Verringerung ihrer Plasmaspiegel führt. Eine Johanniskraut-bedingte Aktivierung des P-Glykoproteins könnte hierzu zwar ebenfalls beitragen, doch ist unklar, in welchem Maße dieses Protein in den Transport von TZA eingebunden ist.

Beurteilung und Maßnahmen: Hinweise auf Wechselwirkungen zwischen Johanniskraut und TZA gibt bisher nur diese eine Studie. Danach reduziert die gleichzeitige Gabe von Johanniskraut die Amitriptylin-Plasmaspiegel in lediglich moderatem Umfang, was vermutlich nicht mit einer klinisch relevanten Verringerung der Wirksamkeit dieses TZA einhergeht; andere TZA gehen wahrscheinlich ähnliche Wechselwirkungen ein.

Zwar handelt es sich bei TZA und Johanniskraut um zwei stimmungsaufhellende Arzneimittel, doch es ist weder bekannt, ob die kombinierte Gabe Vorteile bringt noch ob dies sicher ist; dies war auch nicht Gegenstand der erwähnten Studie [1]. Weitere Untersuchungen sind hier notwendig.

Johanniskraut beeinträchtigt nicht Laborassays für TZA, siehe „Johanniskraut und Labortests".

Literatur
[1] Johne A, Schmider J, Brockmöller J, Stadelmann AM, Störmer E, Bauer S, Scholler G, Langheinrich M, Roots I. Decreased plasma levels of amitriptyline and its metabolites on comedication with an extract from St John's wort (Hypericum perforatum). J Clin Psychopharmacol, 22: 46–54, 2002

27.2.54 Johanniskraut und Triptane [!]

> Bekannt ist der Fall eines Serotonin-Syndroms bei einer Patientin, die gleichzeitig Eletriptan und Johanniskraut einnahm.

Klinische Befunde: Eine 28-jährige, an einer Essstörung erkrankte Patientin wurde ein Jahr lang mit täglich 60 mg **Fluoxetin** behandelt. Nachdem sie für einen Monat zusätzlich Johanniskraut eingenommen hatte (keine Angaben zu Dosis und Häufigkeit), erlitt Krampfanfälle, zeigte sich in einem Zustand geistiger Verwirrung und wurde bewusstlos, nachdem sie 3 Tage zuvor wegen wiederkehrender Migräne mit der Einnahme von täglich 40 mg **Eletriptan** begonnen hatte. Zuvor war die gleichzeitige Anwendung von Eletriptan und Fluoxetin von der Patientin ohne Anzeichen negativer Auswirkungen gut vertragen worden. Nach einer stationären Aufnahme kam es bei der Patientin zu akuter Rhabdomyolyse und vorübergehend zu einer milden akuten Niereninsuffizienz. Es wurde ein Serotonin-Syndrom diagnostiziert und die gesamte Medikation abgesetzt, woraufhin die Symptome im Verlauf von 10 Tagen allmählich verschwanden [1].

Experimentelle Befunde: Es liegen keine relevanten Daten vor.

Wirkungsmechanismus: Sowohl Triptane als auch Johanniskraut wurden in verschiedenen Fällen mit einem Serotonin-Syndrom in Verbindung gebracht. In diesen Fällen waren sie mit anderen serotonergen Arzneistoffen verabreicht worden. Additive serotonerge Effekte sind auch wahrscheinliche Erklärung für den obenstehenden Fallbericht.

Beurteilung und Maßnahmen: Veröffentlichungen zu Wechselwirkungen zwischen Johanniskraut und Triptanen sind offenbar auf diesen einen Fallbericht beschränkt. Die meisten britischen Hersteller von Triptanen warnen im Falle gleichzeitiger Anwendung vor dem möglicherweise erhöhten Risiko unerwünschter Nebenwirkungen, vor allem der Entwicklung eines Serotonin-Syndroms.

Literatur
[1] Bonetto N, Santelli L, Battistin L, Cagnin A. Serotonin syndrome and rhabdomyolysis induced by concomitant use of triptans, fluoxetine and hypericum. Cephalalgia, 27: 1421–1423, 2007

27.2.55 Johanniskraut und Tyrosinkinase-Inhibitoren

> Johanniskraut verringert leicht die Bioverfügbarkeit von Imatinib und vermutlich hat es auf andere Tyrosinkinase-Inhibitoren einen ähnlichen Einfluss.

Klinische Befunde: In einer Studie mit 12 gesunden Probanden wurde die Pharmakokinetik einer Einzeldosis **Imatinib** vor und an Tag 12 einer 14-tägigen Behandlung mit 3-mal täglich 300 mg Johanniskrautextrakt (Kira®, Li 160), Lichtwer Pharma) bestimmt. Die AUC und maximalen Plasmaspiegel von Imatinib zeigten sich um 30 bzw. 15 % verringert, dessen Clearance um 43 % erhöht und die Halbwertszeit von 12,8 auf 9 Stunden verkürzt [1]. Zu ähnlichen Befunden kam auch eine andere Studie [2, 3].

Experimentelle Befunde: Es liegen keine relevanten Daten vor.

Wirkungsmechanismus: Johanniskraut induziert intestinales CYP3A4 und erhöht daher die Metabolisierung von Imatinib, das Substrat dieses Isoenzyms ist. Dies resultiert in einer reduzierten Bioverfügbarkeit, wie sie sich in der Studie zeigte.

Beurteilung und Maßnahmen: Zwar sind Hinweise auf Wechselwirkungen zwischen Johanniskraut und Imatinib auf die eine zitierte Studie beschränkt, doch stehen die Ergebnisse mit dem moderaten CYP3A4-induzierenden Potenzial von Johanniskraut und dem bekannten Metabolisierungsweg von Imatinib in Einklang. Die beobachtete leichte Abnahme der Bioverfügbarkeit von Imatinib könnte ausreichend für eine verringerte Wirksamkeit sein. Darüber hinaus könnte das Ausmaß der Wechselwirkungen zwischen Imatinib und verschiedenen Johanniskrautprodukten variieren. Die Empfehlung, die beiden Arzneimittel nicht gleichzeitig anzuwenden [1], ist deshalb plausibel. Zwar gibt es keine direkten Hinweise auf Wechselwirkungen zwischen Johanniskraut und **anderen Tyrosinkinase-Inhibitoren**, doch angesichts der Tatsache, dass auch sie über CYP3A4 metabolisiert werden, sollten auch sie nicht zusammen mit Johanniskraut verabreicht werden.

Literatur
[1] Frye RF, Fitzgerald SM, Lagattuta TF, Hruska MW, Egorin MJ. Effect of St John's wort on imatinib mesylate pharmacokinetics. Clin Pharmacol Ther, 76: 323–329, 2004
[2] Smith P. The influence of St John's wort on the pharmacokinetics and protein binding of imatinib mesylate. Pharmacotherapy, 24: 1508–1514, 2004
[3] Smith PF, Bullock JM, Booker BM, Haas CE, Berenson CS, Jusko WJ. Induction of imatinib metabolism by Hypercium perforatum. Blood, 104: 1229–1230, 2004

27.2.56 Johanniskraut und Ulipristal

> Vermutlich verringert Johanniskraut die Wirksamkeit von Ulipristal.

Befunde, Wirkmechanismus, Beurteilung und Maßnahmen: Die britischen Hersteller von Ulipristal erwähnen kurz, dass in einer Studie mit gesunden Probanden die 9-tägige

Gabe von 2-mal täglich 300 mg des Enzyminduktors Rifampicin (Rifampin) die maximalen Plasmaspiegel und AUC von Ulipristal um etwa 90 % verringerte [1, 2]. Sie empfehlen daher, Ulipristal zur Notfall-Kontrazeption oder symptomatischen Behandlung von Fibrosen nicht zu verwenden, wenn die betreffenden Personen CYP3A4-Induktoren einnehmen [1, 2], zu denen auch Johanniskraut gehört. Nach den Angaben eines Herstellers kann sich der Effekt auf Ulipristal auch noch 2–3 Wochen nach Absetzen des CYP3A4-Induktors bemerkbar machen. Danach sollte Frauen, die die Einnahme eines CYP3A4-Induktors erst 2–3 Wochen zuvor beendet haben, kein Ulipristal verabreicht werden [1]. Bevor keine weiteren Einzelheiten bekannt sind, ist diese Empfehlung plausibel. Da es sich bei Ulipristal um ein synthetisches Steroidderivat handelt, geht es möglicherweise mit KOK ähnliche Wechselwirkungen ein. Es sei darauf hingewiesen, dass nach Empfehlung der britische MHRA Frauen, die hormonelle Kontrazeptiva zur Empfängnisverhütung einnehmen (ausschließlich Intrauterinsysteme, doch vermutlich einschließlich hormoneller Notfall-Kontrazeptiva), keine Johanniskraut-haltigen Phytopharmaka einnehmen sollten [3].

Die amerikanischen Hersteller von Ulipristal zur Notfall-Kontrazeption stellen fest, dass Enzyminduktoren die Wirksamkeit von Ulipristal beeinträchtigen könnten; doch leiten sei daraus keine spezifische Empfehlung ab [4].

Literatur

[1] ellaOne (Ulipristal acetate). HRA Pharma, UK Summary of product characteristics, 01/2014
[2] Esmya (Ulipristal acetate). Gedeon Richter, UK Summary of product characteristics, 12/2013
[3] Medicines and Healthcare Products Regulatory Agency and the Commission on Human Medicines. St John's wort: interaction with hormonal contraceptives, including implants–reduced contraceptive effect. Drug Safety Update, 7: A2, 2014, www.mhra.gov.uk/home/groups/dsu/documents/publication/con392897.pdf
[3] ella (Ulipristal acetate). Afaxys, US Prescribing information, 02/2014

27.2.57 Johanniskraut und Voriconazol

Die 2-wöchige Einnahme von Johanniskraut verkleinerte die AUC einer Einzeldosis Voriconazol um mehr als die Hälfte.

Klinische Befunde: In einer Studie erhielten 17 gesunde Probanden jeweils eine perorale Einzeldosis von 400 mg Voriconazol allein sowie am ersten und letzten Tag einer 15-tägigen Gabe von 3-mal täglich 300 mg Johanniskraut (Jarsin®, Lichtwer Pharma). Nach **einer** Gabe von Johanniskraut (an Tag 1) zeigte sich die $AUC_{0-\infty}$ von Voriconazol unverändert, doch dessen maximale Plasmakonzentrationen und AUC_{0-10} waren um 22 % vergrößert. Dagegen war an Tag 15 der Johanniskrautgabe die AUC des dann verabreichten Voriconazols um 59 % verkleinert und die orale Clearance 2,4-fach erhöht [1].

Experimentelle Befunde: Es liegen keine relevanten Daten vor.

Wirkungsmechanismus: Nach den Befunden der erwähnten Studie erhöht Johanniskraut kurzfristig die Resorption von Voriconazol, bei längerfristiger Gabe jedoch induziert es resorptionslimitierende Transportproteine und die intestinale Metabolisierung durch Cytochrom-P450-Isoenzyme [1].

Beurteilung und Maßnahmen: Voriconazol wird nach einmaliger Gabe von Johanniskraut nur geringfügig besser resorbiert, dies ist klinisch nicht relevant. Dem gegenüber könnten die reduzierten Plasmakonzentrationen und AUC von Voriconazol – und damit dessen verringerte Wirksamkeit – nach 15-tägiger Applikation von Johanniskraut klinisch durchaus ins Gewicht fallen. Aus diesem Grund erachten die britischen und amerikanischen Hersteller die gleichzeitige Anwendung von Johanniskraut und Voriconazol als kontraindiziert [2, 3]. Patienten, die bereits mit Voriconazol behandelt werden, sollten ausdrücklich darauf hingewiesen werden, kein Johanniskraut einzunehmen. Patienten vor einer Behandlung mit Voriconazol sollen hinsichtlich ihres gegenwärtigen oder kurz zurückliegenden Gebrauchs von Johanniskraut befragt werden. Möglicherweise bedarf es höherer Dosierungen an Voriconazol, besonders zu Beginn der Behandlung, bis die metabolischen Effekte des Johanniskrauts abnehmen.

Literatur
[1] Rengelshausen J, Banfield M, Riedel KD, Burhenne J, Weiss J, Thomsen T, Walter-Sack I, Haefeli WE, Mikus G. Opposite effects of short-term and long-term St John's wort on voriconazole pharmacokinetics. Clin Pharmacol Ther, 78: 25–33, 2005
[2] VFEND (Voriconazole). Pfizer, UK Summary of product characteristics, 04/2012
[3] VFEND (Voriconazole). Pfizer, US Prescribing information, 11/2011

27.2.58 Johanniskraut und Warfarin und verwandte Arzneistoffe

> Johanniskraut kann die gerinnungshemmenden Wirkungen von Phenprocoumon und Warfarin abschwächen. Bekannt ist der Einzelfall eines verstärkten antikoagulativen Effekts von Warfarin unter gleichzeitiger Einnahme von Johanniskraut.

Klinische Befunde: Phenprocoumon: In einer randomisierten, Placebo-kontrollierten Cross-over-Studie mit 10 gesunden Probanden reduzierte die tägliche Gabe von 900 mg Johanniskraut (LI 160, Lichtwer Pharma) über 11 Tage die AUC einer Einzeldosis von 12 mg Phenprocoumon geringfügig um 17 %.

Ein Fallbericht handelt von einer 75-jährigen, mit Phenoprocoumon behandelten Patientin, deren Antikoagulanzien-Reaktion (Anstieg des Quick-Werts) zwei Monate nach Beginn der Einnahme von Johanniskraut abgeschwächt war [2].

Warfarin: In einer randomisierten Cross-over-Studie mit 12 gesunden Probanden reduzierte die 3-mal tägliche Gabe einer Johanniskraut-Tablette (Bioglan) über 21 Tage die AUC von (*R*)- und (*S*)-Warfarin moderat um etwa 25 %. Jede Tablette enthielt das Extrakt-Äquivalent von 1000 mg *Hypericum-perforatum*-Triebspitzen mit 825 µg Hypericin und 12,5 mg Hyperforin; Warfarin wurde in einer Einzeldosis von 25 mg an Tag 14 verabreicht [3].

Die schwedische Arzneimittelagentur (Läkemedelsverket, Swedish Medical Products Agency) erhielt 1998/1999 sieben Berichte von stabil auf Warfarin eingestellten Patienten, deren INR nach Beginn der Einnahme von Johanniskraut abnahm, und zwar vom therapeutischen Normbereich von 2–4 auf etwa 1,5. Bei einem Patienten musste die Warfarin-Dosis um 6,6 %, bei einem anderen sogar um 15 % erhöht werden; nach Absetzen der Johanniskrautgabe kehrten bei vier Patienten die INR-Werte wieder auf das Ausgangsniveau zurück [4]. Zu einem ähnlichen Ergebnis kam eine retrospektive Studie [5], wonach die gleichzeitige Anwendung von Enzyminduktoren (zu denen auch Johanniskraut zählt) starken Einfluss auf die wöchentliche Warfarin-Gesamtdosis hatte. Eine weitere Untersuchung zeigte, dass bei gleichzeitiger Einnahme Patienten pro Woche durchschnittlich 17,2 mg mehr Warfarin benötigten.

Im Gegensatz dazu steht der Fallbericht eines 85-jährigen Patienten. Dieser hatte für fast ein Jahr täglich 5 mg Warfarin ohne Komplikationen eingenommen; doch kam es einen Monat nach Beginn der Einnahme von Johanniskraut zu Blutungen im oberen Gastrointestinaltrakt, die eine stationäre Behandlung erforderten. Bei Aufnahme lag der Hb-Wert bei 7,9 g/dl und seine INR bei 6,2. Durch unterstützende Behandlung konnte die Blutung zum Stillen gebracht werden und eine endoskopische Untersuchung vor der Entlassung offenbarte kein klinisch gravierendes Krankheitsbild [6].

Experimentelle Befunde: Es liegen keine relevanten Daten vor.

Wirkungsmechanismus: Ungewiss; es wird vermutet, dass Johanniskraut die Metabolisierung und Clearance von Cumarinen verstärkt [1, 3, 4], und zwar möglicherweise durch Induktion von CYP3A4 und CYP2C9, da sowohl (R)- als auch (S)-Warfarin beeinflusst werden [3]. Allerdings sei darauf hingewiesen, dass Johanniskraut keinen Einfluss auf die Metabolisierung von Tolbutamid hat, das normalerweise als Testsubstrat für die CYP2C9-Aktivität verwendet wird; siehe „Johanniskraut und Antidiabetika". Außerdem sei betont, dass Johanniskraut im Allgemeinen – anders als die Autoren des Fallberichts zu verstärkten Warfarin-Effekten vermuten [6] – Cytochrom-P450-Isoenzyme in vivo nicht hemmt.

Beurteilung und Maßnahmen: Hinweise auf Wechselwirkungen sind zwar offenbar auf diese Berichte beschränkt, doch gilt eine moderate pharmakokinetische Interaktion zwischen Cumarinen und Johanniskraut als erwiesen, die auch bei einigen Patienten klinisch ins Gewicht fallen kann. Bei Patienten, die Phenprocoumon, Warfarin oder ein anderes Cumarin einnehmen, sollte im Falle einer beginnenden zusätzlichen Behandlung mit Johanniskraut die INR überwacht werden. Möglicherweise muss die antikoagulative Dosis erhöht werden. Eine solche Wechselwirkung sollte auch in Fällen reduzierter INRs in Betracht gezogen werden, die anders nicht zu erklären sind; entsprechend sollte die gesamte weitere Medikation solcher Patienten, vor allem ihrer Selbstmedikation, mit Blick auf Johanniskraut überprüft werden. Die britische CSM rät von einer gleichzeitigen Anwendung von Johanniskraut und Warfarin ab, und zwar mit dem Argument, dass die Metabolisierung von Warfarin – je nach Gehalt an aktiven Inhaltsstoffen in den verschiedenen Johanniskrautpräparaten – unterschiedlich stark induziert wird. Für den Fall, dass ein Patient bereits gleichzeitig Warfarin und Johanniskraut einnimmt, empfiehlt die CSM die Überprüfung der INR, das Absetzen des Johanniskrauts mit anschließender engmaschiger Kontrolle der INR und eventuell eine Anpassung der antikoagulativen Dosis [7].

Der Fallbericht über verstärkte Warfarin-Effekte in Anwesenheit von Johanniskraut [6] steht im Gegensatz zu anderen Befunden und widerspricht auch der Art und Weise, wie Johanniskraut die Metabolisierung von Arzneistoffen beeinflusst. Daher kommt dieser Beobachtung vermutlich keine allgemeine Bedeutung zu.

Literatur

[1] Maurer A, Johne A, Bauer S, Brockmöller J, Donath F, Roots I, Langheinrich M, Hübner WD. Interaction of St John's wort extract with phenprocoumon. Eur J Clin Pharmacol, 55: 22, 1999
[2] Bon S, Hartmann K, Kuhn M. Johanniskraut Ein Enzyminduktor? Schweiz Apotherkerzeitung, 16: 535–536, 1999
[3] Jiang X, Williams KM, Liauw WS, Ammit AJ, Roufogalis BD, Duke CC, Day RO, McLachlan AJ. Effects of St John's wort and ginseng on the pharmacokinetics and pharmacodynamics of warfarin in healthy subjects. Br J Clin Pharmacol, 57: 592–599, 2004
[4] Yue QY, Bergquist C, Gerdén B. Safety of St John's wort (Hypericum perforatum). Lancet, 355: 576–577, 2000
[5] Whitley HP, Fermo JD, Chumney ECG, Brzezinski WA. Effect of patient-specific factors on weekly warfarin dose, Ther Clin Risk Manag, 3: 499–504, 2007
[6] Uygur BO, Kalkay MN, Oskay BE, Doğan KE, Iyıgün O, Görük M, Sezgın G. St John's wort (Hypericum perforatum) and warfarin. Dangerous liaisons. Turk J Gastroenterol, 22: 115, 2011
[7] Committee on the Saftey of Medicines (UK). Message from Professor A Breckenridge (Chairman of CSM, and Fact Sheet for Health Care Professionals: Important interactions between St John's wort (Hypericum perforatum) preparations and prescribed medicines, 02/2000, www.mhra.gov.uk/Safetyinformation/Safetywarningsalertsandrecalls/Safetywarningsandmessagesformedicines/CON2015756

28 Kalmuswurzelstock

Acorus calamus L. (Acoraceae)

28.1 Arzneidroge

28.1.1 Synonyme und verwandte Arten
Ackerwurz, Gewürzkalmus, Indischer Kalmus, Calamus; Myrtle flag, Sweet flag, Sweet sedge, *Calamus aromaticus*.

Es gibt verschiedene Typen von Kalmus, die in erster Linie ihre geographische Herkunft widerspiegeln. Typ I ist eine amerikanische, diploide Varietät, Typ II eine europäische, triploide und bei den Typen III und IV handelt es sich um subtropische, tetraploide Varietäten.

28.1.2 Inhaltsstoffe
Die primär aktiven Inhaltsstoffe finden sich bei allen Kalmus-Typen im ätherischen Öl. Es bestehen jedoch deutliche qualitative und quantitative Unterschiede zwischen den verschiedenen Arten und Varietäten. Tetraploide (subtropische, speziell indische) Arten enthalten 96 % β-Asaron (Isoasaron), triploide (europäische) Arten hingegen nur 5 % und diploide (nordamerikanische) Arten überhaupt kein Asaron. Außerdem sind in unterschiedlichen Mengen enthalten: α-Asaron, Acolamon, Acoragermacron, Calamenol, Calamen, Calamon, Eugenol, Galangin, Methyleugenol und Isoacolamon.

28.1.3 Verwendung und Indikationen
Traditionell wird Kalmus als Karminativum und Spasmolytikum eingesetzt, außerdem bei chronischer Dyspepsie, Gastritis und Magengeschwüren, Darmkoliken, Appetitlosigkeit und bei Erkrankungen der Atemwege. Allerdings gilt β-Asaron als toxisch (nach tierexperimentellen Befunden) und es gibt die Empfehlung, ätherisches Öl mit diesem Inhaltsstoff nicht anzuwenden.

28.1.4 Pharmakokinetik
In einer Vorstudie [1] mit Kalmusextrakten an Rattenlebermikrosomen wurde ein moderat hemmender Effekt auf CYP3A4 und CYP2D6 gefunden im Vergleich zu den starken Inhibitoren Ketoconazol und Chinidin. Doch können In-vitro-Studien nicht direkt auf die klinische Praxis übertragen werden; und klinische Berichte, die diesen Befund bestätigen, gibt es offenbar nicht. Daher sind weitere Studien notwendig.

28.1.5 Übersicht zu Wechselwirkungen
Keine Hinweise auf Wechselwirkungen.

Literatur

[1] Pandit S, Mukherjee PK, Ponnusankar S, Venkatesh M, Srikanth N. Metabolism mediated interaction of α-asarone and Acorus calamus with CYP3A4 and CYP2D6. Fitoterapia, 82: 369–374, 2011

29 Kamillenblüten

Matricaria recutita L. (Asteraceae)

29.1 Arzneidroge

29.1.1 Synonyme und verwandte Arten
Kamille; Chamomilla; Chamomile, German Chamomile, Hungarian Chamomile, Matricaria flower, Scented mayweed, Single chamomille, Sweet false chamomille, Wild chamomille.

Chamomilla recutita (L.) Rauschert, *Chamomilla vulgaris* SF Gray, *Matricaria chamomilla* L.

Bei der Römischen Kamille (*Chamaemelum nobile*) handelt es sich um eine andere Art, die aber ähnlich genutzt wird.

29.1.2 Arzneibücher
- Ph. Eur. 9.2: Kamillenblüten, Kamillenfluidextrakt, Kamillenöl,
- Ph. Eur. 9.2, engl. Ausgabe: Matricaria Flower, Matricaria Fluid Extract, Matricaria Oil,
- BP 2017: Matricaria Flower, Matricaria Fluid Extract, Matricaria Oil,
- USP 39 – NF 34 S2: Chamomile.

29.1.3 Inhaltsstoffe
Die Blütenköpfchen der Echten Kamille enthalten ätherisches Öl, das hauptsächlich aus (−)-α-Bisabolol besteht. Sesquiterpene und Proazulene (z. B. Matricarin und Matricin) kommen ebenfalls vor. Chamazulen (1–15 %), ein weiteres flüchtiges Öl der Echten Kamille, entsteht während der Wasserdampfdestillation aus Matricin. Weitere Inhaltsstoffe sind **Flavonoide** (Apigenin, Luteolin, Quercetin, Rutin) und die natürlichen Cumarine Umbelliferon sowie sein Methylether Herniarin.

29.1.4 Verwendung und Indikationen
Echte Kamille findet Anwendung bei Dyspepsie, Flatulenz und Reisekrankheit, vor allem wenn gastrointestinale Beschwerden mit nervösen Symptomen einhergehen. Eingesetzt wird Kamille auch bei Nasenkatarrh und Unruhe. Außerdem ist Kamille weit verbreitet als mildes Beruhigungsmittel für Säuglinge und Kinder, bei ihnen auch zur Linderung von Darmkoliken und Schmerzen im Zusammenhang mit dem Zahnen. Topisch angewandt wird Kamille bei Hämorrhoiden, Mastitis und Beingeschwüren.

29.1.5 Pharmakokinetik

In In-vitro-Studien erwiesen sich ein kommerziell erhältlicher Ethanolextrakt von *Matricaria chamomilla* und ein unverarbeitetes ätherisches Öl von *Matricaria recutita* als Inhibitoren von CYP3A4 [1, 2]. Allerdings waren die Effekte im Vergleich zu jenen des starken CYP3A4-Inhibitors Ketoconazol nur schwach ausgeprägt [3].

In vitro zeigte unverarbeitetes ätherisches Öl von *Matricaria recutita* auch einen moderat inhibitorischen Effekt auf CYP1A2 [2]. Ähnliches berichtet auch eine Studie an Rattenlebermikrosomen, die 4 Wochen lang mit 2%igem Kamillentee (Vita Fit Nutrition, hergestellt aus getrockneten Blütenköpfchen von *Matricaria chamomilla* und *M. recutita*) vorbehandelt worden waren: Im Vergleich zu einer Kontrollgruppe war die CYP1A2-Aktivität um 39% reduziert [3]. Unverarbeitetes ätherisches Öl von *Matricaria recutita* hatte keinen signifikanten Einfluss auf CYP2C9 und CYP2D6 [2].

Angaben zur Pharmakokinetik der einzelnen Flavonoide in Echter Kamille siehe unter „Flavonoide".

29.1.6 Übersicht zu Wechselwirkungen

Bekannt ist ein einzelner Fall von Blutungen bei einem Patienten, der Warfarin einnahm und gleichzeitig Produkte aus Echter Kamille anwandte. Auch wird davon berichtet, dass in einem Fall Kamillentee (Aufguss von *Matricaria recutita*) die Eisenresorption geringfügig verminderte. Weitere, bedeutsame Wechselwirkungen zwischen Arzneimitteln und Echter Kamille sind nicht bekannt.

Angaben zu den Wechselwirkungen der einzelnen Flavonoide in Echter Kamille siehe unter „Flavonoide".

Literatur

[1] Budzinski JW, Foster BC, Vandenhoek S, Arnason JT. An in vitro evaluation of human cytochrome P450 3A4 inhibition by selected commercial herbal extracts and tinctures. Phytomedicine, 7: 273–282, 2000
[2] Ganzera M, Schneider P, Stuppner H. Inhibitory effects of the essential oil of chamomile (Matricaria recutita L) and its major constituents on human cytochrome P450 enzymes. Life Sci, 78: 856–861, 2006
[3] Maliakal PP, Wanwimolruk S. Effect of herbal teas on hepatic drug metabolizing enzymes in rats. J Pharm Pharmacol, 53: 1323–1329, 2001

29.2 Interaktionen

- Eisenverbindungen,
- Nahrungsmittel,
- pflanzliche Arzneimittel,
- Warfarin.

29.2.1 Kamillenblüten und Eisenverbindungen [?]

> Ein Aufguss von *Matricaria recutita* verminderte geringfügig die Eisenresorption, ein Aufguss von *Matricaria chamomilla* hat dagegen keinen Einfluss auf die Resorption von Eisen.

Klinische Befunde: In einer Studie erhielten 10 gesunde Probanden jeweils 275 ml Kamillentee (Aufguss von *Matricaria recutita*); daraufhin war die Resorption von Eisen aus einem Brötchen (50 g) um 47 % reduziert. Der Tee war zubereitet aus 300 ml kochendem Wasser auf 3 g Droge, nach 10-minütigem Ziehenlassen wurde abgeseiht und serviert. In dieser Studie [1] war der hemmende Effekt des Kamillentees auf die Eisenresorption schwächer als der von Schwarzem Tee (Assam-Tee, *Camellia sinensis* L.; Reduktion um 79–94 %), von dem bekannt ist, dass er die Eisenresorption in klinisch relevantem Ausmaß behindern und eventuell zu Eisenmangel-bedingter Anämie beitragen kann [2].

Im Gegensatz dazu steht das Ergebnis einer anderen Studie mit 13 gesunden Probanden: Bei Gabe von Kamillentee (Aufguss von *Matricaria chamomilla*), gesüßt mit Panela (einem nicht raffinierten Rohrzucker mit Fructose), war die Aufnahme von Eisen aus mit Eisen angereichertem Brot nicht schwächer als im Vergleichsfall ohne diese Applikation [3].

Experimentelle Befunde: Keine Hinweise auf Wechselwirkungen.

Wirkungsmechanismus: Die in Echter Kamille enthaltenen Polyphenole können im Dünndarm an Eisenionen binden und so ihre Resorption beeinflussen. Der Gerbstoffgehalt des in der zweiten Studie [3] verwendeten Kamillentees betrug 24,5 mg/100 ml (er liegt damit weit unterhalb des entsprechenden Wertes von Schwarzem Tee). Dieser Gerbstoffanteil hat in eben dieser Studie offensichtlich keine Auswirkungen auf die Eisenresorption.

Beurteilung und Maßnahmen: Hinweise auf Wechselwirkungen sind auf die beiden erwähnten Studien beschränkt. Diese verwendeten zwei unterschiedliche Matricaria-Arten und fanden auch unterschiedliche Auswirkungen auf die Eisenresorption. Diese Ergebnisse sind insofern problematisch, als beide Arten in einigen pharmazeutischen Zubereitungen als „Kamille" bezeichnet werden. Obwohl also einige Matricaria-Arten die Eisenresorption vermutlich nicht beeinflussen, sollte bei sämtlichen Sorten von Kamillentee mit dieser Möglichkeit gerechnet werden. Allerdings ist die klinische Bedeutung dieses Effekts unklar, da er geringer ausfiel als bei Schwarzem Tee (Assam-Tee, *Camellia sinensis* L.), der die Eisenresorption in klinisch relevantem Ausmaß hemmen kann. Solange keine weiteren Daten vorliegen, ist bei Patienten, die ein Eisen-Supplement benötigen oder besonders schlecht auf eine Eisenersatztherapie ansprechen, eine gewisse Vorsicht bei der Einnahme von Kamillentee empfehlenswert.

Literatur
[1] Hurrell RF, Reddy M, Cook JD. Inhibition of non-haem iron absorption in man by polyphenolic-containing beverages. Br J Nutr, 81: 289–295, 1999
[2] Temme EHM, Van Hoydonck PGA. Tea consumption and iron status. Eur J Clin Nutr, 56: 379–386, 2002

[3] Olivares M, Pizarro F, Hertrampf E, Fuenmayor G, Estévez E. Iron absorption from wheat flour: effects of lemonade and chamomile infusion. Nutrition, 23: 296–300, 2007

29.2.2 Kamillenblüten und Nahrungsmittel
Keine Hinweise auf Wechselwirkungen.

29.2.3 Kamillenblüten und pflanzliche Arzneimittel
Keine Hinweise auf Wechselwirkungen.

29.2.4 Kamillenblüten und Warfarin

> Ein einzelner Fallbericht beschreibt eine auf Warfarin eingestellte Patientin, deren INR prägnant anstieg und Blutungskomplikationen auftraten, fünf Tage nachdem sie mit der Einnahme zweier Kamille-haltiger Produkte begonnen hatte.

Klinische Befunde: Eine 70-jährige Frau, die auf Warfarin und eine INR von 3,6 stabil eingestellt war, begann – zur Linderung von Engegefühl in der Brust – mit dem Trinken von täglich 4–5 Tassen Kamillentee (Aufguss von *Matricaria chamomilla*); außerdem behandelte sie ihre Fußödeme mit einer auf Kamille basierenden Hautlotion 4–5-mal täglich. Fünf Tage später entwickelte die Patientin Ekchymosen, ihr INR war auf 7,9 gestiegen, man diagnostizierte retroperitoneale Hämatome und innere Blutungen [1].

Experimentelle Befunde: Keine Hinweise auf Wechselwirkungen.

Wirkungsmechanismus: Echte Kamille enthält zwar die natürlichen Cumarine Umbelliferon und Herniarin; doch zeigen diese Verbindungen nicht die für eine antikoagulative Aktivität notwendigen minimalen strukturellen Voraussetzungen (eine C-4-Hydroxygruppe und einen nichtpolaren Kohlenstoffsubstituenten an C-3). Extrakte des ätherischen Öls aus Echter Kamille haben offenbar keine signifikanten Auswirkungen auf CYP2C9, über das die Metabolisierung von Warfarin hauptsächlich abläuft; dagegen scheinen die Effekte von Kamillentee darauf noch nicht untersucht zu sein.

Beurteilung und Maßnahmen: Dies ist offenbar der erste Bericht über eine Wechselwirkung zwischen Warfarin und Echter Kamille. Es gibt keine Hinweise darauf, dass Echte Kamille alleine gerinnungshemmend wirkt; und die in der Echten Kamille enthaltenen natürlichen Cumarine zeigen ebenfalls keine antikoagulative Aktivität – dies alles spricht dafür, dass das Risiko additiver Effekte gering ist. Außerdem ist auch keine pharmakokinetische Basis für eine solche Interaktion gegeben. Da viele andere Faktoren Einfluss auf die Kontrolle des Gerinnungshemmers haben, ist es nicht möglich, alleine aufgrund eines einzelnen Fallberichts eine INR-Änderung einer bestimmten Wechselwirkung zuzuschreiben; dafür bedarf es weiterer Indizien. Sinnvoll ist es, mit den Patienten über sämtliche pflanzlichen Produkte, die sie nehmen möchten, zu sprechen und wenn notwendig das Monitoring zu intensivieren. Fälle komplikationsloser Anwendung sollten ebenso publiziert werden wie mögliche Fälle mit unerwünschten Wirkungen.

Literatur
[1] Segal R, Pilote L, Warfarin interaction with Matricaria chamomilla. CMAJ, 174: 1281–1282, 2006

30 Kava-Kava-Wurzelstock

Piper methysticum G. Forst. (Piperaceae)

30.1 Arzneidroge

30.1.1 Synonyme und verwandte Arten
Kawa, Kava-Kava, Rauschpfeffer; Intoxicating pepper, *Methysticum methysticum*.

30.1.2 Inhaltsstoffe
Die primär aktiven Inhaltsstoffe von Kavawurzelstock sind Pyronderivate. Es handelt sich um 6-gliedrige **Kavalactone**, zu denen Kavain, Dihydrokavain, Methysticin, Dihydromethysticin, Yangonin, 11-Methoxy-nor-yangonin, Desmethoxy-yangonin und die dimeren Trux-yangonine I und II gehören. Außerdem kommen Flavokavine (Flavonoide) vor. Isoliert wurden auch Piperidinalkaloide wie 3α,4α-Epoxy-5β-pipermethystin und Awain, doch kommen diese hauptsächlich im Stamm und den Blättern vor.

30.1.3 Verwendung und Indikationen
Auf südpazifischen Inseln wird Kavawurzel aufgrund ihrer entspannenden und stimulierenden Eigenschaften zu einem zeremoniellen, mild psychoaktiven Getränk verarbeitet. In der Volksmedizin dient Kava-Kava als pflanzliches Arzneimittel zur Behandlung von Bronchitis und entzündlichen Erkrankungen wie Rheuma und Gicht. Seit einiger Zeit gewinnt Kava bei der Behandlung von Angststörungen an Popularität.

Kava-Produkte sind in einigen Ländern (so auch in Deutschland) aufgrund seiner potenziellen Lebertoxizität verboten. Der hierfür verantwortliche Mechanismus ist nicht bekannt, doch könnte das ausschlaggebende Agens auch in den arzneilich verwendeten Teilen der Pflanze vorkommen (in kommerziellen Extrakten ist vor allem die Rinde des oberirdischen Stamms und weniger die Wurzel der Pflanze verarbeitet; die Rinde enthält aber höhere Konzentrationen am Alkaloid Pipermethystin, das stärker lebertoxisch sein könnte als die Kavalactone). Es werden aber auch noch andere Erklärungen diskutiert, etwa die Anwesenheit von Schimmelpilz-Hepatotoxinen (Mykotoxinen) in Ausgangsmaterial schlechter Qualität oder Menschen, die vom Genotyp prädisponiert sind, in der Art, wie sie Kavalactone metabolisieren. Da weder die Ursache der Lebertoxizität noch der kausale Mechanismus hierfür bekannt ist, sollte Kava vorsichtshalber nicht angewendet werden.

30.1.4 Pharmakokinetik

Über die Pharmakokinetik von Kavalactonen beim Menschen ist wenig bekannt. Eine ganze Reihe von Untersuchungen befasste sich mit den Wirkungen von Kavaextrakten auf Cytochrom-P450-Isoenzyme und Arzneimittel-Transportproteine. In einigen In-vitro-Studien inhibierten Kava oder die darin enthaltenen Kavalactone CYP1A2 [1], CYP2C19 [1, 2], CYP2C9 [1, 2], CYP2D6 [1, 2] und CYP3A4 [1–3], jedoch nicht CYP2E1 [1]. Von den untersuchten Kavalactonen sind offenbar Methysticin, Dihydromethysticin und Desmethoxy-yangonin die am stärksten wirksamen Inhibitoren von CYP2C9 und CYP3A4 [1].

Im Gegensatz dazu stehen In-vivo-Studien, wonach Kava oder Kavalactone keinen Einfluss auf die Aktivität von CYP1A2 (siehe „Kava und Coffein"), CYP3A4 (siehe „Kava und Benzodiazepine") oder CYP2D6 [3, 4] haben, allerdings CYP2E1 hemmen (siehe „Kava und Chlorzoxazon").

In-vitro-Studien sprechen zwar dafür, dass Kava das P-Glykoprotein hemmen könnte, doch sind in pharmakokinetischen Untersuchungen am Menschen keine Anzeichen für einen klinisch relevanten Einfluss auf Substrate des P-Glykoproteins zu finden; siehe „Kava und Digitalisglykoside".

30.1.5 Übersicht zu Wechselwirkungen

Kava könnte die durch Alkohol (Ethanol) und Benzodiazepine herbeigeführte zentralnervöse Dämpfung verstärken, die Wirkungen von Anästhetika potenzieren und die Effekte von Levodopa antagonisieren. Kava hat keinen klinisch relevanten Einfluss auf die Pharmakokinetik von Coffein, Chorzoxazon oder Digoxin.

Literatur

[1] Matthews JM, Etherdige AS, Black SR. Inhibition of human cytochrome P450 activities by kava extract and kavalactones. Drug Metab Dispos, 30: 1153–1157, 2002

[2] Matthews JM, Etherdidge AS, Valertine JL, Black SR, Coleman DP, Patel P, So J, Burka LT. Pharmacokinetics and disposition of the kavalactone kawain: interaction with kava extract and kavalactones in vivo and in vitro. Drug Metab Dispos, 33: 1555–1561, 2005

[3] Gurley BJ, Gardner SF, Hubbard MA, Williams DK, Gentry WB, Khan IA, Shah A. In vivo effects of goldenseal, kava kava, black cohosh, and valerian on human cytochrome P450 1A2, 2D6, 2E1, and 3A4/5 phenotypes. Clin Pharmacol Ther, 77: 415–426, 2005

[4] Gurley BJ, Swain A, Hubbard MA, Williams DK, Barone G, Hartsfield F, Tong Y, Carrier DJ, Cheboyina S, Battu SK. Clinical assessment of CYP2D6-mediated herb-drug interactions in humans: effects of milk thistle, black cohosh, goldenseal, kava kava, St John's wort, and Echinacea. Mol Nutr Food Res, 52: 755–763, 2008

30.2 Interaktionen

- Alkohol (Ethanol),
- Anästhetika (allgemein),
- Benzodiazepine,
- Chlorzoxazon,
- Coffein,
- Digitalisglykoside

- Levodopa,
- Nahrungsmittel,
- Paracetamol (Acetaminophen),
- pflanzliche Arzneimittel.

30.2.1 Kava und Alkohol (Ethanol) [!!]

> Es gibt einige Hinweise darauf, dass Kava die zentrale Dämpfung durch Alkohol (Ethanol) verstärkt.

Klinische Befunde: 40 gesunde Probanden unterzogen sich einer Reihe kognitiver und visuell-motorischer Tests nach Einnahme von entweder 0,75 g/kg KG Alkohol allein (ausreichend für einen Blutalkoholspiegel von über 50 mg%), 1 g/kg KG Kava allein (ca. 350 ml Kava-haltige Flüssigkeit, bereitet durch Mischen von mittelstarkem Fidschi-Kava mit Wasser und anschließendes Filtrieren) oder von beidem zusammen. Bei der Gabe von Kava allein zeigten sich keine Auswirkungen auf die Tests, doch bei Kombination mit Alkohol potenzierten sich sowohl die subjektiv wahrgenommenen als auch die gemessenen Beeinträchtigungen, die auch nach Aufnahme von Alkohol allein auftraten [1]. Eine andere Studie hingegen fand keine Verstärkung der Alkohol-bedingten negativen Auswirkungen auf Leistungstests durch ein Kavaextrakt (WS 1490) [2].

Experimentelle Befunde: In einer Studie wurde Mäusen ein fettlöslicher Kavaextrakt (Kava-Resin) zusammen mit Alkohol verabreicht, dies verlängerte die Schlafzeiten und verstärkte die Intoxikationserscheinungen im Vergleich zur Gabe von Kava-Resin oder Alkohol allein [3].

Wirkungsmechanismus: Unklar; In-vitro-Studien zufolge haben Kavalactone, die primär aktiven Inhaltsstoffe von Kava, keinen inhibitorischen Effekt auf die Aktivität der Alkohol-Dehydrogenase. Dies spricht gegen pharmakokinetische Wechselwirkungen auf diesem Weg [4]. Jedoch könnte es pharmakodynamische Interaktionen geben, denn Kava kann Benommenheit und Schläfrigkeit verursachen und somit die entsprechenden Effekte von Alkohol verstärken (additiv).

Beurteilung und Maßnahmen: Die Ergebnisse der zitierten Studien lassen zwar keine sicheren Schlussfolgerungen zu; doch könnte das Risiko für Unfälle beim Autofahren oder Bedienen anderer Maschinen steigen, wenn Kava zusammen mit Alkohol eingenommen wird. Zudem steigt vermutlich bei gleichzeitigem Konsum von Kava und Alkohol das Risiko einer Leberschädigung [5]. Kava-Produkte sind aufgrund dieser möglichen lebertoxischen Wirkungen in einigen Ländern (so auch in Deutschland) verboten, s. o. unter „Verwendung und Indikationen".

Literatur
[1] Foo H, Lemon J. Acute effects of kava alone or in combination with alcohol, on subjective measures of impairment and intoxication and on cognitive performance. Drug Alcohol Rev, 16: 147–155, 1997
[2] Herberg KW. Zum Einfluss von Kava-Spezialextrakt WS 1490 in Kombination mit Ethylalkohol auf sicherheitsrelevante Leistungsparameter. Blutalkohol, 30: 96–105, 1993

[3] Jamieson DD, Duffield PH. Positive interaction of ethanol and kava resin in mice. Clin Exp Pharmacol Physiol, 17: 509–514, 1990
[4] Anke J, Fu S, Ramzan I. Kavalactones fail to inhibit alcohol dehydrogenase in vitro. Phytomedicine, 13: 192–195, 2006
[5] Li XZ, Ramzan I. Role of ethanol in kava hepatotoxicity. Phytother Res, 24: 475–480, 2010

30.2.2 Kava und Anästhetika (allgemein)

> Kava kann die Effekte von Anästhetika verlängern oder potenzieren. Die American Society of Anesthesiologists empfiehlt, zwei Wochen vor operativen Eingriffen sämtliche pflanzliche Arzneimittel abzusetzen.

Klinische Befunde: Einem Review zufolge kann Kava die Wirkungen von Anästhetika potenzieren und die Sedierung verlängern [1]. Es ist auch ein Fall bekannt, bei dem Kava die Effekte von Benzodiazepinen potenzierte (siehe „Kava und Benzodiazepine"). Einige Autoren sind der Auffassung, dass Kava auch die Wirkung anderer zentral dämpfender Arzneistoffe wie Barbiturate [2, 3] (z. B. Thiopental), die auch zur Narkoseeinleitung verwendet werden, potenzieren kann.

Experimentelle Befunde: Keine Hinweise auf Wechselwirkungen.

Wirkungsmechanismus: Kava kann die sedierenden Effekte von Anästhetika möglicherweise über GABA-Rezeptoren verstärken [1–3]. Kava kann auch den Blutdruck senken [1]; darüber hinaus tragen **Kavalactone**, zur Entspannung der Skelettmuskulatur bei und haben lokalanästhetische Eigenschaften [2, 3]. Toxische Dosen können zu Muskelschwäche und Lähmung führen [3].

Beurteilung und Maßnahmen: Unklar; nach den bisher vorliegenden Hinweisen ist eine gewissen Vorsicht bei Patienten angezeigt, die Kava einnehmen und ein Allgemeinanästhetikum erhalten sollen. Aufgrund der wenigen verfügbaren Daten empfiehlt die American Society of Anesthesiologists, zwei Wochen vor operativen Eingriffen vorsichtshalber sämtliche pflanzliche Arzneimittel – und dies betrifft auch Kava – abzusetzen [1].

Literatur
[1] Raduege KM, Kleshinski JF, Ryckman JV, Tetzlaff JE. Anesthetic consideration of the herbal Kava. J Clin Anesthesia, 16: 305–311, 2004
[2] Ang-Lee MK, Moss J, Yuan CS. Herbal medicines and perioperative care. JAMA, 286: 208–216, 2009
[3] Pepping J. Kava, Piper methysticum. Am J Health-Syst Pharm. 56: 957–958, 960, 1999

30.2.3 Kava und Benzodiazepine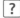

> Ein mit Alprazolam behandelter Mann wurde wenige Tage nach Beginn der Einnahme von Kava semikomatös; die Ursache hierfür war vermutlich verstärkte Sedierung (additiv). Kava hat aber keinen Einfluss auf die Pharmakokinetik von Midazolam.

Klinische Befunde: Alprazolam: Ein 54-jähriger, mit Alprazolam, Cimetidin und Terazosin behandelter Mann wurde in einem Zustand der Lethargie und Desorientiertheit stationär aufgenommen – drei Tage nachdem er mit der Einnahme von Kava (bezogen aus einem lokalen Reformhaus) begonnen hatte. Nach eigenen Angaben hatte der Patient seine reguläre Medikation nicht überdosiert. Nach einigen Stunden war der Patient wieder bei vollem Bewusstsein [1]

Midazolam: In einer Studie nahmen 6 Probanden teil, die vor Beginn der Studie regelmäßig pro Woche 7–27 g Kavalactone in Form eines wässrigen Extrakts zu sich genommen hatten. Für die Studie wurden die Probanden angehalten, 30 Tage die Kava-Einnahme einzustellen, außerdem erhielten sie je eine perorale Einzeldosis von 8 mg Midazolam vor und am Ende dieser Karenzzeit; zu beiden Zeitpunkten zeigten sich keinerlei Veränderungen in der Metabolisierung von Midazolam [2]. Ähnliche Ergebnisse zeigten zwei andere pharmakokinetische Studien. In einer davon erhielten 16 gesunde Probanden für 14 Tage 3-mal täglich 1,227 g Kavawurzelextrakt (eingestellt auf einen Gehalt von 75 mg Kavalactone pro Kapsel), anschließend eine perorale Einzeldosis von 8 mg Midazolam; dessen Metabolisierung zeigte sich unverändert [3]. Ähnlich erhielten in der anderen Studie 12 gesunde Personen für 28 Tage 2-mal täglich 1 g Kavawurzelextrakt (nicht eingestellt) und anschließend peroral 8 mg Midazolam; auch hier zeigten sich keine Veränderungen in der Pharmakokinetik von Midazolam [4].

Experimentelle Befunde: Nach In-vitro-Studien an Humanlebermikrosomen könnten die Kava-Ganzdroge und einige Kavalactone CYP3A4 inhibieren, wobei eine Studie die von CYP3A4 katalysierte Midazolam-1-Hydroxylierung untersuchte (s. o. unter „Pharmakokinetik")

Wirkungsmechanismus: Wie es zu dem Bewusstseinsverlust im Zusammenhang mit Alprazolam kam, ist unklar; möglicherweise haben die Kavalactone die sedierenden Effekte von Alprazolam additiv verstärkt [1, 5]. Die Studien mit Midazolam bestätigen, dass Kava die Aktivität von CYP3A4 (über das zahlreiche Benzodiazepine einschließlich Alprazolam metabolisiert werden) nicht in klinisch relevantem Ausmaß beeinflusst.

Beurteilung und Maßnahmen: Bei dem Alprazolam-Fall handelt es sich um ein Einzelereignis, seine allgemeine Bedeutung ist unklar; allerdings passt er zu dem, was theoretisch an Wechselwirkungen erwartet wird. Daher sollte bei gleichzeitiger Einnahme von Kava und Benzodiazepinen die Möglichkeit einer verstärkten Sedierung in Betracht gezogen werden. Pharmakokinetische Wechselwirkungen zwischen Kava und Midazolam bestehen nicht, somit wahrscheinlich auch keine zwischen Kava und anderen, ähnlich metabolisierten Benzodiazepinen wie Alprazolam und Triazolam.

Literatur
[1] Almeida JC, Grimsley EW. Coma from the health food store: interaction between kava and alprazolam. Ann Intern Med, 125: 940–941, 1999
[2] Russmann S, Lauterburg BJ, Barguil Y, Choblet E, Cabalion P, Rentsch K, Wenk M. Traditional aqueous kava extracts inhibit cytochrome P450 1A2 in humans: protective effect against environmental carcinogens? Clin Pharmacol Ther, 77: 453–454, 2005
[3] Gurley BJ, Swain A, Hubbard MA, Hartsfield F, Thaden J, Williams DK, Gentry WB, Tong Y. Supplementation with Goldenseal (Hydratis canadensis) but not Kava Kava (Piper methysticum) inhibits human CYP3A4 activity in vivo. Clin Pharmacol Ther, 83: 61–69, 2008

[4] Gurley BJ, Gardner SF, Hubbard MA, Williams DK, Gentry WB, Khan IA, Shah A. In vivo effects of goldenseal, kava kava, black cohosh, and valerian on human cytochrome P450 1A2, 2D6, 2E1, and 3A4/5 phenotypes. Clin Pharmacol Ther, 77: 415–426, 2005

[5] Jussofie A, Schmiz A, Hiemke C. Kavapyrone enriched extract from Piper methysticum as modulator of the GABA binding site in different regions of rat brain. Psychopharmacology, 116: 469–474, 1994

30.2.4 Kava und Chlorzoxazon

> Die Metabolisierung von Chlorzoxazon wird durch Kava schwach inhibiert.

Klinische Befunde: In einer Studie erhielten 12 gesunde Personen für 28 Tage 2-mal täglich 1000 mg Kavawurzelextrakt (nicht eingestellt) und anschließend eine Einzeldosis von 250 mg Chlorzoxazon. Die Umwandlung von Chlorzoxazon zu 6-Hydroxychlorzoxazon zeigte sich um etwa 40 % reduziert [1].

Experimentelle Befunde: Siehe unter „Wirkmechanismus".

Wirkungsmechanismus: Chlorzoxazon ist ein CYP2E1-Testsubstrat und der klinischen Studie zufolge könnte Kava dieses Isoenzym inhibieren. In-vitro-Studien bestätigten dies aber nicht, s. o. unter „Pharmakokinetik".

Beurteilung und Maßnahmen: Hinweise auf Wechselwirkungen zwischen Kava und Chlorzoxazon sind auf diese eine Studie beschränkt, der zufolge Kava die Metabolisierung von Chlorzoxazon schwach inhibiert. Doch ist dieser Effekt klinisch wahrscheinlich nicht von Bedeutung.

Literatur

[1] Gurley BJ, Gardner SF, Hubbard MA, Williams DK, Gentry WB, Khan IA, Shah A. In vivo effects of goldenseal, kava kava, black cohosh, and valerian on human cytochrome P450 1A2, 2D6, 2E1, and 3A4/5 phenotypes. Clin Pharmacol Ther, 77: 415–426, 2005

30.2.5 Kava und Coffein

> In einer Studie inhibierte ein wässriger Extrakt von Kava die Metabolisierung von Coffein, in einer anderen – unter Verwendung eines Kavawurzelextrakts – zeigten sich keine Wechselwirkungen.

Klinische Befunde: In einer Studie nahmen 6 Probanden teil (3 davon rauchten Tabak), die vor Beginn der Studie regelmäßig pro Woche 7–27 g **Kavalactone** in Form eines wässrigen Extrakts zu sich genommen hatten. Für die Studie wurden die Probanden angehalten, 30 Tage die Kava-Einnahme einzustellen. Am Ende dieser Karenzzeit war die Metabolisierungsrate von Coffein doppelt so hoch wie zu Beginn [1].

Dagegen zeigten in einer anderen Studie 12 nicht rauchende gesunde Personen, die für 28 Tage 2-mal täglich 1000 mg Kavawurzelextrakt und anschließend eine perorale Einzeldosis von 100 mg Coffein erhalten hatten, keine signifikanten Änderungen in der Metabolisierungsrate von Coffein [2].

Experimentelle Befunde: Siehe unter „Wirkmechanismus".

Wirkungsmechanismus: Nach In-vitro-Studien mit Humanlebermikrosomen könnten Kava und Kavalactone CYP1A2 inhibieren, das auch für die Metabolisierung von Coffein verantwortlich ist; s. o. unter „Pharmakokinetik". Die klinische Evidenz ist widersprüchlich.

Beurteilung und Maßnahmen: Der kontrollierten Studie [2] nach zu urteilen, hat Kavawurzelextrakt wahrscheinlich keinen Einfluss auf die Metabolisierung von Coffein. Die in der ersten Studie fehlende Standardisierung der Kava-Aufnahme könnten deren Resultate beeinflusst haben. In jedem Fall sind weitere Studien notwendig.

Literatur
[1] Russmann S, Lauterburg BJ, Barguil Y, Choblet E, Cabalion P, Rentsch K, Wenk M. Traditional aqueous kava extracts inhibit cytochrome P450 1A2 in humans: protective effect against environmental carcinogens? Clin Pharmacol Ther, 77: 453–454, 2005
[2] Gurley BJ, Gardner SF, Hubbard MA, Williams DK, Gentry WB, Khan IA, Shah A. In vivo effects of goldenseal, kava kava, black cohosh, and valerian on human cytochrome P450 1A2, 2D6, 2E1, and 3A4/5 phenotypes. Clin Pharmacol Ther, 77: 415–426, 2005

30.2.6 Kava und Digitalisglykoside

> Ein eingestellter Kavaextrakt hatte keinen Einfluss auf die Pharmakokinetik von Digoxin.

Klinische Befunde: In einer Studie erhielten 20 gesunde Probanden für 14 Tage 3-mal täglich 1227 mg standardisierten Kavaextrakt (eingestellt auf den Gehalt an Kavalactonen), außerdem je eine Einzeldosis von 500 µg Digoxin vor und am letzten Tag der Kava-Gabe. Die Pharmakokinetik von Digoxin zeigte sich unverändert [1].

Experimentelle Befunde: Siehe unter „Wirkmechanismus".

Wirkungsmechanismus: Digoxin ist ein Substrat des P-Glykoproteins und In-vitro-Befunden [2, 3] zufolge sind Kava und Kavalactone Modulatoren des P-Glykoproteins. Somit könnte Kava durch Beeinflussung der P-Glykoprotein-Aktivität die Pharmakokinetik von Digoxin verändern.

Beurteilung und Maßnahmen: Direkte Hinweise auf Wechselwirkungen sind auf diese eine Studie [1] beschränkt, wonach Kava keinen klinisch relevanten Einfluss auf die Pharmakokinetik von Digoxin hat. Somit sind bei gleichzeitiger Anwendung keine Änderungen in den Digoxin-Plasmaspiegeln zu erwarten – allerdings muss dies nicht auf alle Kava-Produkte zutreffen [1].

Literatur
[1] Gurley BJ, Swain A, Barone GW, Williams DK, Breen P, Yates CR, Stuart LB, Hubbard MA, Tony Y, Cheboyina S. Effect of goldenseal (Hydrastis canadensis) and kava kava (Piper methysticum)

supplementation on digoxin pharmacokinetics in humans. Drug Metab Dispos, 35: 240–245, 2007
[2] Weiss J, Sauer A, Frank A, Ungder M. Extracts and kavalactones of Piper methysticum G Frost, kava-kava, inhibit P-glycoprotein in vitro. Drug Metab Dispos, 33: 1580–1583, 2005
[3] Durka LT. Pharmacokinetics and disposition of the kavalactone kawain interaction with kava extract and kavalactones in vivo and in vitro. Drug Metab Dispos, 33: 1555–1563, 2005

30.2.7 Kava und Levodopa

> Einem Einzelbericht zufolge kann Kava die Wirkungen von Levodopa antagonisieren.

Klinische Befunde: Bekannt ist der Fall einer 76-jährigen Parkinson-Patientin, die mit täglich 500 mg Levodopa (plus 125 mg Benserazid) behandelt wurde und im Verlauf von 10 Tagen nach Beginn der Einnahme eines Präparats mit 150 mg Kavaextrakt häufigere und längere „Off-Phasen" (ohne Wirkung der Antiparkinson-Medikamente) erlebte. Häufigkeit und Dauer dieser „Off-Phasen" normalisierten sich nach Absetzen des Kava-Präparats innerhalb von 2 Tagen wieder [1].

Auf die Einnahme einer Einzel- oder Mehrfachdosis verschiedener Kava-Präparate über 4–10 Tage zeigten vier Patienten, die nicht an Parkinson erkrankt waren, akute dystonische Reaktionen. In einem Fall lösten sich die Symptome spontan nach etwa 40 Minuten auf, in zwei anderen unmittelbar nach Gabe von Biperiden [1]. Beim vierten Patienten waren die Symptome – nach Auffassung der Autoren möglicherweise durch genetisch bedingte Prädisposition – schwerer wiegend und anhaltend [2].

Experimentelle Befunde: Bei Ratten können einer Studie zufolge Kavaextrakt und einige einzelne **Kavalactone** die zerebralen Dopaminkonzentrationen sowohl erhöhen als auch verringern [3].

Wirkungsmechanismus: Es ist kein kausaler Mechanismus nachgewiesen. Möglicherweise antagonisiert Kava die Levodopa-Effekte über die Beeinflussung des dopaminergen Systems.

Beurteilung und Maßnahmen: Hinweise auf direkte Wechselwirkungen zwischen Kava und Levodopa sind auf einen einzelnen Fallbericht beschränkt [1]; ob ihm allgemeine klinische Bedeutung zukommt, ist unklar. Gleichwohl machen dieser Bericht und einige wenige Fälle mit Auftreten parkinsonartiger Symptome nach Einnahme von Kava aufmerksam, eine solche Interaktion in Betracht zu ziehen, wenn sich bei einem auf Levodopa eingestellten Parkinson-Patienten nach Beginn der Einnahme von Kava die Symptomkontrolle deutlich verschlechtert.

Literatur
[1] Schelosky L, Raffauf C, Jendroska K, Poewe W. Kava and dopamine antagonism. J Neurol Neurosurg Psychiatry, 58: 639–640, 1995
[2] Meseguer E, Taboada T, Sanchez B, Mena MA, Campos V, Garcia De Yébenes J. Life-threatening parkinsonism induced by kava-kava. Mov Disord, 17: 195–196, 2002

[3] Baum SS, Hill R, Rommelspacher H. Effect of kava extract and individual kavapyrones on neurotransmitter levels in the nucleus accumbens of tats. Prog Neuropsychopharmacol Biol Psychiatry, 22: 1105–1120, 1998

30.2.8 Kava und Nahrungsmittel
Keine Hinweise auf Wechselwirkungen.

30.2.9 Kava und Paracetamol (Acetaminophen)

> Die Angaben zu Wechselwirkungen zwischen Kava und Paracetamol basieren ausschließlich auf experimentellen Befunden.

Klinische Befunde: Keine Hinweise auf Wechselwirkungen.

Experimentelle Befunde: Im Vergleich zu unbehandelten Kontrollen hatte Kava (in einer Konzentration von 200 µg/ml) in einer Studie auf die Lebensfähigkeit von Rattenleberzellen keinen Einfluss. Doch bei gleichzeitigem Einwirken von Paracetamol verstärkte Kava den Paracetamol-induzierten Abbau des Glutathion-Speichers und die mitochondriale Schädigung. Dies hatte zu 100 % den Zelltod zur Folge (im Vergleich zu einem entsprechenden Wert von 40–60 % bei Bioverfügbarkeit von Paracetamol allein) [1].

Wirkungsmechanismus: Paracetamol-bedingte Leberschädigungen stehen im Zusammenhang mit der Erschöpfung der Glutathion-Speicher und Beeinträchtigungen des mitochondrialen Stoffwechsels. Da diese Effekte durch Kava potenziert werden, könnte dies für ein erhöhtes Risiko von Leberschädigungen bei gleichzeitiger Einnahme von Kava und Paracetamol sprechen.

Beurteilung und Maßnahmen: Hinweise auf Wechselwirkungen zwischen Kava und Paracetamol sind offenbar auf die eine zitierte tierexperimentelle Studie beschränkt; danach könnte Kava die Paracetamol-bedingten Schädigungen der Leberzellen verstärken. Dies und die Tatsache, dass Kava hepatotoxisch wirkt (der kausale Mechanismus ist allerdings noch unklar), sprechen dafür, Paracetamol nicht gleichzeitig mit Kava-Präparaten einzunehmen. Es sei darauf hingewiesen, dass Kava-Produkte aufgrund möglicher leberschädigender Wirkungen in einigen Ländern (so auch in Deutschland) verboten sind, s. o. unter „Verwendung und Indikationen".

Literatur
[1] Yang X, Salminen WF. Kava extract, an herbal alternative for anxiety relief, potentiates acetaminophen-induced cytotoxicity in rat hepatic cells. Phytomedicine, 18: 592–600, 2011

30.2.10 Kava und pflanzliche Arzneimittel
Bekannt ist der Fall von Myoglobinurie bei einem Patienten, der Kava und Guarana einnahm. Vermutlich liegt eine synergistische Wirkung zugrunde [1]. Bei Ratten zeigten sich synergistische sedierende Wirkungen bei Gabe von Kava und Amphetamin oder von Kava und Phenobarbital [2].

Literatur

[1] Donadio V, Bonsi P, Zele I, Monari L, Liguori R, Vetrugno R, Albani F, Montagna P. Myoglobinuria after ingestion of extract of guarana, Ginkgo biloba and kava. Neurol Sci, 21: 124, 2000
[2] Capasso a, Sorrentino L. Pharmacclogical studies on the sedative and hypnotic effect of Kava kava and Passiflora extracts combination. Phytomedicine, 12: 39–45, 2005

31 Knoblauchpulver

Allium sativum L. (Alliaceae)

31.1 Arzneidroge

31.1.1 Synonyme und verwandte Arten
Ajo; Allium; Garlic.

31.1.2 Arzneibücher
- Ph. Eur. 9.2: Knoblauchpulver, Allium sativum für homöopathische Zubereitungen,
- Ph. Eur. 9.2, engl. Ausgabe: Garlic Powder, Garlic for homoeopathic preparations,
- BP 2017: Garlic Powder (Garlic for Homoeopathic Preparations),
- USP 39 – NF 34 S2: Garlic, Garlic Delayed-Release Tablets, Garlic Fluid Extract, Powdered Garlic, Powdered Garlic Extract.

31.1.3 Inhaltsstoffe
Knoblauchprodukte werden aus der Zwiebel (den Zehen) von *Allium sativum* gewonnen und sind normalerweise auf den Gehalt an den **schwefelhaltigen Verbindungen** Alliin, Allicin (entsteht aus Alliin durch Alliinase) und/oder γ-Glutamyl-(S)-allyl-L-cystein eingestellt.

Andere Schwefelverbindungen wie Allylmethyltrisulfid, Allylpropyldisulfid, Diallyldisulfid, Diallyltrisulfid, Ajoen, Vinyldithiine und Mercaptan kommen ebenfalls vor. Knoblauch enthält außerdem Glykoside, Monoterpenoide, Enzyme, Vitamine, Mineralstoffe und Flavonoide auf der Basis von Kämpferol und Quercetin.

31.1.4 Verwendung und Indikationen
Knoblauch wird zur Behandlung von Infektionen des Atemtrakts (wie Erkältungen, Grippe, chronischer Bronchitis, Nasen-Rachen-Katarrh) und bei kardiovaskulären Störungen eingesetzt. Vermutlich hat Knoblauch auch blutdrucksenkende, antithrombozytäre, fibrinolytische, antimikrobielle, krebshemmende, schleimlösende und blutlipidsenkende Eigenschaften.

Knoblauch wird auch häufig in Speisen verwendet.

31.1.5 Pharmakokinetik

Knoblauch zeichnet sich durch eine Vielzahl von Inhaltsstoffen aus, deren Wirkungen noch nicht alle vollständig bekannt sind. Allicin, eine sehr instabile Verbindung, unterliegt einem deutlichen First-pass-Effekt und passiert die Leber unmetabolisiert nur bei hohen Konzentrationen [1]. Nach peroraler Aufnahme finden sich weder Allicin noch Ajoen, Vinyldithiine oder Diallylsulfid in Blut oder Urin [2].

Einige experimentelle Studien befassten sich mit den Wirkungen von Knoblauch und seinen Inhaltsstoffen auf Cytochrom-P450-Isoenzyme. In-vitro-Studien zufolge hemmt Knoblauch unterschiedlich stark CYP2C9 [3, 4], CYP2C19 [3, 4], die CYP3A-Unterfamilie [3–6], CYP2A6 [5], CYP1A2 [4], CYP2D6 [4] und CYP2E1 [7]. Untersuchungen an Ratten sprechen dafür, dass Knoblauch CYP2E1 inhibiert [8] und CYP2C9*2 induziert [3]. Dem stehen klinische Studien entgegen, wonach Knoblauch oder einzelne seiner Inhaltsstoffe auf die allermeisten dieser Isoenzmye keinen klinisch relevanten Einfluss haben (für CYP3A4 siehe unter „Knoblauch und Benzodiazepine", für CYP1A2 unter „Knoblauch und Coffein" und für CYP2D6 unter „Knoblauch und Dextromethorphan"). Einzig auf die Aktivität von CYP2E1 könnte Knoblauch bedeutenderen Einfluss nehmen, aber dies bedarf weiterer Untersuchungen; siehe unter „Knoblauch und Chlorzoxazon" und „Knoblauch und Paracetamol".

Auch der in vitro nachgewiesene Effekt von Knoblauch auf das P-Glykoprotein ist klinisch wahrscheinlich ohne Bedeutung, siehe unter „Knoblauch und HIV-Protease-Inhibitoren".

Angaben zur Pharmakokinetik der einzelnen Flavonoide in Knoblauch siehe unter „Flavonoide".

31.1.6 Übersicht zu Wechselwirkungen

Fallberichten zufolge könnte Knoblauch die blutdrucksenkenden Effekte von Lisinopril verstärken (additiv) und Blutungen bei Patienten verursachen, die mit Warfarin oder Fluindion behandelt werden. Weiterhin könnte Knoblauch die antithrombozytären Effekte konventioneller TAH und von NSAID verstärken (additiv) sowie die Isoniazid-Plasmaspiegel reduzieren. Doch Wechselwirkungen sind mit keinem der genannten Arzneimittel belegt.

Ganz allgemein geht Knoblauch überhaupt keine oder nur klinisch bedeutungslose Wechselwirkungen ein mit gleichzeitig aufgenommenem Alkohol, Benzodiazepinen (wie Midazolem), Coffein, Chlorzoxazon, Dextromethrophan, Docetaxel, Gentamicin, Paracetamol (Acetaminophen), Rifampicin (Rifampin), Statinen (Pravastatin und Simvastatin) oder Ritonavir. Wechselwirkungen mit Fischölen könnten generell vorteilhafter Natur sein.

Nach den Befunden einer Studie hat fettreiche Ernährung keinen Einfluss auf die Resorption einiger der aktiven Inhaltsstoffe von Knoblauchöl.

Angaben zu den Wechselwirkungen der einzelnen Flavonoide in Knoblauch siehe unter „Flavonoide".

Literatur

[1] Egen-Schwind C, Eckard R, Kemper FH. Metabolism of garlic constitutens in the isolated perfused rat liver. Planta Med, 58: 301–305, 1992

[2] Amagase H, Petesch BL, Matsuura H, Kasuga S, Itakura Y. Intake of galic and its bioactive components. J Nutr, 131: 955S–962S, 2001

[3] Foster BC, Foste MS, Vandenhoek S, Krantis A, Budzinski JW, Arnason JT, Galicano KD, Choudri S. An in vitro evaluation of human cytochrome P450 3A4 and P-glycoprotein inhibition by garlic. J Pharm Pharm Sci, 4: 176–184, 2001
[4] Zou L, Harkey MR, Henderson GL. Effects of herbal components on cDNAexpressed cytochrome P450 enzyme catalytic activity. Life Sci, 71: 1579–1589, 2002
[5] Fujita KI, Kamataki T. Screenig of organosulfur compounds as inhibitors of human CYP2A6. Drug Metab Dispos, 29: 983–989, 2001
[6] Greenblatt DJ, Leigh-Pemberton RA, von Moltke LL. In vitro interactions of water-soluble garlic components with human cytochromes P450. J Nutr, 136: 806S–809S, 2006
[7] Brady JF, Ishizaki H, Fukuto JM, Lin MC, Fadel A, Gapac JM, Yang CS. Inhibition of cytochrome P-450 2E1 by diallyl sulfide and its metabolites. Chem Res Toxicol, 4: 642–647, 1991
[8] Wargovich MJ. Diallysulfide and allylmethylsulfide are uniquely effective among organosulfur compounds in inhibiting CYP2E1 protein in animal models. J Nutr, 136: 832S–834S, 2006

31.2 Interaktionen

- ACE-Hemmer,
- Alkohol (Ethanol),
- Benzodiazepine,
- Chlorzoxazon,
- Coffein,
- Dextromethorphan,
- Docetaxel,
- Gentamicin,
- HIV-Protease-Inhibitoren,
- Isoniazid,
- Nahrungsmittel,
- Paracetamol (Acetaminophen),
- pflanzliche Arzneimittel (Coffein),
- pflanzliche Arzneimittel (Fischöl),
- Rifampicin (Rifampin),
- Statine,
- Thrombozytenaggregationshemmer (TAH),
- Warfarin und verwandte Arzneistoffe.

31.2.1 Knoblauch und ACE-Hemmer

> Ein mit Lisinopril behandelter Patient entwickelte nach Einnahme von Knoblauch-Kapseln eine ausgeprägte Hypotonie und wurde ohnmächtig.

Befunde, Wirkmechanismus, Beurteilung und Maßnahmen: Ein mit täglich 15 mg Lisinopril behandelter Patient hatte gewöhnlich einen Blutdruck von 135/90 mmHg, als er mit der täglichen Einnahme von 4 mg Knoblauch (Boots odourless garlic oil capsules) begann. Nach drei Tagen wurde er im Stehen ohnmächtig, eine Messung ergab einen Blutdruck von 90/60 mmHg. Der Patient stoppte die Knoblaucheinnahme, woraufhin der Blutdruck binnen einer Woche wieder den Ausgangswert von 135/90 mmHg zeigte. Es war nicht der Knoblauch selbst, der den Blutdruck des Patienten verringerte. Die Ursachen der beobachteten Wechselwirkung sind unbekannt, obwohl berichtet wurde, dass Knoblauch Vasodilatation induzieren und so den Blutdruck reduzieren kann [1]. Dies ist offenbar der erste und bisher einzige Bericht einer solchen Reaktion, daher erscheint die generelle Bedeutung gering. Weitere dokumentierte Fälle möglicher Wechselwirkungen zwischen Knoblauch und anderen ACE-Hemmern gibt es nicht.

Literatur
[1] McCoubrie M. Doctors as patients. Lisinopril and garlic. Br J Gen Pract, 46: 107, 1996

31.2.2 Knoblauch und Alkohol (Ethanol)

Die Angaben zu Wechselwirkungen zwischen Knoblauch und Alkohol (Ethanol) basieren ausschließlich auf experimentellen Befunden.

Befunde, Wirkmechanismus, Beurteilung und Maßnahmen: Knoblauchsaft, zubereitet aus frischen Zwiebeln, hemmt bei Mäusen die Metabolisierung von Ethanol. Doch angesichts der Tatsache, dass Knoblauch häufig als Gewürz verwendet wird, ist es sehr unwahrscheinlich, dass diese Wechselwirkung klinisch bedeutsam ist [1].

Literatur
[1] Kishimoto R, Ueda M, Yoshinaga H, Goda K, Park SS. Combined effects of ethanol and garlic on hepatic ethanol metabolism in mice. J Nutr Sci Vitaminol, 45: 275–286, 1999

31.2.3 Knoblauch und Benzodiazepine

Knoblauch hat offenbar keinen klinisch relevanten Einfluss auf die Pharmakokinetik von Alprazolam, Midazolam oder Triazolam.

Klinische Befunde: In einer Studie mit 14 gesunden Probanden hatte die Gabe von Kwai® Knoblauch-Tabletten 600 mg 2-mal täglich für 14 Tage keine Auswirkungen auf die Pharmakokinetik einer Einzeldosis von 2 mg **Alprazolam**.

Ähnlich hatte auch die Gabe von 500 mg Knoblauchöl 3-mal täglich für 28 Tage keinen Einfluss auf die Metabolisierung von **Midazolam** bei jüngeren [2] und älteren [3] gesunden Probanden.

Experimentelle Befunde: An Humanlebermikrosomen wurde die Aktivität gegen CYP3A4 folgender Knoblauch-Inhaltsstoffe untersucht, wobei **Triazolam** als Testsubstrat diente: Alliin, Cycloalliin, Methylin, S-Methyl-L-cystein, S-Allyl-L-cystein, N-Acetyl-S-allyl-L-cystein, S-Allomercapto-L-cystein und γ-Glutamyl-S-allyl-L-cystein. Einzig S-Methyl-L-cystein und S-Allyl-L-cystein hemmten die CYP3A4-Aktivität, S-Allyl-L-cystein statistisch signifikant um 60 %; keine weiteren signifikanten Hemmwirkungen waren festzustellen [4].

Wirkungsmechanismus: Den klinischen Studien zufolge hat Knoblauch keine klinisch relevanten Auswirkungen auf die CYP3A4-Aktivität. Die In-vitro-Studie [4] zeigte zwar gewisse CYP3A4-inhibierende Wirkungen, doch basieren diese vermutlich nicht auf dem Inhibitionsmechanismus. Darüber hinaus lagen die verwendeten Dosierungen eine Größenordnung über denen, wie sie vermutlich in vivo vorliegen.

Beurteilung und Maßnahmen: Nach den Befunden der klinischen Studien hat Knoblauch keinen Einfluss auf die Metabolisierung von Alprazolam oder Midazolam. Daher sind vermutlich auch keine Dosisanpassungen dieser Benzodiazepine vorzunehmen, wenn damit behandelte Patienten gleichzeitig Knoblauch-Supplemente einnehmen.

Midazolam dient als Testsubstrat für die CYP3A4-Aktivität, deshalb sprechen diese Ergebnisse zugleich auch gegen pharmakokinetische Wechselwirkungen zwischen Knoblauch und anderen CYP3A4-Substraten.

Literatur
[1] Markowitz JS, DeVane CL, Chavin KD, Taylor RM, Ruan Y, Donovan JL. Effects of garlic (Allium sativum L) supplementation in cytochrome P450 2D6 and 3A4 activity in healthy volunteers. Clin Pharmacol Ther, 74: 170–177, 2003
[2] Gurley BJ, Gardner SF, Hubbard MA, Williams DK, Gentry WB, Cui Y, Ang CYW. Cytochrome P450 phenotypic ratios for predicting herb-drug interactions in humans. Clin Pharmacol Ther, 72: 276–287, 2002
[3] Gurley BJ, Gardner SF, Hubbard MA, Williams DK, Gentry WB, Cui Y, Ang CYW. Clinical assessment of botanical supplementation on cytochrome P450 phenotypes in the elderly: St John's wort, garlic oil, Panx ginseng, and Ginkgo biloba. Drugs Aging, 22: 525–539, 2005
[4] Greenblatt DJ, Leigh-Pemberton RA, von Moltke LL. In vitro interactions of water-soluble garlic components with human cytochromes P450. J Nutr, 136: 806S–809S, 2006

31.2.4 Knoblauch und Chlorzoxazon

> Knoblauch hemmt zwar in mäßiger Stärke die Metabolisierung von Chlorzoxazon, doch ist dieser Effekt klinisch wahrscheinlich nicht relevant.

Klinische Befunde: In einer Studie erhielten 12 junge gesunde Personen über 28 Tage 3-mal täglich 500 mg Knoblauchöl zusammen mit einer Einzelgabe von 500 mg Chlorzoxazon am Ende dieser Supplementierung. Die Vorbehandlung reduzierte die Umwandlung von Chlorzoxazon zu 6-Hydroxychlorzoxazon um etwa 40 % [1]. In einer ähnlichen Studie derselben Autoren mit 12 älteren gesunden Probanden fiel diese Reduktion mit 22 % geringer aus [2].

Eine andere Studie mit 8 gesunden Probanden zeigte, dass eine hohe Dosis des Knoblauch-Inhaltsstoffs **Diallylsulfid** (200 µg/kg KG; äquivalent zu 15 frischen Knoblauchzehen mit einem Gehalt von 1 mg/kg Diallylsulfid) die Umwandlung von Chlorzoxazon zu 6-Hydroxychlorzoxazon um etwa 30 % reduzierte [3].

Experimentelle Befunde: Ratten wurde **Diallylsulfid** in einer Dosis von 50 und 200 mg/kg KG 12 h vor der intravenösen Applikation von 150 µmol/kg KG Chlorzoxazon zugeführt. Diallylsulfid vergrößerte die AUC von Chlorzoxazon 3- bzw. 5-fach [4].

Wirkungsmechanismus: Knoblauch hemmt offenbar die Aktivität von CYP2E1, das Chlorzoxazon zu 6-Hydroxychlorzoxazon umwandelt.

Beurteilung und Maßnahmen: Drei klinische Studien befassen sich mit möglichen Wechselwirkungen zwischen Knoblauch und Chlorzoxazon. Obwohl diese Untersuchungen bei Gesunden eine mäßige Inhibition der Metabolisierung von Chlorzoxazon durch Knoblauch nahelegen, ist dieser Effekt wahrscheinlich klinisch ohne Belang.

Da Chlorzoxazon als Testsubstrat für die CYP2E1-Aktivität dient, sprechen diese Ergebnisse zudem dafür, dass Knoblauch auch mit anderen CYP2E1-Substraten wahrscheinlich nicht pharmakokinetisch interagiert.

Literatur

[1] Gurley BJ, Gardner SF, Hubbard MA, Williams DK, Gentry WB, Cui Y, Ang CYW. Cytochrome P450 phenotypic ratios for predicting herb-drug interactions in humans. Clin Pharmacol Ther, 72: 276–287, 2002

[2] Gurley BJ, Gardner SF, Hubbard MA, Williams DK, Gentry WB, Cui Y, Ang CYW. Clinical assessment of botanical supplementation on cytochrome P450 phenotypes in the elderly: St John's wort, garlic oil, Panx ginseng, and Ginkgo biloba. Drugs Aging, 22: 525–539, 2005

[3] Loizou GD, Cocker J. The effects of alcohol and diallyl sulphide on CYP2E1 activity in humans: a phenotyping study using chorzoxazone. Hum Exp Toxicol, 20: 321–327, 2001

[4] Chen L, Yang CS. Effects of cytochrome P450 2E1 modulators on the pharmacokinetics of chlorzoxazone and 6-hdroxychlorzoxazone in rats. Life Sci, 58: 1575–1585, 1996

31.2.5 Knoblauch und Coffein

> Knoblauch hat offenbar keinen Einfluss auf die Pharmakokinetik von Coffein.

Klinische Befunde: Bei jungen [1] und älteren [2] gesunden Probanden hatte die Gabe von täglich 500 mg Knoblauchöl über 28 Tage keine Auswirkungen auf die Metabolisierung einer Einzeldosis von 100 mg Coffein.

Experimentelle Befunde: Keine Hinweise auf Wechselwirkungen.

Wirkungsmechanismus: Da Coffein Testsubstrat für die Aktivität von CYP1A2 ist, zeigen die Studien, dass Knoblauch keinen klinisch relevanten Einfluss auf dieses Isoenzym hat.

Beurteilung und Maßnahmen: Hinweise auf Wechselwirkungen stammen aus zwei gut konzipierten Studien am Menschen. Diese Untersuchungen sprechen dafür, dass Knoblauch keinen Einfluss auf die Metabolisierung von Coffein hat und daher auch bei Einnahme von Knoblauch-Supplementen keine verstärkten Coffein-Nebenwirkungen in Erscheinung treten. Da es sich bei Coffein um ein Testsubstrat für die CYP1A2-Aktivität handelt, ist es auch unwahrscheinlich, dass nennenswerte Wechselwirkungen zwischen Knoblauch und anderen CYP1A2-Substraten bestehen.

Literatur

[1] Gurley BJ, Gardner SF, Hubbard MA, Williams DK, Gentry WB, Cui Y, Ang CYW. Cytochrome P450 phenotypic ratios for predicting herb-drug interactions in humans. Clin Pharmacol Ther, 72: 276–287, 2002

[2] Gurley BJ, Gardner SF, Hubbard MA, Williams DK, Gentry WB, Cui Y, Ang CYW. Clinical assessment of botanical supplementation on cytochrome P450 phenotypes in the elderly: St John's wort, garlic oil, Panx ginseng, and Ginkgo biloba. Drugs Aging, 22: 525–539, 2005

31.2.6 Knoblauch und Dextromethorphan

> Knoblauch hat vermutlich keine Auswirkungen auf die Pharmakokinetik von Dextromethorphan oder Debrisoquin.

Klinische Befunde: In einer Studie mit 14 gesunden Probanden hatte die Gabe von Kwai® Knoblauch-Tabletten 600 mg 2-mal täglich für 14 Tage keine Auswirkungen auf die Pharmakokinetik einer Einzeldosis von 30 mg **Dextromethorphan** [1].

Bei jungen [2] und älteren [3] gesunden Probanden hatte die Gabe von täglich 500 mg Knoblauchöl über 28 Tage keinen Auswirkungen auf die Metabolisierung einer Einzeldosis von 5 mg **Debrisoquin**.

Experimentelle Befunde: An menschlichen Lebermikrosomen wurde die Aktivität gegen CYP2D6 folgender Knoblauch-Inhaltsstoffe untersucht, wobei **Dextromethorphan** als Testsubstrat diente: Alliin, Cycloalliin, Methylin, S-Methyl-L-cystein, S-Allyl-L-cystein, N-Acetyl-S-allyl-L-cystein, S-Allomercapto-L-cystein und γ-Glutamyl-S-allyl-L-cystein. Es waren keinerlei signifikante Hemmwirkungen festzustellen [4].

Wirkungsmechanismus: Knoblauch hat offenbar keinen Einfluss auf die Aktivität von CYP2D6.

Beurteilung und Maßnahmen: Zwei klinische Studien befassen sich mit möglichen Wechselwirkungen zwischen Knoblauch und Dextromethorphan – mit negativem Ergebnis: Knoblauch und seine Inhaltsstoffe haben keinen Einfluss auf die Pharmakokinetik von Dextromethorphan. Daher sind im Falle einer gleichzeitigen Einnahme von Knoblauch-Supplementen vermutlich keine Dosisanpassungen von Dextromethorphan notwendig.

Da Dextromethorphan und Debrisoquin als Testsubstrate für die CYP2D6-Aktivität dienen, sprechen diese Befunde zudem dafür, dass Knoblauch auch mit anderen CYP2D6-Substraten wahrscheinlich nicht pharmakokinetisch interagiert.

Literatur

[1] Markowitz JS, DeVane CL, Chavin KD, Taylor RM, Ruan Y, Donovan JL. Effects of garlic (Allium sativum L, supplementation in cytochrome P450 2D6 and 3A4 activity in healthy volunteers. Clin Pharmacol Ther, 74: 170–177, 2003

[2] Gurley BJ, Gardner SF, Hubbard MA, Williams DK, Gentry WB, Cui Y, Ang CYW. Cytochrome P450 phenotypic ratios for predicting herb-drug interactions in humans. Clin Pharmacol Ther, 72: 276–287, 2002

[3] Gurley BJ, Gardner SF, Hubbard MA, Williams DK, Gentry WB, Cui Y, Ang CYW. Clinical assessment of botanical supplementation on cytochrome P450 phenotypes in the elderly: St John's wort, garlic oil, Panx ginseng, and Ginkgo biloba. Drugs Aging, 22: 525–539, 2005

[4] Greenblatt DJ, Leigh-Pemberton RA, von Moltke LL. In vitro interactions of water-soluble garlic components with human cytochromes P450. J Nutr, 136: 806S–809S, 2006

31.2.7 Knoblauch und Docetaxel

> Knoblauch hat vermutlich keine Auswirkungen auf die Pharmakokinetik von Docetaxel.

Klinische Befunde: In einer pharmakokinetischen Studie erhielten zehn Patientinnen mit metastasierendem oder örtlich begrenztem, doch unheilbarem Brustkrebs für 3 Wochen 1-mal wöchentlich (an den Tagen 1, 8 und 15) eine 1-stündige intravenöse Infusion von 30 mg/m^2 Docetaxel; an den Tagen 5–17 zusätzlich 2-mal täglich Tabletten mit 600 mg Knoblauch (Garlipure Maximum Allicin Formula, Natrol, mit 3,6 mg Allicin pro Tablette). Außerdem wurden die Patientinnen mit einer Prämedikation behandelt; zum einen in Form von jeweils 3 Gaben an peroralem Dexamethason 8 mg: 12 Stunden vor jeder Docetaxel-Infusion sowie 12 und 24 Stunden danach; zum anderen in Form von 8 mg Ondansetron, 150 mg Ranitidin und 25 mg Diphenhydramin vor jeder Docetaxel-Infusion. Das Ergebnis: Die Knoblauch-Tabletten hatten keinen Einfluss auf die Pharmakokinetik von Docetaxel in der zweiten und dritten Woche im Vergleich zur ersten (d.h. nach 4 und 12 Tagen der Knoblaucheinnahme) [1].

Experimentelle Befunde: Keine Hinweise auf Wechselwirkungen.

Wirkungsmechanismus: Docetaxel wird teilweise durch CYP3A4 metabolisiert. Nach den Ergebnissen der Studie hat Knoblauch wahrscheinlich keinen Einfluss auf die Aktivität dieses Isoenzyms; siehe auch unter „Knoblauch und Benzodiazepine".

Beurteilung und Maßnahmen: Mit den möglichen Wechselwirkungen zwischen Knoblauch und Docetaxel befasst sich offenbar nur diese eine Studie [1]. Doch werden die dort erhobenen Befunde durch Ergebnisse anderer Untersuchungen bestätigt, wonach Knoblauch keinen Einfluss auf die Aktivität von CYP3A4 hat, über das die Metabolisierung von Docetaxel hauptsächlich läuft. Somit sind nach heutigem Stand des Wissens keine Wechselwirkungen zu erwarten, wenn Patienten, die intravenös Docetaxel erhalten, zusätzlich Knoblauch-Supplemente einnehmen.

Literatur

[1] Cox MC, Low J, Lee J, Walshe J, Denduluri N, Berman A, Permenter Mg, Petros WP, Price DK, Fig WD, Sparreboom A, Swain SM. Influence of garlic (Allium sativum) on the pharmacokinetics of docetaxel. Clin Cancer Res, 12: 4636–4640, 2006

31.2.8 Knoblauch und Gentamicin

> Die Angaben zu Wechselwirkungen zwischen Knoblauch und Gentamicin basieren ausschließlich auf experimentellen Befunden.

Befunde, Wirkmechanismus, Beurteilung und Maßnahmen: In einer In-vitro-Untersuchung mit *Escherichia coli* hatte gealterter Knoblauchextrakt oder Knoblauchpulverextrakt keinen Einfluss auf die antibakterielle Aktivität von 2,6 und 2,7 µg/l Gentamicin. Der bakterizide Effekt von Gentamicin gegen *E. coli*, gemessen anhand der optischen Dichte, wurde zwar durch *S*-Allylcystein, Diallylsulfid und Diallyldisulfid bei Konzentrationen von 0,25; 0,5 und 1 mg/ml verstärkt; doch die Signifikanz dieses Befunds ist unklar. Was jedoch die antibakterielle Aktivität betrifft, sind keine klinisch signifikanten Wechselwirkungen zu erwarten.

Literatur
[1] Maldonado PD, Chánez-Cárdenas ME, Pedraza-Chaverr J. Aged garlic extract, garlic powder extract, S-allylcysteine, diallyl sulfide and diallyl disulfide do not interfere with the antibiotic activity of gentamicin. Phytother Res, 19: 252–254, 2005

31.2.9 Knoblauch und HIV-Protease-Inhibitoren

> Ein Knoblauch-Supplement reduzierte die Plasmaspiegel von Saquinavir zwar in einer Studie, doch in einer anderen zeigte es nur einen schwachen Effekt. Ein anderes Knoblauch-Supplement hatte keinen signifikanten Einfluss auf die Pharmakokinetik einer Einzeldosis Ritonavir.

Klinische Befunde: In einer Studie mit 9 gesunden Probanden verringerte Knoblauch – in Form eines Nahrungsergänzungsmittels (GarliPure, Maximum Allicin formula, Kapseln) 2-mal täglich für 20 Tage – die AUC wie auch die maximalen und minimalen Plasmaspiegel von **Saquinavir** jeweils um etwa 50 %. Saquinavir war in einer Dosis von 1200 mg 3-mal täglich über drei 4-Tages-Perioden vor, während und nach der Gabe des Knoblauch-Supplements verabreicht worden. 14 Tage nach Einstellen dieser Supplementierung war die Pharmakokinetik von Saquinavir noch nicht auf den Ausgangswert zurückgekehrt. Von den 9 Probanden zeigten 6 eine deutliche Abnahme der AUC von Saquinavir während der Einnahme des Supplements und eine Zunahme nach dessen Absetzen. Bei den anderen 3 Probanden war während der Supplementeinnahme die AUC von Saquinavir unverändert, doch verringerte sie sich hinterher [1].

Im Gegensatz dazu stehen die Ergebnisse einer anderen Studie: Hier hatte ein Knoblauchextrakt (Garlipure), verabreicht in der gleichen Dosis von 1200 mg 1-mal täglich über 3 Wochen, keinen signifikanten Einfluss auf die Pharmakokinetik einer Einzeldosis von 1200 mg **Saquinavir** (bei 7 Probanden lediglich eine geringfügige Verkleinerung und bei 3 Probanden eine schwache Vergrößerung der AUC von Saquinavir) [2].

In einer weiteren Studie mit 10 gesunden Probanden, primär konzipiert zur Untersuchung der Wechselwirkungsmechanismen zwischen Knoblauch und **Saquinavir**, verringerte die Gabe von 2-mal täglich 600 mg Knoblauchextrakt (Garlipure Kapseln) über 21 Tage die AUC einer Einzeldosis von 1200 mg Saquinavir um 10 % und verlängerte dessen Halbwertszeit um 26 %. Allerdings waren diese Ergebnisse aufgrund der stark variablen Pharmakokinetik von Saquinavir statistisch nicht signifikant [3].

In einer Studie mit 10 gesunden Probanden hatte die 2-mal tägliche Gabe von 10 mg Knoblauchextrakt (entsprechend 1 g an frischem Knoblauch) über 4 Tage keinen signifikanten Einfluss auf die Pharmakokinetik einer Einzeldosis von 400 mg **Ritonavir**. In der Folge zeigte sich eine nichtsignifikante Verringerung der AUC von Ritonavir um 17 %. Der Knoblauchextrakt wurde in Form von Kapseln (Natural Source Odourless Garlic Life Brand) verabreicht [4]. Symptome gastrointestinaler Toxizität zeigten 2 Patienten, die Knoblauch oder Knoblauch-Supplemente einnahmen, als sie sich einem Ritonavir-haltigen Behandlungsregime unterzogen [5].

Experimentelle Befunde: In einer experimentellen Studie mit Zelllinien verringerte Allicin, einer der maßgeblichen aktiven Inhaltsstoffe von Knoblauch, dosisabhängig die Clearance von Ritonavir aus den Zellen signifikant [6].

Wirkungsmechanismus: Knoblauchextrakt induziert offenbar das P-Glykoprotein, das beim intestinalen Transport von Saquinavir eine Rolle spielt und dadurch dessen Bioverfügbarkeit reduziert [3]. Warum der Effekt von Knoblauch auf Squinavir bei den Patienten unterschiedlich ausfiel, ist unklar.

Allicin hemmt In-vitro-Untersuchungen zufolge die Aktivität des P-Glykoproteins, was die Ansammlung Ritonavir in den Zellen verursachte [6].

Beurteilung und Maßnahmen: Zwar gibt es derzeit nur wenige Hinweise auf mögliche Wechselwirkungen; doch die verfügbaren Daten sprechen dafür, dass die Knoblauch-bedingte Verringerung der Plasmaspiegel von Saquinavir [1] dessen antivirale Aktivität abschwächen könnte. Danach sollten Patienten, die Saquinavir als einzigen HIV-Protease-Inhibitor einnehmen, auf jegliche Art von Knoblauch-Supplementen verzichten. Doch erscheint diese Empfehlung nicht länger allgemein gerechtfertigt. Die Auswirkungen von Knoblauch auf die Saquinavir-Plasmaspiegel in Gegenwart von Ritonavir (verwendet als pharmakokinetischer Verstärker) sind offenbar noch nicht näher untersucht worden. Die pharmakokinetischen Effekte von Knoblauch auf eine Einzeldosis Ritonavir waren zwar klinisch nicht bedeutsam, doch ob dies auch bei Anwendung von Mehrfachdosen der Fall ist, müssen entsprechende Studien erst noch klären.

Literatur

[1] Piscitelli SC, Burstein AH, Welden N, Gallicano KD, Falloon J. The effect of garlic supplements on the pharmacokinetics of saquinavir. Clin Infect Dis, 34: 234–238, 2002

[2] Jacek H, Rentsch KM, Steinert HC, Pauli-Magnus C, Meier PJ, Fattinger K. No effect of garlic extract on saquinavir kinetics and hepatic CYP3A4 function measured by the erythromycin breath test. Clin Pharmacol Ther, 75: P80, 2004

[3] Hajida J, Rentsch KM, Gubler C, Steinert H, Steiger B, Fattinger K. Garlic extract induces intestinal P-glycoprotein, but exhibits no effect on intestinal and hepatic CYP3A4 in humans. Eur J Pharm Sci, 41: 729–735, 2010

[4] Gallicano K, Foster B, Choudhri S. Effect of short-term administration of garlic supplements on single-dose ritonavir pharmacokinetics in healthy volunteers. Br J Clin Pharmacol, 55: 199–202, 2003

[5] Laroche M, Choudhri S, Gallicano K, Foster B. Severe gastrointestinal toxicity with concomitant ingestion of ritonavir and garlic. Can J Infect Dis, 9 (Suppl A): 76A, 1998

[6] Patel J, Buddha B, Dey S, Pal D, Mitra AK. In vitro interactions of the HIV protease inhibitor ritonavir with herbal constituents: changes in P-gp and CYP3A4 activity. Am J Ther, 11: 262–277, 2004

31.2.10 Knoblauch und Isoniazid

> Die Angaben zu Wechselwirkungen zwischen Knoblauch und Isoniazid basieren ausschließlich auf experimentellen Befunden.

Klinische Befunde: Keine Hinweise auf Wechselwirkungen.

Experimentelle Befunde: In einer Studie mit Kaninchen verringerte ein Knoblauchextrakt – hergestellt aus vermengten Knoblauchzehen (genaue Dosis unbekannt) und peroral verabreicht über 14 Tage – die AUC und maximalen Serumspiegel einer Einzeldosis von 30 mg/kg KG Isoniazid um 55 bzw. 65 % im Vergleich zur einmaligen Gabe der gleichen Isoniazid-Dosis 7 Tage vor Applikation des Knoblauchextrakts [1].

Wirkungsmechanismus: Der kausale Wirkmechanismus ist unklar. Im Vorfeld nahm man an, dass Knoblauch durch Inhibieren von CYP2E1 die Isoniazid-Plasmaspiegel anheben könnte; tatsächlich wurde aber eine Abnahme beobachtet. Den Autoren zufolge könnte der Knoblauchextrakt zwar Enzyme in der Darmmucosa induzieren, die die Resorption von Isoniazid beeinträchtigen, doch halten sie dies nicht für eine allein ausreichende Erklärung der Ergebnisse.

Beurteilung und Maßnahmen: Hinweise auf Wechselwirkungen zwischen Knoblauch und Isoniazid sind auf diese zitierte Studie beschränkt [1]. Da zum einen der mögliche Wirkmechanismus unbekannt ist, zum anderen ein Knoblauch-Rohextrakt verwendet wurde und zum dritten die Daten an Tieren erhoben wurden, ist es schwierig, die klinische Bedeutung dieser Befunde einzuschätzen. Sollte sich die tierexperimentell beobachtete Knoblauch-bedingte Verringerung der Isoniazid-Plasmaspiegel beim Menschen bestätigen, könnte dies auch mit einer reduzierten Wirksamkeit von Isoniazid einhergehen. Angesichts dieser Möglichkeit erscheinen weitere Studien gerechtfertigt. Nach dem heutigen Stand des Wissens jedoch sollten im Sinne einer konservativen Herangehensweise Patienten unter einer Behandlung mit Isoniazid nur unter Vorsicht ergänzende Knoblauch-Supplemente einnehmen.

Literatur

[1] Dhamija P, Malhotra S, Pandhi P. Effect of oral administration of crude aqueous extract of garlic on pharmacokinetic parameters of isoniazid and rifampicin in rabbits. Pharmacology, 77: 100–104, 2006

31.2.11 Knoblauch und Nahrungsmittel

> Die Angaben zu Auswirkungen von Knoblauch in Speisen basieren ausschließlich auf experimentellen Befunden.

Befunde, Wirkmechanismus, Beurteilung und Maßnahmen: In einer Studie wurden Ratten fettreich oder fettarm ernährt, außerdem mit Knoblauchöl oder seinen Inhaltsstoffen Diallylsulfid und Diallyldisulfid gefüttert. Im Ergebnis waren keine Unterschiede zwischen den Gruppen festzustellen, die auf Interaktionen zwischen Knoblauchöl und Nahrungsfett hinweisen [1]. Es sind keine klinischen Wechselwirkungen zu erwarten, da Knoblauch als Nahrungsmittelbestandteil weit verbreitet ist.

Auch mit Coffein geht Knoblauch keine Wechselwirkungen ein, siehe unter „Knoblauch und Coffein".

Literatur

[1] Shenn LY, Chen HW, Kung YL, Chen-Tzu L, Lii CK. Effects of garlic oil and its organosulfur compounds on the activities of hepatic drug-metabolizing and antioxidant enzymes in rats fed high- and low-fat diets. Nutr Cancer, 35: 160–166, 1999

31.2.12 Knoblauch und Paracetamol (Acetaminophen)

> Nach Studien mit gesunden Probanden hat Knoblauch keine klinisch relevanten Auswirkungen auf die Pharmakokinetik einer Einzeldosis Paracetamol.

Klinische Befunde: In einer Studie mit 16 gesunden Probanden hatte die tägliche Gabe eines gealterten Knoblauchextrakts (entsprechend etwa 6–7 Knoblauchzehen) über 3 Monate nur einen geringfügigen Effekt auf die Metabolisierung einer peroralen Einzeldosis von 1000 mg Paracetamol [1].

Experimentelle Befunde: Bei Mäusen schützten der Knoblauch-Inhaltsstoff Diallylsulfid, verabreicht unmittelbar vor einer toxischen Dosis Paracetamol von 200 mg/kg KG, und in noch stärkerem Ausmaß der Metabolit Diallylsulfon vor Paracetamol-bedingter Hepatotoxizität. Die hepatoprotektiven Wirkungen von 25 mg/kg KG Diallylsulfon waren äquivalent zu denen des bekannten Antidots Acetylcystein [2].

Wirkungsmechanismus: Nach langfristiger Gabe von Knoblauch zeigte sich in der klinischen Studie eine geringfügig verstärkte Glucuronidierung einer therapeutischen Dosis von Paracetamol, außerdem Hinweise auf eine verstärkte Sulfat-Konjugation, es war jedoch kein Effekt auf die oxidative Metabolisierung nachweisbar.

Vermutlich schützt Diallylsulfon bei Mäusen vor leberschädigenden Wirkungen nach Gabe einer toxischen Dosis Paracetamol, indem dieses Molekül CYP2E1 irreversibel inhibiert. Dieses Isoenzym wird für die Bildung des hochreaktiven (leberschädigenden) Paracetamol-Nebenmetaboliten *N*-Acetyl-*p*-benzochinonimin (NAPQI) verantwortlich gemacht.

Beurteilung und Maßnahmen: Es gibt nur wenige Hinweise auf Wechselwirkungen zwischen Paracetamol und Knoblauch, doch die vorliegenden Ergebnisse sprechen gegen Interaktionen in klinisch relevantem Ausmaß, wenn beides gleichzeitig eingenommen wird. Der Tierstudie [2] zufolge könnten Knoblauch-Inhaltsstoffe oder daraus abgeleitete Metaboliten vor leberschädigenden Wirkungen von Paracetamol in überhöhten Dosierungen schützen, doch bedarf diese Hypothese weiterer Untersuchungen.

Literatur
[1] Gwilt PR, Lear CL, Tempero MA, Birt DD, Grandjean AC, Ruddon RW, Nagel DL. The effect of garlic extract on human metabolism of acetaminophen. Cancer Epidemiol Biomarkers Prev, 3: 155–160, 1994
[2] Lin MC, Wang EJ, Patten C, Lee MJ, Xiao F, Reuhl KR, Yang CS. Protective effect of diallyl sulfone against acetaminophen-induced hepatotoxicity in mice. J Biochem Toxicol, 11: 11–20, 1996

31.2.13 Knoblauch und pflanzliche Arzneimittel (Coffein)

Knoblauch tritt nicht in Wechselwirkung mit Coffein (siehe unter „Knoblauch und Coffein"), sehr wahrscheinlich auch nicht mit dem Coffein coffeinhaltiger Arzneipflanzen.

31.2.14 Knoblauch und pflanzliche Arzneimittel (Fischöl)

> Die gleichzeitige Einnahme von Knoblauch-Supplementen und Fischöl könnte sich günstig auf das Blutlipidprofil auswirken.

Klinische Befunde: In einer Placebo-kontrollierten Studie mit 46 Patienten mit unbehandelter mäßiger Hypercholesterinämie wurden die Wirkungen einer 3-mal täglichen Gabe sowohl von Tabletten mit 300 mg Knoblauch (Kwai®) als auch von Kapseln mit 4 g Fischöl über 12 Wochen mit jener nach alleiniger Applikation von Knoblauch oder Fischöl verglichen. Knoblauch reduzierte das Gesamtcholesterol mäßig und Fischöl hatte keinen Einfluss auf diesen Effekt. Umgekehrt reduzierte Fischöl den Triacylglycerolspiegel und auf diesen Effekt hatte wiederum Knoblauch keine Auswirkungen. Die alleinige Gabe von Knoblauch reduziert LDL-Cholesterol; bei Gabe zusammen mit Fischöl kehrte sich die durch Fischöl allein induzierte Erhöhung von LDL-Cholesterol um in eine Abnahme, ähnlich der bei Gabe ausschließlich von Knoblauch. Außerdem wurden bei allen Behandlungen eine leichte Abnahme des Blutdrucks beobachtet [1]. Die verwendeten 1000-mg-Fischöl-Kapseln (Nupulse®) enthielten 180 mg Eicosapentaensäure und 120 mg Docosahexaensäure.

Experimentelle Befunde: Knoblauchöl verstärkte bei Ratten die antioxidativen Effekte von Fischöl [2].

Wirkungsmechanismus: Die kausalen Wirkmechanismen sind unklar. Bei der tierexperimentellen Studie [2] erhöhte Knoblauchöl synergistisch die Aktivität der durch Fischöl induzierten antioxidativen Superoxid-Dismutase. Darüber hinaus erhöhte die Kombination von Knoblauch und Fischöl die Spiegel von CYP1A1, CYP2E1 und CYP3A1.

Beurteilung und Maßnahmen: Klinische Hinweise auf Wechselwirkungen stammen aus einer Studie, wonach sich die kombinierte Anwendung von Knoblauch-Supplementen und Fischölen günstig auf das Blutlipidprofil auswirkt, das bekanntermaßen einen Risikofaktor für Koronare Herzkrankheit und Arteriosklerose darstellt. Zwar ist die klinische Bedeutung der Ergebnisse nicht aussagekräftig, doch sind mit Blick auf die Blutlipide keine problematischen Wechselwirkungen zu erwarten. Weitere Untersuchungen sind notwendig, um den Vorteil einer kombinierten Anwendung von Knoblauch und Fischöl zu bestätigen.

Literatur
[1] Adler AJ, Holub BJ. Effect of garlic and fish-oil supplementation on serum lipid and lipoprotein concentrations in hypercholesterolemic men. Am J Clin Nutr, 65: 445–450, 1997
[2] Chen HW, Tsai CW, Yang JJ, Liu CT, Kuo WW, Lii CK. The combined effects of garlic oil and fish oil on the hepatic antioxidant and drug-metabolizing enzymes of rats. Br J Nutr, 89: 189–200, 2003

31.2.15 Knoblauch und Rifampicin (Rifampin)

> Die Angaben zu Wechselwirkungen zwischen Knoblauch und Rifampicin basieren ausschließlich auf experimentellen Befunden.

Klinische Befunde: Keine Hinweise auf Wechselwirkungen.

Experimentelle Befunde: In einer Studie mit Kaninchen verringerte ein Knoblauchextrakt – hergestellt aus vermengten Knoblauchzehen (genaue Dosis unbekannt) und peroral verabreicht über 14 Tage – die AUC und maximalen Serumspiegel einer Einzeldosis von 24 mg/kg KG Rifampicin im Vergleich zur einmaligen Gabe der gleichen Rifampicin-Dosis 7 Tage vor Applikation des Knoblauchextrakts [1].

Wirkungsmechanismus: Vermutlich gibt es keinen Wirkmechanismus.

Beurteilung und Maßnahmen: Hinweise auf Wechselwirkungen zwischen Knoblauch und Rifampicin sind zwar auf eine Tierstudie beschränkt [1], gleichwohl sprechen die Ergebnisse dafür, dass bei gleichzeitiger Einnahme von Knoblauch vermutlich keine Dosisanpassungen von Rifampicin notwendig sind.

Literatur
[1] Dhamija P, Malhotra S, Pandhi P. Effect of oral administration of crude aqueous extract of garlic on pharmacokinetic parameters of isoniazid and rifampicin in rabbits. Pharmacology, 77: 100–104, 2006

31.2.16 Knoblauch und Statine

> Einer Studie zufolge hat ein Knoblauchextrakt keinen Einfluss auf die Pharmakokinetik einer Einzeldosis von Simvastatin oder Pravastatin.

Klinische Befunde: In einer randomisierten Cross-over-Studie mit 10 gesunden Probanden hatte die 2-mal tägliche Gabe von 600 mg Knoblauchextrakt (Garlipure Kapseln) über 21 Tage keine Auswirkungen auf die Pharmakokinetik einer Einzeldosis von 20 mg **Pravastatin** oder **Simvastatin** [1]. In einer anderen randomisierten Studie erhielten 258 an Hyperlipidämie erkrankte Patienten über 8 Wochen täglich 10 mg **Simvastatin** entweder zusammen mit einem Placebo oder mit einer Kombination aus täglich 500 mg Schwarzkümmel (*Nigella sativa*) und 250 mg Knoblauchöl. Im Vergleich zur Placebogabe zeigten die Patienten mit der Schwarzkümmel-Knoblauch-Kombination einen erheblich stärkeren Rückgang der Konzentrationen an Triglyceriden, HDL-Cholesterin, LDL-Cholesterin, Gesamt-Cholesterin und nicht-HDL-Cholesterin (Rückgang um 18,9–29,4 % vs. 6,9–10,8 %) [2].

Experimentelle Befunde: Keine Hinweise auf Wechselwirkungen.

Wirkungsmechanismus: In einer der Studien [1] wurden die Patienten auf ihre CYP3A4-Aktivität getestet. Der verwendete Knoblauchextrakt beeinflusste nicht die Aktivität dieses Isoenzyms, weder in der Leber noch im Darm. Da Simvastatin über CYP3A4 metabolisiert wird, sind keine Auswirkungen auf dessen Pharmakokinetik durch gleichzeitig applizierten Knoblauchextrakt zu erwarten. Knoblauch und Schwarzkümmel werden lipidsenkende Eigenschaften zugeschrieben, aufgrund dessen vermuten die Autoren der anderen Studie [2], dass diese bei Patienten mit Hyperlipidämie die Wirkung von Simvastatin additiv verstärken. Aufgrund des Studienkonzepts ist allerdings der spezifische Beitrag von Knoblauch nicht zu ermitteln.

Beurteilung und Maßnahmen: Mit möglichen Wechselwirkungen zwischen Knoblauch und Statinen befassten sich bisher offenbar nur die beiden zitierten Untersuchungen. Die Einzeldosisstudie mit Simvastatin/Pravastatin und Knoblauch stellte keine Interaktionen fest [1]. Demgegenüber deuten die Ergebnisse der anderen Studie mit Hyperlipidämie-Patienten darauf hin, dass Knoblauch (und Schwarzkümmel) die Cholesterin-senkende Wirksamkeit von Simvastatin verstärken könnte [2]. Doch sind weitere Studien notwendig, um den möglichen Beitrag von Knoblauch allein abschätzen zu können. Die Studienergebnisse zusammen mit dem, was allgemein bekannt ist, über die Metabolisierung von Statinen und die Wirkungen von Knoblauchextrakt auf Arzneistoff-metabolisierende Enzyme, sprechen gegen das Bestehen relevanter Wechselwirkungen. Additive pharmakodynamische Effekte von Knoblauch sind allerdings nicht auszuschließen.

Literatur
[1] Hajida J, Rentsch KM, Gubler C, Steinert H, Steiger B, Fattinger K. Garlic extract induces intestinal P-glycoprotein, but exhibits no effect on intestinal and hepatic CYP3A4 in humans. Eur J Pharm Sci, 41: 729–735, 2010
[2] Ahmad Alobaidi AH. Effect of Nigella sativa and Allium sativum coadministered with simvastatin in dyslipidemia patients: a prospective, randomized, double-blind trial. Antiinflamm Antiallergy Agents Med Chem, 13: 68–74, 2014

31.2.17 Knoblauch und Thrombozytenaggregationshemmer (TAH)

> Knoblauch kann antithrombozytär wirken. Daher könnte das Blutungsrisiko bei gleichzeitiger Anwendung konventioneller TAH und anderer Arzneistoffe mit gerinnungshemmenden Nebenwirkungen erhöht sein.

Klinische Befunde: In einer Studie erhielten 23 gesunde Probanden für 13 Wochen täglich 5 ml eines gealterten Knoblauchextrakts (Kyolic). Dies inhibierte Rate und Ausmaß der Thrombozytenaggregation [1]. Ähnliche Befunde zeigte eine andere Studie, in der 28 gesunde Probanden für 6 Wochen gealterte Knoblauchextrakt-Kapseln (täglich 1, 2 oder 3 Kapseln à 2,4 g) erhielten [2].

Experimentelle Befunde: In vitro potenziert Ajoen, ein schwefelhaltiger Inhaltsstoff von Knoblauch mit antithrombozytären und antithrombotischen Eigenschaften, synergistisch die antithrombozytären Wirkungen von **Dipyridamol**, **Epoprostenol** und **Indometacin** [3].

Wirkungsmechanismus: Der Kausalmechanismus ist unklar. Die Autoren der experimentellen Studie [3] vermuten, dass Ajoen das Andocken von Fibrinogen am Fibrinogen-Rezeptor, den letzten Schritt in der Thrombozytenaggregationskaskade, behindert. Es liegt daher nahe, dass Ajoen deshalb mit TAH, die in einem früheren Stadium dieser Kaskade eingreifen, in synergistische Wechselwirkungen tritt.

Beurteilung und Maßnahmen: Es liegen gerechtfertigte Hinweise vor, wonach gealterte Knoblauchprodukte antithrombozytäre Eigenschaften haben. In diesem Fall und wenn diese Produkte ähnlich stark aktiv wie niedrig dosiertes Aspirin wirken würden, könnten sie bei gleichzeitiger Anwendung konventioneller TAHs und anderer Arzneistoffe mit gerinnungshemmenden Nebenwirkungen (z. B. Indometacin) das Blutungsrisiko erhöhen. Wird dagegen die weitverbreitete Verwendung von Knoblauch und -produkten betrachtet und darüber hinaus die relativ wenigen verfügbaren Daten, so erscheint es unwahrscheinlich, dass Knoblauch generell relevante Wechselwirkungen mit TAH eingeht. Dennoch besteht gegebenenfalls die Möglichkeit unerwarteter Reaktionen auf eine solche Behandlung.

Literatur
[1] Rahman K, Billington D. Dietary supplementation with aged garlic extract inhibits ADP-induced platelet aggregation in humans. J Nutr, 30: 2662–2665, 2000
[2] Steiner M, Li W. Aged garlic extract, a modulator of cardiovascular risk factors: a dose-finding study on the effects of AGE on platelet functions. J Nutr, 131: 980S–984S, 2001
[3] Apitz-Castro R, Escalante J, Vargas R, Jain MK. Ajone, the antiplatelet principle of garlic, synergistically potentiates the antiaggregatory action of prostacyclin, forskolin, indomethacin and dypridamole [Sic] on human platelets. Thromb Res, 42: 303–311, 1986

31.2.18 Knoblauch und Warfarin und verwandte Arzneistoffe

> Bekannt sind verstärkte antikoagulative Effekte von Warfarin bei zwei Patienten, die Knoblauch-Supplemente einnahmen. Dagegen gibt es auch den Befund abnehmender antikoagulativer Effekte von Fluindion bei einem Patienten unter der Einnahme von Knoblauch-Tabletten. Auch die alleinige Einnahme von Knoblauch-Supplementen ist – wenn auch selten – mit Blutungen in Verbindung gebracht worden. Allerdings erhöhte in einer Studie gealterter Knoblauchextrakt weder die INR noch das Blutungsrisiko bei Patienten, die mit Warfarin behandelt wurden.

Klinische Befunde: Fluindion: Bei einem 82-jährigen Patienten, der zur Behandlung chronischen Vorhofflimmerns auf 5 mg Fluindion (Dosierungshäufigkeit nicht angegeben) eingestellt war, fiel die INR unter den normalen Wert von 2–3, nachdem er begonnen hatte, zusätzlich täglich Knoblauch-Tabletten à 600 mg einzunehmen. Die INR blieb für 12 aufeinander folgende Tage unter 2, obwohl die Fluindion-Dosis auf 10 mg erhöht worden war. Nach Absetzen der Knoblauch-Tabletten kehrte die INR wieder auf den Normalwert zurück, und dies bei Reduktion der Fluindion-Dosis auf 5 mg. Der Patient nahm außerdem 20 mg Enalapril, 40 mg Furosemid und 20 mg Pravastatin ein (Dosierungshäufigkeit nicht angegeben) [1].

Warfarin: 8 Wochen nachdem ein auf Warfarin eingestellter Patient mit der Einnahme von 3-mal täglich Höfles garlic pearls begonnen hatte, stieg die INR auf mehr als das Doppelte und es kam zur Hämaturie. Nach Stopp der Knoblauch-Einnahme entspannte sich diese kritische Situation wieder gänzlich. Die INR stieg erneut zu einem späteren Zeitpunkt, als der Patient täglich zwei Kwai® Knoblauch-Tabletten einnahm. Auch die INR eines anderen Patienten stieg nach Einnahme von täglich 6 Kwai® Knoblauch-Tabletten auf mehr als das Doppelte [2, 3].

Im Gegensatz dazu stehen die Ergebnisse einer Placebo-kontrollierten Studie mit 28 Patienten, die auf Warfarin eingestellt waren. In der Studie waren keine Änderungen in der INR oder erhöhte Blutungsneigung bei jenen Patienten festzustellen, die für 12 Wochen 2-mal täglich 5 ml gealterten Knoblauchextrakt (Kyolic) erhielten [4]. Ähnlich sind die Aussagen eines vorläufigen Berichts zur Anwendung alternativer und komplementärer Arzneimittel bei 156 auf Warfarin eingestellten Patienten. Auch hier zeigte sich bei 57 Patienten, die potenziell in Wechselwirkungen tretende komplementäre Arzneimittel (mit Knoblauch zu 10 %) einnahmen, weder eine deutlich verstärkte Blutungsneigung noch erhöhte INRs im Vergleich zu 84 Patienten, die keine solchen Arzneimittel einnahmen [5].

Experimentelle Befunde: Keine Hinweise auf Wechselwirkungen.

Wirkungsmechanismus: Knoblauch wird mit verminderter Thrombozytenaggregation in Verbindung gebracht, mögliche Kausalmechanismen siehe unter „Knoblauch und Thrombozytenaggregationshemmer". Diesen Effekt dokumentieren zumindest zwei Fälle spontaner Blutungen ohne Anwesenheit von Antikoagulanzien [6, 7]. Diese Wirkungen könnten somit das Blutungsrisiko in Verbindung mit Antikoagulanzien erhöhen, allerdings würde dies kein Ansteigen der INR verursachen. Daher ist der zugrunde liegende aggregationshemmende Mechanismus in den genannten Fällen unklar.

Beurteilung und Maßnahmen: Hinweise auf unerwünschte Wechselwirkungen zwischen Cumarinen zur Antikoagulation und Knoblauch sind offenbar auf die beiden Berichte zu Fluindion und Warfarin beschränkt. In Anbetracht der häufigen Verwendung von Knoblauch und -produkten, den wenigen Daten des Reviews [5] und auch der Studie mit gealtertem Knoblauchextrakt [4] erscheint es daher äußerst unwahrscheinlich, dass Knoblauch im Normalfall generell relevante Wechselwirkungen mit Antikoagulanzien eingeht. Gleichwohl sollte dieser Möglichkeit betrachtet werden, wenn bei der Behandlung unerwartete Reaktionen auftreten.

Knoblauch könnte in gewissem Ausmaß antithrombozytäre Wirkungen haben; obwohl es offenbar keine klinischen Berichte über unerwünschte Wechselwirkungen zwischen Knoblauch und Thrombozytenaggregationshemmer gibt, sollte bei gleichzeitiger Gabe von Knoblauch-Supplementen an das möglicherweise erhöhte Blutungsrisiko gedacht werden; siehe unter „Knoblauch und Thrombozytenaggregationshemmer".

Literatur

[1] Pathak A, Léger P, bagheri H, Senard JM, Boccalon H, Montastruc JL. Garlic interaction with fluindione: a case report. Therapie, 58: 380–381, 2003
[2] Sunter W. Warfarin and garlic. Pharm J, 246: 722, 1991
[3] Sunter W. Personal communication, 07/1991
[4] Macan H, Uykimpang R, Alconcel M, Takasu J, Razon R, Amagase H, Niihara Y. Aged garlic extract may be safe for patients on warfarin therapy. J Nutr, 136 (Suppl 3): 793–795, 2006
[5] Shalansky S, Neall E, Lo M, Abd-Elmessih E, Vickars L, Lynd L. The impact of complementary and alternative medicine use on warfarin-related adverse outcomes. Pharmacotherapy, 22: 1345, 2002
[6] German K, Kumar U, Blackford HN. Garlic and the risk of TURP bleeding. Br J Urol, 76: 518, 1995
[7] Rose KD, Croissant PD, Parliament CF, Levin MP. Spontaneous spinal epidural hematoma with associated platelet dysfunction from excessive garlic ingestion: a case report. Neurosurgery, 26: 880–882, 1990

32 Kümmel

Carum carvi L. (Apiaceae)

32.1 Arzneidroge

32.1.1 Synonyme und verwandte Arten
Echter Kümmel, Feldkümmel, Gemeiner Kümmel, Gewöhnlicher Kümmel, Wiesenkümmel Garbe; Agrimonia; Caraway.
  Karos carvi (L). Nieuwl and Lunell.

32.1.2 Arzneibücher
- Ph. Eur. 9.2: Kümmel, Kümmelöl,
- Ph. Eur. 9.2, engl. Ausgabe: Caraway Fruit, Caraway Oil,
- BP 2017: Caraway, Caraway Oil,
- USP 39 – NF 34 S2: Caraway, Caraway Oil.

32.1.3 Inhaltsstoffe
Kümmelfrüchte enthalten **ätherisches Öl** (mit den Hauptkomponenten (S)-Carvon und (R)-Limonen), **fettes Öl** (hauptsächlich Petroselinsäure, daneben Linol-, Öl- und Palmitinsäure), Proteine und Kohlehydrate. Außerdem finden sich geringe Mengen an **Flavonoiden** (Kämpferol, Quercetin und ihre Glykoside), Kaffeesäure, Chlorogensäure und **natürliche Cumarine** (Umbelliferon, Scopoletin und Spuren von Furanocumarinen).

32.1.4 Verwendung und Indikationen
Kümmel werden karminative, magenstärkende, krampflösende, fungizide und antibakterielle Wirkungen zugeschrieben. Frucht und ätherisches Öl werden als Spasmolytikum bei Magen-Darm-Beschwerden verwendet. Sie sind Bestandteile von Präparaten zur Anwendung bei Völlegefühl und Blähungen. Traditionell wird Kümmel auch bei Dysmenorrhö, als Laktagogum und als Mundwasser bei Parodontitis eingesetzt, darüber hinaus zur Appetitregulation.
  Ergebnisse, die die Wirksamkeit bei diesen Indikationen bestätigen, stammen hauptsächlich aus Tierstudien, entsprechende Untersuchungen am Menschen gibt es nur wenige. Kümmel wird schon seit Langem naturheilkundlich bei Kindern und Jugendlichen eingesetzt und soll bei diesen im Allgemeinen gut verträglich sein. Es gibt jedoch keine klinischen Studien, die sich speziell mit der Sicherheit der Droge beschäftigen und

die Unbedenklichkeit bestätigen. Hautreizungen stehen mit der topischen Anwendung von ätherischem Öl in Verbindung, wenn das enthaltende Limonen oxidiert ist.

Bei Ratten mit induziertem Diabetes verringerten wässrige Kümmelextrakte die Blutglucosespiegel, aber in einer entsprechenden klinischen Studie waren keine Veränderungen im Glucose-Serumspiegel zu beobachten. Ebenso zeigte Kümmel bei Ratten Lipid- und Cholesterin-senkende Effekte ähnlich denen von Simvastatin, und darüber hinaus diuretische Aktivität und Wirkungen auf die renale Ausscheidung von Natrium und Kalium. Auch diese Effekte konnten in klinischen Studien nicht bestätigt werden.

Kümmelfrüchte und -samen werden auch als Aromastoff in Speisen und Tees verwendet.

32.1.5 Pharmakokinetik

In einer In-vitro-Studie an Ratten-Hepatomzellen inhibierte Kümmel CYP1A1 in dosisabhängiger Weise [1]. Angaben zur Pharmakokinetik der einzelnen Flavonoide in Kümmel siehe unter „Flavonoide".

32.1.6 Übersicht zu Wechselwirkungen

Kümmel erhöht offenbar die Bioverfügbarkeit von einigen antimykobakteriellen Arzneistoffen wie Isoniazid, Pyrazinamid und Rifampicin. Die Droge könnte auch die Resorption von Eisenionen verstärken.

Literatur

[1] Naderi-Kalali B, Allameh A, Rasaee MJ, Bach HJ, Behechti A, Doods K, Kettrup A, Schramm KW. Suppressive effects of caraway (Carum carvi) extracts on 2, 3, 7, 8-tetrachloro-dibenzo-p-dioxin-dependent gene expression of cytochrome P450 1A1 in the rat H4IIE cells. Toxicol In Vitro, 19: 373–377, 2005

32.2 Interaktionen

- Antimykobakterielle Arzneistoffe,
- Eisenverbindungen,
- Nahrungsmittel,
- pflanzliche Arzneimittel.

32.2.1 Kümmel und antimykobakterielle Arzneistoffe [!]

> Kümmel erhöht offenbar die Bioverfügbarkeit von Isoniazid, Pyrazinamid und Rifampicin.

Klinische Befunde: In einer Cross-over-Studie erhielten 20 männliche gesunde Probanden eine Einzeldosis einer fixen Kombination von 300 mg Isoniazid, 1000 mg Pyrazinamid und 450 mg Rifampicin. Nach Gabe einer Einzeldosis Kümmelextrakt von 100 mg zeigen sich die Plasmakonzentrationen von Isoniazid, Pyrazinamid und Rifampicin erhöht, und zwar um 36 bzw. 33 bzw. 32 %; auch ihre AUC waren vergrößert, um 29 bzw. 28 bzw. 32 % [1].

Experimentelle Befunde: In einer Studie erhielten Ratten eine Einzeldosis einer fixen Kombination von Isoniazid, Pyrazinamid und Rifampicin (mit einer am Körpergewicht orientierten Dosisanpassung), ebenso einen eingestellten wässrigen Extrakt mit der aktiven Fraktion von Kümmel (CC-1a). Daraufhin zeigten sich die Plasmakonzentrationen von Isoniazid, Pyrazinamid und Rifampicin erhöht, und zwar um 40 bzw. 57 bzw. 63 %; auch ihre AUC waren vergrößert, um 25 bzw. 35 bzw. 53 %. Eine Reduktion der antimykobakteriellen Dosis um 40 % resultierte in einer Plasmakonzentration und einer AUC, die der Standarddosierung dieser Arzneistoffe entspricht [2].

Wirkungsmechanismus: Unklar; die Autoren der klinischen Studie halten eine erhöhte Darmpermeabilität aufgrund des Einflusses von Kümmel auf das P-Glykoprotein für möglich [1].

Beurteilung und Maßnahmen: Die vorliegenden klinischen und experimentellen Befunde sprechen dafür, dass Kümmel die Bioverfügbarkeit von Isoniazid, Pyrazinamid und Rifampicin erhöht. Doch resultieren die klinischen Hinweise aus lediglich **einer** Einzeldosisstudie mit gesunden Probanden. Es bedarf weiterer Untersuchungen zu möglichen Wechselwirkungen bei mehrfacher Gabe dieser antimykobakteriellen Wirkstoffe an Tuberkulose-Patienten.

Der Auffassung einiger Autoren zufolge könnte sich die Kümmel-induziert erhöhte Bioverfügbarkeit von diesen antimykobakteriellen Arzneistoffen günstig auf die Behandlung von Tuberkulose auswirken; denn, so ihre Argumentation, möglicherweise werde schon mit geringeren Dosen therapeutische Wirksamkeit erzielt, wodurch sich die chronische Toxizität verringerte [1]. Doch sollte hier bedacht werden, dass die Zusammensetzung pflanzlicher Arzneimittel zwischen den Produkten variiert; entsprechend wird bei Gabe verschiedener Kümmel-Präparate eine mögliche erhöhte antimykobakterielle Bioverfügbarkeit auch verschieden ausfallen und schwer zu kontrollieren sein. Gleichwohl sollte bei gleichzeitiger Gabe von Kümmel und diesen antimykobakteriellen Wirkstoffen die Möglichkeit einer Interaktion in Betracht gezogen und im Einzelfall die Dosis von Isoniazid, Pyrazinamid und Rifampicin verringert werden.

Literatur
[1] Choudhary N, Khajuria V, Gillani ZH, Tandori VR, Arora E. Effect of Carum carvi, a herbal bioenhancer on pharmacokinetics of antitubercular drugs. A study in healthy human volunteers, Perspect Clin Res, 5: 80–84, 2014
[2] Sachin BS, Monica P, Sharma SC, Satti NK, Tikoo MK, Tikoo AK, Suri KA, Gupta BD, Johri RK. Pharmacokinetic interaction of some antitubercular drugs with caraway: implications in the enhancement of drug bioavailability. Hum Exp Toxicol, 28: 175–184, 2009

32.2.2 Kümmel und Eisenverbindungen

Die Angaben zu Wechselwirkungen zwischen Kümmel und Eisenverbindungen basieren ausschließlich auf experimentellen Befunden.

Klinische Befunde: Keine Hinweise auf Wechselwirkungen.

Experimentelle Befunde: Bei Ratten erhöhte die Gabe eines Kümmelsamenextrakts (2,5 mg/100 ml) den Resorptionsindex von Eisen um etwa das 2-fache [1].

Wirkungsmechanismus: Unklar; der beobachtete Effekt könnte mit dem in dem Kümmelextrakt enthaltenen Vitamin C (das die Eisenresorption fördert) zusammenhängen.

Beurteilung und Maßnahmen: Dem experimentellen Befund zufolge könnte Kümmel die Bioverfügbarkeit von medizinischem Eisen verbessern. Ob jedoch dieser Effekt klinisch relevant ist, müssen weitere Studien klären. Beim gegenwärtigen Stand des Wissens sind bei gleichzeitiger Einnahme keine besonderen Maßnahmen zu treffen.

Literatur
[1] El-Shobaki FA, Saleh ZA, Saleh N. The effect of some beverage extracts on intestinal iron absorption. Z Ernahrungswiss, 29: 264–269, 1990

32.2.3 Kümmel und Nahrungsmittel
Keine Hinweise auf Wechselwirkungen.

32.2.4 Kümmel und pflanzliche Arzneimittel
Keine Hinweise auf Wechselwirkungen.

33 Kürbissamen

Cucurbita pepo L. (Cucurbitaceae)

33.1 Arzneidroge

33.1.1 Synonyme und verwandte Arten
Gartenkürbis, Feldkürbis, Gemeiner Kürbis, Ölkürbis; Cucurbita; Pumpkin, Gourd, Squash.

33.1.2 Inhaltsstoffe
Kürbissamen enthalten ein fettes Öl mit Linol-, Öl-, Palmitin- und Stearinsäure als vorherrschenden Fettsäuren; weiterhin eine Reihe von Aminosäuren (wie Cucurbitin), Flavonoide (wie Genistin, Daidzin, Formononetin und Quercetin), Lignane (wie Secoisolariciresinol, Matairesinol und Arctigenin) und Sterole (wie Vitamin E).

33.1.3 Verwendung und Indikationen
Kürbissamen und Kürbissamenöl sind als Nahrungsmittel weit verbreitet und dienen auch als Nahrungsergänzungsmittel.

Kürbissamen werden bei der symptomatischen Behandlung der benignen Prostatahyperplasie (BHP) in frühen Stadien eingesetzt, doch geht damit kein Rückgang der Prostatavergrößerung einher. Kürbissamen finden auch bei anderen Miktionsstörungen und der Reizblase Verwendung

Früher dienten Kürbissamen als Anthelminthikum gegen Darmparasiten. Die anthelminthische Aktivität beruht auf Cucurbitin.

33.1.4 Pharmakokinetik
Es liegen keine relevanten pharmakokinetischen Daten vor.

33.1.5 Übersicht zu Wechselwirkungen
Für nähere Angaben zu einem Fall eines älteren, stabil auf Warfarin und Simvastatin eingestellten Patienten, dessen INR nach Beginn der Einnahme von Curbicin (Sägepalme, Kürbis und Vitamin E) anstieg siehe unter „Sägepalme und Antikoagulanzien".

Kürbissamen sind als Nahrungsmittel weit verbreitet.

33.2 Interaktionen

- Antikoagulanzien
- Nahrungsmittel,
- pflanzliche Arzneimittel.

33.2.1 Kürbis und Antikoagulanzien
Für nähere Angaben zu einem Fall eines älteren, stabil auf Warfarin und Simvastatin eingestellten Patienten, dessen INR nach Beginn der Einnahme von Curbicin (Sägepalme, Kürbis und Vitamin E) anstieg siehe unter „Sägepalme und Antikoagulanzien".

33.2.2 Kürbis und Nahrungsmittel
Keine Hinweise auf Wechselwirkungen. Kürbissamen sind häufiges Nahrungsmittel.

33.2.3 Kürbis und pflanzliche Arzneimittel
Keine Hinweise auf Wechselwirkungen.

34 Lavendelblüten

Lavandula angustifolia L. (Lamiaceae)

34.1 Arzneidroge

34.1.1 Synonyme und verwandte Arten
Echter Lavendel, Kleiner Speik; Lavandula; Common lavender, English lavender, Garden lavender.
 L. *officinalis* Chaix, *L. spica* L., *L. vera* DC.
 Lavandula angustifolia ist nicht zu verwechseln mit Breitblättrigem Lavendel (engl. Spike Lavender), *L. latifolia*.

34.1.2 Arzneibücher
- Ph. Eur. 9.2: Lavendelblüten, Lavendelöl,
- Ph. Eur. 9.2, engl. Ausgabe: Lavender Flower, Lavender Oil,
- BP 2017: Lavender Flower, Lavender Oil.

34.1.3 Inhaltsstoffe
Charakteristisch für Lavendel ist die Zusammensetzung des **ätherischen Öl**s, dessen Chemie gut untersucht ist. Die Hauptinhaltsstoffe des Öls sind Monoterpenalkohole, wovon Linalool und Linalylacetat die primär aktiven Komponenten sind. Weitere Bestandteile des Öls sind Campher, β-Caryophyllen, 1,8-Cineol, Geraniol, Geranylacetat, Lavandulol, Lavandulylacetat, Limonen, *cis*-β-Ocimen, 3-Octanon, Perillylalkohol, α-Pinen, Terpinen-4-ol, α-Terpineol sowie die Nicht-Terpenoide 3-Octanol, 3-Octanon, 1-Octen-3-ol und 1-Octen-3-ylacetat. Lavendel enthält darüber hinaus Gerbstoffe, Cumarine, Flavonoide, Phenylcarbonsäuren und Sterole (Spuren von Campesterol, Cholesterol, Stigmasterol und β-Sitosterol).

34.1.4 Verwendung und Indikationen
Lavendel werden analgetische, stimmungsaufhellende, blähungstreibende, antibiotische, antirheumatische, antiseptische, krampflösende, anxiolytische, verdauungsfördernde, desinfizierende und beruhigende Eigenschaften zugeschrieben.
 Lavendel wird traditionell verwendet zur Behandlung von Erregungs- und Unruhezuständen, Ängstlichkeit, Schlafstörungen, Erschöpfung, mentalem Stress, psychischen Störungen, Kopf- und Zahnschmerzen, Appetitlosigkeit, Magen-Darm-Beschwerden, Mus-

kel-Skelett-Erkrankungen, Verbrennungen und Insektenstichen; äußerlich traditionell ebenfalls zur Behandlung von Unruhe und Schlafstörungen, weiterhin bei abdominalen Krämpfen und Blähungen. Lavendel dient auch als Rubefaziens (hautrötendes Mittel) und Insektenrepellent. Traditionell wird Lavendel außerdem als Badezusatz (Balneotherapie) zur Behandlung funktioneller Kreislaufstörungen und zur Wundheilung eingesetzt. Lavendelöl findet häufig in der Aromatherapie Anwendung.

Die Belege für die Wirksamkeit von Lavendel bei den meisten der traditionellen Indikationen sind schwach. Immerhin bestätigen experimentelle und klinische Studien bis zu einem gewissen Grad die angstlösende Wirkung von Lavendel, doch auch hierzu fehlen größere randomisierte und kontrollierte Untersuchungen. Auch gibt es keine verlässlichen Befunde zur Wirksamkeit von Lavendel bei topischer Anwendung. Da auch keine Daten zur Toxizität von Lavendel vorliegen, sollte die Droge während der Schwangerschaft und Stillzeit sowie bei Kindern unter 12 Jahren nicht zur Anwendung kommen.

34.1.5 Pharmakokinetik

Ein Review zu Studien zu einer peroralen kommerziellen Zubereitung eines eingestellten Lavendelöls (Ph. Eur.) stellt fest, dass der Inhaltsstoff Linalool rasch resorbiert wird, seine Eliminationshalbwertszeit liegt nach Applikation einer Einzeldosis bei etwa 4 Stunden, nach 14-tägiger Gabe (1-mal täglich) bei etwa 9 Stunden. Das Fließgleichgewicht (steady state) stellt sich nach etwa 5 Tagen ein. Nahrungsaufnahme hat keinen Einfluss auf die Bioverfügbarkeit [1].

Andere Reviews zu Lavendel-Studien berichten von rascher Resorption nach topischer Anwendung, wobei die Inhaltsstoffe Linalool und Linalylacetat innerhalb von 5 Minuten im Plasma nachweisbar waren. Deren maximale Plasmakonzentrationen stellten sich nach etwa 19 Minuten ein und ihre Elimination erfolgte innerhalb von 90 Minuten [2, 3].

34.1.6 Übersicht zu Wechselwirkungen

Lavendel hat offenbar keinen Einfluss auf die Pharmakokinetik von Coffein, Dextromethorphan, Midazolam, Omeprazol oder Tolbutamind. Ebenso wenig hat die Droge offenbar Auswirkungen auf die Pharmakokinetik oder Pharmakodynamik von Ethinylestradiol oder Levonorgestrel als Bestandteile von oralen KOK.

Literatur

[1] Kasper S, Gastpar M, Müller WE, Volz HP, Möller HJ, Dienel A, Schläfke S. Efficacy and safety of silexan, a new, orally administered lavender oil preparation, in subthreshold anxiety disorder – evidence from clinical trials. Wien Med Wochenschr, 160: 547–556, 2010
[2] Basch E, Foppa I, Liebowitz R, Nelson J, Smith M, Sollars D, Ulbricht C. Lavender (Lavandula angustifolia Miller). J Herb Pharmacother, 4: 63–78, 2004
[3] Denner SS. Lavandula angustifolia Miller: English lavender, Holist Nurs Pract, 23: 57–64, 2009

34.2 Interaktionen

- Coffein,
- Dextromethorphan,
- hormonelle Kontrazeptiva – kombinierte Präparate (KOK)
- Midazolam,

- Nahrungsmittel,
- Omeprazol,
- pflanzliche Arzneimittel,
- Tolbutamid.

34.2.1 Lavendel und Coffein

> Lavendel hat offenbar keinen Einfluss auf die Pharmakokinetik von Coffein.

Klinische Befunde: In einer randomisierten, Placebo-kontrollierten Studie erhielten 16 gesunde Probanden für 11 Tage jeweils eine Kapsel mit 160 mg Lavendelöl, außerdem eine Einzeldosis von 150 mg Coffein an Tag 11. Es zeigten sich keine Effekte auf die Pharmakokinetik von Coffein [1].

Experimentelle Befunde: Keine Hinweise auf Wechselwirkungen.

Wirkungsmechanismus: Coffein dient als CYP1A2-Testsubstrat und den Studien zufolge hat Lavendel keinen klinisch relevanten Einfluss auf dieses Isoenzym.

Beurteilung und Maßnahmen: Den verfügbaren Ergebnissen zufolge hat Lavendel keine Auswirkungen auf die Pharmakokinetik von Coffein, weshalb bei gleichzeitiger Anwendung keine besonderen Maßnahmen zu treffen sind. Ebenso unwahrscheinlich sind klinisch relevante Wechselwirkungen zwischen Lavendel und anderen Arzneimitteln, die über CYP1A2 metabolisiert werden.

Literatur
[1] Doroshyenko O, Rokitta D, Zadoyan G, Klement S, Schläfke S, Dienel A, Gramatté T, Lück H, Fuhr U. Drug cocktail interaction study on the effect of the orally administered lavender oil preparation silexan on cytochrome P450 enzymes in healthy volunteers. Drug Metab Dispos, 41: 987–993, 2013

34.2.2 Lavendel und Dextromethorphan

> Lavendel hat offenbar keinen Einfluss auf die Pharmakokinetik von Dextromethorphan.

Klinische Befunde: In einer randomisierten, Placebo-kontrollierten Studie erhielten 16 gesunde Probanden für 11 Tage jeweils eine Kapsel mit 160 mg Lavendelöl, außerdem eine Einzeldosis von 30 mg Dextromethorphan an Tag 11. Es zeigten sich keine Effekte auf die Pharmakokinetik von Dextromethorphan [1].

Experimentelle Befunde: Keine Hinweise auf Wechselwirkungen.

Wirkungsmechanismus: Dextromethorphan dient als CYP2D6-Testsubstrat und den Studien zufolge hat Lavendel keinen klinisch relevanten Einfluss auf dieses Isoenzym.

Beurteilung und Maßnahmen: Den Studienergebnissen zufolge hat Lavendel keine Auswirkungen auf die Pharmakokinetik von Dextromethorphan, daher sind bei gleichzeitiger Anwendung keine besonderen Maßnahmen zu treffen. Unwahrscheinlich sind auch klinisch relevante Wechselwirkungen zwischen Lavendel und anderen Arzneimitteln, die über CYP2D6 metabolisiert werden.

Literatur
[1] Doroshyenko O, Rokitta D, Zadoyan G, Klement S, Schläfke S, Dienel A, Grametté T, Lück H, Fuhr U. Drug cocktail interaction study on the effect of the orally administered lavender oil preparation silexan on cytochrome P450 enzymes in healthy volunteers. Drug Metab Dispos, 41: 987–993, 2013

34.2.3 Lavendel und hormonelle Kontrazeptiva – kombinierte Präparate (KOK)

> Lavendel hat offenbar keine Auswirkungen auf die Pharmakokinetik oder Pharmakodynamik von Ethinylestradiol oder Levonorgestrel als Bestandteile oraler KOK.

Befunde, Wirkmechanismus, Beurteilung und Maßnahmen: In einer randomisierten, Placebo-kontrollierten Studie erhielten 22 gesunde Probandinnen über 2 Monatszyklen täglich peroral 160 mg Lavendelöl (Silexan) und ein KOK mit 30 µg Ethinylestradiol und 150 µg Levonorgestrel. Währenddessen zeigten sich keine klinisch relevanten pharmakokinetischen oder pharmakodynamischen Wechselwirkungen [1]. Zwar sind die Hinweise begrenzt, doch sprechen sie dafür, dass bei gleichzeitiger Anwendung von Lavendel und KOK keine besonderen Maßnahmen zu ergreifen sind.

Literatur
[1] Heger-Mahn D, Pabst G, Dienel A, Schläfke S, Klipping C. No interacting influence of lavender oil preparation silexan on oral contraception using an ethinyl estradiol/levonorgestrel combination. Drugs R D, 14: 265–272, 2014

34.2.4 Lavendel und Midazolam

> Lavendel hat offenbar keinen Einfluss auf die Pharmakokinetik von Midazolam.

Klinische Befunde: In einer randomisierten, Placebo-kontrollierten Studie erhielten 16 gesunde Probanden für 11 Tage jeweils eine Kapsel mit 160 mg Lavendelöl, außerdem eine Einzeldosis von 2 mg Midazolam an Tag 11. Es zeigten sich keine Effekte auf die Pharmakokinetik von Midazolam [1].

Experimentelle Befunde: Keine Hinweise auf Wechselwirkungen.

Wirkungsmechanismus: Midazolam dient als CYP3A4-Testsubstrat und den Studien zufolge hat Lavendel keinen klinisch relevanten Einfluss auf dieses Isoenzym.

Beurteilung und Maßnahmen: Den Studienergebnissen zufolge hat Lavendel keine Auswirkungen auf die Pharmakokinetik von Midazolam, weshalb bei gleichzeitiger Anwendung keine besonderen Maßnahmen zu treffen sind. Unwahrscheinlich sind auch klinisch relevante Wechselwirkungen zwischen Lavendel und anderen Arzneimitteln, die über CYP3A4 metabolisiert werden.

Literatur
[1] Doroshyenko O, Rokitta D, Zadoyan G, Klement S, Schläfke S, Dienel A, Grametté T, Lück H, Fuhr U. Drug cocktail interaction study on the effect of the orally administered lavender oil preparation silexan on cytochrome P450 enzymes in healthy volunteers. Drug Metab Dispos, 41: 987–993, 2013

34.2.5 Lavendel und Nahrungsmittel
Keine Hinweise auf Wechselwirkungen.

34.2.6 Lavendel und Omeprazol

> Lavendel hat offenbar keinen Einfluss auf die Pharmakokinetik von Omeprazol.

Klinische Befunde: In einer randomisierten, Placebo-kontrollierten Studie erhielten 16 gesunde Probanden für 11 Tage jeweils eine Kapsel mit 160 mg Lavendelöl, außerdem eine Einzeldosis von 20 mg Omeprazol an Tag 11. Es zeigten sich keine Effekte auf die AUC oder maximalen Plasmaspiegel von Omeprazol [1].

Experimentelle Befunde: Keine Hinweise auf Wechselwirkungen.

Wirkungsmechanismus: Omeprazol dient als CYP2C19-Testsubstrat und den Studien zufolge hat Lavendel keinen klinisch relevanten Einfluss auf dieses Isoenzym.

Beurteilung und Maßnahmen: Den Studienergebnissen zufolge hat Lavendel keine Auswirkungen auf die Pharmakokinetik von Omeprazol, daher sind bei gleichzeitiger Anwendung keine besonderen Maßnahmen zu treffen. Unwahrscheinlich sind auch klinisch relevante Wechselwirkungen zwischen Lavendel und anderen Arzneimitteln, die über CYP2C19 metabolisiert werden.

Literatur
[1] Doroshyenko O, Rokitta D, Zadoyan G, Klement S, Schläfke S, Dienel A, Grametté T, Lück H, Fuhr U. Drug cocktail interaction study on the effect of the orally administered lavender oil preparation silexan on cytochrome P450 enzymes in healthy volunteers. Drug Metab Dispos, 41: 987–993, 2013

34.2.7 Lavendel und pflanzliche Arzneimittel
Keine Hinweise auf Wechselwirkungen.

34.2.8 Lavendel und Tolbutamid

> Lavendel hat offenbar keinen Einfluss auf die Pharmakokinetik von Tolbutamid.

Klinische Befunde: In einer randomisierten, Placebo-kontrollierten Studie erhielten 16 gesunde Probanden für 11 Tage jeweils eine Kapsel mit 160 mg Lavendelöl, außerdem eine Einzeldosis von 125 mg Tolbutamid an Tag 11. Es zeigten sich keine Effekte auf die Pharmakokinetik von Tolbutamid [1].

Experimentelle Befunde: Keine Hinweise auf Wechselwirkungen.

Wirkungsmechanismus: Tolbutamid dient als CYP2C9-Testsubstrat und den Studien zufolge hat Lavendel keinen klinisch relevanten Einfluss auf dieses Isoenzym.

Beurteilung und Maßnahmen: Den Studienergebnissen zufolge hat Lavendel keine Auswirkungen auf die Pharmakokinetik von Tolbutamid, daher sind bei gleichzeitiger Anwendung keine besonderen Maßnahmen zu treffen. Unwahrscheinlich sind auch klinisch relevante Wechselwirkungen zwischen Lavendel und anderen Arzneimitteln, die über CYP2C9 metabolisiert werden.

Literatur

[1] Doroshyenko O, Rokitta D, Zadoyan G, Klement S, Schläfke S, Dienel A, Gramette T, Lück H, Fuhr U. Drug cocktail interaction study on the effect of the orally administered lavender oil preparation silexan on cytochrome P450 enzymes in healthy volunteers. Drug Metab Dispos, 41: 987–993, 2013

35 Leinsamen

Linum usitatissimum L. (Linaceae)

35.1 Arzneidroge

35.1.1 Synonyme und verwandte Arten
Gemeiner Lein, Saat-Lein, Flachs; Flax, Linseed.

35.1.2 Arzneibücher
- Ph. Eur. 9.2: Leinsamen, natives Leinöl,
- Ph. Eur. 9.2, engl. Ausgabe: Linseed, Virgin Linseed Oil,
- BP 2017: Linseed, Virgin Linseed Oil,
- USP 39 – NF 34 S2: Flax Seed Oil.

35.1.3 Inhaltsstoffe
Leinsamen enthalten ein fettes Öl, das zum Großteil aus Triglyceriden der **Linol-** und **Linolensäure** besteht. Die Samen enthalten auch **Schleimstoffe**, das **Lignan** Secoisolariciresinol und seine Diglucoside sowie die cyanogenen Glykoside Linamarin und Lotaustralin.

35.1.4 Verwendung und Indikationen
Leinsamen wurden früher zur Reizlinderung und Gleitverbesserung bei Bronchitis, Husten und äußerlich bei Verbrennungen verwendet. Heutzutage wird Leinöl zur Senkung hoher Blutcholesterinspiegel eingesetzt und Leinsamenextrakte aufgrund ihrer phytoestrogenen Eigenschaften für eine Art Hormonersatztherapie (Letzteres soll auf dem Gehalt an Lignanen beruhen, allerdings gibt es hierzu nur wenige Daten).

35.1.5 Pharmakokinetik
Nach Aufnahme und Resorption unterliegen Lignane wie das Secoisolariciresinol in Säugetieren einer bakteriellen Hydrolyse und Metabolisierung. Hierdurch entstehen die Lignane **Enterolacton** und **Enterodiol**, die beide estrogene Effekte zeigen.

35.1.6 Übersicht zu Wechselwirkungen
Supplemente mit Leinsamenlignanen hatten keinen signifikanten Einfluss auf die Blutglucosespiegel bei Typ-2-Diabetes-Patienten, die gleichzeitig perorale (nicht näher

bezeichnete) Antidiabetika einnahmen. Es gibt einige wenige Hinweise darauf, dass Leinöl die Blutungsdauer verlängert, weshalb bei gleichzeitiger Anwendung von Acetylsalicylsäure und Antikoagulanzien gewisse Vorsicht angezeigt ist.

35.2 Interaktionen

- Antikoagulanzien oder Thrombozytenaggregationshemmer (TAH),
- Antidiabetika,
- Nahrungsmittel,
- pflanzliche Arzneimittel.

35.2.1 Leinsamen und Antikoagulanzien oder Thrombozytenaggregationshemmer (TAH)

> Einige wenige Ergebnisse sprechen dafür, dass Leinöl einen gewissen antithrombozytären Effekt hat, der die Wirkung konventioneller TAH potenziert und zusammen mit Antikoagulanzien das Blutungsrisiko erhöht.

Klinische Befunde: Zwei kurze Fallberichte beschreiben vermehrt Blutungen (Hämaturie und Nasenbluten) bei Patienten, die gleichzeitig Acetylsalicylsäure (ein Patient nur in geringer Dosis) und Leinöl einnahmen [1].

Einige Studien befassten sich mit den Wirkungen von Leinöl (allein) auf die Blutungsdauer. Eine Untersuchung mit 10 gesunden Probanden brachte den Befund, dass leinölreiche Ernährung (täglich 20,5 g α-Linolensäure) für 56 Tage keinen signifikanten Einfluss auf die Blutungsdauer, die Thromboplastinzeit (TPZ) oder die partielle Thromboplastinzeit (PTT) hatte [2]. Anders die Ergebnisse einer weiteren Studie mit 11 an rheumatoider Arthritis erkrankten Patienten; hier verlängerte eine tägliche Gabe von 30 g Leinöl über 3 Monate (entspricht täglich 9,6 g α-Linolensäure) die Blutungsdauer um etwa 1 Minute im Vergleich zum Ausgangswert; allerdings war das Ergebnis statistisch nicht signifikant [3].

Experimentelle Befunde: Keine Hinweise auf Wechselwirkungen.

Wirkungsmechanismus: Omega-3-Fettsäuren wie α-Linolensäure werden gewisse antithrombozytäre Wirkungen zugeschrieben, weshalb sie die Blutungsdauer verlängern könnten. Theoretisch könnte dieser Effekt die Wirkung anderer TAH verstärken (additiv) und bei gleichzeitiger Gabe mit Antikoagulanzien das Blutungsrisiko erhöhen.

Beurteilung und Maßnahmen: Ob den erwähnten Fallberichten allgemeine Bedeutung zukommt, ist unklar. Eine Wechselwirkung zwischen Leinsamen und TAH oder Antikoagulanzien ist jedenfalls nicht nachgewiesen. Gleichwohl bedarf es großer epidemiologischer Untersuchungen, um das eventuell erhöhte Blutungsrisiko – etwa in der Größenordnung wie es bei der gleichzeitigen Gabe antithrombozytärer Dosen von ASS und Warfarin beobachtet wird – abschätzen zu können. Ähnlich wie bei der Einnahme hoch dosierter Öle von Meeresfischen (reich an Omega-3-Fettsäuren) ist auch im Fall hoch konzentrierter Leinöl-Supplemente eine gewisse Vorsicht angebracht, wenn Patienten mit ASS oder Antikoagulanzien behandelt werden.

Literatur
[1] Gruver KI. Does flaxseed interfere with the clotting system? Plast Reconstr Surg, 112: 934, 2003
[2] Kelley DS, Nelson GJ, Love JE, Branch LB, Taylor PC, Schmidt PC, Mackey BE, Iacono JM. Dietary α-linolenic acid alters tissue fatty acid composition but not blood lipids, lipoprotein or coagulation status in humans. Lipids, 28: 533–537, 1993
[2] Nordström DCE, Honkanen VEA, Nasu Y, Antila E, Friman C, Konttinen YT. Alpha-linolenic acid in the treatment of rheumatoid arthritis. A double-blind, placebo-controlled and randomized study: flaxseed vs safflower seed. Rheumatol Int, 14: 231–234, 1995

35.2.2 Leinsamen und Antidiabetika

> Leinsamenlignan-Supplemente haben offenbar keinen signifikanten Einfluss auf den Blutglucosespiegel bei Typ-2-Diabetes-Patienen, die gleichzeitig Antidiabetika peroral einnehmen.

Klinische Befunde: In einer randomisierten Cross-over-Studie erhielten 68 Patienten mit Typ-2-Diabetes und leichter Hypercholesterinämie über 12 Wochen täglich ein Supplement mit einem Gesamtgehalt an **Leinsamenlignanen** von 360 mg. Dies hatte keinen signifikanten Effekt auf das Blutlipidprofil, die Insulinresistenz, Nüchternglucose-Spiegel oder die Insulinkonzentrationen. Zwar wurde eine geringfügige Reduktion an glykosyliertem Hämoglobin (HbA_{1c}) festgestellt, doch dürfte die klinische Bedeutung dieses Befunds nur minimal sein. Während dieser Studie blieb die gewohnte Medikation der Patienten aufrecht erhalten, diese umfasste perorale Antidiabetika und lipidsenkende Medikamente (alle nicht benannt); mit Insulin behandelte Patienten wurden aus der Studie ausgeschlossen [1]. Ähnliche Befunde zeigte eine andere Studie, auch hier hatte die Gabe von **Leinöl** (täglich 60 mg/kg KG α-Linolensäure) keinen signifikanten Effekt auf die Blutzuckerkontrolle bei Typ-2-Diabetes-Patienten; auch hier wurden die mit Insulin Behandelten ausgeschlossen. Allerdings finden sich in dieser Studie keine Angaben über andere gleichzeitige Medikationen [2]. In einer weiteren Studie erhielten 25 menopausale Frauen mit Hypercholesterinämie **zerstoßene Leinsamen** mit der Folge einer leichten Reduktion des Blutglucosespiegels um 5,3 % (0,1 mmol/l). Dieser Effekt war geringer als bei konventioneller Hormonersatztherapie [3], der keine Blutglucose senkenden Wirkungen zugeschrieben wird.

Experimentelle Befunde: Keine Hinweise auf Wechselwirkungen.

Wirkungsmechanismus: Es gibt vermutlich keinen Wirkmechanismus.

Beurteilung und Maßnahmen: Den zitierten Studien zufolge haben Leinöl oder Lignane nur minimale Effekte auf die Blutzuckerkontrolle bei Typ-2-Diabetes. In einer Studie hatten Lignane bei gleichzeitiger Gabe mit peroralen (nicht benannten) Antidiabetika keinen verstärkenden Blutzucker senkenden Effekt. Leinsamen haben somit vermutlich auch keinen Einfluss auf die Wirksamkeit gleichzeitig eingenommener Antidiabetika; allerdings gibt es bisher hierzu keine detaillierteren Informationen.

Literatur

[1] Pan A, Sun J, Chen Y, Ye X, Li H, Yu Z, Wang Y, Gu W, Zhang X, Chen X, Demark-Wahnefried W, Liu Y, Lin X. Effects of a flaxseed-derived lignin supplement in type 2 diabetic patients: a randomised, double-blind, cross-over trial. PLoS ONE, 2: e1148, 2007

[2] Barre DE, Mizier-Barre KA, Griscti O, Hafez K. High dose flaxseed oil supplementation may affect blood glucose management in human type 2 diabetes. J Oleo Sci, 57: 269–273, 2008

[3] Lemay A, Dodin S, Kadri N, Jacques H, Forest JC. Flaxseed dietary supplement versus hormone replacement therapy in hypercholesterolemic menopausal women. Obstet Gynecol, 100: 495–504, 2002

35.2.3 Leinsamen und Nahrungsmittel
Keine Hinweise auf Wechselwirkungen.

35.2.4 Leinsamen und pflanzliche Arzneimittel
Keine Hinweise auf Wechselwirkungen.

36 Lindenblüten

36.1 Arzneidroge

36.1.1 Synonyme und verwandte Arten
Linde, Lindenblüten; Lime Tree, Lime Flower, Lindentree, Lindenflowers.
    Tilia cordata Mill. (Winter-, Stein-, Wald, Spätlinde), *T. officinarum* Crantz, *T. officinarum* Crantz ssp. *officinarum* pro parte.
    Tilia x *vulgaris* Hayne, Naturhybride aus *T. cordata*, *T.* x *europaea* auct. non L.
    Weltweite finden noch verschiedene andere Tilia-Arten arzneiliche Verwendung.

36.1.2 Arzneibücher
- Ph. Eur. 9.2: Lindenblüten,
- Ph. Eur. 9.2, engl. Ausgabe: Lime Flower.

36.1.3 Inhaltsstoffe
Lindenblüten enthalten die **Flavonoide** Astragalin, Tilirosid, Myricetin, Quercetin und Kämpferol sowie ihre Glykoside. Auch kommt ein Schleimstoff vor, der sich aus **Polysacchariden** wie Arabinose, Galactose, Rhamnose, Glucose, Mannose, Xylose, Galacturon- und Glucuronsäuren zusammensetzt. Das aus vielen Komponenten bestehende **ätherische Öl** enthält u. a. Citral, Citronellal, Citronellol, Eugenol, Limonen, Nerol, α-Pinen, Terpineol und Farnesol. An weiteren Inhaltsstoffen wurden das Cumarin Scopoletin, kondensierte Tannine, Tocopherol und Aminosäuren wie GABA (γ-Aminobuttersäure) identifiziert.

36.1.4 Verwendung und Indikationen
Traditionell werden Lindenblüten als Sedativum, Spasmolytikum, Diuretikum und mildes Adstringens angewandt. Auch zur Behandlung von Migräne, Unruhe und Stresssymptomen und arteriellem Bluthochdruck werden Lindenblüten eingesetzt.

36.1.5 Pharmakokinetik
Es liegen keine relevanten pharmakokinetischen Daten vor. Angaben zur Pharmakokinetik der einzelnen Flavonoide in Lindenblüten siehe unter „Flavonoide".

36.1.6 Übersicht zu Wechselwirkungen

Lindenblütentee kann die Resorption von Eisenverbindungen beeinträchtigen. Angaben zu den Wechselwirkungen der einzelnen Flavonoide in Lindenblüten siehe unter „Flavonoide".

36.2 Interaktionen

- Eisenverbindungen,
- Nahrungsmittel,
- pflanzliche Arzneimittel.

36.2.1 Lindenblüten und Eisenverbindungen

> Lindenblütentee beeinträchtigte in einer Studie moderat die Eisenresorption.

Klinische Befunde: In einer Studie mit 10 gesunden Probanden reduzierte die Gabe von 275 ml Lindenblütentee die Resorption von Eisen aus einem Brötchen (50 g) um etwa 52 %. Zubereitet wurde der Tee durch Aufgießen von 300 ml kochenden Wassers auf 3 g Droge, 10-minütiges Ziehenlassen und anschließendem Abseihen. In dieser Studie fiel der Eisenresorptions-hemmende Effekt von Lindenblütentee schwächer aus als der von Schwarzem Tee (Assam-Tee, *Camellia sinensis* L.), einem bekannten Inhibitor der Eisenresorption [1].

Experimentelle Befunde: Keine Hinweise auf Wechselwirkungen.

Wirkungsmechanismus: Die in Lindenblüten enthaltenen polyphenolischen Verbindungen könnten im Intestinum Eisenionen binden und dadurch die Resorption erschweren.

Beurteilung und Maßnahmen: Die klinische Bedeutung der Wechselwirkung zwischen Lindenblütentee und Eisenverbindungen ist unklar. Zwar beeinträchtigt dieser Tee die Eisenresorption, der jedoch schwächer war als schwarzer Tee (Assam-Tee, *Camellia sinensis* L.), von dem bekannt ist, dass er die Eisenresorption in klinisch relevantem Ausmaß hemmen kann [1]. Solange keine spezifischeren Erkenntnisse vorliegen, sollten die möglichen hemmenden Wirkungen von Lindenblütentee auf die Eisenresorption vor allem bei solchen Patienten bedacht werden, die ein Eisensupplement benötigen und nur sehr schwer auf Eisensubstitutionstherapien ansprechen.

Literatur
[1] Hurrell RF, Reddy M, Cook JD. Inhibition of non-haem iron absorption in man by polyphenolic-containing beverages. Br J Nutr, 81: 289–295, 1999

36.2.2 Lindenblüten und Nahrungsmittel
Keine Hinweise auf Wechselwirkungen.

36.2.3 Lindenblüten und pflanzliche Arzneimittel
Keine Hinweise auf Wechselwirkungen.

37 Mariendistelfrüchte

Silybum marianum (L.) Gaertn. (Asteraceae)

37.1 Arzneidroge

37.1.1 Synonyme und verwandte Arten
Frauendistel; Milk thistle, Lady's thistle, Marian thistle, Mediterranean thistle, St Mary's thistle.
Carduus marianus, Mariana lactea Hill.
Die Art ist nicht zu verwechseln mit der Benediktendistel (*Cnicus benedictus*).

37.1.2 Arzneibücher
- Ph. Eur. 9.2: Mariendistelfrüchte, eingestellter, gereinigter Mariendistelfrüchtetrockenextrakt,
- Ph. Eur. 9.2, engl. Ausgabe: Milk Thistle Fruit, Refined and Standardised Milk Thistle Fruit,
- BP 2017: Milk Thistle Fruit, Refined and Standardised Milk Thistle Fruit,
- USP 39 – NF 34 S2: Milk Thistle, Milk Thistle Capsules, Milk Thistle Tablets, Powdered Milk Thistle Extract.

37.1.3 Inhaltsstoffe
Die reifen Früchte der Mariendistel enthalten **Silymarin**, ein Gemisch zahlreicher Flavonolignane wie u. a. Silibinin (Silybin), Silicristin (Silychristin), Silidanin (Silydianin) und Isosilibinin. Die Droge kann eingestellt sein auf einen Gehalt von mindestens 1,5 % (Ph. Eur.) oder 2 % (USP-NF) Silymarin, berechnet als Silibinin und bezogen auf die getrocknete Droge. Häufig verwendet werden eingestellte Extrakte mit einem hohen Gehalt an Silymarin. Mariendistelfrüchte enthalten außerdem verschiedene Flavonoide wie Quercetin und einige Sterole.
Mariendistelblätter enthalten kein Silymarin, doch kommen hier die Flavonoide Apigenin und Luteolin sowie das Triterpen β-Sitosterol vor.

37.1.4 Verwendung und Indikationen
Mariendistelfrüchte werden leberschützende Eigenschaften zugeschrieben weshalb sie hauptsächlich zur Behandlung von Lebererkrankungen und Ikterus eingesetzt werden. In der Volksmedizin dient Mariendistel als Laktagogum, weiterhin als Bittertonikum,

Demulcens, zur Stimmungsaufhellung und zur Linderung dyspeptischer Beschwerden. Zwar werden auch die Blätter der Mariendistel als pflanzliches Arzneimittel verwendet, doch sind gegenwärtig vor allem die Früchte – aufgrund ihres Gehalts an pharmakologisch aktivem Silymarin – Gegenstand von Untersuchungen. Auch eingestellte Silymarinextrakte sind weit verbreitet. Ein wasserlösliches Salz des Flavonolignans Silibinin wird – intravenös appliziert – bei Vergiftungen mit Knollenblätterpilzen (*Amanita phalloides*) zur Vermeidung schwerer Leberschäden eingesetzt.

37.1.5 Pharmakokinetik

Einige Studien haben sich mit den Wirkungen von Mariendistelextrakten auf Cytochrom-P450-Isoenzyme und Arzneimittel-Transportproteine befasst. In einigen In-vitro-Studien [1–7] inhibierten Mariendistel oder deren Flavonolignane CYP3A4. Zwar kann manchen klinischen Studien zufolge Mariendistel die Spiegel einiger CYP3A4-Substrate anheben, doch fanden andere Untersuchungen keinen Effekt auf CYP3A4-Substrate, siehe „Mariendistel und Midazolam" und „Mariendistel und HIV-Protease-Inhibitoren". Diese widersprüchlichen Ergebnisse mögen teilweise auf die jeweils verwendeten Dosen an Mariendistel beruhen; denn auch einige In-vitro-Studien [2, 4–7] fanden mitunter nur geringfügige Effekte von Mariendistel auf CYP3A4 oder überhaupt nur bei höheren Konzentrationen.

Anderen In-vitro-Studien zufolge sind Mariendistel oder deren Flavonolignane schwache oder moderate Inhibitoren von CYP2C19 [4] und CYP2C8 [5], doch haben diese Wirkungen vermutlich nur wenig klinische Bedeutung. Mariendistel könnte auch Einfluss auf CYP2C9 nehmen [3, 4, 7], doch auch hier ist die mögliche klinische Relevanz fraglich (siehe „Mariendistel und Angiotensin-II-Rezeptor-Antagonisten"). Einige Autoren sind der Auffassung, dass nur hohe In-vitro-Konzentrationen von Silymarin – doch nicht die in vivo erreichten Spiegel – die Aktivität einiger Cytochrom-P450-Isoenzyme moderat hemmen; dies würde bedeuten, dass Mariendistel bei therapeutischen Konzentrationen keine inhibierenden Effekt hat [5, 6, 8].

Andere In-vivo- wie In-vitro-Studien sprechen dafür, dass Mariendistel wahrscheinlich keinen Einfluss auf die Metabolisierung von Arzneistoffen hat, die Substrate von CYP1A2 [4, 5, 9] (siehe „Mariendistel und Coffein"), CYP2E1 [5, 9] (siehe „Mariendistel und Chlorzoxazon") oder CYP2D6 [4, 5, 9] sind.

In-vitro-Studien zufolge kann zwar Silymarin das Binden von Substraten an das P-Glykoprotein beeinflussen; doch geben klinisch-pharmakokinetische Studien keine Hinweise darauf, dass Mariendistel einen klinisch bedeutenden Einfluss auf die Arzneistoffspiegel hat, die ein P-Glykoprotein-Substrat sind (siehe „Mariendistel und Digoxin").

In vitro inhibierte Silymarin auch UDP-Glucuronosyltransferasen [1, 3], die bei der Phase-II-Metabolisierung (in Form der Glucuronidierung) einiger Arzneistoffe (wie Irinotecan, Paracetamol und Zidovudin) von zentraler Bedeutung sind. Deren reduzierte Aktivität könnte theoretisch zu erhöhten Arzneistoffspiegeln führen. Ob dies klinische Bedeutung hat, ist aber unklar.

Silibinindihemisuccinat hatte in vitro hemmende Wirkungen auf einige Organo-Anion-Transportproteine (OATP), was theoretisch mit einer reduzierten Aufnahme von Arzneistoffen in die Zelle und somit erhöhten Spiegeln dieser OATP-Substrate einhergehen könnte [10].

Angaben zur Pharmakokinetik der einzelnen Flavonoide in Mariendistel siehe unter „Flavonoide".

37.1.6 Übersicht zu Wechselwirkungen

In-vitro-Studien zufolge könnte Mariendistel mit einer ganzen Reihe von Arzneistoffen in Wechselwirkung treten und entweder deren Metabolisierung über verschiedene Cytochrom-P450-Isoenzyme hemmen oder ihren Transport durch das P-Glykoprotein beeinflussen. Doch In-vivo-Studien sprechen gegen eine klinische Relevanz solcher inhibierenden Effekte; allerdings sind die Folgen einer gleichzeitigen Anwendung von Mariendistel und Losartan erst noch zu klären. Mariendistel kann die Spiegel eines hepatotoxischen Metaboliten von Pyrazinamid anheben.

Angaben zu den Interaktionen der einzelnen Flavonoide in Mariendistel siehe unter „Flavonoide".

Literatur

[1] Venkataramanan R, Ramachandran V, Komoroski BJ, Zhang S, Schiff PL, Strom SC. Milk thistle, a herbal supplement, decreases the activity of CYP3A4 and uridine diphosphoglucuronosyl transferase activity in human hepatocyte cultures. Drug Metab Dispos, 28: 1270–1273, 2000

[2] Budzinski JW, Foster BC, Vandenhoek S, Arnason JT. An in vitro evaluation of human cytochrome P450 3A4 inhibition by selected commercial herbal extracts and tinctures. Phytomedicine, 7: 273–282, 2000

[3] Sridar C, Goosen TC, Kent UM, Williams JA, Hollenberg PF. Silybin inactivates cytochromes P450 3A4 and 2C9 and inhibits major hepatic glucuronosyltransferases. Drug Metab Dispos, 32: 587–594, 2004

[4] Zou L, Harkey MR, Henderson GL. Effects of herbal components on cDNAexpressed cytochrome P450 enzyme catalytic activity. Life Sci, 71: 1579–1589, 2002

[5] Etheridge AS, Black SR, Patel PR, So J, Mathews JM. An in vitro evaluation of cytochrome P450 inhibition and P-glycoprotein interaction with goldenseal, Ginkgo biloba, grape seed, milk thistle, and ginseng extracts and their constituents. Planta Med, 73: 731–741, 2007

[6] Zuber R, Modrianský M, Dvorák Z, Rohovský P, Ulrichová J, Simánek V, Anzenbacher P. Effect of silybin and its congeners on human liver microsomal cytochrome P450 activities. Phytother Res, 16: 632–638, 2002

[7] Beckmann-Knopp S, Rietbrock S, Weyhenmeyer R, Bocker RH, Beckerts KT, Lang W, Hunz M, Fuhr U. Inhibitory effects of silibinin on cytochrome P-450 enzymes in human liver microsomes. Pharmacol Toxicol, 86: 250–256, 2000

[8] Fuhr U, Beckamann-Knopp S, Jeter A, Lück H, Mengs U. The effect of silymarin on oral nifedipine pharmacokinetics. Planta Med, 73: 1429–1435, 2007

[9] Gurley BJ, Gardner SF, Hubbard MA, Williams DK, Gentry WB, Carrier J, Khan IA, Edwards DJ, Shah A. In vivo assessment of botanical supplementation on human cytochrome P450 phenotypes: Citrus aurantium, Echinacea purpurea, mild thistle, and saw palmetto. Clin Pharmacol Ther, 76: 428–440, 2004

[10] Letschert K, Faulstich H, Keller D, Keppler D. Molecular characterization and inhibition of amanitin uptake into human hepatocytes. Toxicol Sci, 91: 140–149, 2006

37.2 Interaktionen

- Angiotensin-II-Rezeptor-Antagonisten,
- Benzodiazepine,
- Chlorzoxazon,

- Coffein,
- Digoxin,
- HIV-Protease-Inhibitoren,
- Irinotecan,
- Metronidazol,
- Nahrungsmittel,
- Nifedipin,
- pflanzliche Arzneimittel,
- Pyrazinamid,
- Ranitidin,
- Rosuvastatin,
- Talinolol.

37.2.1 Mariendistel und Angiotensin-II-Rezeptor-Antagonisten [!!]

> Mariendistel hemmt offenbar die Metabolisierung von Losartan zu seinem aktiven Metaboliten E-3174.

Klinische Befunde: In einer randomisierten, Placebo-kontrollierten Studie erhielten 12 gesunde, aus China stammende Personen zunächst über 14 Tage 3-mal täglich Mariendistelextrakt (eingestellt auf einen Gehalt von 140 mg Silymarin), anschließend eine Einzeldosis von 50 mg **Losartan**. Die Probanden waren zwei Gruppen zugeordnet, entweder den heterozygoten starken CYP2C9-Metabolisierern (6 Probanden) oder den schwachen CYP2C9-Metabolisierern (6). Bei Ersteren war die AUC von Losartan um 108 % vergrößert und die seines aktiven Metaboliten E-3174 um 17 % verkleinert. Bei den schwachen Metabolisierern hingegen blieb die AUC von Losartan unverändert und die von E-3174 verkleinerte sich um 13 %. In der ersten Gruppe waren die Plasmakonzentrationen von Losartan um 89 % erhöht und von E-3174 um 17 % verringert; in der anderen Gruppe waren weder bei Losartan noch bei E-3174 Veränderungen im Plasmaspiegel festzustellen [1].

Experimentelle Befunde: Keine Hinweise auf Wechselwirkungen.

Wirkungsmechanismus: Mariendistel hemmt offenbar die Metabolisierung von Losartan zu seinem aktiven Metaboliten E-3174 über CYP2C9. Bei schwachen Metabolisierern von Losartan fällt dies weniger ins Gewicht, da sie ein Mangel an aktivem CYP2C9 auszeichnet.

Beurteilung und Maßnahmen: Die zitierte Studie ist offenbar die einzige, die bisher die Effekte von Mariendistel auf Angiotensin-II-Rezeptor-Antagonisten untersucht hat; doch auch sie gibt keine Auskunft über die Auswirkungen der pharmakokinetischen Änderungen auf die Wirksamkeit von Losartan. Die erhöhte Bioverfügbarkeit von Losartan könnte zwar in einer verstärkten Blutdrucksenkung resultieren, doch wird dieser mögliche Effekt abgeschwächt durch die verringerte Bioverfügbarkeit von den aktiven Metaboliten E-3174, der erheblich stärker wirksam ist als die Muttersubstanz Losartan. Auch **Irbesartan** wird über CYP2C9 metabolisiert und könnte deshalb mit Mariendistel in ähnliche Wechselwirkungen treten, doch auch hier sind die Folgen solcher möglichen Interaktionen unklar. Alles in allem gibt es zu wenige belastbare Hinweise für die Empfehlung, die gleichzeitige Einnahme von Mariendistel und Losartan oder Irbesartan generell zu vermeiden. Gleichwohl sollte im Falle einer gleichzeitigen Gabe die Möglichkeit veränderter Blutdruck senkender Effekte im Auge behalten werden.

Literatur
[1] Han Y, Guo D, Chen Y, Chen Y, Tan ZR, Zhou HH. Effect of silymarin on the pharmacokinetics of losartan and its active metabolite E-3174 in healthy Chinese volunteers. Eur J Clin Pharmacol, 65: 585–591, 2009

37.2.2 Mariendistel und Benzodiazepine

> Mariendistel hat offenbar keinen Einfluss auf die Pharmakokinetik von Midazolam.

Befunde, Wirkmechanismus, Beurteilung und Maßnahmen: In einer Studie erhielten 19 gesunde Probanden über 14 Tage 3-mal täglich 300 mg Mariendistelextrakt (eingestellt auf einen Gehalt von 80 % Silymarin) und zusätzlich an Tag 14 eine perorale Einzeldosis von 8 mg **Midazolam**. Es waren keine Veränderungen in der Pharmakokinetik von Midazolam festzustellen, auch hatte Mariendistel keinen Einfluss auf die Dauer des Midazolam-induzierten Schlafs [1]. Ähnlich waren die Ergebnisse zweier anderer Studien mit gesunden Personen; diese erhielten über 28 und 14 Tage 2- oder 3-mal täglich 175 mg Mariendistelextrakt (eingestellt auf einen Gehalt von 80 % Silymarin; äquivalent zu 140 mg Silymarin); auch hier hatten die Vorbehandlungen keine signifikanten Auswirkungen auf die Metabolisierung einer Einzeldosis von 8 oder 10 mg Midazolam [2, 3].

Diese Studien sprechen dafür, dass sich die Pharmakokinetik von Midazolam durch eine gleichzeitige Einnahme von Mariendistel nicht verändert. Da Midazolam als Testsubstrat für die Aktivität von CYP3A4 dient, deuten die Ergebnisse darauf hin, dass auch die Metabolisierung anderer Substrate dieses Isoenzyms wahrscheinlich nicht durch Mariendistel beeinflusst wird. Diese Annahme wird durch den Befund erhärtet, dass Mariendistel auch auf die Metabolisierung anderer bekannter CYP3A4-Substrate keine Auswirkungen hat. Siehe „Mariendistel und HIV-Protease-Inhibitoren".

Literatur
[1] Gurley BJ, Hubbard MA, Williams DK, Thaden J, Tong Y, Gentry WB, Breen P, Carrier DJ, Cheboyina S. Assessing the clinical significance of botanical supplementation on human cytochrome P450 3A4 activity: comparison of a milk thistle and black cohosh product to rifampin and clarithromycin. J Clin Pharmacol, 46: 201–213, 2006
[2] Gurley BJ, Gardner SF, Hubbard MA, Williams DK, Gentry WB, Carrier J, Khan IA, Edwards DJ, Shah A. In vivo assessment of botanical supplementation on human cytochrome P450 phenotypes: Citrus aurantium, Echinacea purpurea, milk thistle, and saw palmetto. Clin Pharmacol Ther, 76: 428–440, 2004
[3] Kawaguchi-Suzuki M, Frye RF, Zhu HJ, Brinda BJ, Chavin KD, Bernstein HJ, Markowitz JS. The effects of milk thistle (Silybum marianum) on human cytochrome P450 activity. Drug Metab Dispos, 42: 1611–1616, 2014

37.2.3 Mariendistel und Chlorzoxazon

> Mariendistel hat offenbar keine Auswirkungen auf die Pharmakokinetik von Chlorzoxazon.

Befunde, Wirkmechanismus, Beurteilung und Maßnahmen: In einer Studie mit 12 gesunden Probanden hatte die 2-mal tägliche Gabe von 175 mg Mariendistelextrakt (eingestellt auf einen Gehalt von 80 % Silymarin) über 28 Tage keinen signifikanten Einfluss auf die Metabolisierung einer Einzeldosis von 250 mg Chlorzoxazon [1].

Diesen Ergebnissen zufolge hat Mariendistel bei gleichzeitiger Einnahme mit Chlorzoxazon keinen Einfluss auf dessen Pharmakokinetik. Da Chlorzoxazon ein Testsubstrat für die Aktivität von CYP2E1 ist, spricht die Untersuchung außerdem dafür, dass Mariendistel wahrscheinlich auch die Metabolisierung anderer über dieses Isoenzym metabolisierter Arzneistoffe nicht beeinflusst.

Literatur
[1] Gurley BJ, Gardner SF, Hubbard MA, Williams DK, Gentry WB, Carrier J, Khan IA, Edwards DJ, Shah A. In vivo assessment of botanical supplementation on human cytochrome P450 phenotypes: Citrus aurantium, Echinacea purpurea, milk thistle, and saw palmetto. Clin Pharmacol Ther, 76: 428–440, 2004

37.2.4 Mariendistel und Coffein

> Mariendistel hat offenbar keine Auswirkungen auf die Pharmakokinetik von Coffein.

Befunde, Wirkmechanismus, Beurteilung und Maßnahmen: In einer Studie mit 12 gesunden Probanden hatte die 2-mal tägliche Gabe von 175 mg Mariendistelextrakt (eingestellt auf einen Gehalt von 80 % Silymarin) über 28 Tage keinen signifikanten Einfluss auf die Metabolisierung einer Einzeldosis von 100 mg Coffein [1].

Diesen Ergebnissen zufolge hat Mariendistel bei gleichzeitiger Einnahme mit Coffein keinen Einfluss auf dessen Pharmakokinetik. Da es sich bei Coffein um ein Testsubstrat für die Aktivität von CYP1A2 handelt, spricht die Untersuchung außerdem dafür, dass Mariendistel wahrscheinlich auch die Metabolisierung anderer über dieses Isoenzym metabolisierter Arzneistoffe nicht beeinflusst.

Literatur
[1] Gurley BJ, Gardner SF, Hubbard MA, Williams DK, Gentry WB, Carrier J, Khan IA, Edwards DJ, Shah A. In vivo assessment of botanical supplementation on human cytochrome P450 phenotypes: Citrus aurantium, Echinacea purpurea, milk thistle, and saw palmetto. Clin Pharmacol Ther, 76: 428–440, 2004

37.2.5 Mariendistel und Digoxin

> Mariendistel hat offenbar keine Auswirkungen auf die Pharmakokinetik von Digoxin.

Klinische Befunde: In einer Studie erhielten 16 gesunde Personen über 14 Tage 3-mal täglich 300 mg Mariendistelextrakt (eingestellt auf einen Gehalt von 80 % Silymarin) sowie zuvor und an Tag 14 jeweils eine Einzeldosis von 400 μg Digoxin. Keine signifikanten Änderungen in der Pharmakokinetik von Digoxin waren festzustellen; allerdings zeichnete sich die Tendenz einer geringfügigen Verkleinerung der AUC von Digoxin ab [1].

Experimentelle Befunde: Siehe unter „Wirkmechanismus".

Wirkungsmechanismus: In vitro hemmt Silymarin die ATPase-Aktivität des P-Glykoproteins – Hauptenergiequelle für den aktiven Transport von Arzneistoffen über die Zellmembran durch das P-Glykoprotein [2]. Dies spricht für eine direkte Interaktion von Silymarin mit der Substratbindungsstelle des P-Glykoproteins. Da Digoxin Substrat dieses Transportproteins ist, wurde vermutet, dass Mariendistel die Pharmakokinetik von Digoxin beeinflussen könnte.

Beurteilung und Maßnahmen: Direkte Hinweise darauf, dass Mariendistel keine klinisch relevanten Änderungen in der Pharmakokinetik von Digoxin verursacht, gibt bisher nur die eine zitierte klinische Studie. Diesen Ergebnissen zufolge scheinen Dosisanpassungen von Digoxin bei Patienten, die gleichzeitig Mariendistel einnehmen, nicht notwendig zu sein. Da Digoxin als Testsubstrat für das P-Glykoprotein dient, lassen die Ergebnisse den Schluss zu, dass Mariendistel auch die Metabolisierung anderer P-Glykoprotein-Substrate wahrscheinlich nicht beeinflusst.

Literatur
[1] Gurley BJ, Barone GW, Williams DK, Carrier J, Breen P, Yates CR, Song PF, Hubbard MA, Tong Y, Cheboyina S. Effect of milk thistle (Silybum marianum) and black cohosh (Cimicifuga racemosa) supplementation on digoxin pharmacokinetics in humans. Drug Metab Dispos, 34: 69–74, 2006
[2] Zang S, Morris ME. Effects of the flavonoids biochanin A, morin, phloretin, and silymarin on P-glycoprotein-mediated transport. J Pharmacol Exp Ther, 304: 1258–1267, 2003

37.2.6 Mariendistel und Nahrungsmittel
Keine Hinweise auf Wechselwirkungen.

37.2.7 Mariendistel und pflanzliche Arzneimittel
Keine Hinweise auf Wechselwirkungen.

37.2.8 Mariendistel und HIV-Protease-Inhibitoren

> Mariendistel hat offenbar keine merklichen Auswirkungen auf die Pharmakokinetik von Indinavir. In-vitro-Studien zufolge hat Silibinin keinen Einfluss auf die Pharmakokinetik von Ritonavir.

Klinische Befunde: Die Gabe von 3-mal täglich 175 mg Mariendistelextrakt (Thisilyn; Nature's Way, eingestellt auf einen Gehalt von 80 % Silymarin) an gesunde Probanden über 3 Wochen reduzierte die AUC von **Indinavir** nach 4-maliger Applikation von jeweils 800 mg alle 8 Stunden um 9 % und die Talspiegel um 25 %; nur Letzteres war statistisch signifikant [1]. Nach Auffassung der Autoren könnte die Reduktion der Talspiegel einen zeitabhängigen pharmakokinetischen Effekt von Indinavir darstellen, da dessen Plasmaspiegel auch ohne Gegenwart von Mariendistel nach einer Wash-out-Phase ähnlich stark vermindert waren [1]. In einer anderen, ähnlichen Studie erhielten 10 gesunde Probanden über 13 Tage 3-mal täglich Mariendistelextrakt (General Nutrition Corp., eingestellt auf einen Gehalt von 160 mg Silymarin), anschließend 4 Dosen à 800 mg Indinavir alle 8 Stunden. Die Vorbehandlung hatte auch hier keine statistisch signifikanten Auswirkungen auf die Pharmakokinetik von Indinavir (Verringerung der AUC um 6 % und der minimalen Plasmaspiegel um 32 %) [2]. In einer weiteren Studie erhielten 8 gesunde Probanden über 28 Tage 3-mal täglich Mariendistel-Kapseln (Kare and Hope Ltd., eingestellt auf einen Gehalt von 456 mg Silymarin) und anschließend 4 Dosen à 800 mg Indinavir alle 8 Stunden. Auch hier zeigten sich im Vergleich zu 6 Probanden der Kontrollgruppe, die keine Mariendistel erhalten hatten, keine signifikanten Unterschiede in der Pharmakokinetik von Indinavir. Sowohl bei der Kontroll- als auch der Indinavir-Gruppe waren nach der zweiten und dritten Applikation von Indinavir eine kleinere AUC von Indinavir festzustellen als nach der ersten Gabe; dabei zeigte sich die Verkleinerung in der Kontrollgruppe stärker ausgeprägt [3]. Eine Meta-Analyse dieser drei Studien offenbarte keinen Effekt von Mariendistel auf die Plasmaspiegel von Indinavir [3].

Experimentelle Befunde: In einer ganzen Reihe von Experimenten mit menschlichen Zelllinien und Rattenleberzellen hatte Silibinin, die primär aktive Komponente des Silymarin-Flavonolignangemischs von Mariendistel, keinen Effekt auf die Pharmakokinetik von **Ritonavir** [4].

Wirkungsmechanismus: Daten aus Tierstudien zufolge kann Mariendistel die Plasmaspiegel von Indinavir erhöhen, indem sie dessen Metabolisierung hemmt [1] oder dessen Transport durch das P-Glykoprotein beeinträchtigt [2]. Doch wurde für Silibinin – bei gleichzeitiger Gabe mit Ritonavir – kein signifikanter Effekt auf die Aktivität des P-Glykoproteins oder CYP3A4 festgestellt [4].

Beurteilung und Maßnahmen: Die verfügbaren Daten sprechen dafür, dass Mariendistelextrakt keinen Einfluss auf die Pharmakokinetik von Indinavir (und möglicherweise auch nicht auf die von Ritonavir) hat, obwohl die verschiedenen Ergebnisse nicht ganz übereinstimmen. Die Reduktion der Indinavir-Plasmaspiegel ist offenbar eher ein Zeit-abhängiger, als ein der Mariendistel zuzuschreibenden Effekt. Doch für eine verlässlichere Beurteilung sind hier weitere Untersuchungen mit längerer Exposition von Indinavir (als nur 4 Dosen) notwendig. Alles in allem reichen die Ergebnisse nicht für eine generelle Empfehlung aus, Mariendistel und Indindavir nicht gleichzeitig zu verabreichen. Gleichwohl ist bei einer gleichzeitigen Gabe Vorsicht angebracht.

Literatur
[1] Piscitelli SC, Formentini E, Burstein AH, Alfaro R, Jagannatha S, Falloon J. Effect of milk thistle on the pharmacokinetics of indinavir in healthy volunteers. Pharmacotherapy, 22: 551–556, 2002
[2] DiCenzo R, Shelton M, Jordan K, Koval C, Forrest A, Reichman R, Morse G. Coadministration of milk thistle and indinavir in healthy subjects. Pharmacotherapy, 23: 866–870, 2003
[3] Mills E, Wilson K, Clarke M, Foster B, Walker S, Rachlis B, DeGroot N, Montori VM, Gold W, Phillips E, Myers S, Gallicano K. Milk thistle and indinavir: a randomized controlled pharmacokinetics study and meta-analysis. Eur J Clin Pharmacol, 61: 1–7, 2005
[4] Patel J, Buddha B, Dey S, Pal D, Mitra AK. In vitro interaction of the HIV protease inhibitor ritonavir with herbal constituents: changes in P-gp and CYP3A4 activity. Am J Ther, 11: 262–277, 2004

37.2.9 Mariendistel und Irinotecan

> Mariendistel hat offenbar keine Auswirkungen auf die Pharmakokinetik von Irinotecan.

Befunde, Wirkmechanismus, Beurteilung und Maßnahmen: In einer pharmakokinetischen Studie erhielten 6 Patienten über 4 Wochen 1-mal wöchentlich 125 mg/m^2 Irinotecan intravenös, dann folgte eine 2-wöchige Ruhephase. 4 Tage vor der zweiten Irinotecan-Applikation wurde – für insgesamt 14 Tage – mit der 3-mal täglichen Gabe von 200 mg Mariendistelfrüchteextrakt (eingestellt auf einen Gehalt von 80 % Silymarin) begonnen. Hinsichtlich der Pharmakokinetik von Irinotecan und seinen Metaboliten waren keine Unterschiede zwischen Woche 1 (ohne Mariendistel), Woche 2 (4 Tage mit Mariendistel) oder Woche 3 (12 Tage mit Mariendistel) festzustellen [1]. Danach scheinen bei einer Gabe zusammen mit Mariendistel (eingestellt auf einen Gehalt von 80 % Silymarin) keine Dosisanpassungen von Irinotecan notwendig zu sein.

Literatur
[1] van Erp NPH, Baker SD, Zhao M, Rudek MA, Guchelaar HJ, Nortier JWR, Spareboom A, Gelderblom H. Effect of milk thistle (Silybum marianum) on the pharmacokinetics of irinotecan. Clin Cancer Res, 11: 7800–7806, 2005

37.2.10 Mariendistel und Metronidazol

> Silymarin, eine aktive Komponente von Mariendistel, verringert die Metronidazol-Plasmaspiegel in moderatem Umfang.

Befunde, Wirkmechanismus, Beurteilung und Maßnahmen: In einer Studie erhielten 12 gesunde Probanden für 9 Tage 1-mal täglich 140 mg Silymarin (Silybon®), außerdem 3-mal täglich 400 mg Metronidazol an den Tagen 7–10. Silymarin verkleinerte die AUC von Metronidazol und Hydroxymetronidazol (einer der maßgeblichen aktiven Metaboliten) um je 28 % und die maximalen Serumspiegel um 29 bzw. 20 % [1].

Nach Auffassung der Autoren sind die pharmakokinetischen Veränderungen darauf zurückzuführen, dass Silymarin sowohl das P-Glykoprotein (eingebunden in den Transport von Metronidazol) als auch CYP3A4 (über das Metronidazol metabolisiert wird) induziert [1]. Doch in Anbetracht anderer Wechselwirkungen erscheinen klinisch relevante Effekte auf das P-Glykoprotein und CYP3A4 unwahrscheinlich. Siehe „Mariendistel und Benzodiazepine" und „Mariendistel und HIV-Protease-Inhibitoren". Die generelle Bedeutung dieser Wechselwirkungen ist unklar, doch eine Verkleinerung der AUC von Metronidazol von lediglich 28 % dürfte nicht von großer klinischer Relevanz sein.

Literatur
[1] Rajnarayana K, Reddy MS, Vidyasagar J, Krishna DR. Study on the influence of silymarin pretreatment on metabolism and disposition of metronidazole. Arzneimittelforschung, 54: 109–113, 2004

37.2.11 Mariendistel und Nifedipin

> Mariendistel verändert offenbar nicht die hämodynamischen Wirkungen von Nifedipin.

Klinische Befunde: In einer Studie erhielten 16 gesunde Probanden 2-mal 280 mg Silymarin, und zwar 10 Stunden und 90 Minuten vor der Gabe von 10 mg Nifedipin. Silymarin vergrößerte die AUC von Nifedipin um etwa 10 % und reduzierte die maximalen Plasmaspiegel um etwa 30 %, doch gab es große interindividuelle Unterschiede. Silymarin hatten keinen Einfluss auf die hämodynamischen Wirkungen von Nifedipin [1]. Eine Kapsel des hier eingesetzten Präparats (Legalon®) enthielt 173–186 mg Mariendistelfrüchtetrockenextrakt, äquivalent zu 140 mg Silymarin, berechnet als Silibinin.

Experimentelle Befunde: In zwei In-vitro-Studien inhibierten Silymarin-Flavonolignane in moderatem Umfang die Oxidation von Nifedipin [2] und (dem chemisch eng verwandten) Denitronifedipin [3]. Bei beiden handelt es sich um Indikatorsubstrate für die Aktivität von CYP3A4.

Wirkungsmechanismus: Zwar waren die maximalen Nifedipin-Serumspiegel in Gegenwart von Mariendistel leicht verringert, nicht aber die AUC, was für eine verzögerte Resorption von Nifedipin spricht. Dies könnte auf eine gestörte Magenentleerung in Gegenwart von Silymarin deuten oder auf eine Interaktion mit Arzneimittel-Transportproteinen wie etwa OATP. Zwar sprechen die experimentellen Hinweise für einen hemmenden Effekt auf CYP3A4, doch hat sich dieser als nicht klinisch relevant erwiesen (siehe „Mariendistel und Benzodiazepine").

Beurteilung und Maßnahmen: Hinweise auf Wechselwirkungen zwischen Mariendistel und Nifedipin geben nur die drei zitierten Studien. Der klinischen Untersuchung zufolge verzögert Mariendistel moderat die Resorption von Nifedipin – dieses Ergebnis steht allerdings unter dem Vorbehalt deutlicher interindividueller Variabilität. Doch waren keine nennenswerten Veränderungen in der Pharmakokinetik oder Pharmakodynamik von Nifedipin (Blutdruck, Herzfrequenz) festzustellen, sodass die angesprochene Wirkung vermutlich klinisch ohne Bedeutung ist. Somit scheinen die in vitro beobachteten moderaten Effekte auf klinischer Ebene keine Rolle zu spielen.

Literatur
[1] Fuhr U, Beckamann-Knopp S, Jeter A, Lück H, Mengs U. The effect of silymarin on oral nifedipine pharmacokinetics. Planta Med, 73: 1429–1435, 2007
[2] Zuber R, Modrianský M, Dvorák Z, Rohovský P, Ulrichová J, Simánek V, Anzenbacher P. Effect of silybin and its congeners on human liver microsomal cytochrome P450 activities. Phytother Res, 16: 632–638, 2002
[3] Beckmann-Knopp S, Rietbrock S, Weyhenmeyer R, Bocker RH, Beckerts KT, Lang W, Hunz M, Fuhr U. Inhibitory effects of silibinin on cytochrome P-450 enzymes in human liver microsomes. Pharmacol Toxicol, 86: 250–256, 2000

37.2.12 Mariendistel und Pyrazinamid

> Die Angaben zu Wechselwirkungen zwischen Mariendistel und Pyrazinamid basieren ausschließlich auf experimentellen Befunden.

Klinische Befunde: Keine Hinweise auf Wechselwirkungen.

Experimentelle Befunde: In einer Studie erhielten Ratten Pyrazinamid und dessen aktiven Metaboliten Pyrazin-2-Carbonsäure entweder nach lang- oder kurzfristiger Exposition gegen Silibinin – die maßgeblich aktive Komponente des für Mariendistel charakteristischen Silymarin-Flavonolignangemischs. Den Tieren der ersten Gruppe wurde für 3 Tage 100 mg/kg KG Silibinin intravenös verabreicht, dann an Tag 4 ebenfalls intravenös entweder 50 mg/kg KG Pyrazinamid oder 30 mg/kg KG Pyrazin-2-carbonsäure. Die Ratten der zweiten Gruppe erhielten 30 mg/kg KG Silibinin intravenös 10 Minuten vor einer intravenösen Applikation von entweder 50 mg/kg KG Pyrazinamid oder 30 mg/kg KG Pyrazin-2-Carbonsäure.

Silibinin hatte keinen Einfluss auf die Pharmakokinetik von Pyrazinamid, doch vergrößerte es die AUC von Pyrazin-2-Carbonsäure um den Faktor 3,5 in der Gruppe mit Langzeitexposition und um den Faktor 5 in der mit kurzfristiger Exposition. Die maximalen Pyrazinsäure-Plasmaspiegel waren um etwa 60 bzw. 70 % erhöht.

Wirkungsmechanismus: Vermutet wird, dass Silibinin die Xanthinoxidase hemmt, die bei der Hydroxylierung von Pyrazinamid und Pyrazin-2-Carbonsäure eine zentrale Rolle spielt. Silibinin könnte auch die hepatobiliäre Exkretion der Pyrazin-2-Carbonsäure vermindern.

Beurteilung und Maßnahmen: Hinweise auf Wechselwirkungen zwischen Mariendistel und Pyrazinamid sind offenbar auf experimentelle Befunde beschränkt. Während keine pharmakokinetische Änderungen festzustellen waren, wenn Mariendistel zusammen mit Pyrazinamid verabreicht wurde, scheint sie die Plasmaspiegel des aktiven Metaboliten Pyrazin-2-Carbonsäure anzuheben.

Literatur

[1] Wu JW, Tsai TH. Effect of silibinin on the pharmacokinetics of pyrazinamide and pyrazinoic acid in rats. Drug Metab Dispos, 35: 1603–1610, 2007

37.2.13 Mariendistel und Ranitidin

> Silymarin, eine aktive Komponente von Mariendistel, hat offenbar keine Auswirkungen auf die Pharmakokinetik einer Einzeldosis Ranitidin.

Befunde, Wirkmechanismus, Beurteilung und Maßnahmen: In einer Studie mit 12 gesunden Probanden hatte die Gabe von 3-mal täglich 140 mg Silymarin (in Form von Kapseln; Sivylar) über 7 Tage keinen signifikanten Einfluss auf die Pharmakokinetik einer Einzeldosis von 150 mg Ranitidin [1]. Danach scheinen keine besonderen Vorsichtsmaßnahmen notwendig zu sein, wenn Patienten Ranitidin zusammen mit Mariendistel einnehmen.

Literatur

[1] Rao BN, Srinivas M, Kumar YS, Rao YM. Effect of silymarin of the oral bioavailability of ranitidine in healthy human volunteers. Drug Metabol Drug Interact, 22: 175–185, 2007

37.2.14 Mariendistel und Rosuvastatin

> Silymarin, eine aktive Komponente von Mariendistel, hat offenbar keine Auswirkungen auf die Pharmakokinetik einer Einzeldosis Rosuvastatin.

Klinische Befunde: In einer randomisierten Studie erhielten 8 gesunde Probanden für 5 Tage 3-mal täglich 140 mg Silymarin (Legalon®) und an Tag 4 zusätzlich eine perorale Einzeldosis on 10 mg Rosuvastatin. Silymarin hatte keine signifikanten Auswirkungen auf die Pharmakokinetik von Rosuvastatin [1].

Experimentelle Befunde: Einer In-vitro-Studie zufolge inhibiert Silymarin die durch die Arzneistoff-Transportproteine OATP1B1 und BCRP vermittelte zelluläre Aufnahme von Rosuvastatin [1].

Wirkungsmechanismus: Die In-vitro-Untersuchung weist zwar auf eine Hemmung der Aktivität von Arzneistoff-Transportproteinen durch Silymarin hin, doch in einer kleinen klinischen Studie waren keinerlei Änderungen in der Pharmakokinetik von Rosuvastatin festzustellen.

Beurteilung und Maßnahmen: Offenbar sind keinerlei Vorsichtsmaßnahmen notwendig, wenn Patienten Mariendistel und Rosuvastatin gleichzeitig einnehmen möchten.

Literatur

[1] Deng JW, Shon JH, Shin HJ, Park SJ, Yeo CW, Zhou HH, Song IS, Shin JG. Effect of silymarin supplement on the pharmacokinetics of rosuvastatin. Pharm Res, 25: 1807–1814, 2008

37.2.15 Mariendistel und Talinolol

> Mariendistel erhöht leicht die Bioverfügbarkeit von Talinolol.

Klinische Befunde: In einer Cross-over-Studie erhielten 18 gesunde Probanden für 15 Tage 3-mal täglich ein Placebo oder 140 mg Mariendistelextrakt (eingestellt auf einen Gehalt von 140 mg Silymarin) und zusätzlich an Tag 15 eine Einzeldosis von 100 mg Talinolol. Bei Anwesenheit von Silymarin vergrößerte sich die AUC von Talinolol um 30 %, die maximalen Plasmaspiegel erhöhten sich um 27 %. Hingegen blieben die Eliminationshalbwertszeit und die Dauer zum Erreichen der maximalen Plasmakonzentration unverändert [1].

Experimentelle Befunde: Siehe unter „Wirkmechanismus".

Wirkungsmechanismus: Einer In-vitro-Studie zufolge ist Silymarin ein Inhibitor des P-Glykoproteins (für Details siehe unter „Mariendistel und Digoxin, Wirkmechanismus"). Talinolol ist ein Substrat dieses Transportproteins, daher könnte Mariendistel die Pharmakokinetik von Talinolol beeinflussen und dessen Bioverfügbarkeit erhöhen. Allerdings hat Mariendistel keine signifikanten Auswirkungen auf die Pharmakokinetik von Digoxin, einem anderen P-Glykoprotein-Substrat (siehe „Mariendistel und Digoxin").

Beurteilung und Maßnahmen: Hinweise auf Wechselwirkungen zwischen Mariendistel und Talinolol sind offenbar auf die zitierte experimentelle Untersuchung beschränkt, die dafür angelegt war, die Pharmakokinetiken von Interaktionen zu bestimmen. Doch den Ergebnissen dieser Studie zufolge erhöht Mariendistel die Bioverfügbarkeit von Talinolol nur so geringfügig, dass sie vermutlich klinisch nicht relevant ist.

Literatur
[1] Han Y, Guo D, Chen Y, Tan ZR, Zhou HH. Effect of continuous silymarin administration on oral talinolol pharmacokinetics in healthy volunteers. Xenobiotica, 39: 694–699, 2009

38 Melissenblätter

Melissa officinalis L. (Lamiaceae)

38.1 Arzneidroge

38.1.1 Synonyme und verwandte Arten
Zitronenmelisse, Citronelle, Herzkraut; Melissa; Lemon balm, Sweet balm, Balm, Cure-all, Honeyplant.

Faucibarba officinalis (L.), Dulac, *Melissa bicornis* Klokov, *Mutelia officinalis* (L.), Gren. ex Mutel, *Thymus melissa* (L.) Krause.

Die englische Bezeichnung „Bee Balm" wird sowohl für Zitronenmelisse wie auch für einige nicht verwandte Monarda-Arten verwendet. Diese sollten aber sorgfältig auseinander gehalten werden.

38.1.2 Arzneibücher
- Ph. Eur. 9.2: Melissenblätter, Melissenblättertrockenextrakt,
- Ph. Eur. 9.2, engl. Ausgabe: Melissa Leaf, Melissa Leaf Dry Extract,
- BP 2017: Lemon Balm, Lemon Balm Dry Extract.

38.1.3 Inhaltsstoffe
Zitronenmelisse enthält ein **ätherisches Öl**, das hauptsächlich aus Monoterpenen wie β-Ocimen, den Aldehyden Citronellal, Geranial, Neral und den Alkoholen Citronellol, Geraniol und Nerol sowie Diterpenen wie β-Caryophyllen und Germacren D besteht. An **Flavonoiden** kommen Glykoside von Luteolin, Quercetin, Apigenin und Kämpferol vor, ebenso **Polyphenolsäuren** wie Kaffee-, Hydroxyzimt-, Protocatechu-, Chlorogen- und Rosmarinsäure.

38.1.4 Verwendung und Indikationen
Zitronenmelisse wird traditionell wegen seiner sedierenden, karminativen und spasmolytischen Eigenschaften verwendet. Häufig findet sie Einsatz bei nervös bedingten Einschlafstörungen und auch zur symptomatischen Linderung von Magen-Darm-Beschwerden. Topisch dient Melisse zur Behandlung von Herpex simplex labialis.

38.1.5 Pharmakokinetik
Es liegen keine relevanten pharmakokinetischen Daten vor. Angaben zur Pharmakokinetik der einzelnen Flavonoide in Melisse siehe unter „Flavonoide".

38.1.6 Übersicht zu Wechselwirkungen
Es liegen keine relevanten Daten zu Wechselwirkungen vor. Angaben zu den Interaktionen der einzelnen Flavonoide in Melisse siehe unter „Flavonoide".

39 Mönchspfefferfrüchte

Vitex agnus-castus L. (Lamiaceae)

39.1 Arzneidroge

39.1.1 Synonyme und verwandte Arten
Keuschbaum, Keuschlamm, Liebfrauenbettstroh; Agni casti; Chasteberry, Chaste tree Monk's pepper.

39.1.2 Arzneibücher
- Ph. Eur. 9.2: Mönchspfefferfrüchte, Mönchspfefferfrüchtetrockenextrakt,
- Ph. Eur. 9.2, engl. Ausgabe: Agnus Castus Fruit, Agnus Castus Fruit Dry Extract,
- BP 2017: Agnus Castus Fruit, Agnus Castus Fruit Dry Extract,
- USP 39 – NF 34 S2: Chaste Tree.

39.1.3 Inhaltsstoffe
Mönchspfefferfrüchte sind häufig auf den Gehalt des Flavonoids **Casticin** eingestellt, manchmal auch auf den Gehalt des Iridoidglykosids **Agnusid**. Weitere Bestandteile sind **Diterpene** vom Labdan- und Clerodan-Typ (einschließlich Rotundifuran, 6β,7β-Diacetoxy-13-hydroxy-labda-8,14-dien, Vitexilacton). An anderen **Flavonoiden** kommen Orientin, Apigenin und Penduletin vor.

39.1.4 Verwendung und Indikationen
In der traditionellen Naturheilkunde werden reife Mönchspfefferfrüchte vor allem zur Behandlung von Menstruationsbeschwerden verwendet, die aus einer Corpus-luteum-Unterfunktion resultieren – wie etwa bei Amenorrhö, Metrorrhagie und Symptomen des prämenstruellen Syndroms. Außerdem soll die Droge menopausale Symptome lindern und die Laktation verbessern. Bei Männern wird Mönchspfeffer zur Unterdrückung der Libido und zur Akne-Behandlung eingesetzt.

39.1.5 Pharmakokinetik
Es liegen keine relevanten pharmakokinetischen Daten vor. Angaben zur Pharmakokinetik der einzelnen Flavonoide in Mönchspfeffer siehe unter „Flavonoide".

39.1.6 Übersicht zu Wechselwirkungen

Im September 2004 wurde die Sicherheit von Mönchspfefferfrüchteextrakten anhand von Daten aus Systemen zur Berichterstattung spontaner unerwünschter Ereignisse, publizierten klinischen Studien, Überwachungsstudien nach der Markteinführung, Gutachten und Fallberichten umfassend und systematisch überprüft. Dabei fanden sich keinerlei Hinweise auf Wechselwirkungen [1]. Bei den erfassten Extrakten handelte es sich um Agnolyt®, Agnucaston®, Strotan® und ZE 440.

Mönchspfeffer zeigt Eigenschaften eines Dopamin-Agonisten und könnte daher mit Arzneistoffen mit Dopamin-agonistischer oder -antagonistischer Aktivität interagieren.

Mönchspfeffer enthält darüber hinaus estrogene Komponenten. Es ist jedoch unklar, ob diese die Wirkungen estrogenhaltiger Präparate (z. B. hormoneller Kontrazeptiva und HRT) und von Estrogen-Antagonisten (z. B. Tamoxifen) additiv verstärken oder antagonisieren. Obwohl Mönchspfeffer an Opioid-Rezeptoren bindet, sind keine schwer wiegenden Wechselwirkungen mit opioiden Analgetika zu erwarten.

Angaben zu Interaktionen der einzelnen Flavonoide in Mönchspfeffer siehe unter „Flavonoide".

Literatur
[1] Daniele C, Thompson Coon J, Pittler MH, Ernst E. Vitex agnus castus: a systematic review of adverse effects. Drug Safety, 28: 319–332, 2005

39.2 Interaktionen

- Dopamin-Agonisten oder -Antagonisten,
- Estrogene oder Estrogen-Antagonisten,
- Nahrungsmittel,
- Opioide,
- pflanzliche Arzneimittel.

39.2.1 Mönchspfeffer und Dopamin-Agonisten oder -Antagonisten

> Mönchspfeffer zeigt Eigenschaften eines Dopamin-Agonisten und könnte deshalb mit Arzneistoffen mit dopaminagonistischer oder -antagonistischer Aktivität in Wechselwirkung treten.

Klinische Befunde: In einer Doppelblindstudie reduzierten zwei verschiedene Mönchspfefferfrüchteextrakte bei Patientinnen mit Mastalgie die Prolactin-Serumspiegel (um etwa 4 ng/ml im Vergleich zu etwa 0,6 ng/ml bei Gabe eines Placebos) [1]. Bei den hier verwendeten Extrakten handelte es sich zum einen um eine orale Lösung (Mastodynon®) und zum anderen um eine Tablette (MA 1025 E1) [1].

Experimentelle Befunde: Mönchspfefferfrüchteextrakte wirken als Dopamin-Agonisten [2–5]. Einige aus Mönchspfeffer isolierte dopaminerge Inhaltsstoffe (hauptsächlich Diterpene vom Clerodan-Typ) zeigen nach Bindung an den D_2-Rezeptor praktisch die gleichen Prolactin-supprimierenden Eigenschaften wie Dopamin [3].

Wirkungsmechanismus: Aktive Inhaltsstoffe in Mönchspfeffer und Dopaminergika haben aufgrund ihrer ähnlichen pharmakologischen Aktivität vermutlich additive Wirkungen.

Beurteilung und Maßnahmen: Die Bedeutung potenzieller Interaktionen ist nur schwer zu beurteilen, daher ist bei gleichzeitiger Gabe von Mönchspfeffer und Dopaminergika mit D_2-Aktivität (mehrheitlich!) Vorsicht angebracht. So sind bei Anwendung zusammen mit Dopamin-Agonisten wie **Bromocriptin** und **Apomorphin** additive und toxische Wirkungen theoretisch möglich, umgekehrt antagonistische Effekte bei Gabe zusammen mit Dopamin-Antagonisten wie **Antipsychotika** und einigen Antiemetika (wie **Metoclopramid** und **Prochlorperazin**).

Literatur

[1] Wuttke W, Splitt G, Gorkow C, Sieder C. Behandlung zyklusabhängiger Brustschmerzen mit einem Agnus castus-haltigen Arzneimittel Ergebnisse einer randomisierten, plazebo-kontrollierten Doppelblindstudie. Geburtshilfe Frauenheilkd, 57: 569–574, 1997

[2] Jarry H, Leonhardt S, Gorkow C, Wuttke W. In vitro prolactin but not LH and FSH release is inhibited by compounds in extracts of Agnus castus: direct evidence for a dopaminergic principle by the dopamine receptor assay. Exp Clin Endocrinol, 102: 448–454, 1994

[3] Wuttke W, Jarry H, Christoffel V, Spengler B, Seidlová-Wuttke D. Chaste tree (Vitex agnus-castus) – pharmacology and clinical indications. Phytomedicine, 10: 348–357, 2003

[4] Meier B, Berger D, Hoberg E, Sticher O, Schaffner W. Pharmacological activities of Vitex agnus-castus extracts in vitro. Phytomedicine, 7: 373–381, 2000

[5] Jarry H, Spengler B, Wuttke W, Christoffel V. In vitro assays for bioactivity-guided isolation of endocrine active compounds in Vitex agnus-castus. Maturitas, 55 (Suppl 1): S26-S36, 2006

39.2.2 Mönchspfeffer und Estrogene oder Estrogen-Antagonisten

> Mönchspfeffer hat estrogene Inhaltsstoffe, die die Wirkungen von Estrogenen verstärken (additiv) oder hemmen könnten. Entsprechend könnte Mönchspfeffer auch die Wirkungen von Estrogen-Antagonisten (z. B. Tamoxifen) verstärken (additiv) oder hemmen.

Klinische Befunde: Auf eigene Initiative nahm eine 32-jährige Frau vor und während der frühen follikulären Phase ihres vierten Zyklus einer nichtstimulierten IVF(In-vitro-Fertilisation)-Behandlung zur Stimulierung der Ovarialfunktion ein Mönchspfeffer-Präparat ein. In diesem Zyklus entwickelte sie vier Ovarialfollikel und bei Messungen ihres Gonadotropin- und Ovarialhormon-Serumspiegels zeigten sich Unregelmäßigkeiten. Doch auch nach Absetzen des Mönchspfeffers zeigte die Patientin Symptome, die für ein mildes ovarielles Hyperstimulationssyndrom in der Lutealphase sprachen. Zwei nachfolgende Zyklen zeigten sich endokrinologisch unauffällig mit einem einzelnen Follikel, wie dies auch in den drei Zyklen vor Einnahme des pflanzlichen Präparats der Fall war [1].

Es wird auch vermutet, dass Mönchspfeffer menopausale Symptome lindern kann [2].

Experimentelle Befunde: Rezeptorbindungsstudien zufolge enthalten Mönchspfefferextrakte die Flavonoide Penduletin, Apigenin und Vitexin, denen gewisse estrogene Wirkungen zugesprochen werden, wobei Apigenin als die am stärksten aktive Substanz gilt. Alle drei binden selektiv an den Estrogenrezeptor-β [3, 4].

Wirkungsmechanismus: Aktive Inhaltsstoffe von Mönchspfeffer könnten um den gleichen Estrogenrezeptor konkurrieren wie hormonelle Arzneimittel. Der Fallbericht legt nahe, dass Mönchspfeffer antiestrogene Wirkungen hat, die zu einem Anstieg von FSH und LH führen. Der In-vitro-Befund spricht für estrogene Aktivität.

Beurteilung und Maßnahmen: Zu möglichen Wechselwirkungen mit Mönchspfeffer gibt es nur wenige, zudem sehr vage Befunde; daher lassen sich die Konsequenzen einer Anwendung von Mönchspfeffer zusammen mit Estrogenen oder Estrogen-Antagonisten nur schwer absehen. Die wenigen verfügbaren Daten legen aber nahe, dass Inhaltsstoffe von Mönchspfeffer um den gleichen Estrogenrezeptor konkurrieren wie konventionelle hormonelle Arzneimittel – mit dem Ergebnis entweder einer insgesamt estrogenen oder antiestrogenen Wirkung [2].

Die Hauptinhaltsstoffe in Mönchspfeffer mit estrogener Aktivität sind Agnusid, Apigenin und Rotundifuran. Diese Substanzen, vor allem aber Apigenin, kommen in sehr vielen Nahrungsmitteln und Kräutern vor. Phytoestrogene sind generell weniger wirksam als endogene Estrogene, daher sind mögliche Wechselwirkungen mit Ersteren vermutlich moderat. Dennoch ist die Gabe hormonell aktiver Phytotherapeutika an Patientinnen, die sich einer IVF-Behandlung unterziehen, nicht empfehlenswert, sofern nicht ein erfahrener Endokrinologe ausdrücklich dazu rät. Da darüber hinaus nicht bekannt ist, wie Mönchspfeffer die Wirksamkeit anderer estrogenhaltiger Präparate wie hormoneller Kontrazeptiva und HRT beeinflusst, sollte mit Blick auf die mögliche verringerte Wirksamkeit oder verstärkte unerwünschte estrogene Wirkungen (z. B. Übelkeit, Brustspannen, Kopfschmerzen) beides nur mit Vorsicht gleichzeitig eingenommen werden. Angesichts des möglichen Versagens von hormonellen Kontrazeptiva, erscheint es ratsam, die gleichzeitige Einnahme ganz zu vermeiden. Weitere Untersuchungen sind notwendig.

Literatur
[1] Cahill DJ, Fox R, Wardle PG, Harlow CR. Multiple follicular development associated with herbal medicine. Hum Reprod, 9: 1469–1470, 1994
[2] Eagon CL, Elm MS, Teepe AG, Eagon PK. Medicinal botanicals: estrogenicity in rat uterus and liver. Proc Am Assoc Cancer Res, 38: 293, 1997
[3] Jarry H, Spengler B, Porzel A, Schmidt J, Wuttke W, Christoffel V. Evidence for estrogen receptor beta-selective acitivity of Vitex agnus-castus and isolated flavones. Planta Med, 69: 945–947, 2003
[4] Jarry H, Spengler B, Wuttke W, Christoffel V. In vitro assays for bioactivity-guided isolation of endocrine active compounds in Vitex agnus-castus. Maturitas, 55 (Suppl 1): S26-S36, 2006

39.2.3 Mönchspfeffer und Nahrungsmittel
Keine Hinweise auf Wechselwirkungen.

39.2.4 Mönchspfeffer und Opioide

> Die Angaben zu Wechselwirkungen zwischen Mönchspfeffer und Opioiden basieren ausschließlich auf experimentellen Befunden.

Klinische Befunde: Keine Hinweise auf Wechselwirkungen.

Experimentelle Befunde: In-vitro-Studien zufolge haben Inhaltsstoffe verschiedener Mönchspfefferextrakte eine Affinität zu Opioidrezeptoren [1, 2]. In einer Studie hemmten lipophile Mönchspfefferextrakte die Bindung an µ- und κ-Opioidrezeptoren und eine wässrige Fraktion hemmte die Bindung an δ-Opioidrezeptoren [1]. In einer anderen Studie vermochten Inhaltsstoffe verschiedener Extrakte an µ- und δ-Opioidrezeptoren (doch nicht an κ-Opioidrezeptoren) zu binden und diese zu aktivieren [2].

In einer anderen Studie mit Hamster-Ovarialzellen wirkten Mönchspfefferextrakte als µ-Opioidrezeptor-Agonisten in ähnlicher Weise wie Morphin, einem weiterer Opioid-Agonist [3].

Wirkungsmechanismus: Möglicherweise haben aktive Inhaltsstoffe von Mönchspfeffer und Opioide aufgrund ähnlicher pharmakokinetischer Aktivität additive Effekte.

Beurteilung und Maßnahmen: Die Relevanz der Aktivität von Mönchspfeffer an Opioidrezeptoren ist unklar. Mönchspfeffer ist für keinerlei starke analgetische Wirkungen bekannt, auch nicht dafür, eine opioidartige Abhängigkeit herbeizuführen. Da bisher von keinen klinischen Wechselwirkungen berichtet worden ist, erscheinen schwer wiegende Wechselwirkungen mit Opioiden unwahrscheinlich.

Literatur
[1] Meier B, Berger D, Hoberg E, Sticher O, Schaffner W. Pharmacological activities of Vitex agnus-castus extracts in vitro. Phytomedicine, 7: 373–381, 2000
[2] Webster DE, He Y, Chen SN, Pauli GF, Farnsworth NR, Wang ZJ. Opioidergic mechanisms underlying the actions of Vitex agnus-castus L. Biochem Pharmacol, 81: 170–177, 2011
[3] Webster DE, Lu J, Chen SN, Farnsworth NR, Wang ZJ. Activation of the µ-opiate receptor by Vitex agnus-castus methanol extracts: Implication for its use in PMS. J Ethnopharmacol, 106: 216–221, 2006

39.2.5 Mönchspfeffer und pflanzliche Arzneimittel
Keine Hinweise auf Wechselwirkungen.

40 Nachtkerzenöl

Oenothera biennis L. (Onagraceae)

40.1 Arzneidroge

40.1.1 Synonyme und verwandte Arten
Gemeine Nachtkerze, Eierblume, Gelbe Rapunzel, Stolzer Heinrich, Weinblume; Common evening primrose, King's cureall, Sun drop, Tree primrose.
  Oenothera lamarkiana, Onagra biennis (L.) Scop.

40.1.2 Arzneibücher
- Ph. Eur. 9.2: raffiniertes Nachtkerzenöl,
- Ph. Eur. 9.2, engl. Ausgabe: Refined Evening Primrose Oil,
- BP 2017: Refined Evening Primrose Oil,
- USP 39 – NF 34 S2: Evening Primrose Oil, Evening Primrose Oil Capsules.

40.1.3 Inhaltsstoffe
Das in den Samen (Kapseln) der Nachtkerze vorkommende Öl enthält **Linolsäure** (ca. 65–85 %) und γ-**Linolensäure** (ca. 7–14 %) – essenzielle Fettsäuren der Omega-6-Reihe. An weiteren Fettsäuren sind Ölsäure, α-Linolensäure, Palmitinsäure und Stearinsäure enthalten.

40.1.4 Verwendung und Indikationen
Nachtkerzenöl dient als Nahrungsergänzungsmittel zur Versorgung mit essenziellen Fettsäuren. Angewandt wird es auch bei atopischem Ekzem und Brustschmerzen (Mastodynie). Wegen fehlender Wirksamkeitsnachweise wurde allerdings im Jahr 2002 in Großbritannien die Genehmigung für zwei von der Nachtkerze abgeleitete verschreibungspflichtige Produkte zurückgezogen, die γ-Linolensäure enthielten.
  Andere Indikationen für Nachtkerzenöl sind rheumatoide Arthritis, prämenstruelles Syndrom, menopausale Symptome, chronische Erschöpfung (Fatigue) und Aufmerksamkeitsdefizitsyndrom. Nachtkerzenöl wird auch topisch als Creme bei trockener und entzündeter Haut angewandt. In der Volksmedizin dient die Droge zur Behandlung von Asthma, Keuchhusten, Magen-Darm-Störungen und als sedierendes Schmerzmittel.
  Im Handel sind auch Seifen und Kosmetika mit Nachtkerzenöl. Die Wurzel der Nachtkerze dient als Gemüse.

40.1.5 Pharmakokinetik

In In-vitro-Experimenten zeigte sich *cis*-Linolsäure zwar als moderater Inhibitor von CYP2C9, doch drückt sich dies wahrscheinlich nicht in klinisch relevanten Wirkungen auf die Metabolisierung von Arzneistoffen aus (siehe „Nachtkerzenöl und Warfarin und verwandte Arzneistoffe"). Darüber hinaus inhibierte die Droge moderat bis schwach CYP1A2, CYP2C19, CYP3A4 und CYP2D6 (abnehmend in dieser Reihenfolge).

40.1.6 Übersicht zu Wechselwirkungen

Zwar wurden für Nachtkerzenöl Wechselwirkungen mit TAH und Antikoagulanzien prognostiziert, doch die bisher erhobenen Daten bestätigen dies nur zum Teil. Zwar kam es bei einigen schizophrenen Patienten, die gleichzeitig Phenothiazine und Nachtkerzenöl einnahmen, zu Krampfanfällen, doch andere zeigten keine unerwünschten Nebenwirkungen. Daher gibt es keinen schlüssigen Beleg dafür, dass Nachtkerzenöl bei epileptischen Patienten das Risiko von Anfällen erhöht und deshalb nicht verabreicht werden sollte. Bekannt ist ein Fall erhöhter Lopinavir-Plasmaspiegel und anhaltender Diarrhö nach Beginn der Einnahme von Nachtkerzenöl und einem u. a. aus Aloe, Rhabarber und Süßholz bestehenden Produkt.

Literatur

[1] Zou L, Harkey MR, Henderson GL. Effects of herbal components on cDNA-expressed cytochrome P450 enzyme catalytic activity. Life Sci, 71: 1579–1589, 2002

40.2 Interaktionen

- Lopinavir,
- Nahrungsmittel,
- NSAID,
- pflanzliche Arzneimittel,
- Phenothiazine,
- Thrombozytenaggregationshemmer (TAH),
- Warfarin und verwandte Arzneistoffe.

40.2.1 Nachtkerzenöl und Lopinavir [?]

> Bekannt ist der Fall eines HIV-positiven Patienten, bei dem sich nach Beginn der Einnahme von Nachtkerzenöl und eines aus Aloe, Rhabarber und Süßholz bestehenden Produkts erhöhte Lopinavir-Plasmaspiegel und anhaltende Diarrhö einstellten.

Klinische Befunde: Bei einem 47-jährigen HIV-positiven Patienten [1], der 2-mal täglich Lopinavir geboostert mit Ritonavir (533/133 mg), außerdem 1-mal täglich 245 mg Tenofovir und 2-mal täglich 150 mg Lamivudin eingenommen hatte, kam es zu anhaltender Diarrhö (mit mehr als 5 Episoden täglich) und einem erhöhten Lopinavir-Plasmaspiegel von 15,2 mg/l (Zunahme um 56 %), nachdem er zusätzlich mit der Einnahme von Efamol® (Nachtkerzenöl), *Rheum frangula* (mit Aloe, Rhabarber, Süßholz und Pfefferminz) und Colayur (einem darmreinigenden Präparat) begonnen hatte. Sechs Wochen nach Absetzen aller pflanzlichen Präparate kehrten die Lopinavir-Plasmaspiegel zum Ausgangsniveau zurück (5–10 mg/l). Dann erhielt der Patient abermals Efamol® für 1 Woche, woraufhin sein Lopinavir-Plasmaspiegel zwar von 6,69 auf 8,11 mg/l anstieg, doch zeigten sich keine unerwünschten Nebenwirkungen.

Experimentelle Befunde: Keine Hinweise auf Wechselwirkungen.

Wirkungsmechanismus: Unklar; unter Verweis auf In-vitro-Befunde, wonach Nachtkerzenöl die in die Metabolisierung von Lopinavir eingebundenen Cytochrom-P450-Isoenzyme CYP3A4 und CYP2D6 hemmt, vermuten die Autoren des zitierten Fallberichts darin die Ursache der erhöhten Lopinavir-Plasmaspiegel. Dem steht entgegen, dass Nachtkerzenöl nur ein schwacher Inhibitor dieser Isoenzyme ist (s. o. unter „Pharmakokinetik"). Lopinavir verursacht häufig als Nebenwirkung Diarrhö (möglicherweise im Zusammenhang mit erhöhten Plasmaspiegeln), und dieser Effekt könnte durch die laxierenden Eigenschaften der Aloe, Rhabarber und Süßholz wie auch das darmreinigende Präparat Colayur additiv verstärkt worden sein.

Beurteilung und Maßnahmen: Da es sich bei dem zitierten Bericht um einen Einzelfall handelt, sind hieraus keine allgemein gültigen Empfehlungen abzuleiten. Es erscheint es jedoch unwahrscheinlich, dass Nachtkerzenöl aufgrund einer Hemmung von Cytochrom-P450-Isoenzymen klinisch relevante Wirkungen zeigt und daher hat die Droge vermutlich auch keine Auswirkungen auf die Pharmakokinetik von Lopinavir. Allerdings sollten Patienten, die Medikamente gegen schwere Erkrankungen wie HIV-Infektionen einnehmen, grundsätzlich sorgfältig Vorteile und Risiken einer zusätzlichen Medikation in Form pflanzlicher Präparate abwägen, wenn die Folgen einer solchen gleichzeitigen Einnahme ungewiss sind.

Literatur
[1] van den Bout-van den Beukel CJ, Bosch MEW, Burger DM, Koopmans PP, van der Ven AJAM. Toxic lopinavir concentrations in an HIV-1 infected patient taking herbal medications. AIDS, 22: 1243–1244, 2008

40.2.2 Nachtkerzenöl und Nahrungsmittel
Keine Hinweise auf Wechselwirkungen.

40.2.3 Nachtkerzenöl und NSAID

> Die Angaben zu Wechselwirkungen zwischen Nachtkerzenöl und NSAID beruhen nur auf theoretischen Erwägungen.

Befunde, Wirkmechanismus, Beurteilung und Maßnahmen: γ-Linolensäure, ein Hauptbestandteil in Nachtkerzenöl, ist ein Vorläufermolekül von Prostaglandin E_1, das die Biosynthese von Tumornekrosefaktor-α hemmt (dieser hat großen Einfluss auf die entzündlichen Prozesse bei der rheumatoiden Arthritis). Eine Nahrungsergänzung mit γ-Linolensäure verstärkt nachweislich die Bildung von Prostaglandin E_1, die über eine durch COX-2 kontrollierte geschwindigkeitsbestimmtende Zwischenstufe läuft. Theoretisch könnte deshalb der Bildung von Prostaglandin E_1 und damit auch der entzündungshemmenden Wirkung von γ-Linolensäure durch gleichzeitige Gabe von NSAID entgegengewirkt werden, da selektive wie nichtselektive NSAID die COX-2 inhibieren [1]. Allerdings wird Nachtkerzenöl bei Arthritis häufig zusammen mit konventionellen Therapeutika verabreicht; und zwei Studien haben gezeigt, dass bei Arthritis γ-Linolensäure bei gleichzeitiger Gabe mit therapeutischen Dosen an NSAID Schmerzen und Schwellungen der Gelenke verringert. Daher hat die theoretisch mögliche Interaktion zwischen Nachtkerzenöl und NSAID offenbar kaum klinische Bedeutung [2, 3].

Literatur
[1] Kast RE. Borage oil reduction of rheumatoid arthritis activity may be mediated by increased cAMP that suppresses tumor necrosis factor-alpha. Int Immunopharmacol, 1: 2197–2199, 2001
[2] Leventhal LJ, Boyce EG, Zurier RB. Treatment of rheumatoid arthritis with gammalinolenic acid. Ann Intern Med, 119: 867–873, 1993
[3] Zurier RB, Rossetti RG, Jacobson EW, DeMarco DM Liu NY, Temming JE, White BM, Laposata M. Gamma-linolenic acid treatment of rheumatoid arthritis A randomized, placebo-controlled trial. Arthritis Rheum, 39: 1808–1817, 1996

40.2.4 Nachtkerzenöl und pflanzliche Arzneimittel
Keine Hinweise auf Wechselwirkungen.

40.2.5 Nachtkerzenöl und Phenothiazine

> Zwar kam es bei einigen an Schizophrenie erkrankten Patienten, die gleichzeitig Phenothiazine und Nachtkerzenöl einnahmen, zu Krampfanfällen, doch andere zeigten keine derartigen Nebenwirkungen. Es gibt keinen schlüssigen Beleg dafür, dass Nachtkerzenöl bei epileptischen Patienten das Risiko von Anfällen erhöht und deshalb nicht verabreicht werden sollte.

Klinische Befunde: 23 an chronischer Schizophrenie erkrankte Patienten nahmen an einer Placebo-kontrollierten Studie zu möglichen Wirkungen von Nachtkerzenöl teil. Während der Behandlungsphase erhielten die Probanden 8 Kapseln Efamol® zusätzlich zu ihrer normalen Medikation. Bei 3 Patienten kam es zu Anfällen, bei einem davon während der Behandlung mit einem Placebo, bei den beiden anderen während der Einnahme von Nachtkerzenöl. Einer dieser beiden letztgenannten Patienten erhielt 50 mg **Fluphenazindecanoat** 1-mal alle 2 Wochen, der andere 25 mg Fluphenazindecanoat 1-mal alle 2 Wochen zusammen mit Thioridazin, das später gegen **Chlorpromazin** ausgetauscht wurde [1]. In einer anderen Studie erhielten 3 langzeitstationäre schizophrene Patienten Nachtkerzenöl. Ihre schizophrene Symptomatik verschlechterte sich stark und alle drei Patienten zeigten im EEG Anzeichen einer Temporallappenepilepsie [2].

Im Gegensatz dazu stehen die Ergebnisse einer Cross-over-Studie mit 48 Patienten (die meisten von ihnen an Schizophrenie erkrankt), die **Phenothiazine** einnahmen: Im Verlauf einer 4-monatigen Gabe von Nachtkerzenöl waren bei keinem epileptische Anfälle oder epileptiforme Ereignisse zu beobachten [3]; auch in einer anderen Studie verlief die gleichzeitige Gabe komplikationslos [4].

Experimentelle Befunde: Keine Hinweise auf Wechselwirkungen.

Wirkungsmechanismus: Unklar; einer Hypothese zufolge verstärkt Nachtkerzenöl eher die bekannten epileptogenen Wirkungen der Phenothiazine als dass es selbst epileptogen ist [1]. Eine andere Überlegung geht dahin, dass Nachtkerzenöl eine vorhandene, doch zuvor verborgene Temporallappenepilepsie offenlegt [1, 2].

Beurteilung und Maßnahmen: Welcher Art Wechselwirkungen zwischen Phenothiazinen und Nachtkerzenöl und wie häufig sie sind, ist unklar. Es ist jedoch bei gleichzeitiger Applikation in jedem Fall Vorsicht angebracht, weil sich epileptische Anfälle bei einigen wenigen Patienten entwickeln könnten. Derzeit sind keine Hinweise bekannt, die im individuellen Fall ein erhöhtes Risiko hierfür anzeigen. Wie stark der zugrunde liegende Krankheitszustand solche Ereignisse beeinflusst, ist ebenso unklar.

Zwischen Antiepileptika und Nachtkerzenöl sind bislang keine Wechselwirkungen gefunden worden. Die Ansicht, dass Nachtkerzenöl bei Epilepsie generell nicht verabreicht werden sollte, basiert offenbar allein auf den zitierten Berichten [1, 2]. Bislang sind keine Berichte zu epileptischen Anfällen bei Patienten bekannt, die zwar Nachtkerzenöl, doch keine Phenothiazine einnehmen.

Ein Review [5], der diese beiden Berichte auswertet, schlägt deshalb sogar vor, in den Arzneimittellisten Krampfanfälle oder Epilepsie als Nebenwirkung von Nachtkerzenöl zu streichen, weil vieles für gleichzeitig eingenommenes Phenothiazin als Ursache hierfür spreche. Die Hersteller von Epogam®, einem Nachtkerzenöl-Präparat, sagen aus, dass diese Zubereitung nachweislich bei Patienten die Kontrolle ihrer – zuvor unter der Behandlung mit konventionellen Antiepileptika unkontrollierten – Epilepsie verbessert habe; bei anderen Patienten seien bei gleichzeitiger Anwendung keinerlei Komplikationen aufgetreten [6].

Literatur

[1] Holman CP, Bell AFJ. A trial of evening primrose oil in the treatment of chronic schizophrenia. J Orthomol Psychiatry, 12: 302–304, 1983
[2] Vaddadi KS. The use of gamma-linolenic acid and linoleic acid to differentiate between temporal lobe epilepsy and schizophrenia. Prostaglandins Med, 6: 375–379, 1981
[3] Vaddadi KS, Courtney P, Gilleard DJ, Manku MS, Horrobin DF. A double-blind trial of essential fatty acid supplementation in patients with tardive dyskinesia. Psychiatry Res, 27: 313–323, 1989
[4] Vaddadi KS, Horrobin DF. Weight loss produced by evening primrose oil administration in normal and schizophrenic individuals. IRCS Med Sci, 7: 32, 1979
[5] Puri BK. The safety of evening primrose oil in epilepsy. Prostaglandins Leukot Essent Fatty Acids, 77: 101–103, 2007
[6] Scotia Pharm, Personal communication, 01/1991

40.2.6 Nachtkerzenöl und Thrombozytenaggregationshemmer (TAH)

> Nachtkerzenöl kann die Thrombozytenaggregation hemmen und die Blutungszeit verlängern. Daher wird zwar angenommen, dass Nachtkerzenöl die Wirkungen anderer TAH verstärken kann, doch fehlen entsprechende Belege.

Klinische Befunde: Bei 12 Patienten mit Hyperlipidämie, die über 4 Monate täglich 3 g Nachtkerzenöl erhielten, verringerte sich die Thrombozytenaggregation und die Blutungszeit verlängerte sich um 40%. Verabreicht wurde das Nachtkerzenöl in Form von täglich 6 Weichkapseln mit einer Gesamtdosis von 2,2 g **Linolsäure** und 240 mg γ-**Linolensäure** (Gamolensäure) [1].

Experimentelle Befunde: Zu ähnlichen Ergebnissen kamen entsprechende Untersuchungen an Tieren, die Nachtkerzenöl oder γ-**Linolensäure** erhielten [1, 2].

Wirkungsmechanismus: Aus γ-Linolensäure bilden sich Prostaglandin E_1 (mit antithrombotischen Eigenschaften) und Thromboxan (fördert die Thrombozytenaggregation). Da eine Supplementierung der Ernährung mit γ-Linolensäure nachweislich die Bildung von Prostaglandin E_1 verstärkt (aus γ-Linolensäure entsteht bevorzugt Prostaglandin E_1, da die Umwandlung zu Thromboxan langsamer verläuft), könnte Nachtkerzenöl die Thrombozytenaggregation hemmen. Dieser Effekt verstärkt sich möglicherweise bei Kombination mit anderen gerinnungshemmenden Arzneistoffen.

Beurteilung und Maßnahmen: Hinweise auf Wechselwirkungen gibt bisher nur die eine klinische Studie, in der die Probanden allerdings keine konventionellen TAH einnahmen, und experimentelle Befunde. Angesichts der möglichen gerinnungshemmenden Wirkungen von Nachtkerzenöl, empfehlen einige Autoren, dass Patienten, die mit konventionellen TAH behandelt werden, mit der Einnahme von Nachtkerzenöl vorsichtig zu sein oder diese ganz zu unterlassen. Dies erscheint übervorsichtig, denn Nachtkerzenöl ist ein weit verbreitetes pflanzliches Arzneimittel und es wurde früher in England als ein verschreibungspflichtiges Medikament verwendet. Darüber sind bisher keine klinischen Wechselwirkungen bekannt geworden. Darüber hinaus ist die Anwendung zweier konventioneller TAH nicht ungewöhnlich.

Literatur

[1] Guivernau M, Meza N, Barja P, Roman O. Clinical and experimental study on the long-term effect of dietary gamma-linolenic acid on plasma lipids, platelet aggregation, thromboxane formation, and prostacyclin production. Prostaglandins Leukot Essent Fatty Acids, 51: 311–316, 1994

[2] De La Cruz JP, Martín-Romero M, Carmona JA, Villalobos MA, Sánchez de la Cuesta F. Effect of evening primrose oil on platelet aggregation in rabbits fed an atherogenic diet. Thromb Res, 87: 141–149, 1997

[3] Halat KM, Dennehy CE. Botanicals and dietary supplements in diabetic peripheral neuropathy. J Am Board Fam Pract, 16: 47–57, 2003

40.2.7 Nachtkerzenöl und Warfarin und verwandte Arzneistoffe [?]

> Die Angaben zu Wechselwirkungen zwischen Nachtkerzenöl und Warfarin basieren ausschließlich auf experimentellen Befunden.

Klinische Befunde: Keine Hinweise auf Wechselwirkungen.

Experimentelle Befunde: In In-vitro-Experimenten zeigte sich *cis*-Linolsäure als moderater Inhibitor von CYP2C9, über das die Metabolisierung von Warfarin hauptsächlich verläuft. Allerdings war der Effekt 26-fach schwächer als der von Sulfaphenazol [1], einem Arzneistoff, der bekanntermaßen in vivo die Aktivität von CYP2C9 in klinisch relevantem Ausmaß hemmt.

Wirkungsmechanismus: Aus γ-Linolensäure bilden sich Prostaglandin E_1 (mit antithrombotischen Eigenschaften) und Thromboxan (fördert die Thrombozytenaggregation). Da eine Supplementierung der Ernährung mit γ-Linolensäure nachweislich die Bildung von Prostaglandin E_1 verstärkt (aus γ-Linolensäure entsteht bevorzugt Prostaglandin E_1, da die Umwandlung zu Thromboxan langsamer verläuft), könnte Nachtkerzenöl die Thrombozytenaggregation hemmen. Dieser Effekt verstärkt sich möglicherweise bei Kombination mit anderen Antikoagulanzien.

Beurteilung und Maßnahmen: Es ist unwahrscheinlich, dass Nachtkerzenöl Einfluss auf die Pharmakokinetik von Warfarin hat. Da andere Cumarine auf einem ähnlichen Weg metabolisiert werden wie Warfarin, ist auch hier eine Beeinflussung unwahrscheinlich. Dennoch empfehlen angesichts der möglichen gerinnungshemmenden Effekte von Nachtkerzenöl einige Autoren [2], dass Patienten, die mit Antikoagulanzien behandelt werden, mit der Einnahme von Nachtkerzenöl vorsichtig zu sein oder diese ganz zu unterlassen. Dies erscheint übervorsichtig, denn Nachtkerzenöl ist ein weit verbreitetes pflanzliches Arzneimittel, das früher in England als ein verschreibungspflichtiges Medikament verwendet wurde. Darüber hinaus sind bisher keine klinischen Wechselwirkungen bekannt geworden.

Literatur
[1] Zou L, Harkey MR, Henderson GL. Effects of herbal components on cDNA-expressed cytochrome P450 enzyme catalytic activity. Life Sci, 71: 1579–1589, 2002
[2] Halat KM, Dennehy CE. Botanicals and dietary supplements in diabetic peripheral neuropathy. J Am Board Fam Pract, 16: 47–57, 2003

41 Odermennigkraut

Agrimonia eupatoria L. (Rosaceae)

41.1 Arzneidroge

41.1.1 Synonyme und verwandte Arten
Gemeiner Odermennig, Ackerkraut, Kleiner Odermennig; Agrimonia; Agrimony, Cocklebur, Stickwort.

41.1.2 Arzneibücher
- Ph. Eur. 9.2: Odermennigkraut,
- Ph. Eur. 9.2, engl. Ausgabe: Agrimony,
- BP 2017: Agrimony.

41.1.3 Inhaltsstoffe
Odermennig kann auf einen **Gerbstoff**-Gehalt von 2 %, berechnet als **Pyrogallol**, eingestellt sein. Weitere Inhaltsstoffe sind **Flavonoide** wie Quercetin, Kämpferol, Apigenin, Catechine, Epicatechine und Procyanidine, außerdem verschiedene **phenolische Säuren**, Triterpene einschließlich α-Amyrin, Ursol- und Euscaphyssäuren, **Phytosterole** sowie Salicyl- und Kieselsäuren.

41.1.4 Verwendung und Indikationen
Die getrockneten, blühenden Sprossspitzen werden als mildes Adstringens und Diuretikum verwendet. Anwendung finden sie auch in der Behandlung von Durchfallerkrankungen bei Kindern, von Colitis mucosa (Reizkolon), Harninkontinenz, Zystitis und als Mundwasser bei Entzündungen der Mund- und Rachenschleimhaut.

41.1.5 Pharmakokinetik
Es liegen keine relevanten pharmakokinetischen Daten vor. Angaben zur Pharmakokinetik der einzelnen Flavonoide in Odermennigkraut siehe unter „Flavonoide".

41.1.6 Übersicht zu Wechselwirkungen
Experimentellen Studien zufolge senkt Odermennigkraut den Blutzuckerspiegel leicht, wirkt schwach diuretisch und hat einen schwach blutdrucksenkenden Effekt. Daher besteht die Möglichkeit von Interaktionen mit konventionellen Arzneimitteln mit eben

diesen Eigenschaften. Es gibt jedoch keine entsprechenden klinischen Belege dafür. Angaben zu den Wechselwirkungen der einzelnen Flavonoide in Odermennigkraut siehe unter „Flavonoide". Allerdings wird Odermennigkraut in aller Regel nicht in so hohen Dosen eingenommen, dass einzelne Flavonoide die Serumspiegel erreichen wie in den Flavonoid-Studien (z. B. Quercetin ≥ 100 mg/d).

41.2 Interaktionen

- Antidiabetika,
- Antihypertensiva,
- Nahrungsmittel,
- pflanzliche Arzneimittel.

41.2.1 Odermennig und Antidiabetika

> Die Angaben zu Wechselwirkungen zwischen Odermennig und Antidiabetika basieren ausschließlich auf experimentellen Befunden.

Klinische Befunde: Keine Hinweise auf Wechselwirkungen.

Experimentelle Befunde: In-vitro- und Tierstudien zufolge stimuliert hoch dosierter Odermennig die Insulinsekretion und erniedrigt den Blutzucker [1, 2]. Drogenmengen wie sie in pflanzlichen Arzneimitteln Verwendung finden, könnten daher einen schwach antidiabetischen Effekt haben und die Wirkungen konventioneller Antidiabetika verstärken.

Wirkungsmechanismus: Additive pharmakologische Wirkungen.

Beurteilung und Maßnahmen: Den experimentellen Studien zufolge haben Odermennigextrakte möglicherweise einen – allerdings sehr schwachen – blutzuckersenkenden Effekt. Doch aufgrund des niedrigen Evidenzgrades ist es äußerst schwierig, die Befunde auf den klinischen Bereich zu übertragen. Wenn auf Antidiabetika eingestellte Patienten zusätzlich Odermennig einnehmen möchten, sollten sie auf dessen mögliche additive Effekte hingewiesen werden. Darüber hinaus sollte bei Verdacht auf Wechselwirkungen der Blutzuckerspiegel engmaschiger überwacht werden.

Literatur
[1] Gray AM, Flatt PR. Actions of the traditional anti-diabetic plant Agrimony eupatoria (agrimony): effects on hyperglycaemia, cellular glucose metabolism and insulin secretion. Br J Nutr, 80: 109–114, 1998
[2] Swanston-Flatt SK, Day C, Bailey CJ, Flatt PR. Traditional plant treatments for diabetes Studies in normal and streptotocin in diabetic mice. Diabetologia, 33: 462–464, 1990

41.2.2 Odermennig und Antihypertensiva

> Die Angaben zu Wechselwirkungen zwischen Odermennig und Antihypertensiva basieren ausschließlich auf experimentellen Befunden.

Klinische Befunde: Keine Hinweise auf Wechselwirkungen.

Experimentelle Befunde: Odermennig wird traditionell als Diuretikum verwendet. Eine Studie an Ratten fand eine schwache diuretische Aktivität [1]. Eine weitere an Katzen (nach intravenöser Applikation) zeigte eine 20 Minuten währende Senkung des Blutdrucks [2].

Wirkungsmechanismus: Möglicherweise wirkt Odermennig schwach blutdrucksenkend; eine zusätzliche Gabe zu Antihypertensiva könnte deren Wirkungen leicht verstärken.

Beurteilung und Maßnahmen: Die experimentellen Studien geben schwache Hinweise auf einen möglichen blutdrucksenkenden Effekt von Odermennigextrakten. Doch aufgrund des niedrigen Evidenzgrades ist es äußerst schwierig, die Befunde auf den klinischen Bereich zu übertragen. Solange keine weiteren Daten erhoben sind, sei hier deshalb lediglich allgemeine Vorsicht empfohlen.

Literatur
[1] Giachetti D, Taddei E, Taddei I. Richerche sull' attivita' diuretica ed uricosurica di Agrimonia eupatoria L. Bull Soc Ital Biol Sper, 62: 705–711, 1986
[2] Petkov V, Plants with hypertensive, antiatheromatous and coronardilatating action. Am J Chin Med, 7: 197–236, 1979

41.2.3 Odermennig und Nahrungsmittel
Keine Hinweise auf Wechselwirkungen.

41.2.4 Odermennig und pflanzliche Arzneimittel
Keine Hinweise auf Wechselwirkungen.

42 Passionsblumenkraut

Passiflora incarnata L. (Passifloraceae)

42.1 Arzneidroge

42.1.1 Synonyme und verwandte Arten
Fleischfarbene Passionsblume; Apricot vine, Maypop, Passion flower, Passion vine.

Die als u. a. als Maracuja bezeichnete Passionsblumenfrucht stammt von *Passiflora edulis* Sims.

42.1.2 Arzneibücher
- Ph. Eur. 9.2: Passionsblumenkraut, Passionsblumenkrauttrockenextrakt,
- Ph. Eur. 9.2, engl. Ausgabe: Passion Flower, Passion Flower Dry Extract,
- BP 2017: Passion Flower, Passion Flower Dry Extract.

42.1.3 Inhaltsstoffe
Die Hauptinhaltsstoffe in Passionsblumenblättern und -früchten sind C-Glykoside (Glucosylderivate) von **Flavonoiden**, vor allem von Apigenin und Luteolin, auf die die Droge auch eingestellt sein kann. An weiteren Flavonoiden kommen vor Chrysin (5,7-Dihydroxyflavon), Quercetin und Kämpferol. Nicht oder nur in geringer Menge finden sich **Indolalkaloide** vom β-Carbolin-Typ (z. B. Harman, Harmol). Weitere Substanzen mit kleineren Anteilen sind das **cyanogene Glykosid** Gynocardin, die **γ-Benzopyrone** Maltol und Ethylmaltol, das **Polyethin** Passicol und ätherisches Öl.

42.1.4 Verwendung und Indikationen
Passionsblume wird aufgrund ihrer beruhigenden, schlaffördernden und anxiolytischen Eigenschaften verwendet; auch von antiepileptischen und entzündungshemmenden Effekten wird berichtet. Einige klinische Studien bestätigen die angstlösenden und beruhigenden Wirkungen der Passionsblume und Tierstudien zufolge könnten hierfür die enthaltenen Flavonoide Chrysin und Apigenin verantwortlich sein.

42.1.5 Pharmakokinetik
Es liegen keine relevanten pharmakokinetischen Daten vor. Angaben zur Pharmakokinetik der einzelnen Flavonoide der Passionsblume siehe unter „Flavonoide".

42.1.6 Übersicht zu Wechselwirkungen

Passionsblume wird primär ihrer beruhigenden Effekte wegen eingesetzt. Additive Sedierung ist daher theoretisch möglich, wenn sie zusammen mit anderen Sedativa verwendet wird. Stimulierende Arzneimittel könnten in ihrer Wirksamkeit hingegen geschwächt werden.

Angaben zu den Interaktionen der einzelnen Flavonoide in Passionsblume siehe unter „Flavonoide".

42.2 Interaktionen

- Amphetamine,
- Anxiolytika bzw. Hypnotika,
- Nahrungsmittel,
- pflanzliche Arzneimittel (Kava-Kava).

42.2.1 Passionsblume und Amphetamine [?]

> Die Angaben zu Wechselwirkungen zwischen Passionsblume und Amphetaminen basieren ausschließlich auf experimentellen Befunden.

Befunde, Wirkmechanismus, Beurteilung und Maßnahmen: In einer Studie mit Ratten reduzierte die Gabe von 250 mg/kg KG Passionsblumenextrakt die durch subkutane Verabreichung von **Amphetamin** hervorgerufene Hyperaktivität um 39 % im Vergleich zu Kontrolltieren, die Amphetamin alleine erhalten hatten. Bei zusätzlicher Gabe von 100 mg/kg KG *Piper-methysticum*-Extrakts (Kava-Kava) verringerte sich der Effekt um 83 % [1].

Obwohl es sich hier um eine Hochdosis-Tierstudie handelte, stimmen diese Ergebnisse mit den bekannten sedierenden Effekten von Passionsblume überein. Im Falle einer gleichzeitigen Einnahme zusammen mit Stimulanzien sollte auf mögliche antagonistische Wirkungen der Passionsblume geachtet werden.

Literatur
[1] Capasso A, Sorrentino L. Pharmacological studies on the sedative and hypnotic effect of Kava kava and Passiflora extracts combination. Phytomedicine, 12: 39–45, 2005

42.2.2 Passionsblume und Anxiolytika/Hypnotika [?]

> Die Angaben zu Wechselwirkungen zwischen Passionsblume und Phenobarbital basieren ausschließlich auf experimentellen Befunden.

Befunde, Wirkmechanismus, Beurteilung und Maßnahmen: In einer Studie erhielten Ratten 250 mg/kg KG Passionsblumen-Extrakt zusammen mit **Phenobarbital**. Die Schlafdauer verlängerte sich dadurch um 53 % und bei zusätzlicher Gabe von 100 mg/kg KG *Piper-methysticum*-Extrakt (Kava-Kava) sogar um 92 % [1].

Obwohl es sich hier um eine Hochdosis-Tierstudie handelte, stimmen diese Ergebnisse mit den bekannten sedierenden Effekten von Passionsblume überein. Im Fall einer gleichzeitigen Einnahme zusammen mit anderen Sedativa sollte auf mögliche additive Wirkungen geachtet werden.

Literatur
[1] Capasso A, Sorrentino L. Pharmacological studies on the sedative and hypnotic effect of Kava kava and Passiflora extracts combination. Phytomedicine, 12: 39–45, 2005

42.2.3 Passionsblume und Nahrungsmittel
Keine Hinweise auf Wechselwirkungen.

42.2.4 Passionsblume und pflanzliche Arzneimittel (Kava-Kava)
In einer einzelnen Tierstudie zeigten sich bei gleichzeitiger Gabe von *Passiflora*- und *Piper-methysticum*-Extrakt (Kava-Kava) synergistische Effekte, siehe unter „Passionsblume und Amphetamine" sowie „Passionsblume und Anxiolytika/Hypnotika".

43 Pelargoniumwurzel

Pelargonium sidoides DC., *Pelargonium reniforme* Curtis (Geraniaceae)

43.1 Arzneidroge

43.1.1 Synonyme und verwandte Arten
Kapland-Pelargonie; Pelargonium, Geranium; South African geranium.

43.1.2 Arzneibücher
- Ph. Eur. 9.2: Pelargoniumwurzel,
- Ph. Eur. 9.2, engl. Ausgabe: Pelargonium Root,
- BP 2017: Pelargonium Root.

43.1.3 Inhaltsstoffe
Welche Inhaltsstoffe der Pelargoniumwurzel die primär aktiven sind, ist nicht vollständig geklärt; aber vermutlich handelt es sich dabei um Proanthocyanidin-Oligomere, die auf Epigallo- und Gallocatechin basieren. In *Pelargonium reniforme* wurden eine einzigartige Reihe von *O*-Galloyl-*C*-glucosylflavonen und neuartige Ellagitannine mit einem $^1C_4$-Glucopyranose-Kern (Trivialname: Pelargoniine) identifiziert. Weiterhin finden sich oxidierte Benzopyranone wie 6,7,8-Trihydroxycumarin und 8-Hydroxy-5,6,7-trimethoxycumarin – vorherrschend in Form von Schwefelderivaten. Die in *Pelargonium sidoides* vorkommenden **natürlichen Cumarine** zeigen nicht die strukturellen Voraussetzungen für antikoagulative Aktivität (4-Hydroxycumarin mit einem nichtpolaren Kohlenstoffsubstituenten an Position 3 [1, 2]).

43.1.4 Verwendung und Indikationen
Pelargoniumwurzel wird bei der Behandlung akuter Bronchitis, Tonsilitis und von Infektionen der oberen Atemwege eingesetzt.

43.1.5 Pharmakokinetik
Es liegen keine relevanten pharmakokinetischen Daten vor.

43.1.6 Übersicht zu Wechselwirkungen
Pelargonium beeinflusst offenbar weder die Pharmakokinetik von Warfarin noch die physiologische Antikoagulanzien-Reaktion auf Warfarin.

Literatur

[1] Overman RS, Stahmann MA, Huebner CF, Sullivan WR, Spero L, Doherty DG, Ikawa M, Graf L, Roseman S, Link KP. Studies on the hemorrhagic sweet clover disease XIII Anticoagulant activity and structure in the 4-hydroxycoumarin group. J Biol Chem, 153: 5–24, 1944

[2] Majerus PW, Tollefsen DM. Blood coagulation and anticoagulation, thrombolytic, and antiplatelet drugs, in: Brunton LL, Lazo JS, Parker KL (eds). The Pharmacological Basis of Therapeutics, 11th ed, pp 1467–1488, Goodman & Gilman, McGraw-Hill 2005

43.2 Interaktionen

- Nahrungsmittel,
- pflanzliche Arzneimittel,
- Warfarin und verwandte Arzneistoffe.

43.2.1 Pelargonium und Nahrungsmittel

Keine Hinweise auf Wechselwirkungen.

43.2.2 Pelargonium und pflanzliche Arzneimittel

Keine Hinweise auf Wechselwirkungen.

43.2.3 Pelargonium und Warfarin und verwandte Arzneistoffe [!]

> Die Angaben zu Wechselwirkungen zwischen Pelargonium und Warfarin basieren ausschließlich auf experimentellen Befunden.

Klinische Befunde: Keine Hinweise auf Wechselwirkungen

Experimentelle Befunde: In einer Studie mit Ratten hatte die Gabe von täglich 500 mg/kg KG Pelargonium (alkoholischer Extrakt von *Pelargonium-sidoides*-Wurzel, Umckaloabo®) über 14 Tage keine signifikanten Auswirkungen auf die Pharmakokinetik einer Einzeldosis von 0,2 mg/kg KG Warfarin, appliziert an Tag 15 [1]. Bei einer separaten Untersuchung, bei der die Ratten für 2 Wochen täglich bis zu 500 mg/kg KG Pelargonium erhalten hatten, zeigten sich die Koagulationsparameter (TPZ, PTT, TZ) unverändert. Auch veränderten sich die Koagulationsparameter in Reaktion auf 0,05 mg/kg KG Warfarin nicht, wenn die Tiere gleichzeitig 500 mg/kg KG Pelargonium erhielten [1].

Wirkungsmechanismus: Es wird vermutet, dass die in Pelargoniumwurzel vorkommenden natürlichen Cumarine die antikoagulative Antwort auf Warfarin beeinflussen.

Beurteilung und Maßnahmen: Hinweise auf mögliche Wechselwirkungen zwischen Pelargoniumwurzel und Warfarin gibt bisher nur diese eine tierexperimentelle Studie, doch zeigen die Pelargonium-Cumarine soweit bekannt keine antikoagulative Aktivität. Der englische Hersteller eines *Pelargonium-sidoides*-haltigen Produkts (Kaloba) konstatiert einen theoretisch möglichen Einfluss auf die Koagulation und somit mögliche Wechselwirkungen mit Antikoagulanzien [2]. Doch die in *Pelargonium sidoides* vorkommenden natürlichen Cumarine zeigen nicht die strukturellen Voraussetzungen für eine antikoagulative Aktivität [1, 3]. Darüber hinaus bestätigen die oben genannten Ergebnisse den Schluss, dass eine Wechselwirkung unwahrscheinlich ist. Daher erscheint eine Dosisanpassung von Warfarin nicht notwendig, wenn gleichzeitig ein *Pelargonium-sidoides*-Extrakt verabreicht wird.

Literatur

[1] Koch E, Biber A. Treatment of rats with the Pelargonium sidoides extract Eps 7630 has no effect on blood coagulation parameters or on the pharmacokinetics of warfarin. Phytomedicine, 14: 40–45, 2007

[2] Kaloba Oral Drops (Pelargonium sidoides DC), Schwabe Pharma, UK Summary of product characteristics, 05/2008

[3] Schwabe Pharma (UK), 08/2008

44 Pfefferminzblätter

Mentha × *piperita* L. (Lamiaceae)

44.1 Arzneidroge

44.1.1 Synonyme und verwandte Arten
Peppermint, Black mint (*Mentha piperita* Sole), White mint (*M. piperita* Sole).
Mentha × *piperita* L. ist ein Hybrid zwischen *Mentha spicata* l. und *Mentha viridis* L.

44.1.2 Arzneibücher
- Ph. Eur. 9.2: Pfefferminzblätter, Pfefferminzblättertrockenextrakt, Pfefferminzöl,
- Ph. Eur. 9.2, engl. Ausgabe: Peppermint Leaf, Peppermint Leaf Dry Extract, Peppermint Oil,
- BP 2017: Peppermint Leaf, Peppermint Leaf Dry Extract, Peppermint Oil, Peppermint Spirit, Gastroresistant Pepermint Oil Capsules,
- USP 39 – NF 34 S2: Peppermint, Peppermint Oil, Peppermint Spirit, Peppermint Water.

44.1.3 Inhaltsstoffe
Pfefferminze enthält ein ätherisches Öl mit **Menthol**, Menthon und Menthylacetat als Hauptkomponenten, daneben finden sich 1,8-Cineol, Isomenthon, Neomenthol, Piperiton, Pulegon und Limonen. Da **Pulegon** leber-, nieren- und neurotoxisch ist, darf dieses Monoterpenketon eine erlaubte Höchstgrenze nicht überschreiten (nach der Ph. Eur. ≤ 3,0 %). Pfefferminze enthält auch **Flavonoide** wie Rutin, Menthosid, Luteolin sowie Phenocarbonsäuren und Lactone.

44.1.4 Verwendung und Indikationen
Pfefferminzblätter und destilliertes Öl haben karminative, krampflösende, diaphoretische und desinfizierende Eigenschaften. Hauptsächlich wird die Droge zur Linderung von Verdauungsbeschwerden eingesetzt. Pfefferminze ist weit verbreitet als Aromastoff in Speisen, ebenso ist es häufig Bestandteil von Kosmetika und Arzneimitteln.

44.1.5 Pharmakokinetik
Pfefferminztee, den Ratten 4 Wochen lang erhielten, hemmte die Aktivität der Cytochrom-P450-Unterfamilie CYP2E um bis zu 40 % [1]. Einer In-vitro-Studie zufolge inhi-

biert Pfefferminzöl (20–500 µg/ml) die Aktivität von CYP2C8, CYP2C9, CYP2C19 und CYP2D6 [2].

In beiden Studien wurde keine signifikante Hemmung von CYP3A4 durch Pfefferminze festgestellt [1, 2], siehe hierzu auch „Pfefferminze und Calciumkanalblocker" sowie „Pfefferminze und Ciclosporin". Pfefferminzöl hat offenbar keine klinisch relevanten Wirkungen auf die Aktivität von CYP1A2, siehe „Pfefferminze und Coffein".

Angaben zur Pharmakokinetik der einzelnen Flavonoide in Pfefferminze siehe unter „Flavonoide".

44.1.6 Übersicht zu Wechselwirkungen

Speisen und Antazida können den magensaftresistenten Überzug einiger im Handel erhältlicher Pfefferminzöl-Kapseln angreifen. Pfefferminzöl erhöht offenbar die Plasmaspiegel von Ciclosporin und Felodipin; topisch in hohen Dosen angewandt kann es auch die Hautpenetrationsfähigkeit einiger topisch applizierter Arzneimittel erhöhen. Pfefferminztee enthält digoxinartige Komponenten, die theoretisch die Effekte von Digoxin oder Digitoxin additiv verstärken oder deren labordiagnostische Bestimmung beeinträchtigen können; doch ob dies klinische Bedeutung hat, ist unklar. Pfefferminztee kann die Eisenresorption hemmen; auf die Pharmakokinetik von Coffein hat er vermutlich keinen signifikanten Einfluss.

Angaben zu den Interaktionen der einzelnen Flavonoide in Pfefferminze siehe unter „Flavonoide".

Literatur

[1] Maliakal PP, Wanwimolruk S. Effect of herbal teas on hepatic drug metabolizing enzymes in rats. J Pharm Pharmacol, 53: 1323–1329, 2001
[2] Unger M, Frank A. Simultaneous determination of the inhibitory potency of herbal extracts on the activity of six major cytochrome P450 enzymes using liquid chromatography/mass spectrometry and automated online extraction. Rapid Commun Mass Spectrom, 18: 2273–2281, 2004

44.2 Interaktionen

- Antazida,
- Calciumkanalblocker,
- Ciclosporin,
- Coffein,
- Digitalisglykoside,
- Eisenverbindungen,
- Nahrungsmittel,
- pflanzliche Arzneimittel,
- Sonstiges.

44.2.1 Pfefferminze und Antazida

> Antazida können den magensaftresistenten Überzug einiger im Handel erhältlicher Pfefferminzöl-Kapseln beeinträchtigen. H_2-Rezeptor-Antagonisten und PPI können ähnliche Wechselwirkungen eingehen.

Befunde, Wirkmechanismus, Beurteilung und Maßnahmen: Die Hersteller von Pfefferminzölpräparaten mit magensaftresistentem Überzug geben die Empfehlung, keine Antazida zusammen mit Pfefferminzöl einzunehmen [1]; vermutlich weil Antazida, die den pH deutlich erhöhen, den magensaftresistenten Überzug vorzeitig auflösen, damit das Pfefferminzöl bereits im Magen freisetzen und so das Risiko von Sodbrennen erhöhen. Eine um mehrere Stunden versetzte Einnahme vermeidet in aller Regel eine solche Interaktion mit Antazida. Einige Monographien empfehlen außerdem, **H_2-Rezeptor-Antagonisten** und **Protonenpumpenhemmer** nicht zusammen mit Pfefferminzöl einzunehmen.

Literatur
[1] Colpermin (Peppermint oil). McNeil, UK Summary of product characteristics, 05/2008

44.2.2 Pfefferminze und Calciumkanalblocker

> Pfefferminzöl verbessert offenbar die Bioverfügbarkeit von Felodipin und könnte daher die Häufigkeit unerwünschter Nebenwirkungen wie Kopfschmerzen, Benommenheit und Schwindel oder Gesichtsrötung (flush) erhöhen. In-vitro-Experimenten zufolge hemmt Pfefferminzöl moderat die Metabolisierung von Nifedipin.

Klinische Befunde: In einer randomisierten Studie erhielten 12 gesunde Probanden je 1 Kapsel mit 600 mg Pfefferminzöl und 10 mg **Felodipin** mit verlängerter Freisetzung. Das Pfefferminzöl vergrößerte die AUC von Felodipin um etwa 55 % und erhöhte dessen maximale Serumspiegel um etwa 40 %; keinen Einfluss hatte das Öl hingegen auf die Halbwertszeit von Felodipin. Die AUC und maximalen Serumspiegel des Metaboliten Dehydrofelodipin waren um 37 bzw. 25 % erhöht [1]. In einer anderen randomisierten Studie erhielten 10 gesunde Probanden eine Einzeldosis von 10 mg Felodipin mit verzögerter Freisetzung zusammen entweder mit 100 mg Menthol oder Placebo. Menthol hatte keine Auswirkungen auf die Pharmakokinetik von Felodipin; und bei 8 daraufhin untersuchten Probanden zeigten sich auch keine Unterschiede zwischen Menthol und dem Placebo hinsichtlich möglicher Einflüsse auf Herzfrequenz oder Blutdruck [2].

Experimentelle Befunde: Pfefferminzöl und zwei seiner Inhaltsstoffe, Menthol und Menthylacetat, erwiesen sich bei In-vitro-Untersuchungen an Humanlebermikrosomen als moderate reversible Metabolisierungsinhibitoren von **Nifedipin** [1].

Wirkungsmechanismus: Unbekannt; zwar wird Menthol für einen Großteil der bekannten Wechselwirkungen mit Pfefferminzöl verantwortlich gemacht, doch fanden sich in einer der zitierten Studien [1] keine Interaktionen mit Felodipin. Diese Verbindung unterliegt zumindest zwei hintereinander geschalteten CYP3A4-vermittelten Metabolisierungsprozessen und nach Auffassung der Autoren soll Pfefferminze selektiv den zweiten Abbauschritt hemmen; doch sind hierzu noch weitere Untersuchungen notwendig. Im Gegensatz dazu stehen die Ergebnisse zweier anderer In-vitro-Studien, wonach Pfefferminze keinen Einfluss auf die Aktivität von CYP3A4 hat (s. o. unter „Pharmakokinetik").

Beurteilung und Maßnahmen: Einer klinischen Studie [1] zufolge verbessert Pfefferminzöl moderat die Bioverfügbarkeit von Felodipin und könnte daher die Häufigkeit unerwünschter Nebenwirkungen wie Kopfschmerzen, Benommenheit und Schwindel oder Gesichtsrötung (flush) erhöhen; doch sind hierzu noch weitere Untersuchungen notwendig. Vorsichtshalber sollte die Möglichkeit solcher Wechselwirkungen in Betracht gezogen werden, wenn ein mit Felodipin behandelter Patient zusätzlich peroral Pfefferminzöl einnimmt. Möglicherweise hat Pfefferminzöl auf andere Calciumkanalblocker, die anders als Felodipin gut bioverfügbar sind, keinen Einfluss. Die Wechselwirkungen ähneln denen von Grapefruitsaft, der Einfluss auf die Pharmakokinetik von Felodipin und Nifedipin (geringe perorale Bioverfügbarkeit) hat, doch kaum auf die von Amlodipin und Diltiazem (hohe perorale Bioverfügbarkeit).

Die erhobenen Befunde haben vermutlich nur im Falle der Gabe von therapeutischen Dosen Relevanz, hingegen sind bei Verzehr von Pfefferminztee oder kleinen Mengen Pfefferminze in Speisen keine klinisch relevanten Interaktionen zu erwarten. Ähnlich geht offenbar auch Menthol keine Wechselwirkungen mit Felodipin ein, daher kommt es auch mit anderen Calciumkanalblockern wahrscheinlich nicht zu Interaktionen.

Literatur

[1] Dresser GK, Wacher V, Wong S, Wong HT, Bailey DG. Evaluation of peppermint oil and ascorbyl palmitate as inhibitors of cytochrome P4503A4 activity in vitro and in vivo. Clin Pharmacol Ther, 72: 247–255, 2002

[2] Gelal A, Balkan D, Ozzeybek D, Kaplan YC, Gurler S, Guven H, Benowitz NL. Effect of menthol on the pharmacokinetics and pharmacodynamics of felodipine in healthy subjects. Eur J Clin Pharmacol, 60: 785–790, 2005

44.2.3 Pfefferminze und Ciclosporin

Die Angaben zu Wechselwirkungen zwischen Pfefferminze und Ciclosporin basieren ausschließlich auf experimentellen Befunden.

Klinische Befunde: Keine Hinweise auf Wechselwirkungen.

Experimentelle Befunde: In einer Studie, in der Ratten eine Einzeldosis von 100 mg/kg KG Pfefferminzöl, vermischt mit 25 mg/kg KG Ciclosporin (Sandimmun®), erhielten, verdreifachte das Öl annähernd die AUC und die maximalen Serumspiegel von Ciclosporin [1].

Auch in In-vitro-Studien an Rattenlebermikrosomen inhibierte Pfefferminzöl (50 μg/ml) die Metabolisierung von Ciclosporin um bis zu 85 % [1].

Wirkungsmechanismus: Unklar; die Autoren schließen eine Hemmung des P-Glykoproteins als Kausalmechanismus aus, sie halten vielmehr ein Inhibieren der Cytochrom-P450-Unterfamilie CYP3A für möglich. Auch eine erhöhte gastrointestinale Permeabilität könnte eine Rolle spielen.

Beurteilung und Maßnahmen: Zwar fehlen klinische Daten, doch zeigt die experimentelle Studie, dass Pfefferminzöl bei Ratten die perorale Bioverfügbarkeit von Ciclosporin signifikant erhöht. Weitere Studien sind aber notwendig, um diesen Effekt auch klinisch zu bestätigen. Bis dahin sollte beachtet werden, dass Pfefferminzöl auch beim Menschen die Serumspiegel von Ciclosporin erhöhen könnte. Wenn mit Ciclosporin behandelte Patienten auch Pfefferminzöl verabreicht bekommen, sollten daher die Ciclosporin-Serumspiegel einige Wochen regelmäßig kontrolliert werden.

Die erhobenen Befunde haben vermutlich nur im Falle der Gabe von therapeutischen Dosen Relevanz, hingegen sind bei Verzehr von Pfefferminztee oder kleinen Mengen Pfefferminze in Speisen keine klinisch relevanten Interaktionen zu erwarten.

Literatur
[1] Wacher VJ, Wong S, Wong HT. Peppermint oil enhances cyclosporine oral bioavailability in rats. Comparison with D-α-tocopheryl poly(ethylene glycol 1000) succinate (TPGS) and ketoconazole. J Pharm Sci, 91: 77–90, 2002

44.2.4 Pfefferminze und Coffein

> Pfefferminzöl hat offenbar keine Auswirkungen auf die Metabolisierung von Coffein, verzögert aber dessen Resorption.

Klinische Befunde: In einer Cross-over-Studie erhielten 11 gesunden Frauen je eine Kapsel mit 100 mg **Menthol** (einem Hauptinhaltsstoff von Pfefferminzöl) zusammen mit entcoffeiniertem Kaffee, der mit 200 mg Coffein versetzt worden war. Menthol hatte keinen Einfluss auf die Pharmakokinetik von Coffein mit Ausnahme der Dauer bis zum Erreichen der maximalen Serumkonzentration, diese war um etwa 30 Minuten verlängert. Die maximale Abnahme der Herzfrequenz durch Coffein war in Gegenwart von Menthol um etwa 4 bpm schwächer ausgeprägt, doch hatte Menthol keinen Einfluss auf die geringfügigen Coffein-bedingten Änderungen des Blutdrucks [1].

Experimentelle Befunde: In einer In-vitro-Studie [2] und einer Tierstudie [3] inhibierten Pfefferminzöl oder -tee die Aktivität von CYP1A2.

Wirkungsmechanismus: Experimentellen Befunden [2, 3] zufolge könnte Pfefferminzöl CYP1A2 inhibieren, für das Coffein ein Testsubstrat ist. Es zeigten sich jedoch bei der klinischen Untersuchung keine Veränderungen in der Metabolisierung von Coffein durch Menthol, einen Hauptinhaltsstoff von Pfefferminzöl.

Beurteilung und Maßnahmen: Dem klinischen Befund [1] zufolge hat Pfefferminzöl keine klinisch relevanten Auswirkungen auf die Metabolisierung von CYP1A2-Substraten. Dies wird dadurch erhärtet, dass es bisher offenbar keine Berichte über solche Wechselwirkungen gibt. Pfefferminzöl könnte die Resorption von Coffein – eventuell auch anderer Arzneistoffe – geringfügig verzögern (um 30 min), doch ist dies klinisch vermutlich nicht relevant.

Literatur

[1] Gelal A, Guven H, Balkan D, Artok L, Benowitz NL. Influence of menthol on caffeine disposition and pharmacodynamics in healthy female volunteers. Eur J Clin Pharmacol, 59: 417–422, 2003

[2] Unger M, Frank A. Simultaneous determination of the inhibitory potency of herbal extracts on the activity of six major cytochrome P450 enzymes using liquid chromatography/mass spectrometry and automated online extraction. Rapid Commun Mass Spectrom, 18: 2273–2281, 2004

[3] Maliakal PP, Wanwimolruk S. Effect of herbal teas on hepatic drug metabolizing enzymes in rats. J Pharm Pharmacol, 53: 1323–1329, 2001

44.2.5 Pfefferminze und Digitalisglykoside

> Viele pflanzliche Arzneimittel enthalten Herzglykoside, die theoretisch die Wirkungen von Digoxin oder Digitoxin additiv verstärken oder ihre laboranalytische Bestimmung beeinträchtigen könnten. Doch gibt es nur einige wenige Berichte über solche Wechselwirkungen.

Befunde, Wirkmechanismus, Beurteilung und Maßnahmen: In einer In-vitro-Studie wurden 46 kommerziell abgefüllte Kräutertees und 78 aus Kräutern bereitete Tees auf ihren Gehalt an digoxinartigen Wirkfaktoren untersucht, und zwar in Form ihrer Kreuzreaktivität mit Digoxin-Antikörpern. Auf Grundlage der so ermittelten Werte wurden annähernd äquivalente tägliche Dosen an Digoxin verabreicht. Danach enthielt Pfefferminze mehr als 30 µg Digoxin-Äquivalente pro Tasse; mit dem täglichen Trinken von 5 Tassen eines solchen Pfefferminztees würde eine therapeutische Tagesdosis an Digoxin aufgenommen [1]. Allerdings enthielten auch einige andere weit verbreitete Tees (z. B. English Breakfast, Earl Gray) über 20 µg Digoxin-Äquivalente pro Tasse. Angesichts des hohen Konsums solcher Tees in England und der Tatsache, dass bisher keine Wechselwirkungen mit Digoxin berichtet worden sind, ist es fraglich, ob die Ergebnisse dieser Studie klinisch eine Bedeutung haben.

Theoretisch mögliche Interaktionen mit pflanzlichen Arzneimitteln zeigen sich nicht immer in der Praxis. Auf Grundlage dieser einen Studie erscheinen keine besonderen Vorsichtsmaßnahmen notwendig, wenn mit Digoxin behandelte Patienten Pfefferminztee trinken.

Literatur

[1] Longerich L, Johnson E, Gault MH. Digoxin-like factors in herbal teas. Clin Invest Med, 16: 210–218, 1993

44.2.6 Pfefferminze und Eisenverbindungen [?]

> Pfefferminztee verringert offenbar die Resorption von Eisen in ähnlichem Maße wie gewöhnlicher schwarzer Tee.

Klinische Befunde: In einer Studie mit 9 gesunden Probanden reduzierte die Gabe von 275 ml Pfefferminztee die Resorption von Eisen aus einem 50-g-Brötchen um etwa 85 %. Zubereitet wurde der Tee aus 3 g Pfefferminzblättern, Aufbrühen mit 300 ml kochendem Wasser, 10-minütigem Ziehenlassen und Abseihen. In dieser Studie war der Eisenresorptions-hemmende Effekt dieses Pfefferminztees gleich dem von Schwarzem Tee (Assam-Tee, *Camellia sinensis* L.), der bekanntermaßen die Eisenresorption behindert [1].

Experimentelle Befunde: Bei Ratten beeinträchtigte die Gabe von 2,2 g/kg KG Pfefferminzblatttee die Eisenresorption [2]. Das Serum-Eisen und die Ferritin-Spiegel waren um etwa 20 % reduziert. Demgegenüber hatte ein aus *Mentha spicata* bereiteter Tee keine signifikanten Auswirkungen auf die Eisenresorption. Daher vermuten die Autoren, dass Menthol (ein Hauptinhaltsstoff von Pfefferminze), jedoch nicht *Mentha spicata* für diesen Effekt verantwortlich ist.

Wirkungsmechanismus: Die in der Pfefferminze enthaltenden Polyphenole könnten im Magen-Darm-Trakt Eisen binden und so dessen Resorption beeinträchtigen.

Beurteilung und Maßnahmen: Die klinische Bedeutung dieser Wechselwirkung zwischen Pfefferminztee und Eisen ist nicht umfassend verstanden. In jedem Fall sollte beachtet werden, dass einige Kräutertees wie etwa aus Pfefferminze die Eisenresorption ähnlich stark behindern können wie gewöhnlicher schwarzer Tee. Es sei darauf hingewiesen, dass Tee und Kaffee aufgrund ihrer ungünstigen Effekte auf die Eisenresorption generell keine geeigneten Getränke für Säuglinge und Kinder sind.

Literatur
[1] Hurrell RF, Reddy M, Cook JD. Inhibition of non-haem iron absorption in man by polyphenolic-containing beverages. Br J Nutr, 81: 289–295, 1999
[2] Akdogan M, Gultekin F, Yontem M. Effect of Mentha piperita (Labiatae) and Mentha spicata (Labiatae) on iron absorption in rats. Toxicol Ind Health, 20: 119–122, 2004

44.2.7 Pfefferminze und Nahrungsmittel [?]

> Speisen können den magensaftresistenten Überzug einiger kommerziell erhältlicher Pfefferminzölkapseln angreifen.

Befunde, Wirkmechanismus, Beurteilung und Maßnahmen: Die Hersteller einiger magensaftresistenter Pfefferminzölpräparate raten, diese nicht unmittelbar nach dem Essen einzunehmen [1, 2]. Der Grund für diese Empfehlung liegt vermutlich darin, dass Nahrung im Magen die Magenentleerung verzögert und damit das vorzeitige Auflösen des magensaftresistenten Überzugs. In der Folge könnte das Pfefferminzöl noch vor

Erreichen des Dünndarms freigesetzt werden – einhergehend mit unerwünschten Folgen wie etwa Verdauungsbeschwerden.

Literatur

[1] Colpermin (Peppermint oil). McNeil, UK Summary of product characteristics, 05/2008
[2] Mintec (Peppermint oil). Shire Pharm, UK Summary of product characteristics, 03/2001

44.2.8 Pfefferminze und pflanzliche Arzneimittel

Keine Hinweise auf Wechselwirkungen.

44.2.9 Pfefferminze und Sonstiges

> Die Angaben zur Anwendung topischer Pfefferminzöl-Zubereitungen basieren ausschließlich auf experimentellen Befunden.

Befunde, Wirkmechanismus, Beurteilung und Maßnahmen: Nach vorläufigen In-vitro-Experimenten an menschlichen Hautproben reduzieren geringe Dosen an Pfefferminzöl (0,1 und 1 %) auf der Hautoberfläche signifikant die Menge an topisch applizierter **Benzoesäure**, die die Hautbarriere zu penetrieren vermag [1]. Dagegen beeinträchtigen höhere Konzentrationen an Pfefferminzöl (5 %) die Integrität der Hautbarriere [1]. In einer anderen Studie erhöhte Pfefferminzöl die Penetration von **Fluorouracil** durch Rattenhaut [2].

Diesen Studien zufolge kann topisch appliziertes Pfefferminzöl die Resorption anderer topischer Arzneistoffe erhöhen; doch sind die bisherigen Ergebnisse nicht ausreichend für klinische Empfehlungen.

Literatur

[1] Nielsen JB. Natural oils affect the human skin integrity and the percutaneous penetration of benzoic acid dose-dependently. Basic Clin Pharmacol Toxicol, 98: 575–581, 2006
[2] Abdullah D, Ping QN, Liu GJ. Enhancing effect of essential oils on the penetration of 5-fluorouracil through rat skin. Yao Xue Xue Bao, 31: 214–221, 1996

45 Ringelblumenblüten

Calendula officinalis L. (Asteraceae)

45.1 Arzneidroge

45.1.1 Synonyme und verwandte Arten
Garten-Ringelblume; Calendula; Gold-bloom, Marigold, Marybud, Pot Margold.

45.1.2 Arzneibücher
- Ph. Eur. 9.2: Ringelblumenblüten,
- Ph. Eur. 9.2, engl. Ausgabe: Calendula Flower,
- BP 2017: Calendula Flower.

45.1.3 Inhaltsstoffe
Ringelblumenblütenextrakte enthalten hauptsächlich **Triterpene**. Auch **Oleanolsäure** und ihre Saponincalenduloside C bis H, Sterole, Carotinoide und ein Sesquiterpenglykosid (Arvosid A) kommen vor. Außerdem wurden **Flavonoide** in Form von Flavonolglykosiden des Quercetin (Isoquercitrin und Rutin) und Isorhamnetin isoliert.

45.1.4 Verwendung und Indikationen
Ringelblume ist häufig enthalten in äußerlich anzuwendenden Produkten zur Behandlung von Schnittwunden, Prellungen, Verbrennungen und Verbrühungen sowie bei Konjunktivitis. Anwendung findet Calendula auch bei der Behandlung von Magen- und Darmgeschwüren, Hämorrhoiden und Krampfadern.

45.1.5 Pharmakokinetik
Zu Ringelblumenextrakten gibt es offenbar keine relevanten pharmakokinetischen Daten aber die Pharmakokinetik der **Oleanolsäure** war Gegenstand von Vorstudien. Befunde nach Inkubation mit Rattenlebermikrosomen sprechen dafür, dass **Oleanolsäure** in der Leber umfassend durch Hydroxylierung metabolisiert wird; allerdings ist nicht bekannt, an welchen Stellen im Molekül diese erfolgt [1].

Angaben zur Pharmakokinetik der einzelnen Flavonoide in Calendula siehe unter „Flavonoide".

45.1.6 Übersicht zu Wechselwirkungen

Ringelblume kann möglicherweise sedierende Effekte zeigen, kann theoretisch die Wirkung konventioneller sedierender Arzneimittel verstärken (additiv). Die Hinweise darauf sind jedoch äußerst schwach.

Angaben zu den Wechselwirkungen der einzelnen Flavonoide in Calendula siehe unter „Flavonoide".

Literatur

[1] Jeong DW, Kim YH, Kim HH, Ji HY, Yoo SD, Choi WR, Lee SM, Han CK, Lee HS. Dose-linear pharmacokinetics of oleanolic acid after intravenous and oral administration in rats. Biopharm Drug Dispos, 28: 51–57, 2007

46 Rosenwurzwurzelstock

Rhodiola rosea L. (Crassulaceae)

46.1 Arzneidroge

46.1.1 Synonyme und verwandte Arten
Rosenwurzel, Goldene Wurzel; Rhodiola, Rodiola; Artic root, Golden root, Rose root, *Sedum rosea* (L.) Scop., *Sedum roseum* (L.) Scop.

Auch andere Rhodiola-Arten finden medizinische Verwendung, vor allem in der chinesischen Heilkunde.

46.1.2 Arzneibücher
- USP 39 – NF 34 S2: Rhodiola Rosea, Powdered Rhodiola Rosea, Powdered Rhodiola Rosea Extract, Rhodiola Rosea Tincture.

46.1.3 Inhaltsstoffe
Die hauptsächlichen Wirkstoffe in Rosenwurzrhizom und -wurzel sind vermutlich die **Rosavine** (eine komplexe Reihe von Monoterpenalkoholen und Phenylpropanoidglykosiden wie Rosin, Rosarin und Rosavin, Roiridin und Tyrosol). Die Rosenwurz enthält auch **Flavonoide** wie Kämpferol und seine Glykoside, Sterole (β-Sitosterol), **Gerbstoffe** und Rhodioloside oder Salidroside (eine Reihe hydroxylierter, methoxylierter und methylierter Octadienyl- und Octenylglucoside); außerdem in geringer Menge ätherisches Öl (ca. 0,05 %).

46.1.4 Verwendung und Indikationen
Rosenwurz findet weltweit vielfach Verwendung, wobei die verschiedenen Rhodiola-Arten für ähnliche Zwecke eingesetzt werden. Die Droge wird als ein Adaptogen angesehen und soll bei der Stressbewältigung helfen, indem sie die Stimmung hebt und Depressionen lindert. Es gibt zahlreiche pharmakologische Hinweise, die für die Wirksamkeit bei diesen Indikationen sprechen. Darüber hinaus zeigen einige Studien, dass Rosenwurz die körperliche sowie die mentale Leistungsfähigkeit verbessert, chronische Erschöpfung (Fatigue) lindert und der Höhenkrankheit vorbeugen kann. Allerdings ist die Evidenz von unterschiedlicher Qualität. Insgesamt gesehen, steht der schlüssige Nachweis einer klinisch relevanten Wirksamkeit von Rosenwurz noch aus.

46.1.5 Pharmakokinetik

In einer In-vitro-Studie inhibierte ein Rosenwurzwurzel-Extrakt CYP3A4, wobei die Stärke der Hemmung mit der Konzentration von Rosarin korrelierte [1]. Nach Angaben des Herstellers [2] inhibierte ein zugelassener Rosenwurz-Extrakt (10 µg/ml) in einer In-vitro-Studie CYP2C9 und CYP2C19. Dagegen hatte ein Rosenwurz-Extrakt in einer anderen Studie keinen Einfluss auf die Metabolisierung des CYP2C9-Substrats Warfarin (s. u.). Da Rosenwurz auch die Metabolisierung des CYP1A2-Substrats Theophyllin nicht beeinflusst (s. u.), hat die Droge wahrscheinlich auch keine Auswirkungen auf die Metabolisierung anderer Arzneistoffe, die Substrat dieses Isoenzyms sind.

Angaben zur Pharmakokinetik der einzelnen Flavonoide in Rosenwurz siehe unter „Flavonoide".

46.1.6 Übersicht zu Wechselwirkungen

Rosenwurz hat offenbar keinen Einfluss auf die Pharmakokinetik von Theophyllin oder Warfarin. Pfeffer kann die stimmungsaufhellenden Wirkungen von Rosenwurz mindern.

Angaben zu den Interaktionen der einzelnen Flavonoide in Rosenwurz siehe unter „Flavonoide".

Literatur
[1] Scott IM, Leduc RI, Burt AJ, Marles RJ, Arnason JT, Foster BC. The inhibition of human cytochrome P450 by ethanol extracts of North American botanicals. Pharm Biol, 44: 315–327, 2006
[2] Vitano Film-coated Tablets (Dry extract of Rhodiola rosea roots and rhizomes). Schwabe Pharma, UK Summary of product characteristics, 07/2008

46.2 Interaktionen

- Nahrungsmittel,
- pflanzliche Arzneimittel (Pfeffer),
- Theophyllin,
- Warfarin.

46.2.1 Rosenwurz und Nahrungsmittel
Keine Hinweise auf Wechselwirkungen.

46.2.2 Rosenwurz und pflanzliche Arzneimittel (Pfeffer)

> Die Angaben zu Wechselwirkungen zwischen Rosenwurz und Pfeffer basieren ausschließlich auf experimentellen Befunden.

Klinische Befunde: Keine Hinweise auf Wechselwirkungen

Experimentelle Befunde: In einer Studie mit Ratten hatte der Zusatz des Pfefferalkaloids **Piperin** zu einem Extrakt von Rosenwurz (SHR-5 mit 2,7 % Rhodiolosid, 6 % Rosavin und 0,8 % Tyrosol) unerwarteterweise eine Reduktion der antidepressiven Aktivität von Rosenwurz zur Folge. Die maximale Plasmakonzentration von Rhodiolosid war um 22 %

reduziert, die AUC und maximale Plasmakonzentration von Rosavin dagegen um 33 bzw. 82 % erhöht [1].

Wirkungsmechanismus: Welche Inhaltsstoffe genau für die stimmungsaufhellenden Wirkungen der Rosenwurz verantwortlich sind, wurde noch nicht vollkommen verstanden. Rhodiolosid allein hat eine gewisse antidepressive Aktivität; demgegenüber hat Rosavin für sich keine derartige Wirkung. Allerdings verstärkt diese Substanz in Verbindung mit anderen Inhaltsstoffen der Rosenwurz einschließlich Rhodiolosid die stimmungsaufhellenden Effekte. Die Piperin-induzierten Änderungen in der Pharmakokinetik der verschiedenen Inhaltsstoffe könnten verringerte antidepressive Aktivität zur Folge haben. Die Autoren vermuten als kausalen Mechanismus hierfür eine Inhibition von CYP1A1 durch Piperin [1].

Beurteilung und Maßnahmen: Hinweise auf Wechselwirkungen sind auf diese eine experimentelle Studie beschränkt, ein Übertragen ihrer Ergebnisse auf die klinische Praxis ist schwierig. Es ist nicht bekannt, wie beide pflanzliche Arzneistoffe in Kombination beim Menschen wirken. Angesichts dieser schwer einzuschätzenden Wechselwirkungen und vor allem möglicherweise verringerter antidepressiver Wirksamkeit von Rosenwurz in Gegenwart von Piperin raten die Autoren der Studie von einer gleichzeitigen Einnahme ab. Diese Empfehlung scheint vernünftig, da die Wirkungen einer gleichzeitigen Gabe vermutlich den tatsächlich erwünschten entgegenstehen.

Literatur
[1] Panossian A, Hovhannisyan A, Abrahamyan H, Gabrielyan E, Wikman G. Pharmacokinetic and pharmacodynamic study of interaction of Rhodiola rosea SHR-5 extract with warfarin and theophylline in rats. Phytother Res, 23: 351–357, 2008

46.2.3 Rosenwurz und Theophyllin

> Die Angaben zu Wechselwirkungen zwischen Rosenwurz und Theophyllin basieren ausschließlich auf experimentellen Befunden.

Klinische Befunde: Keine Hinweise auf Wechselwirkungen

Experimentelle Befunde: In einer Studie erhielten Ratten für 3 Tage 2-mal täglich einen eingestellten Rosenwurzextrakt (SHR-5 mit 2,7 % Rhodiolosid, 6 % Rosavin und 0,8 % Tyrosol) und 1 Stunde nach Verabreichen der letzten Rosenwurz-Dosis eine Einzeldosis **Aminophyllin**. Die Pharmakokinetik von Theophyllin zeigte sich durch den Extrakt nur leicht beeinflusst (Reduktion der AUC und maximalen Plasmakonzentration jeweils um weniger als 15 %) [1].

Wirkungsmechanismus: Unbekannt.

Beurteilung und Maßnahmen: Angaben zu Wechselwirkungen zwischen Rosenwurz und Theophyllin gibt bisher offenbar nur diese eine Tierstudie. Deren Ergebnisse lassen sich nicht ohne weiteres auf den Menschen übertragen. Doch nach allem, was bekannt ist, hat Rosenwurz-Extrakt wahrscheinlich keine klinisch signifikanten Auswirkungen auf die Pharmakokinetik von Theophyllin.

Literatur

[1] Panossian A, Hovhannisyan A, Abrahamyan H, Gabrielyan E, Wikman G. Pharmacokinetic and pharmacodynamic study of interaction of Rhodiola rosea SHR-5 extract with warfarin and theophylline in rats. Phytother Res, 23: 351–357, 2008

46.2.4 Rosenwurz und Warfarin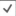

Die Angaben zu Wechselwirkungen zwischen Rosenwurz und Warfarin basieren ausschließlich auf experimentellen Befunden.

Klinische Befunde: Keine Hinweise auf Wechselwirkungen

Experimentelle Befunde: In einer Studie erhielten Ratten für 3 Tage 2-mal täglich einen eingestellten Rosenwurzextrakt (SHR-5 mit 2,5 % Salidrosid, 3,9 % Rosavin und 0,8 % Tyrosol) und 1 Stunde nach Verabreichen der letzten Rosenwurz-Dosis eine Einzeldosis Warfarin. Die maximalen Plasmaspiegel von Warfarin zeigten sich durch den Extrakt moderat um 34 % erhöht, unverändert blieben hingegen die AUC und Halbwertszeit, ebenso die gerinnungshemmenden Effekte von Warfarin (gemessen anhand der PTT) [1].

Wirkungsmechanismus: Unbekannt; in anderen In-vitro-Studien inhibierte Rosenwurz die Aktivität von CYP2C9, über das das (S)-Isomer von Warfarin metabolisiert wird (s. o. unter „Pharmakokinetik").

Beurteilung und Maßnahmen: Angaben zu Wechselwirkungen zwischen Rosenwurz und Warfarin gibt bisher offenbar nur diese eine Tierstudie. Deren Ergebnisse lassen sich nicht ohne Weiteres direkt auf den Menschen übertragen. Doch nach allem, was bekannt ist, beeinflusst Rosenwurz-Extrakt wahrscheinlich nicht das Ansprechen auf eine Behandlung mit Warfarin.

Literatur

[1] Panossian A, Hovhannisyan A, Abrahamyan H, Gabrielyan E, Wikman G. Pharmacokinetic and pharmacodynamic study of interaction of Rhodiola rosea SHR-5 extract with warfarin and theophylline in rats. Phytother Res, 23: 351–357, 2008

47 Rosmarinblätter

Rosmarinus officinalis L. (Lamiaceae)

47.1 Arzneidroge

47.1.1 Synonyme und verwandte Arten
Rosmarini folium; Rosemary,
Rosmarinus laxiflorus Noë ex Lange.

47.1.2 Arzneibücher
- Ph. Eur. 9.2: Rosmarinblätter, Rosmarinöl,
- Ph. Eur. 9.2, engl. Ausgabe: Rosemary Leaf, Rosemary Oil,
- BP 2017: Rosemary Leaf, Rosemary Oil,
- USP 39 – NF 34 S2: Rosemary, Powdered Rosemary, Rosemary Leaf Dry Aqueous Extract.

47.1.3 Inhaltsstoffe
Die Hauptinhaltsstoffe von Rosmarinblättern sind **Flavonoide** wie Apigenin und Luteolin einschließlich ihrer Derivate, Kaffeesäurederivate wie **Rosmarinsäure** (auf die die Droge eingestellt sein kann), Labiatin-, Chlorogen- und Neochlorogensäure, **Diterpene** wie Carnosol, Carnosolsäure und Rosmanol sowie **Triterpene** wie Oleanol- und Ursolsäure. Die Zusammensetzung des ätherischen Öls (auf das Zubereitungen aus Rosmarinblättern eingestellt sein können) variiert, doch sind normalerweise Campher, Borneol und Cineol die Hauptkomponenten. Darüber hinaus sind noch weitere Monoterpen-Kohlenwasserstoffe enthalten.

47.1.4 Verwendung und Indikationen
Rosmarin wird traditionell als Karminativum und Spasmolytikum zur symptomatischen Behandlung von Verdauungsstörungen mit Blähungen eingesetzt, ebenso bei Kopfschmerzen, Herz-Kreislauf-Störungen und Harnwegsbeschwerden. Rosmarinöl wird häufig topisch angewandt als ein Rubefazient und mildes Analgetikum bei Myalgie und Ischialgie. Es findet als Adjuvans Verwendung zur Linderung leichter Muskel- und Gelenkschmerzen sowie bei leichten peripheren Durchblutungsstörungen. Unverdünntes Rosmarinöl sollte nicht innerlich angewandt werden, in größeren Mengen auch nicht

äußerlich; Schwangere sollten ganz darauf verzichten. Rosmarin wird häufig als Gewürz verwendet, ebenso als Duftstoff in Toilettenartikeln.

47.1.5 Pharmakokinetik

Ein wasserlöslicher Rosmarinblätterextrakt – nicht aber Rosmarinsäure allein [1] – induzierte bei Tieren die Aktivität von CYP1A1, CYP1A2, CYP2B1/2, CYP2E1 und CYP3A, sowie der Glutathion-S-Transferase (GST) und UDP-Glucuronosyltransferase (UGT) [1, 2]. Das in Rosmarin enthaltene ätherische Öl induzierte die Aktivität von CYP1A1, CYP1A2 und speziell CYP2B1/2 und ein Dichlormethan-Extrakt induzierte GST und UGT (speziell UGT1A6) [2]. In In-vitro-Studien mit unterschiedlichen Tumorzellen inhibierte Rosmarin-Extrakt [3] und spezifischer dessen Komponenten Carnosolsäure, Carnosol und Ursolsäure [4] die Aktivität des P-Glykoproteins. Rosmarinsäure allein hatte dagegen keinen Einfluss auf die P-Glykoprotein-Aktivität [4]. Ob diese Effekte klinisch relevant sind, ist unklar.

Angaben zur Pharmakokinetik der einzelnen Flavonoide in Rosmarin siehe unter „Flavonoide".

47.1.6 Übersicht zu Wechselwirkungen

Rosmarin beeinträchtigt offenbar leicht die Eisenresorption. Angaben zu den Interaktionen der einzelnen Flavonoide in Rosmarin siehe unter „Flavonoide".

Literatur

[1] Debersac P, Vernevaut MF, Amiot MJ, Suschetet M, Siess MH. Effects of a water-soluble extract of rosemary and its purified component rosmarinic acid on xenobiotic-metabolizing enzymes in rat liver. Food Chem Toxicol, 39: 109–117, 2001
[2] Debersac P, Heydel JM, Amiot MJ, Goudonnet H, Artur Y, Suschetet M, Siess MH. Induction of cytochrome P450 and/or detoxication enzymes by various extracts of rosemary: description of specific patterns. Food Chem Toxicol, 39: 907–918, 2001
[3] Plouzek CA, Ciolino HP, Clarke R, Yeh GC. Inhibition of P-glycoprotein activity and reversal of multidrug resistance in vitro by rosemary extract. Eur J Cancer, 35: 1541–1545, 1999
[4] Nebekura T, Yamaki T, Hiroi T, Ueno K, Kitagawa S. Inhibition of anticancer drug efflux transporter P-glycoprotein by rosemary phytochemicals. Pharmacol Res, 61: 259–263, 2010

47.2 Interaktionen

- Eisenverbindungen,
- Nahrungsmittel,
- pflanzliche Arzneimittel.

47.2.1 Rosmarin und Eisenverbindungen [?]

Rosmarinextrakt beeinträchtigt offenbar leicht die Eisenresorption.

Klinische Befunde: In einer Studie mit 14 gesunden Frauen reduzierte ein Rosmarinextrakt (mit etwa 33 mg phenolischen Substanzen) die Eisenresorption moderat um etwa 20 % [1].

Experimentelle Befunde: Keine Hinweise auf Wechselwirkungen.

Wirkungsmechanismus: Die in Rosmarin enthaltenen polyphenolischen Verbindungen wie Carnosolsäure, Carnosol und Rosmarinsäure bestehen hauptsächlich aus Catecholgruppen, die vermutlich die Bioverfügbarkeit von Nicht-Hämeisen reduzieren.

Beurteilung und Maßnahmen: Die allgemeine Bedeutung der möglichen Interaktion zwischen Rosmarin und Eisen ist unklar. Doch sprechen die verfügbaren Daten dafür, dass die polyphenolreichen Rosmarin-Extrakte erheblich weniger stark die Eisenresorption beeinträchtigen als Schwarzer (fermentierter) Tee, dessen dahingehende Wirkungen gut bekannt sind. Eine Reduktion der Eisenresorption von lediglich 20 % hat vermutlich keine allgemeine klinische Bedeutung. Daher sind wahrscheinlich auch keinerlei Einschränkungen in der Verwendung von Rosmarin notwendig.

Literatur
[1] Samman S, Sandström B, BjØrndal Toft M, Bukhave K, Jensen M, SØrensen SS, Hansen M. Green tea or rosemary extract added to foods reduces nonheme-iron absorption. Am J Clin Nutr, 73: 607–612, 2001

47.2.2 Rosmarin und Nahrungsmittel
Keine Hinweise auf Wechselwirkungen; Rosmarin wird häufig als Gewürz verwendet.

47.2.3 Rosmarin und pflanzliche Arzneimittel
Keine Hinweise auf Wechselwirkungen.

48 Rosskastanienblätter

Aesculus hippocastanum L. (Hippocastanaceae)

48.1 Arzneidroge

48.1.1 Synonyme und verwandte Arten
Gemeine Rosskastanie, Weiße Rosskastanie, Pferdekastanie, Wilde Kastanie; Aesculus; Horse chestnut, *Hippocastanum vulgare* Gaertn.

48.1.2 Arzneibücher
- Ph. Eur. 9.2: Rosskastanie, eingestellter Rosskastanientrockenextrakt,
- Ph. Eur. 9.2, engl. Ausgabe: Horse Chestnut, Standardised Horse Chestnut Dry Extract,
- USP 39 – NF 34 S2: Horse Chestnut, Powdered Horse Chestnut, Powdered Horse Chestnut Extract.

48.1.3 Inhaltsstoffe
Rosskastaniensamen enthält **Aescin** (auf das Extrakte eingestellt sein können), ein Gemisch von mehr als 30 Saponinen; hauptsächlich sind es Glykoside von Protoaescigenin und Barringtogenol C. Weitere Inhaltsstoffe sind **Sterole** und **Triterpene** wie Friedelin, Taraxerol und Spinasterol, ebenso **Flavonoide**, darunter vor allem Glykoside des Quercetins und Kämpferols. Die in der Rosskastanie vorkommenden Cumarine (wie Aesculin und Fraxin) zeigen keine strukturellen Voraussetzungen für eine gerinnungshemmende Aktivität (s. u.).

48.1.4 Verwendung und Indikationen
Rosskastanienextrakt (Aescin) wird zur Behandlung von Gefäßinsuffizienz, vor allem von Krampfadern, venösen Ulcera, Hämorrhoiden und Entzündungen verwendet. Extrakte kommen hauptsächlich als topische Zubereitungen (besonders in Form von Gelen) zum Einsatz, es gibt jedoch auch eine zugelassene perorale Zubereitung [1]. Es sind zahlreiche klinische und pharmakologische Belege verfügbar, die für die Wirksamkeit der Rosskastanie bei den genannten Indikationen sprechen.

48.1.5 Pharmakokinetik
Einer In-vitro-Studie zufolge kann Rosskastanie den P-Glykoprotein-vermittelten Transport hemmen (hier diente Digoxin als Substrat, siehe „Rosskastanie und Digoxin"). Dage-

gen war bei dieser Untersuchung keine Inhibition von CYP3A4 zu erkennen und die Autoren verweisen auf ähnliche Ergebnisse einer früheren Studie, wonach Rosskastanie in vitro nur geringfügige inhibitorische Effekte auf CYP1A2, CYP2D6 und CYP3A4 hat [3]. Es liegen keine relevanten pharmakokinetischen Daten vor.

Angaben zur Pharmakokinetik der einzelnen Flavonoide in Rosskastanie siehe unter „Flavonoide".

48.1.6 Übersicht zu Wechselwirkungen

Lediglich die Ergebnisse einer In-vitro-Untersuchung sprechen dafür, dass Rosskastanie die Aktivität des P-Glykoproteins beeinflussen und somit die Pharmakokinetik von Arzneimitteln wie Digoxin verändern kann. Ob dies jedoch klinische Bedeutung hat, ist unklar. Einige Autoren vermuten, dass Rosskastanie mit Gerinnungshemmern interagiert. Vermutlich stützen sie diese Hypothese auf den Gehalt an Cumarinen in Rosskastanie, doch deren Struktur zeigen nicht die strukturellen Voraussetzungen für eine antikoagulative Aktivität (4-Hydroxycumarin mit einem nichtpolaren Kohlenstoffsubstituenten an Position 3 [4, 5]).

Angaben zu den Wechselwirkungen der einzelnen Flavonoide in Rosskastanie siehe unter „Flavonoide".

Literatur
[1] Venaforce (Horse Chestnut). Bioforce, UK Summary of product characteristics, 02/2008
[2] Hellum BH, Nilsen OG. In vitro inhibition of CYP3A4 metabolism and P-glycoprotein-mediated transport by trade herbal products. Basic Clin Pharmacol Toxicol, 102: 466–475, 2008
[3] Hellum BH, Hu Z, Nilsen OG. The induction of CYP1A2, CYP2D6 and CYP3A4 by six trade herbal products in cultured primary human hepatocytes. Basic Clin Pharmacol Toxicol, 100: 23–30, 2007
[4] Overman RS, Stahmann MA, Huebner CF, Sullivan WR, Spero L, Doherty DG, Ikawa M, Graf L, Roseman S, Link KP. Studies on the hemorrhagic sweet clover disease XIII Anticoagulant activity and structure in the 4-hydroxycoumarin group. J Biol Chem, 153: 5–24, 1944
[5] Majerus PW, Tollefsen DM. Blood coagulation and anticoagulation, thrombolytic, and antiplatelet drugs, in: Brunton LL, Lazo JS, Parker KL (eds). The Pharmacological Basis of Therapeutics, 11th ed, pp 1467–1488, Goodman & Gilman, McGraw-Hill 2005

48.2 Interaktionen

- Digoxin,
- Nahrungsmittel,
- pflanzliche Arzneimittel.

48.2.1 Rosskastanie und Digoxin

> Die Angaben zu Wechselwirkungen zwischen Rosskastanie und Digoxin basieren ausschließlich auf experimentellen Befunden.

Befunde, Wirkmechanismus, Beurteilung und Maßnahmen: Einer In-vitro-Studie zufolge inhibiert ein Rosskastanien-Produkt (Venostat®) den Transport von Digoxin durch das P-Glykoprotein in einem geringen Umfang. Gleichwohl sind die Autoren der Auffassung, dass bei Gabe therapeutischer Dosen an Rosskastanie im Dünndarm leicht inhibitorisch wirksame Konzentrationen erreicht werden können [1].

Da es sich bei dieser Studie um die einzige verfügbare zu möglichen Wechselwirkungen handelt, bedarf die Hemmung des Digoxin-Transports weiterer Bestätigung. Im Anschluss ist dann eine In-vivo-Studie notwendig, ob Rosskastanie die Digoxinresorption bei gleichzeitiger Einnahme beeinflusst und ob diese Veränderungen klinisch relevant sind. Auf der Basis lediglich dieses einzelnen In-vitro-Befunds können keine spezifischen Empfehlungen ausgesprochen werden.

Literatur
[1] Hellum BH, Nilsen OG. In vitro inhibition of CYP3A4 metabolism and P-glycoprotein-mediated transport by trade herbal products. Basic Clin Pharmacol Toxicol, 102: 466–475, 2008

48.2.2 Rosskastanie und Nahrungsmittel
Keine Hinweise auf Wechselwirkungen.

48.2.3 Rosskastanie und pflanzliche Arzneimittel
Keine Hinweise auf Wechselwirkungen.

49 Rotweinblätter

Vitis vinifera L. (Vitaceae)

49.1 Arzneidroge

49.1.1 Synonyme und verwandte Arten
Vitis vinifera ist die Weinrebe, von der es viele Kultursorten gibt. Rotweinblätter stammen von einer Varietät mit roten Blättern.

49.1.2 Inhaltsstoffe
Rotweinblätter enthalten eine ganze Reihe von Polyphenolen, hauptsächlich **Flavonoide**, **Proanthocyanidine** und **Anthocyane**. In den entsprechenden Extrakten sind Quercetin und Isoquercetin die wichtigsten Flavonoide. An Catechinen kommen Gallocatechin und Epigallocatechin sowie ihre Polymere vor. Die rote Farbe beruht auf dem Gehalt an Anthocyanidinen, bei denen es sich vor allem um Malvidinglucoside handelt, doch finden sich auch Delphinidin-, Cyanidin- und Pertunidinglucoside. Weitere Inhaltsstoffe sind Hydroxyzimtsäuren (z. B. Kaffeesäure) und **Resveratrol**.

49.1.3 Verwendung und Indikationen
Rotweinblätterextrakt wird innerlich und äußerlich angewandt zur Verbesserung der Blutzirkulation, besonders in den Beinen bei Krampfadern. Es liegen auch einige klinische Hinweise vor, die die Wirksamkeit bei Veneninsuffizienz bestätigen.

49.1.4 Pharmakokinetik
Es liegen keine relevanten pharmakokinetischen Daten vor.

Nach In-vitro-Studien hemmt das Polyphenol Resveratrol die Aktivität von CYP3A4, doch weit weniger als der klinisch relevante moderate CYP3A4-Inhibitor Erythromycin [1–3]. Anderen Studien zufolge hat Resveratrol nur schwach inhibierende, klinisch vermutlich nicht relevante Effekte auf CYP1A2 und CYP2C19 [3–5]; keine Effekte hat die Substanz oder ihr Hauptmetabolit auf CYP2C9 und CYP2D6.

Angaben zur Pharmakokinetik der einzelnen Flavonoide in Rotweinblättern siehe unter „Flavonoide".

49.1.5 Übersicht zu Wechselwirkungen
Es gibt keine Hinweise auf Wechselwirkungen.

Resveratrol kann eine klinisch signifikante thrombozytenhemmende Wirkung entfalten, die möglicherweise die Wirkung von TAH, Antikoagulanzien und NSAID verstärkt [6–9]. Eventuell inhibiert die Substanz moderat die Metabolisierung von Paclitaxel [10].

Angaben zu den Interaktionen der einzelnen Flavonoide in Rotweinblättern siehe unter „Flavonoide".

Literatur
[1] Chan WK, Delucchi AB. Resveratrol, a red wine constituent, is a mechanism-based inactivator of cytochrome P450 3A4. Life Sci, 67: 3103–1312, 2000
[2] Chang TK, Yeung RK. Effect of trans-resveratrol on 7-benzyloxy-4-trifluoromethylcoumarin O-dealkylation catalyzed by human recombinant CYP3A4 and CYP3A5. Can J Physiol Pharmacol, 79: 220–226, 2001
[3] Yu C, Shin YG, Kosmeder JW, Pezzuto JM, van Breemen RB. Liquid chromatography/tandem mass spectrometric determination of inhibition of human cytochrome P450 isozymes by resveratrol and resveratrol-3-sulfate. Rapid Commun Mass Spectrom, 17: 307–313, 2003
[4] Chun YJ, Kim MY, Guengerich FP. Resveratrol is a selective human cytochrome P450 1A1 inhibitior. Biochem Biophys Res Commun, 262: 20–24, 1999
[5] Chang TK, Chen J, Lee WB. Differential inhibition and inactivation of human CYP1 enzymes by trans-resveratrol: evidence for mechanism-based inactivation of CYP1A2. J Pharmacol Exp Ther, 299: 874–882, 2001
[6] Stef G, Csiszar A, Lerea K, Ungvari Z, Veress G. Resveratrol inhibits aggregation of platelets from high-risk cardiac patients with aspirin resistance. J Cardiovasc Pharmacol, 48: 1–5, 2006
[7] Wu CC, Wu CI, Wang WY, Wu YC. Low concentrations of resveratrol potentiate the antiplatelet effect of prostaglandins. Planta Med, 73: 439–443, 2007
[8] Bradamante S, Barenghi L, Villa A. Cardiovascular protective effects of resveratrol. Cardiovasc Drug Rev, 22: 169–188, 2004
[9] Olas B, Wachowicz B. Resveratrol, a phenolic antioxidant with effects on blood platelet functions. Platelets, 16: 251–260, 2005
[10] Václavíková R, Horský S, Šimek P, Gut I. Paclitaxel metabolism in rat and human liver microsomes is inhibited by phenolic antioxidants. Naunyn-Schmiedebergs Arch Pharmacol, 68: 200–209, 2003

50 Sägepalmenfrüchte

Serenoa repens (W. Bartram) Small (Arecaceae)

50.1 Arzneidroge

50.1.1 Synonyme und verwandte Arten
Sägezahnpalme, Zwergpalme; Serenoa; Saw palmetto, American dwarf palm, Sabal, *Brahea serrulata* H. Wendl., *Sabal serrulata* (Michx.) Schult f., *Sabal serrulatum* Schult f., *Serrenoa serrulata* (Michx.) Hook. f. ex. B. D. Jacks.

50.1.2 Arzneibücher
- Ph. Eur. 9.2: Sägepalmenfrüchte, Sägepalmenfrüchteextrakt,
- Ph. Eur. 9.2, engl. Ausgabe: Saw Palmetto Fruit, Saw Palmetto Extract,
- BP 2017: Saw Palmetto Fruit, Saw Palmetto Extract,
- USP 39 – NF 34 S2: Saw Palmetto, Powdered Saw Palmetto, Saw Palmetto Capsules, Saw Palmetto Extract.

50.1.3 Inhaltsstoffe
Sägepalmenfrüchte enthalten etwa 25 % **Fettsäuren** (Extrakte sind häufig eingestellt auf einen Mindestgehalt von 11 % Gesamtfettsäuren), unter anderem Caprin-, Capryl-, Laurin-, Palmitin-, Öl-, Linol- und Linolensäure in Form nichtflüchtiger Öle. Auch finden sich **Sterole** wie Campesterol, Stigmasterol und β-Sitosterol; ebenso **langkettige Alkohole**, Carotenoide, verschiedene Polysaccharide und einige **Flavonoide** wie Rutin, Isoquercetin und Kämpferol.

50.1.4 Verwendung und Indikationen
Gegenwärtig werden Sägepalmenfrüchte hauptsächlich als Urologikum bei benigner Prostatahyperplasie eingesetzt. Sie finden auch Verwendung als Diuretikum, Sedativum, Antiseptikum und als endokrines Agens, ebenso zur Behandlung von Beschwerden, die mit den Sexualhormonen kausal in Verbindung stehen.

50.1.5 Pharmakokinetik
In vitro zeigte ein Sägepalmenfrüchteextrakt (Prosta Pro mit 85–95 % Fettsäuren und Sterolen) inhibierende Wirkungen auf CYP2D6, CYP2C9 und CYP3A4 [1]. Demgegenüber stehen die Ergebnisse einer klinische Studie, wonach bei Patienten, die das CYP2D6-Text-

substrat Debrisoquin erhalten hatten, Sägepalme keinen Einfluss auf dieses Isoenzym hatte [3]; auch die Ergebnisse anderer klinischer Studien sprechen dafür, dass die in vitro beobachteten Effekte auf CYP3A4 und CYP2D6 klinisch ohne Bedeutung sind, siehe hierzu „Sägepalme und Benzodiazepine" und „Sägepalme und Dextromethorphan". Andere klinische Studien mit Chlorzoxazon (siehe „Sägepalme und Chlorzoxazon") und Coffein („Sägepalme und Coffein") zeigen für Sägepalme ebenfalls keine klinisch relevanten Wirkungen auf die Isoenzyme CYP1E2 bzw. CYP1A2.

Angaben zur Pharmakokinetik der einzelnen Flavonoide in Sägepalme siehe unter „Flavonoide".

50.1.6 Übersicht zu Wechselwirkungen

Patienten, die Sägepalme einnehmen, können verstärkt auf eine Behandlung mit Gerinnungshemmern ansprechen. Sägepalme hat offenbar keinen klinisch relevanten Einfluss auf die meisten Cytochrom-P450-Isoenzyme und es konnten darüber hinaus keine anderen Wechselwirkungen mit der Droge beobachtet werden.

Angaben zu den Interaktionen der einzelnen Flavonoide in Sägepalme siehe unter „Flavonoide".

Literatur

[1] Yale SH, Glurich I. Analysis of the inhibitory potential of Ginkgo biloba, Echinacea purpurea, and Serenoa repens on the metabolic activity of cytochrome P450 3A4, 2D6, and 2C9. J Altern Complement Med, 11: 433–439, 2009

[2] Gurley BJ, Gardner SF, Hubbard MA, Williams DK, Gentry WB, Carrier J, Khan IA, Edwards DJ, Shah A. In vivo assessment of botanical supplementation on human cytochrome P450 phenotypes: Citrus aurantium, Echinacea purpurea, milk thistle, and saw palmetto. Clin Pharmacol Ther, 76: 428–440, 2004

50.2 Interaktionen

- Antikoagulanzien,
- Benzodiazepine,
- Chlorzoxazon,
- Coffein,
- Dextromethorphan,
- Nahrungsmittel,
- pflanzliche Arzneimittel.

50.2.1 Sägepalme und Antikoagulanzien [?]

> Bei einem mit Warfarin behandelten Patienten erhöhte sich nach Einnahme von Curbicin (Sägepalme, Kürbis und Vitamin E) die INR moderat. Das gleiche Produkt wird auch mit der Erhöhung der INR bei einem anderen Patienten in Verbindung gebracht, der keinen Gerinnungshemmer einnahm. Bei einem weiteren Patienten, der Sägepalme eingenommen hatte, stellten sich während einer Operation starke Blutungen ein.

Klinische Befunde: Bei einem 61-jährigen, mit **Warfarin** und Simvastatin behandelten Patienten, erhöhte sich – nach Beginn der täglichen Einnahme von 5 Tabletten Curbicin – die zuvor stabile INR von etwa 2,4 innerhalb von 6 Tagen auf 3,4. Nach Absetzen von Curbicin stellte sich binnen einer Woche wieder der frühere INR-Wert stabil ein. Bei einem anderen älteren Patienten, der keinen Gerinnungshemmer, doch täglich 3 Tabletten Curbicin einnahm, wurde eine INR von 2,1 festgestellt (normal: 0,9–1,2); nach Gabe von Vitamin K nahm seine INR auf Werte zwischen 1,3 und 1,4 ab, doch auch nach Absetzen von Curbicin normalisierten sie sich nicht innerhalb einer Woche. Curbicin ist ein bei Miktionsbeschwerden eingesetztes pflanzliches Arzneimittel, es setzt sich aus Extrakten von Sägepalmenfrüchten und Kürbissamen zusammen [1].

Weiterhin wird Sägepalme mit starken Blutungen bei einem 53-jährigen Mann in Verbindung gebracht, der sich einer Operation zur Entfernung eines Hirntumors unterzogen hatte. Der Patient verlor schätzungsweise 2 Liter Blut intraoperativ und erst nach 5 Tagen kehrte die Blutungszeit auf Normalwerte zurück. Nach eigenen Angaben hatte der Patient prä-operativ keine NSAID eingenommen, wohl aber Sägepalme gegen seine benigne Prostatahypertrophie [2].

Experimentelle Befunde: In vitro inhibierte Sägepalme CYP2C9 (s. o. unter „Pharmakokinetik"), doch ist unklar, ob dieser Effekt klinisch relevant ist.

Wirkungsmechanismus: Nach Auffassung der Autoren der ersten Studie könnte die INR-Erhöhung auf die Anwesenheit von Vitamin E im Curbicin-Präparat (10 mg pro Tablette) zurückzuführen sein. Allerdings hat Vitamin E normalerweise keinen Einfluss auf die INR. Experimentelle Untersuchungen deuten auf inhibierende Effekte der Sägepalme auf CYP2C9 hin, über das ein wichtiger Metabolisierungsweg von Warfarin führt.

Beurteilung und Maßnahmen: Hinweise auf Wechselwirkungen zwischen Sägepalme und Gerinnungshemmern sind offenbar auf die geschilderten Fallberichte und eine experimentelle Studie beschränkt, wobei die klinische Bedeutung Letzterer unklar ist. Da die Blutgerinnung über viele Faktoren gesteuert wird, ist es nicht möglich, Veränderungen in der INR in einem Einzelfall spezifisch einer Wechselwirkung mit einer pflanzlichen Droge ohne weitere Beweise zuzuschreiben. Doch sollten Patienten über die möglichen Wirkungen pflanzlicher Produkte, die sie einnehmen, aufgeklärt werden und gegebenenfalls das Monitoring intensiviert werden. Auch komplikationsfrei verlaufende Fälle sollten berichtet werden, denn aus ihnen lassen sich ebenso wertvolle Information ableiten wie aus solchen mit unerwünschten Nebenwirkungen.

Literatur
[1] Yue QY, Jansson K. Herbal drug Curbicin and anticoagulant effect with and without warfarin: possibly related to the vitamin E component. J Am Geriatr Scol, 49: 838, 2001
[2] Cheema P, El-Mefty O, Jazieh AR. Intraoperative haemorrhage associated with the use of extrat of Saw Palmetto herb: a case report and review of literature. J Intern Med, 250: 167–169, 2001

50.2.2 Sägepalme und Benzodiazepine

> Offenbar gibt es keine Wechselwirkungen zwischen Sägepalme und Alprazolam oder Midazolam.

Klinische Befunde: In einer Studie mit 12 gesunden Probanden hatte die Gabe von täglich 320 mg Sägepalme über 16 Tage keine Auswirkungen auf die Pharmakokinetik einer Einzeldosis von 2 mg **Alprazolam**, verabreicht an Tag 14 [1]. In einer anderen Studie mit ebenfalls 12 gesunden Personen hatte die Gabe von 2-mal täglich 160 mg Sägepalme über 28 Tage keinen Einfluss auf die Metabolisierung einer Einzeldosis von 8 mg **Midazolam** [2].

Experimentelle Befunde: Experimentellen Studien zufolge kann Sägepalme CYP3A4 inhibieren (s. o. unter „Pharmakokinetik").

Wirkungsmechanismus: Midazolam wird über CYP3A4 metabolisiert. Zwar deutet die In-vitro-Studie darauf hin, dass Sägepalme diesen Metabolisierungsweg hemmt, doch hat dieser mögliche Effekt offenbar keine klinische Bedeutung.

Beurteilung und Maßnahmen: Nach den Ergebnissen der zitierten Studien hat Sägepalme keinen Einfluss auf die Metabolisierung von Alprazolam oder Midazolam. Daher sind wohl keine Dosisanpassungen dieser Benzodiazepine notwendig, wenn sie zusammen mit Sägepalme eingenommen werden.

Da Midazolam ein Testsubstrat für die Aktivität von CYP3A4 ist, sprechen die Ergebnisse dafür, dass es auch zwischen Sägepalme und anderen CYP3A4-Substraten wahrscheinlich keine pharmakokinetischen Wechselwirkungen gibt.

Literatur
[1] Markowitz JS, Donovan JL, DeVane L, Taylor RM, Ruan Y, Wang JS, Chavin KD. Multiple doses of saw palmetto (Serenoa repens) did not alter cytochrome P450 2D6 and 3A4 activity in normal volunteers. Clin Pharmacol Ther, 74: 536–542, 2003
[2] Gurley BJ, Gardner SF, Hubbard MA, Williams DK, Gentry WB, Carrier J, Khan IA, Edwards DJ, Shah A. In vivo assessment of botanical supplementation on human cytochrome P450 phenotypes: Citrus aurantium, Echinacea purpurea, milk thistle, and saw palmetto. Clin Pharmacol Ther, 76: 428–440, 2004

50.2.3 Sägepalme und Chlorzoxazon

> Sägepalme hat offenbar keinen Einfluss auf die Pharmakokinetik von Chlorzoxazon.

Klinische Befunde: In einer Studie mit 12 gesunden Personen hatte die Gabe von 2-mal täglich 160 mg Sägepalme über 28 Tage keinen Einfluss auf die Metabolisierung einer Einzeldosis von 250 mg Chlorzoxazon [1].

Experimentelle Befunde: Keine Hinweise auf Wechselwirkungen.

Wirkungsmechanismus: Chlorzoxazon wird als Testsubstrat für CYP2E1 verwendet und Sägepalme hat auf diesen Metabolisierungsweg offenbar keinen Einfluss.

Beurteilung und Maßnahmen: Hinweise auf Wechselwirkungen zwischen Sägepalme und Chlorzoxazon sind offenbar auf die eine zitierte Studie beschränkt. Danach erhöht Sägepalme wahrscheinlich nicht die Chlorzoxazon-Plasmaspiegel.

Da Chlorzoxazon ein Testsubstrat für die Aktivität von CYP2E1 ist, sprechen die Ergebnisse dafür, dass es auch zwischen Sägepalme und anderen CYP2E1-Substraten wahrscheinlich keine pharmakokinetischen Wechselwirkungen gibt.

Literatur

[1] Gurley BJ, Gardner SF, Hubbard MA, Williams DK, Gentry WB, Carrier J, Khan IA, Edwards DJ, Shah A. In vivo assessment of botanical supplementation on human cytochrome P450 phenotypes: Citrus aurantium, Echinacea purpurea, milk thistle, and saw palmetto. Clin Pharmacol Ther, 76: 428–440, 2004

50.2.4 Sägepalme und Coffein

> Sägepalme hat offenbar keinen Einfluss auf die Pharmakokinetik von Coffein.

Klinische Befunde: In einer Studie mit 12 gesunden Personen hatte die Gabe von 2-mal täglich 160 mg Sägepalme über 28 Tage keinen Einfluss auf die Pharmakokinetik einer Einzeldosis von 100 mg Coffein, verabreicht am Ende der Supplementierung [1].

Experimentelle Befunde: Keine Hinweise auf Wechselwirkungen.

Wirkungsmechanismus: Coffein wird über CYP1A2 metabolisiert und Sägepalme hat auf diesen Weg offenbar keinen Einfluss.

Beurteilung und Maßnahmen: Hinweise auf Wechselwirkungen zwischen Sägepalme und Coffein sind offenbar auf die eine zitierte Studie beschränkt. Danach erhöht Sägepalme bei den meisten Patienten vermutlich nicht die Coffein-Plasmaspiegel.

Da Midazolam ein Testsubstrat für die Aktivität von CYP1A2 ist, sprechen die Ergebnisse dafür, dass es auch zwischen Sägepalme und anderen CYP1A2-Substraten wahrscheinlich keine pharmakokinetischen Wechselwirkungen gibt.

Literatur

[1] Gurley BJ, Gardner SF, Hubbard MA, Williams DK, Gentry WB, Carrier J, Khan IA, Edwards DJ, Shah A. In vivo assessment of botanical supplementation on human cytochrome P450 phenotypes: Citrus aurantium, Echinacea purpurea, milk thistle, and saw palmetto. Clin Pharmacol Ther, 76: 428–440, 2004

50.2.5 Sägepalme und Dextromethorphan

> Sägepalme hat offenbar keinen Einfluss auf die Metabolisierung von Dextromethorphan.

Klinische Befunde: In einer Studie mit 12 gesunden Personen hatte die Gabe von täglich 320 mg Sägepalme über 16 Tage keinen Einfluss auf die Metabolisierung einer Einzeldosis von 30 mg Dextromethorphan, verabreicht an Tag 14 [1].

Experimentelle Befunde: Keine Hinweise auf Wechselwirkungen.

Wirkungsmechanismus: Dextromethorphan wird als Testsubstrat für CYP2D6 verwendet und Sägepalme hat auf diesen Metabolisierungsweg offenbar keinen Einfluss.

Beurteilung und Maßnahmen: Hinweise auf Wechselwirkungen zwischen Sägepalme und Coffein sind offenbar auf die eine zitierte Studie beschränkt. Danach erhöht Sägepalme vermutlich nicht die Dextromethorphan-Plasmaspiegel.

Da Dextromethorphan ein Testsubstrat für die Aktivität von CYP2D6 ist, sprechen die Ergebnisse dafür, dass es auch zwischen Sägepalme und anderen CYP2D6-Substraten wahrscheinlich keine pharmakokinetischen Wechselwirkungen gibt.

Diese Ergebnisse werden auch durch eine Studie mit Debrisoquin bestätigt (s. o. unter „Pharmakokinetik").

Literatur
[1] Markowitz JS, Donovan JL, DeVane L, Taylor RM, Ruan Y, Wang JS, Chavin KD. Multiple doses of saw palmetto (Serenoa repens) did not alter cytochrome P450 2D6 and 3A4 activity in normal volunteers. Clin Pharmacol Ther, 74: 536–542, 2003

50.2.6 Sägepalme und Nahrungsmittel
Keine Hinweise auf Wechselwirkungen.

50.2.7 Sägepalme und pflanzliche Arzneimittel
Keine Hinweise auf Wechselwirkungen.

51 Salbeiblätter

Salvia officinalis L. (Lamiaceae)

51.1 Arzneidroge

51.1.1 Synonyme und verwandte Arten
Echter Salbei, Edler Salbei, Garten-Salbei; Salvia; Sage, Dalmatian sage, Garden sage, Red sage, True sage.
   Es gibt viele verwandte Arten, u. a. *Salvia lavandulifolia* Vahl. (Lavendelblättriger Salbei) und *Salvia triloba* L. (Griechischer Salbei).

51.1.2 Arzneibücher
- Ph. Eur. 9.2: Dreilappiger Salbei, Salbeiblätter, Salbeitinktur, Spanisches Salbeiöl,
- Ph. Eur. 9.2, engl. Ausgabe: Three-lobed Sage Leaf, Sage Leaf, Sage Tincture, Spanish Sage Oil,
- BP 2017: Three-lobed Sage Leaf, Sage Leaf, Sage Tincture, Spanish Sage Oil, Sage Oil.

51.1.3 Inhaltsstoffe
Hauptinhaltsstoffe sind **Flavonoide** wie Luteolin und seine Derivate, außerdem Kaffeesäurederivate sowie Di- und Triterpene.
   Die Zusammensetzung des ätherischen Öls variiert nach der Art und Herkunft: *Salvia officinalis* enthält die Monoterpen-Kohlenwasserstoffe α- und β-Thujon als Hauptkomponenten, daneben finden sich u. a. 1,8-Cineol, Campher und Borneol; dagegen enthält *S. lavandulifolia* keine Thujone, in *S. triloba* wiederum kommen nur geringe Mengen davon vor, was deren ätherische Öle weniger toxisch macht.

51.1.4 Verwendung und Indikationen
Salbeiblätter werden traditionell bei klimakterisch bedingten Hitzewallungen und Hyperhidrose eingesetzt. Salbei hat außerdem antiseptische und spasmolytische Eigenschaften, Teeaufgüsse dienen als Gurgelwasser bei Halsentzündungen. Salbei-Extrakte sind starke Antioxidanzien. Salbei (speziell *S. lavandulifolia* aufgrund der Abwesenheit von Thujonen) hat mit Blick auf seine Anticholinesterase-Aktivität neuerdings als ein möglicher Verstärker kognitiver Funktionen Interesse gewonnen. Das ätherische Öl fungiert topisch appliziert als Antiseptikum und Rubefaziens, doch sollte es nicht innerlich angewandt

werden, in größeren Mengen auch nicht äußerlich. Schwangere sollten ganz darauf verzichten. Salbei ist ein häufig verwendetes Gewürz.

51.1.5 Pharmakokinetik

Nach den Ergebnissen einer In-vitro-Studie hat Salbei keinen klinisch signifikanten induzierenden Effekt auf CYP1A2, CYP2D6 und CYP3A4. Anderen In-vitro-Studien zufolge hat die Droge keinen klinisch relevanten inhibierenden Effekt auf CYP2D6, CYP3A4 in Leberzellen oder das P-Glykoprotein, jedoch möglicherweise Einfluss in klinisch relevantem Ausmaß auf die Aktivität von intestinalem CYP3A4 [2, 3]. Im Gegensatz dazu stehen die Ergebnisse einer weiteren In-vitro-Studie, wonach Salbei CYP2C9, CYP2C19, CYP2D6 und CYP3A4 hemmt [4]. Diese Ergebnisse sollten jedoch mit Vorsicht betrachtet werden, denn die gleiche Studie identifizierte auch Johanniskraut als CYP3A4-Inhibitor, aber Johanniskraut ist klinisch als CYP3A4-Induktor bekannt. Daher hat Salbei offenbar nur geringes Potenzial, über diese Mechanismen Wechselwirkungen einzugehen, obwohl die möglichen klinisch relevanten Auswirkungen auf intestinales CYP3A4 weiterer Untersuchungen bedürfen.

Angaben zur Pharmakokinetik der einzelnen Flavonoide in Salbei siehe unter „Flavonoide".

51.1.6 Übersicht zu Wechselwirkungen

Es liegen keine relevanten pharmakokinetischen Daten vor. Salbei ist ein häufig angewandtes Gewürz.

Angaben zu den Wechselwirkungen der einzelnen Flavonoide in Salbei siehe unter „Flavonoide".

Literatur

[1] Hellum BH, Hu Z, Nilsen OG. The induction of CYP1A2, CYP2D6 and CYP3A4 by six trade herbal products in cultured primary human hepatocytes. Basic Clin Pharmacol Toxicol, 100: 23–30, 2007

[2] Hellum BH, Nilsen OG. The in vitro inhibitory potential of trade herbal products on human CYP2D6-mediated metabolism and the influence of ethanol. Basic Clin Pharmacol Toxicol, 101: 350–358, 2007

[3] Hellum BH, Nilsen OG. In vitro inhibition of CYP3A4 metabolism and P-glycoprotein-mediated transport by trade herbal products. Basic Clin Pharmacol Toxicol, 102: 466–475, 2008

[4] Foster BC, Vandenhoek S, Hana J, Krantis A, Akhtar MH, Bryan M, Budzinski JW, Ramputh A, Arnason JT. In vitro inhibition of human cytochrome P450-mediated metabolism of marker substrates by natural products. Phytomedicine, 10: 334–342, 2003

52 Schachtelhalmkraut

Equisetum arvense L. (Equisetaceae)

52.1 Arzneidroge

52.1.1 Synonyme und verwandte Arten
Schachtelhalm, Katzenschwanz, Pferdeschwanz, Scheuergras, Zinngras, Zinnkraut; Equisetum; Horsetail.

Auch der Winter-Schachtelhalm (*Equisetum hyemale* L.) wird arzneilich verwendet, doch dürfen eingestellte arzneiliche Zubereitungen von Ackerschachtelhalm nicht mehr als 5 % an anderen Equisetum-Arten enthalten.

52.1.2 Arzneibücher
- Ph. Eur. 9.2: Schachtelhalmkraut,
- Ph. Eur. 9.2, engl. Ausgabe: Equisetum Stem,
- BP 2017: Horsetail.

52.1.3 Inhaltsstoffe
Ackerschachtelhalm enthält hohe Konzentrationen an **Kieselsäure** und **Silicaten** (bis zu 8 %) und dient daher manchmal als organische Siliciumquelle. Daneben kommen auch **Flavonoide** wie Apigenin, Kämpferol, Luteolin, Quercetin und daraus abgeleitete Derivate vor. Arzneiliche Zubereitungen können auf den Gesamtflavonoidgehalt, berechnet als Isoquercitrosid, eingestellt sein. Auch andere **polyphenolische Verbindungen** finden sich in Ackerschachtelhalm, etwa Kaffeesäure und ihre Derivate, ebenso Spuren des Alkaloids **Nicotin** und von **Sterolen** wie Cholesterol, Isofucosterol und Campersterol. Ackerschachtelhalm enthält auch Thiaminase (ein Thiamin abbauendes Enzym), das in einigen Supplementen inaktiviert ist.

52.1.4 Verwendung und Indikationen
Ackerschachtelhalm wird hauptsächlich wegen seiner adstringierenden, blutstillenden und entzündungshemmenden Eigenschaften verwendet, außerdem bei Erkrankungen der Harnwege wie Zystitis, Prostatitis, Urethritis und Enuresis. Allerdings gibt es für die Wirksamkeit bei diesen Indikationen nur wenige pharmakologische und keinerlei klinische Belege.

52.1.5 Pharmakokinetik
Eine In-vitro-Studie mit alkoholischen Extrakten von Ackerschachtelhalm zeigte nur schwache inhibitorische Effekte auf CYP3A4 [1].

Angaben zur Pharmakokinetik der einzelnen Flavonoide in Ackerschachtelhalm siehe unter „Flavonoide".

52.1.6 Übersicht zu Wechselwirkungen
Ein einzelner Fall von Lithiumtoxizität ist bei einer Frau bekannt, die ein pflanzliches Diuretikum einnahm, das u. a. Ackerschachtelhalm enthielt.

Angaben zu den Wechselwirkungen der einzelnen Flavonoide in Ackerschachtelhalm siehe unter „Flavonoide".

Literatur

[1] Scott IM, Leduc RI, Burt AJ, Marles RJ, Arnason JT, Foster BC. The inhibition of human cytochrome P450 by ethanol extract of North American botanicals: Pharm Biol, 44: 315–327, 2006

52.2 Interaktionen

- Lithium,
- Nahrungsmittel,
- pflanzliche Arzneimittel.

52.2.1 (Winter-)Schachtelhalm und Lithium
Bekannt ist der Fall einer Lithium-Intoxikation bei einer 26-jährigen Frau, die neben einigen anderen Medikamenten 5 Monate lang 2-mal täglich 900 mg Lithium, zudem ein nicht verschreibungspflichtiges pflanzliches Diuretikum einnahm, das neben Maisgriffel, Wacholder, Götterstrauch (Buchu), Petersilie und Bärentraube auch Winter-Schachtelhalm enthielt [2]. Die Autoren sehen zwar in diesem Diuretikum die Ursache der erhöhten Lithium-Plasmaspiegel (Anstieg von 1,1 auf 4,5 mmol/l nach Beginn der Einnahme des Präparats), doch ob eine spezielle Komponente oder die Kombination letztlich dafür verantwortlich war, ist nicht klar. Zu beachten ist, dass in diesem Fall Winter-Schachtelhalm (*E. hyemale*) zum Einsatz kam und nicht der normalerweise arzneilich verwendete Ackerschachtelhalm (*E. arvense*).

Literatur

[2] Pyevich D, Bogenschutz MP. Herbal diuretics and lithium toxicity. Am J Psychiatry, 158: 1329, 2001

52.2.2 Ackerschachtelhalm und Nahrungsmittel
Keine Hinweise auf Wechselwirkungen.

52.2.3 Ackerschachtelhalm und pflanzliche Arzneimittel
Keine Hinweise auf Wechselwirkungen.

53 Schafgarbenkraut

Achillea millefolium L. (Asteraceae)

53.1 Arzneidroge

53.1.1 Synonyme und verwandte Arten
Gemeine Schafgarbe, Achilleskraut, Bauchwehkraut, Bertramsgarbe, Blutstillkraut, Gachelkraut, Gänsezungen, Grützblume, Kachel, Katzenschwanz, Schafrippe, Schafzunge, Tausendblatt, Zangeblume, Feldgarbenkraut, Garbenkraut, Katzenkraut, Grundheil; Achillea; Yarrow, Milfoil, Nosebleed.

Achillea collina Becker und *Achillea lanulosa* Nutt. sind nah verwandte Arten und werden ebenfalls arzneilich häufig angewendet.

53.1.2 Arzneibücher
- Ph. Eur. 9.2: Schafgarbenkraut,
- Ph. Eur. 9.2, engl. Ausgabe: Yarrow,
- BP 2017: Yarrow.

53.1.3 Inhaltsstoffe
Schafgarbe enthält ein ätherisches Öl, das sich aus verschiedenen **Monoterpenen** (wie Limonen und α-Thujon) und **Sesquiterpenlactonen** (wie Achillicin, Achillin, Millefin und Millefolid) zusammensetzt. **Azulen** ist der Hauptinhaltsstoff der eng verwandten Spezies *Achillea collina* und *A. lanulosa*, doch soll diese Substanz in *A. millefolium* nicht vorkommen. In Schafgarbe kommen auch **Pyrrolidin-** und **Pyridinalkaloide** vor, Flavonoide (wie Apigenin, Quercetin und Rutin), Gerbstoffe und Kohlenhydrate.

53.1.4 Verwendung und Indikationen
Schafgarbe wird zur Behandlung von Blutergüssen, Schwellungen und Verspannungen sowie bei Fieber und Erkältungen verwendet; darüber hinaus bei essenzieller Hypertonie, Amenorrhö, Dysenterie, Diarrhö und speziell bei thrombotischen Zuständen wird die Droge eingesetzt. Es gibt wenn überhaupt nur wenige klinische Befunde, die die Wirksamkeit bei diesen Indikationen bestätigen; doch werden Schafgarbenextrakten und einigen ihrer Inhaltsstoffe entzündungshemmende und antithrombotische Aktivität zugeschrieben.

53.1.5 Pharmakokinetik

Einer In-vitro-Studie zufolge inhibiert ein ethanolischer Extrakt von Schafgarbenblättern und -blüten merklich CYP2C19, doch nur schwach CYP3A4. Die klinische Bedeutung der Wirkungen auf CYP2C19 ist unklar [1].

Angaben zur Pharmakokinetik der einzelnen Flavonoide in Schafgarbe siehe unter „Flavonoide".

53.1.6 Übersicht zu Wechselwirkungen

Keine Hinweise auf Wechselwirkungen. Angaben zu den Interaktionen der einzelnen Flavonoide in Schafgarbe siehe unter „Flavonoide".

Literatur

[1] Scott IM, Leduc RI, Burt AJ, Marles RJ, Arnason JT, Foster BC. The inhibition of human cytochrome P450 by ethanol extracts of North American botanicals: Pharm Biol, 44: 315–327, 2006

54 Schlüsselblumenblüten

Primula veris L. (Primulaceae)

54.1 Arzneidroge

54.1.1 Synonyme und verwandte Arten
Frühlings-Schlüsselblume, Wiesen-Schlüsselblume, Primel; Primula; Cowslip, Paigle, Peagle, *Primula officinalis* Hill.

Die Hohe Schlüsselblume (*Primula elatior* Hill.) ist eine verwandte Art, die in einigen pharmazeutischen Primelwurzel-Zubereitungen *Primula veris* ersetzt. Bei der Stängellosen Schlüsselblume (*Primula vulgaris* Huds.) handelt es sich ebenfalls um eine verwandte Art, die auch in gleicher Weise wie *Primula veris* verwendet wird.

Primula vulgaris darf nicht mit Gemeiner Nachtkerze (*Oenothera biennis*) verwechselt werden.

54.1.2 Arzneibücher
- Ph. Eur. 9.2: Primelwurzel,
- Ph. Eur. 9.2, engl. Ausgabe: Primula Root,
- BP 2017: Primula Root.

54.1.3 Inhaltsstoffe
Die Blüten und Wurzeln von *Primula veris* enthalten die **Flavonoide** Apigenin, Gossypetin, Isorhamnetin, Kämpferol, Luteolin, Quercetin und eine Reihe methoxylierter Flavone. Auch **Kohlenhydrate** aus den Monosacchariden Arabinose, Galactose, Galacturonsäure, Glucose, Rhamnose und Xylose kommen vor, ebenso andere **polyphenolische Verbindungen** wie Proanthocyanidin B2, Epicatechin und Epigallocatechin.

In den Wurzeln findet sich ein ganzes Spektrum von **Saponinglykosiden** auf der Basis von Primulagenin, so etwa Primulaverosid (Primulaverin) und Primverosid. Weiterhin wurden zwar Primulasäure in den Kelchblättern nachgewiesen, doch keine weiteren Saponine in den Blüten. Primin und andere Benzochinone wurden ebenfalls aus der Echten Schlüsselblume isoliert.

54.1.4 Verwendung und Indikationen
Extrakte aus Echter Schlüsselblume finden Verwendung in Husten- und Erkältungszubereitungen, auch werden sie als milde Sedativa eingesetzt. Den enthaltenen Saponinen

werden entzündungshemmende Eigenschaften zugeschrieben, auch wirken sie schleimlösend. Die enthaltenen Flavonoide sollen ebenfalls entzündungswidrige und zusätzlich krampflösende Eigenschaften haben. Primin ist Ursache der Schlüsselblumen-Kontaktdermatitis, einer allergischen Reaktion auf Echte Schlüsselblume und verwandte Arten.

54.1.5 Pharmakokinetik
Es liegen keine relevanten pharmakokinetischen Daten vor. Angaben zur Pharmakokinetik der einzelnen Flavonoide in Echter Schlüsselblume siehe unter „Flavonoide".

54.1.6 Übersicht zu Wechselwirkungen
Es gibt keine Hinweise auf Wechselwirkungen zwischen Echter Schlüsselblume und anderen Arzneistoffen.

Angaben zu den Wechselwirkungen der einzelnen Flavonoide in Echter Schlüsselblume siehe unter „Flavonoide".

55 Schöllkraut

Chelidonium majus L. (Papaveraceae)

55.1 Arzneidroge

55.1.1 Synonyme und verwandte Arten
Großes Schöllkraut, Gewöhnliches Schöllkraut, Schällkraut, Blutkraut, Goldwurz, Goldkraut, Warzenkraut; Celandine, Common Celandine, Greater Celandine, Garden Celandine, Swallow wort.

Die Arzneipflanze ist nicht zu verwechseln mit Scharbockskraut (*Ranunculus ficaria* L.), engl. „Lesser Celandine".

Zu beachten ist ferner, dass die englische Bezeichnung „Tetterwort" sowohl für Schöllkraut als auch für die nicht verwandte Kanadische Blutwurz (*Sanguinaria canadensis*) verwendet wird; eine Verwechslung beider Arten sollte vermieden werden.

55.1.2 Arzneibücher
- Ph. Eur. 9.2: Schöllkraut,
- Ph. Eur. 9.2, engl. Ausgabe: Greater Celandine,
- BP 2017: Greater Celandine.

55.1.3 Inhaltsstoffe
Alle Teile der Pflanze enthalten Benzylisochinolin-Alkaloide wie **Berberin**, Chelerythrin, Chelidonin, Coptisin, Cryptonpin, Protopin und Sanguinarin.

55.1.4 Verwendung und Indikationen
Schöllkraut wird traditionell zur Behandlung von Gelbsucht, Gallenblasen- und Gallenerkrankungen eingesetzt, außerdem bei Ekzemen und anderen Hauterkrankungen. In der traditionellen chinesischen Medizin (TCM) dient Schöllkraut als Antitussivum, Entzündungshemmer und zur Entgiftung. Doch gibt es nur wenige Angaben zur Sicherheit und Toxizität von Schöllkraut. Bei Langzeitanwendung (mindestens 1 Monat) wurde von hepatotoxischen Wirkungen einschließlich schwerer Hepatitis, schwerer Cholestase und Fibrose berichtet.

55.1.5 Pharmakokinetik

Zu Schöllkraut wurden keine relevanten pharmakokinetischen Daten gefunden. Einige Studien gibt es dagegen zum Inhaltsstoff Berberin: In-vitro-Studien zufolge schwächt dieses Isochinolinalkaloid moderat die Aktivität von CYP2D6 [1, 2], CYP2C8 [2] und CYP2E1 [2]. Die Ergebnisse gegenüber CYP3A4 sind widersprüchlich, eine In-vitro-Studie fand eine Erhöhung der CYP3A4-Aktivität [3], andere dagegen eine geringe Hemmung [1, 2, 4]. Außerdem ist Berberin Substrat des organischen Kationtransportproteins und des P-Glykoproteins [5]. Aufgrund hemmender Wirkungen auf Letzteres kann Berberin die Plasmaspiegel und Bioverfügbarkeit von Ciclosporin erhöhen [5–8]. Außerdem geht Berberin möglicherweise Wechselwirkungen mit dem Anxiolytikum Buspiron [9] ein.

55.1.6 Übersicht zu Wechselwirkungen

Es wurden keinen Hinweise auf Wechselwirkungen mit Schöllkraut gefunden; speziell zu den Wechselwirkungen des Inhaltsstoffs Berberin s. o.

Literatur

[1] Chatterjee P, Franklin MR. Human cytochrome P450 inhibition and metabolic-intermediate complex formation by goldenseal extract and its methyelendioxyphenyl components. Drug Metab Dispos, 31: 1391–1397, 2003

[2] Etheridge AS, Black SR, Patel PR, So J, Mathews JM. An in vitro evaluation of cytochrome P450 inhibition and p-glyoprotein interaction with goldenseal, Ginkgo biloba, grape seed, mild thistle, and ginseng extracts and their constitutens. Planta Med, 73: 731–741, 2007

[3] Budzinski JW, Trudeau BL, Drouin CE, Panahi M, Arnason JT, Foster BC. Modulation of human cytochrome P450 3A4 (CYP3A4) and P-glycoprotein (P-gp) in Caco-2-cell monolayers by selected commercial source milk thistle and goldenseal products. Can J Phasiol Pharmacol, 85: 966–978, 2007

[4] Budzinski JW, Foster BC, Vandenhoek S, Arnason JT. An in vitro evaluation of human cytochrome P450 3A4 (CYP3A4) by selected commercial herbal extracts and tinctures. Phytomedicine, 7: 273–282, 2000

[5] Tsai PL, Tsai TH. Hepatobiliary excretion of berberine. Drug Metab Dispos, 32: 405–412, 2004

[6] Wu X, Li Q, Xin H, Yu A, Zhong M. Effects of berberine on the blood concentration of cyclosporine A in renal transplanted recipients: clinical and pharmacokinetic study. Eur J Clin Pharmacol, 61: 567–572, 2005

[7] Xin HW, Wu XC, Li Q, Yu AR, Zhong MY, Liu YY. The effects of berberine on the pharmacokinetics of ciclosporin A in healthy volunteers. Methods Find Exp Clin Pharmacol, 28: 25–29, 2006

[8] Pan GY, Wang GJ, Liu XD, Fawcett JP, Xie YY. the involvement of P-glycoprotein in berberine absorption. Pharmacol Toxicol, 91: 193–197, 2002

[9] Peng WH, Wu CR, Chen CS, Chen CF, Leu ZC, Hsieh MT. Anxiolytic effect of berberine on exploratory activity of the mouse in two experimental anxiety models: interaction with drugs acting at 5-HT receptors. Life Sci, 75: 2451–2462, 2004

56 Sennesblätter

Cassia senna L., *Cassia angustifolia* Vahl (Fabaceae)

56.1 Arzneidroge

56.1.1 Synonyme und verwandte Arten
Alexandriner-, Khartoum-Senna, Indische Senna, Indische Cassie (*C. senna*), Tinnevelly-Senna (*C. angustifolia*); Indian senna (*C. senna*), *Cassia acutifolia* Delile, *Senna alexandrina* Mill.

56.1.2 Arzneibücher
- Ph. Eur. 9.2: Sennesblätter, eingestellter Sennesblättertrockenextrakt, Alexandriner-Sennesfrüchte, Tinnevelly-Sennesfrüchte,
- Ph. Eur. 9.2, engl. Ausgabe: Senna Leaf, Standardised Senna Leaf Dry Extract, Alexandrian Senna Pods, Tinnevelly Senna Pods,
- BP 2017: Alexandrian Senna Fruit, Senna Leaf, Senna Liquid Extract, Senna Tablets, Standardised Senna Granules, Standardised Senna Leaf Dry Extract, Tinnevelly Senna Fruit,
- USP 39 – NF 34 S2: Senna Fluidextract, Senna Oral Solution, Senna Pods, Sennosides.

56.1.3 Inhaltsstoffe
Hauptinhaltsstoffe von Senna sind **Anthrachinonglykoside**, davon kommen in den Blättern die **Sennoside** A, B, C und D vor, außerdem Palmidin A, Rheinanthron und Aloe-Emodinglykoside. Die Früchte enthalten die Sennoside A und B sowie das nah verwandte Glykosid Sennosid A1. Senna ist im Allgemeinen eingestellt auf den Gehalt an Sennosiden, normalerweise berechnet als Sennosid B.

In Sennesblättern und -früchten kommen auch verschiedene **Naphthalinglykoside** vor, ebenso **Schleimstoffe** (Arabinose, Galactose, Galacturonsäure) und weitere Komponenten wie u. a. **Flavonoide**, ätherisches Öl und Gerbstoffe.

56.1.4 Verwendung und Indikationen
Sennesblätter und -früchte werden als Laxanzien bei Obstipation verwendet.

56.1.5 Pharmakokinetik

Das in Senna vorkommende 1,8-Dihydroxyanthrachinon Emodin ist genotoxisch und kann über CYP1A2 zu noch toxischeren Metaboliten abgebaut werden. Allerdings ist unklar, ob dieser Mechanismus klinisch bei der Verwendung vor allem von CYP1A2-Substraten und -Induktoren von Bedeutung ist [1].

56.1.6 Übersicht zu Wechselwirkungen

Es wurde bisher vermutet, dass Senna mit einer ganzen Reihe von Arzneistoffen in Wechselwirkung tritt, die den Kaliumspiegel senken (wie Corticosteroide und kaliuretische Diuretika) oder die im Falle verringerter Kaliumkonzentrationen potenziell gefährlich sind (z. B. Digoxin). Es gibt jedoch wenn überhaupt nur schwache direkte Hinweise auf diese Interaktionen in der Praxis. Senna kann die Chinidin-Plasmaspiegel etwas absenken.

Literatur

[1] Mueller ST, Stopper H, Dekant W. Biotransformation of the anthraquinone emodin and chrysophanol by Cytochrom P450 enzymes Bioactivation to genotoxic metabolites. Drug Metab Dispos, 26: 540–546, 1998

56.2 Interaktionen

- Chinidin,
- Corticosteroide,
- Digitalisglykoside,
- kaliuretische Diuretika,
- Estradiol,
- Nahrungsmittel,
- pflanzliche Arzneimittel (Süßholz),
- Ketoprofen,
- Paracetamol (Acetaminophen),
- Propranolol,
- Verapamil.

56.2.1 Senna und Chinidin [?]

> Das Anthrachinon-haltige Laxans Senna kann die Chinidin-Plasmaspiegel senken.

Klinische Befunde: In einer Studie erhielten 7 Patienten mit Herzrhythmusstörungen 500 mg Chinidinsulfat mit verzögerter Wirkstofffreisetzung alle 12 Stunden. Senna reduzierte die Chinidin-Plasmaspiegel, gemessen 12 h nach Applikation der letzten Chinidin-Dosis, um etwa 25 %.

Experimentelle Befunde: Keine Hinweise auf Wechselwirkungen.

Wirkungsmechanismus: Unklar.

Beurteilung und Maßnahmen: Bei Patienten mit geringen Chinidin-Plasmaspiegeln, die eine adäquate Kontrolle der Herzarrhythmie kaum zulassen, könnte auch eine zusätzliche moderate Verringerung durch Senna von klinischer Bedeutung sein.

Literatur

[1] Guckenbichl W, Gilfrich HJ, Just H. Einfluss von Laxantien und Metoclopramid auf die Chinidin-Plasmakonzentration während Langzeittherapie bei Patienten mit Herzrhythmusstörungen. Med Welt, 27: 1273–1276, 1976

56.2.2 Senna und Corticosteroide

Theoretisch könnte das Risiko einer Hypokaliämie erhöht sein bei Patienten, die mit Corticosteroiden behandelt werden und gleichzeitig regelmäßig Anthrachinon-haltige Produkte wie Senna vorschriftsmäßig oder missbräuchlich verwenden.

Klinische Befunde: Chronische Diarrhö als Folge von Langzeitanwendung oder Missbrauch von stimulierenden Laxanzien wie Senna kann erheblichen Wasser- und Kaliumionenverlust verursachen [1]. Ein Bericht (hier zitiert als ein Beispiel) beschreibt eine ganze Reihe solcher Fälle [2]. Systemisch wirkende Corticosteroide mit mineralocorticoiden Wirkungen können zu Wasserretention und Kaliumionenverlust führen. Die Folgen einer übermäßigen Anwendung von Senna in Verbindung mit systemischen Corticosteroiden sind nicht bekannt, doch theoretisch könnte das Risiko einer Hypokaliämie erhöht sein. Zwar erwähnen einige Reviews zu pflanzlichen Arzneimitteln diesen Aspekt, doch gibt es bisher offenbar keine Fallberichte zu einer solchen Wechselwirkung.

Es wurde auch vermutet, dass Senna durch Beschleunigung des gastrointestinalen Transits die Resorption oraler Corticosteroide reduzieren könnte [3]. Doch gibt es auch hier bisher keine klinischen Daten, dass Senna oder andere Arzneistoffe, die die gastrointestinale Transitzeit verändern (z. B. Metoclopramid oder Loperamid), Einfluss auf die Resorption von Corticosteroiden haben.

Experimentelle Befunde: Keine Hinweise auf Wechselwirkungen.

Wirkungsmechanismus: Theoretisch könnten sich die kaliuretischen Wirkungen Anthrachinon-haltiger Produkte und systemischer Corticosteroide summieren und eine Hypokaliämie hervorrufen.

Beurteilung und Maßnahmen: Wechselwirkungen zwischen Senna und Corticosteroiden sind theoretisch möglich, daher sollte bei Patienten, die regelmäßig Anthrachinon-haltige Produkte – eventuell auch missbräuchlich – verwenden, das möglicherweise erhöhte Risiko einer Hypokaliämie bedacht werden. Solange allerdings Anthrachinon-haltige Laxanzien vorschriftsmäßig verwendet werden (in einer Dosis, die zu einer angenehmen, sanften Darmperistaltik führt), ist eine klinisch relevante Wechselwirkung nicht zu erwarten.

Literatur

[1] Hadley SK, Petry JJ. Medicinal herbs. A primer for primary care. Hosp Pract, 34: 105–123, 1999

[2] Cummings JH, Sladen GE, James OFW, Sarner M, Misiewicz JJ. Laxative-induced diarrhoea: a continuing clinical problem. BMJ, 1: 537–541, 1974

[3] Abebe W. An overview of herbal supplement utilization with particular emphasis on possible interactions with dental drugs and oral manifestations. J Dent Hyg, 77: 37–46, 2003

56.2.3 Senna und Digitalisglykoside [?]

> Theoretisch könnte es zu einer Digitalis-Intoxikation kommen, wenn Patienten gleichzeitig vorschriftsmäßig oder missbräuchlich Anthrachinon-haltige Produkte wie Senna einnehmen.

Klinische Befunde: Chronische Diarrhö als Folge von Langzeitanwendung oder Missbrauch von stimulierenden Anthrachinon-haltigen Abführmitteln wie Senna kann erheblichen Wasser- und Kaliumionenverlust bis hin zu einer Hypokaliämie verursachen mit dem Risiko einer Digitalis-Intoxikation einschließlich von Herzrhythmusstörungen [1]. Zum Fallbericht einer **Digoxin**-Intoxikation und Hypokaliämie bei einem mit Digoxin und Furosemid behandelten Patienten nach Beginn der Einnahme eines Rhabarber- und Süßholzwurzel-haltigen Laxans siehe „Süßholz und Digitalisglykoside".

Experimentelle Befunde: In Humanzell-Linien wurden die Wirkungen von Senna-Anthrachinonen (100 µmol Rhein, 100 µmol Danthron, Sennidine A und B, Sennoside A und B) und von 10 mg/ml Sennesblätteraufguss (Sennes-Tee) auf die Resorption von **Digoxin** untersucht [1]. Rhein und Danthron verringerten die Zellmembranpermeabilität für Digoxin, dagegen hatten die anderen Anthrachinone und der Sennesblätteraufguss keinen Einfluss darauf.

Wirkungsmechanismus: Der zugrunde liegende Mechanismus ist nur wenig verstanden. Digoxin ist ein Substrat des P-Glykoproteins, einem Arzneistofftransportprotein. Es wird vermutet, dass die relativ kleinen Rhein- und Danthron-Moleküle die Fluidität der apikalen Zellmembran verändern und so die Aktivität des P-Glykoproteins beeinträchtigen [2].

Beurteilung und Maßnahmen: Die klinische Relevanz aus der vorgestellten In-vitro-Resorptionsstudie abzuleiten, ist schwierig. Nach Auffassung der Autoren sind Effekte Anthrachinon-haltiger Laxanzien auf die Resorption schlecht permeabler Arzneistoffe wie Digoxin nicht auszuschließen. Es sind weitere Studien notwendig, bevor klinische Empfehlungen gegeben werden können.

Literatur

[1] Hadley SK, Petry JJ. Medicinal herbs. A primer for primary care. Hosp Pract, 34: 105–123, 1999

[2] Laitinen L, Takala E, Vuorela H, Vuorela P, Kaukonen AM, Marvola M. Anthranoid laxatives influences the absorption of poorly permeable drugs in human intestinal cell culture model (Caco-2). Eur J Pharm Biopharm, 66: 135–145, 2007

56.2.4 Senna und kaliuretische Diuretika

> Theoretisch könnte es bei Patienten, die kaliuretische Diuretika einnehmen, bei gleichzeitiger vorschriftsmäßiger oder auch missbräuchlicher Anwendung von Anthrachinon-haltigen Produkten wie Senna zu starkem Kaliumionenverlust kommen.

Klinische Befunde: Kaliuretische Diuretika (z. B. **Schleifendiuretika** oder **Thiazide** und Analoga) können zu einem Verlust an Kaliumionen führen. Chronische Diarrhö als Folge von Langzeitanwendung oder Missbrauch von stimulierenden Anthrachinon-haltigen Abführmitteln wie Senna kann erheblichen Wasser- und Kaliumionenverlust verursachen [1]. Theoretisch könnte sich das Risiko einer Hypokaliämie durch gleichzeitige Anwendung beider Arzneimittel erhöhen, doch klinisch gibt es nur wenige direkte Hinweise darauf. Bekannt im Zusammenhang mit einem Kaliumionendefizit (Kaliumspiegel: 1,7 mmol) ist der Fall eines myopathischen Syndroms bei einer Patientin mit missbräuchlicher Anwendung von Abführmitteln (nicht namentlich erwähnt) in der Vorgeschichte, die täglich 80 mg **Furosemid** erhielt. Jedoch muss dieser Fall nicht Ergebnis einer Wechselwirkung zwischen Furosemid und Laxanzien zu sein, denn die Patientin litt auch an einer mit schwerer Diarrhö einhergehender Gastroenteritis [2].

Experimentelle Befunde: In Humanzell-Linien wurden die Wirkungen von Senna-Anthrachinonen (Rhein, Danthron, Sennidine A und B, Sennoside A und B) und von Sennesblätteraufguss (Sennes-Tee) auf die Resorption von 100 µmol **Furosemid**, einem schlecht permeablem Arzneistoff untersucht [3]. Rhein und Danthron erhöhten die Zellmembranpermeabilität für Furosemid etwa 3,6- bzw. 3-fach. Dagegen verringerten die Sennidine und Sennoside die Furosemid-Permeabilität um mehr als ein Drittel. Der Sennesblätteraufguss hatte keinen Einfluss.

Wirkungsmechanismus: Der zugrunde liegende Mechanismus ist wenig verstanden. Die Änderungen in der Furosemid-Permeabilität könnten auf Wechselwirkungen mit dem P-Glykoprotein oder anderen Transportproteinen zurückzuführen sein [3].

Beurteilung und Maßnahmen: Eine mögliche klinische Relevanz aus der In-vitro-Resorption abzuleiten, ist schwierig. Nach Auffassung der Autoren sind Effekte Anthrachinon-haltiger Laxanzien auf die Resorption schlecht permeabler Arzneistoffe wie Furosemid nicht auszuschließen. Doch sind weitere Studien notwendig, bevor klinische Empfehlungen gegeben werden können.

Literatur
[1] Hadley SK, Petry JJ. Medicinal herbs. A primer for primary care. Hosp Pract, 34: 105–123, 1999
[2] Rudolf J, Würker M, Neveling M, Grond M, Haupt WF, Heiss WD. Dyskaliämische Lähmung bei Furosemidtherapie und gleichzeitigem Laxanzienabusus. Med Klin, 94: 391–394, 1999
[3] Laitinen L, Takala E, Vuorela H, Vuorela P, Kaukonen AM, Marvola M. Anthranoid laxatives influences the absorption of poorly permeable drugs in human intestinal cell culture model (Caco-2). Eur J Pharm Biopharm, 66: 135–145, 2007

56.2.5 Senna und Estradiol

> Senna hat offenbar keinen Einfluss auf die Pharmakokinetik von Estradiol.

Klinische Befunde: In einer Studie erhielten 19 Frauen für 10–12 Tage die maximal verträgliche Tagesdosis von Senna-Tabletten (Senokot) zusammen mit einer Einzeldosis von 1,5 mg Estradiolglucuronid 4 Tage vor Ende des Bewertungszeitraums. Senna hatte keinen signifikanten Einfluss auf die durchschnittliche AUC von Estradiol oder Estron [1].

Experimentelle Befunde: Keine Hinweise auf Wechselwirkungen.

Wirkungsmechanismus: Die durch Senna bedingte Verkürzung der intestinalen Transitzeit könnte die Estradiol-Plasmaspiegel reduzieren.

Beurteilung und Maßnahmen: Die wenigen verfügbaren Hinweise sprechen dafür, dass es zwischen Anthrachinon-haltigen Laxanzien und Estradiol wahrscheinlich zu keinen klinisch relevanten pharmakokinetischen Wechselwirkungen kommt.

Literatur
[1] Lewis SJ, Oakey RE, Heaton KW. Intestinal absorption of oestrogen: the effect of altering transit-time. Eur J Gastroenterol Heptol, 10: 33–39, 1998

56.2.6 Senna und Nahrungsmittel
Keine Hinweise auf Wechselwirkungen.

56.2.7 Senna und pflanzliche Arzneimittel (Süßholz)
Zu den potenziell additiven Effekten Anthrachinon-haltiger Laxanzien und Süßholz siehe „Süßholz und Laxanzien".

56.2.8 Senna und Ketoprofen

> Die Angaben zu Wechselwirkungen zwischen Senna und Ketoprofen basieren ausschließlich auf experimentellen Befunden.

Klinische Befunde: Keine Hinweise auf Wechselwirkungen.

Experimentelle Befunde: In Humanzell-Linien wurden die Wirkungen von Senna-Anthrachinonen (Rhein, Danthron, Sennidine A und B, Sennoside A und B) und von Sennesblätteraufguss (Sennes-Tee) auf die Resorption von 100 µmol Ketoprofen untersucht [1]. Danthron verringerte die Zellmembranpermeabilität für Ketoprofen um fast 30%, der Sennesblätteraufguss dagegen erhöhte sie etwa 1,5-fach.

Wirkungsmechanismus: Der zugrunde liegende Mechanismus ist wenig verstanden. Die reduzierte Permeabilität für Ketoprofen durch Danthron könnte auf einer verringerten intrazellulären ATP-Synthese beruhen. Die erhöhte Permeabilität durch Sennesblätteraufguss ist angesichts der Vielzahl verschiedener Inhaltsstoffe schwieriger zu erklären [1].

Beurteilung und Maßnahmen: Die Beweislage ist dürftig. Doch es scheint unwahrscheinlich, dass Anthrachinon-haltige Laxanzien die intestinale Permeabilität von Ketoprofen beeinflussen.

Literatur

[1] Laitinen L, Takala E, Vuorela H, Vuorela P, Kaukonen AM, Marvola M. Anthranoid laxatives influences the absorption of poorly permeable drugs in human intestinal cell culture model (Caco-2). Eur J Pharm Biopharm, 66: 135–145, 2007

56.2.9 Senna und Paracetamol (Acetaminophen)

> Die Angaben zu Wechselwirkungen zwischen Senna und Paracetamol basieren ausschließlich auf experimentellen Befunden.

Klinische Befunde: Keine Hinweise auf Wechselwirkungen.

Experimentelle Befunde: In Humanzell-Linien wurden die Wirkungen von Senna-Anthrachinonen (Rhein, Danthron, Sennidine A und B, Sennoside A und B) und von Sennesblätteraufguss (Sennes-Tee) auf die Resorption von 100 µmol Paracetamol untersucht [1]. Die Resorption hoch permeabler Arzneistoffe wie Paracetamol zeigte sich nicht signifikant verändert.

Wirkungsmechanismus: Vermutlich gibt es hier keinen Wirkmechanismus.

Beurteilung und Maßnahmen: Die Beweislage ist dürftig. Doch es scheint unwahrscheinlich, dass Anthrachinon-haltige Laxanzien die intestinale Permeabilität von Paracetamol (Acetaminophen) beeinflussen.

Literatur

[1] Laitinen L, Takala E, Vuorela H, Vuorela P, Kaukonen AM, Marvola M. Anthranoid laxatives influences the absorption of poorly permeable drugs in human intestinal cell culture model (Caco-2). Eur J Pharm Biopharm, 66: 135–145, 2007

56.2.10 Senna und Propranolol

> Die Angaben zu Wechselwirkungen zwischen Senna und Propranolol basieren ausschließlich auf experimentellen Befunden.

Klinische Befunde: Keine Hinweise auf Wechselwirkungen.

Experimentelle Befunde: In Humanzell-Linien wurden die Wirkungen von Senna-Anthrachinonen (Rhein, Danthron, Sennidine A und B, Sennoside A und B) und von Sennesblätteraufguss (Sennes-Tee) auf die Resorption von 100 µmol Propranolol untersucht [1]. Die Resorption hoch permeabler Arzneistoffe wie Propranolol zeigte sich nicht signifikant verändert.

Wirkungsmechanismus: Vermutlich gibt es hier keinen Wirkmechanismus.

Beurteilung und Maßnahmen: Die Beweislage ist dürftig. Doch es ist unwahrscheinlich, dass Anthrachinon-haltige Laxanzien die intestinale Permeabilität von Propranolol beeinflussen.

Literatur

[1] Laitinen L, Takala E, Vuorela H, Vuorela P, Kaukonen AM, Marvola M. Anthranoid laxatives influences the absorption of poorly permeable drugs in human intestinal cell culture model (Caco-2). Eur J Pharm Biopharm, 66: 135–145, 2007

56.2.11 Senna und Verapamil

> Die Angaben zu Wechselwirkungen zwischen Senna und Verapamil basieren ausschließlich auf experimentellen Befunden.

Klinische Befunde: Keine Hinweise auf Wechselwirkungen.

Experimentelle Befunde: In Humanzelllinien wurden die Wirkungen von Senna-Anthrachinonen (Rhein, Danthron, Sennidine A und B, Sennoside A und B) und von Sennesblätteraufguss (Sennes-Tee) auf die Resorption von 100 µmol Verapamil untersucht [1]. Die Resorption hoch permeabler Arzneistoffe wie Verapamil zeigte sich nicht signifikant verändert.

Wirkungsmechanismus: Vermutlich gibt es hier keinen Wirkmechanismus.

Beurteilung und Maßnahmen: Die Beweislage ist dürftig. Doch es ist unwahrscheinlich, dass Anthrachinon-haltige Laxanzien die intestinale Permeabilität von Verapamil beeinflussen.

Literatur

[1] Laitinen L, Takala E, Vuorela H, Vuorela P, Kaukonen AM, Marvola M. Anthranoid laxatives influences the absorption of poorly permeable drugs in human intestinal cell culture model (Caco-2). Eur J Pharm Biopharm, 66: 135–145, 2007

57 Sonnenhutwurzel

Echinacea-Arten (Asteraceae)

57.1 Arzneidroge

57.1.1 Synonyme und verwandte Arten
Echinacea angustifolia (DC) Heller: Schmalblättriger Sonnenhut (Schmalblättriger Igelkopf, Schmalblättrige Kegelblume); Black sampson,

Echinacea pallida (Nutt.): Blasser Sonnenhut (Prärie-Igelkopf, Blasser Igelkopf); Coneflower,

Echinacea purpurea (L.) Moench: Purpur-Sonnenhut (Roter Sonnenhut, Roter Scheinsonnenhut); Purple coneflower,

Andere Namen: *Brauneria pallida* (Nutt.) Britton, *Echinacea intermedia* Lindl., *Rudbeckia hispida* Hoffm., *Rudbeckia pallida* Nutt., *Rudbeckia purpurea* L, *Rudbeckia serotina* (Nutt.) Sweet.

57.1.2 Arzneibücher
- *Echinacea angustifolia*: Schmalblättriger-Sonnenhut-Wurzel (Ph. Eur. 9.2), Narrow-leaved coneflower root (Ph. Eur. 9.2, engl. Ausgabe), Powder and Powdered extract (USP 39 – NF 34 S2), Root (BP 2017),
- *Echinacea pallida*: Blasser-Sonnenhut-Wurzel (Ph. Eur. 9.2), Pale coneflower root (Ph. Eur. 9.2, engl. Ausgabe), Powder and Powdered extract (USP 39 – NF 34 S2), Root (BP 2017),
- *Echinacea purpurea*: Purpur-Sonnenhut-Wurzel, Purpur-Sonnenhut-Kraut (beide Ph. Eur. 9.2), Purple coneflower root, Purple coneflower herb (beide Ph. Eur. 9.2, engl. Ausgabe), Aerial Parts (USP 39 – NF 34 S2), Herb (BP 2017), Powder and Powdered extract (USP 39 – NF 34 S2), Root (USP 39 – NF 34 S2, BP 2017).

57.1.3 Inhaltsstoffe
Die Inhaltsstoffe variieren leicht zwischen den Arten, was zu Verwirrung auch hinsichtlich möglicher Wechselwirkungen mit Arzneistoffen führt.

Echinacea angustifolia: Die **Wurzel** von *E. angustifolia* enthält Alkylamide, hauptsächlich Isobutylamide vom 2-Monoen-Typ; weiterhin kommen ähnliche Kaffeesäureester und Kaffeesäureglykoside wie in *E. purpurea* vor, so auch die Hauptkomponente Echinacosid, außerdem Cynarin. Ebenso finden sich Alkylketone und die gesättigten Pyrrolizidin-Alkaloide Tussilagin und Isotussilagin (diese sind aber nicht vom ungesättigten hepatotoxischen Typ).

Echinacea pallida: Die **Wurzel** von *E. pallida* enthält ähnliche Kaffeesäureester und Kaffeesäureglykoside wie *E. purpurea* einschließlich der Hauptkomponente Echinacosid. Auch von Polyenen und Polyalkinen einschließlich einer Reihe von Ketoalkenen und Ketopolyalkinen wurde berichtet, ebenso kommen Polysaccharide und Glykoproteine vor.

Echinacea purpurea: Die **Wurzel** von *E. purpurea* enthält Alkylamide, hauptsächlich Isobutylamide geradkettiger Fettsäuren vom 2,4-Diensäure-Typ; außerdem Kaffeesäurederivate, darunter vor allem Cichoriensäure (Hauptkomponente), daneben Echinacosid, Verbascosid, Caffeoylechinacosid, Chlorogensäure, Isochlorogensäure und Caftarsäure. Auch finden sich Alkylketone und die gesättigten Pyrrolizidin-Alkaloide Tussilagin und Isotussilagin.

Das **Kraut** von *E. purpurea* enthält ähnliche Alkylamide, auch hier ist die Cichoriensäure das dominierende Kaffeesäurederivat. Auch kommen die Polysaccharide PS1 (ein Methylglucuronarabinoxylan) und PS2 (ein saures Arabinorhamnogalactan) vor, außerdem ein Xyloglucan und Glykoproteine.

Press-Saft, gewonnen aus den oberirdischen Pflanzenteilen, enthält verschiedenartige Polysaccharide, inulinartige Verbindungen, Arabinogalactan-Polysaccharide und Glykoproteine.

57.1.4 Verwendung und Indikationen

Sonnenhut wird vor allen Dingen aufgrund seiner immunstimulierenden (immunmodulierenden) Wirkungen verwendet – besonders zur Behandlung und Prävention von Erkältung, Influenza und anderen Infektionen der oberen Atemwege. Sonnenhut ist ein altes Naturheilmittel sowohl gegen bakterielle wie virale Infektionen, vor allem der Haut wie im Falle von Akne und Furunkeln. Auch bei milden Formen der Sepsis wird die Droge traditionell eingesetzt.

57.1.5 Pharmakokinetik

Die meisten Untersuchungen zu einzelnen Isoenzymen sind mit *Echinacea purpurea* ausgeführt worden, doch auch die anderen Echinacea-Arten waren Gegenstand entsprechender Studien. In-vitro-Untersuchungen mit nichtarzneilichen Proben sprechen dafür, dass *E.-purpurea*-Extrakte (Echinacare und Chinagard) auf die Aktivität von CYP2D6 keine signifikante Auswirkungen haben [1, 2]. Dieses Ergebnis ist durch In-vitro- und klinische Studien mit arzneilichen Proben bestätigt, siehe hierzu unter „Sonnenhut und Dextromethorphan". In ähnlicher Weise deuten In-vitro-Studien darauf hin, dass *E.-purpurea*-Extrakte (Echinacare, Echinagard und Echinaforce) die Isoenzyme CYP1A2, CYP2C9 und CYP2C19 entweder überhaupt nicht oder nur schwach inhibieren [1–3]. Diese In-vitro-Befunde für CYP2C9 und CYP1A2 werden sich vermutlich bei den meisten Patienten bestätigen, dies legen jedenfalls klinische Studien mit den Testsubstraten Tolbutamid und Coffein nahe (siehe unter „Sonnenhut und Tolbutamid" und „Sonnenhut und Coffein").

Weniger klar dagegen ist, welchen Einfluss Sonnenhut auf CYP3A4 hat. Einige Extrakte von *E. angustifolia*, *E. pallida* und *E. purpurea* (Echinagard und Echinaforce) inhibierten

CYP3A4 schwach [2, 3] oder moderat [4]; wohingegen ein Extrakt von *E. purpurea* (Echinacare) sowohl eine schwache Hemmung als auch Induktion von CYP3A4 bewirkte [1]. Eine andere Studie zeigte für zwei Chargen eines Extrakts (Echinaforce) zwar ausschließlich CYP3A4-inhibitorische Effekte, doch variierten diese sehr stark (um den Faktor 150) [2]. Dies scheint mit dem Gehalt des Extrakts an Alkylamiden zusammenzuhängen, obwohl *E. pallida* nur geringe Konzentration an Alkylamiden enthält, daher müssen noch andere Inhaltsstoffe an der Hemmung der CYP3A4-Aktivität beteiligt sein. In der Tat wurde in einer klinischen Studie – unter Verwendung von Midazolam, einer Testsubstanz für CYP3A4-Aktivität (siehe „Sonnenhut und Midazolam") – herausgefunden, dass die Kaffeesäurederivate Echinacosid und Cichoriensäure moderate bis sehr schwache hemmende Wirkungen auf CYP3A4 ausüben [4]. Danach hat Echinacea auf CYP3A4 in der Praxis einen nur moderaten Einfluss.

57.1.6 Übersicht zu Wechselwirkungen

Theoretisch vermag Sonnenhut die Wirkungen von Immunsuppressiva zu antagonisieren. Der mögliche Einfluss von Echinacea auf eine große Zahl von Arzneistoffen, die auch Testsubstrate für Cytochrom-P450-Aktivität oder das P-Glykoprotein sind, war Gegenstand von Untersuchungen. Möglicherweise kommt es bei einigen Patienten, die mit Midazolam oder Coffein behandelt werden, zu solchen Wechselwirkungen; sehr wahrscheinlich sind sie sogar im Falle von Darunavir. Doch abgesehen davon wurden keine klinisch relevanten Interaktionen beobachtet, weshalb Sonnenhut mit Blick auf diesen Mechanismus nur ein geringes Wechselwirkungspotenzial hat.

Literatur

[1] Yale SH, Glurich I. Analysis of the inhibitory potential of Ginkgo biloba, Echinacea purpurea, and Serenoa repens on the metabolic activity of cytochrome P450 3A4, 2D6 and 2C9. J Altern Complement Med, 11: 433–439, 2005
[2] Modarai M, Gertsch J, Suter A, Heinrich M, Kortenkamp A. Cytochrome P450 inhibitory action of Echinacea preparations differs widely and co-varies with alkylamide content. J Pharm Pharmacol, 59: 567–573, 2007
[3] Hellum BH, Hu Z, Nilsen OG. The induction of CYP1A2, CYP2D6 and CYP3A4 by six trade herbal products in cultured primary human hepatocytes. Basic Clin Pharmacol Toxicol, 100: 23–30, 2007
[4] Budzinski JW, Foster BC, Vandenhoek S, Arnason JT. An in vitro evaluation of human cytochrome P450 3A4 inhibition by selected commercial herbal extracts and tinctures. Phytomedicine, 7: 273–282, 2000

57.2 Interaktionen

- Coffein,
- Dextromethorphan,
- Digoxin,
- Etravirin,
- Fexofenadin,
- HIV-Protease-Inhibitoren,
- Immunsuppressiva,

- Midazolam,
- Nahrungsmittel,
- pflanzliche Arzneimittel,
- Tolbutamid,
- Warfarin und verwandte Arzneistoffe.

57.2.1 Sonnenhut und Coffein

> Sonnenhut wirkt sich nicht immer einheitlich auf die Pharmakokinetik von Coffein aus, doch erhöht er wahrscheinlich nur bei den wenigsten Patienten den Coffein-Plasmaspiegel.

Klinische Befunde: In einer pharmakokinetischen Studie erhielten 12 gesunde Probanden über 8 Tage 4-mal täglich 400 mg Purpur-Sonnenhut-Wurzel zusammen mit einer Einzeldosis von 200 mg Coffein (peroral) an Tag 6. Die maximale Serumkonzentration und AUC von Coffein waren jeweils um etwa 30 % erhöht. Zwischen den Probanden gab es große Unterschiede, einige Patienten zeigten eine Erhöhung der Coffein-Clearance um 50 %, andere eine Verringerung um 90 %. Doch das Paraxanthin-Coffein-Verhältnis (ein Parameter für die CYP1A2-Aktivität) war nur um 10 % reduziert [1]. In einer anderen Studie bekamen 12 gesunde Probanden für 28 Tage 2-mal täglich 800 mg Purpur-Sonnenhut und abschließend eine Einzeldosis von 100 mg Coffein. Hier war das Paraxanthin-Coffein-Verhältnis nicht signifikant verändert [2].

Experimentelle Befunde: Keine Hinweise auf Wechselwirkungen.

Wirkungsmechanismus: Sonnenhut ist ein Inhibitor von CYP1A2, das bei der Metabolisierung von Coffein eine Rolle spielt. Sonnenhut sollte deshalb aller Erwartung nach die Coffein-Plasmaspiegel erhöhen. Zwar zeigten tatsächlich die Studien einen mäßigen Anstieg der Coffeinspiegel durch Sonnenhut, doch war dies offenbar nicht auf den Einfluss der Droge auf CYP1A2 zurückzuführen (die diesbezüglichen Effekte waren schwach).

Beurteilung und Maßnahmen: Hinweise auf Wechselwirkungen sind auf die beiden zitierten Studien beschränkt. Diese sprechen dafür, dass Sonnenhut wohl nur bei den wenigsten Patienten den Coffein-Plasmaspiegel durch Hemmung von CYP1A2 erhöht. Allerdings zeigte sich bei einigen Patienten eine Abnahme in der Coffein-Clearance, was darauf hinweist, dass Sonnenhut – in seltenen Fällen – die Coffeinspiegel auch erhöhen kann. Dies könnte sich in verstärkten Nebenwirkungen von Coffein niederschlagen (z. B. Kopfschmerzen, Zittern und Unruhe), insbesondere bei Aufnahme großer Mengen an Coffein. Sollte dieser Fall eintreten, sollte dem Betreffenden geraten werden, die Einnahme von Sonnenhut zu beenden und/oder die Coffeinzufuhr zu reduzieren.

Coffein dient als Testsubstanz für die CYP1A2-Aktivität, daher sprechen diese Ergebnisse auch dafür, dass pharmakokinetische Wechselwirkungen zwischen Sonnenhut und anderen CYP1A2-Substraten ebenfalls unwahrscheinlich sind.

Literatur

[1] Gorski JC, Huang SM, Pinto A, Hamman MA, Hilligoss JK, Zaheer NA, Desai M, Miller M, Hall SD. The effect of Echinacea (Echinacea purpurea) root on cytochrome P450 activity in vivo. Clin Pharmacol Ther, 75: 89–100, 2004

[2] Gurley BJ, Gardner SF, Hubbard MA, Williams DK, Gentry WB, Carrier J, Khan IA, Edwards DJ, Shah A. In vivo assessment of botanical supplementation on human cytochrome P450 phenotypes: Citrus aurantium, Echinacea purpurea, milk thistle, and saw palmetto. Clin Pharmacol Ther, 76: 428–440, 2004

57.2.2 Sonnenhut und Dextromethorphan

> Sonnenhut hat offenbar keine klinisch relevanten Auswirkungen auf die Pharmakokinetik von Dextromethorphan.

Klinische Befunde: In einer Studie erhielten 12 gesunde Probanden über 8 Tage 4-mal täglich jeweils 400 mg Purpur-Sonnenhut-Wurzel zusammen mit einer Einzeldosis von 30 mg Dextromethorphan an Tag 6. Bei 11 Probanden, die zu den CYP2D6-Schnell-Metabolisieren gehörten, zeigten sich keine Änderungen in der Pharmakokinetik von Dextromethorphan. Bei einem Probanden allerdings, einem CYP2D6-Langsam-Metabolisierer, erhöhte sich die AUC von Dextromethorphan um 42 % und dessen Halbwertszeit um 31 % [1]. In einer anderen Studie bekamen 12 gesunde Probanden für 28 Tage 2-mal täglich 800 mg Purpur-Sonnenhut. Nach Gabe einer Einzeldosis von 5 mg **Debrisoquin** wurden keine Veränderung in der Wiederauffindungsrate dieser Substanz im Harn festgestellt [2].

Experimentelle Befunde: In-vitro-Studien zufolge können ethanolische Extrakte von *Echinacea purpurea* (Echinagard) die Metabolisierung von Dextromethorphan, einem Marker für die CYP2D6-Aktivität, leicht (nicht signifikant) inhibieren [3, 4]. Ähnliche Ergebnisse wurden für andere CYP2D6-Testsubtrate erhalten [5].

Wirkungsmechanismus: In-vitro-Studien sprechen zwar dafür, dass Sonnenhut einen schwach inhibitorischen Effekt auf CYP2D6 hat; doch die zitierte In-vivo-Studie mit Debrisoquin (einem anderen Testsubstrat für CYP2D6) fand keine Anzeichen dafür, dass diese Effekte klinisch relevant sind.

Beurteilung und Maßnahmen: Die verfügbaren Daten sprechen stark dafür, dass Sonnenhut bei den meisten Patienten die Pharmakokinetik von Dextromethorphan nicht beeinflusst. Patienten ohne oder mit nur schwach aktivem CYP2D6 mögen gering erhöhte Dextromethorphan-Plasmaspiegel zeigen; doch angesichts des allgemein weiten therapeutischen Bereichs von Dextromethorphan (weshalb die Dosis nicht individuell angepasst wird), sollte diese Wechselwirkung klinisch nicht relevant sein.

Dextromethorphan dient als Testsubstanz für die CYP2D6-Aktivität, daher sprechen diese Ergebnisse (zusammen mit denen für Debrisoquin) auch dafür, dass pharmakokinetische Wechselwirkungen zwischen Sonnenhut und anderen CYP2D6-Substraten ebenso unwahrscheinlich sind.

Literatur

[1] Gorski JC, Huang SM, Pinto A, Hamman MA, Hilligoss JK, Zaheer NA, Desai M, Miller M, Hall SD. The effect of Echinacea (Echinacea purpurea) root, on cytochrome P450 activity in vivo. Clin Pharmacol Ther, 75: 89–100, 2004

[2] Gurley BJ, Gardner SF, Hubbard MA, Williams DK, Gentry WB, Carrier J, Khan IA, Edwards DJ, Shah A. In vivo assessment of botanical supplementation on human cytochrome P450 phenotypes: Citrus aurantium, Echinacea purpurea, milk thistle, and saw palmetto. Clin Pharmacol Ther, 76: 428–440, 2004

[3] Hellum BH, Nilsen OG. The in vitro inhibitory potential of trade herbal products on human CYP2D6-mediated metabolism and the influence of ethanol. Basic Clin Pharmacol Toxicol, 101: 350–358, 2007

[4] Hellum BH, Hu Z, Nilsen OG. The induction of CYP1A2, CYP2D6 and CYP3A4 by six trade herbal products in cultured primary human hepatocytes. Basic Clin Pharmacol Toxicol, 100: 23–30, 2007

[5] Gurley BJ, Swain A, Hubbard MA, Williams DK, Barone G, Hartsfield F, Tong Y, Carrier DJ, Cheboyina S, Battu SK. Clinical assessment of CYP2D6-mediated herb-drug interactions in humans: effects of milk thistle, black cohosh, goldenseal, kava kava, St John's wort, and Echinacea. Mol Nutr Food Res, 52: 755–763, 2008

57.2.3 Sonnenhut und Digoxin

> Sonnenhut hat offenbar keine Auswirkungen auf die Pharmakokinetik von Digoxin.

Klinische Befunde: In einer Studie erhielten 18 gesunde Probanden für 14 Tage 3-mal täglich ein Extrakt mit 195 mg *Echinacea purpurea* und 72 mg *Echinacea angustifolia*, zusammen mit je einer Einzeldosis von 250 μg Digoxin vor und nach Abschluss der Gabe von Sonnenhut. Die Pharmakokinetik von Digoxin zeigte sich durch Sonnenhut nicht beeinflusst [1].

Experimentelle Befunde: Eine In-vitro-Studie zeigte keine Hinweise darauf, dass Purpur-Sonnenhut-Extrakt die Pharmakokinetik von Digoxin, einem Substrat für das P-Glykoprotein, beeinflusst [2].

Wirkungsmechanismus: Vermutlich gibt es keinen Wirkmechanismus.

Beurteilung und Maßnahmen: Sonnenhut interagiert offenbar nicht mit Digoxin, aufgrund dessen muss bei gleichzeitiger Anwendung die Dosis von Digoxin vermutlich nicht angepasst werden.

Digoxin dient als Testsubstrat für die Aktivität des P-Glykoproteins; daher sprechen diese Ergebnisse auch dafür, dass pharmakokinetische Wechselwirkungen zwischen Sonnenhut und anderen Glykoprotein-P-Substraten ebenfalls unwahrscheinlich sind.

Literatur

[1] Gurley BJ, Swain A, Hubbard MA, Williams DK, Barone G, Hartsfield F, Tong Y, Carrier DJ, Cheboyina S, Battu SK. Clinical assessment of CYP2D6-mediated herb-drug interactions in humans: effects of milk thistle, black cohosh, goldenseal, kava kava, St John's wort, and Echinacea. Mol Nutr Food Res, 52: 755–763, 2008

[2] Hellum BH, Nilsen OG. In vitro inhibiton of CYP3A4 metabolism and P-glycoprotein-mediated transport by trade herbal products. Basic Clin Pharmacol Toxicol, 102: 466–475, 2008

57.2.4 Sonnenhut und Etravirin

> Sonnenhut hat keinen Einfluss auf die Pharmakokinetik von Etravirin.

Klinische Befunde: In einer Studie erhielten 14 HIV-positive Patienten für 4 Wochen 1-mal täglich 400 mg Etravirin. Eine gleichzeitige Gabe von 3-mal täglich 500 mg Purpur-Sonnenhut-Wurzel-Extrakt (Arkocápsules Echinácea, Arkopharma) hatte keinen Einfluss auf die Pharmakokinetik von Etravirin [1].

Experimentelle Befunde: Keine Hinweise auf Wechselwirkungen.

Wirkungsmechanismus: Etravirin ist Substrat und Induktor von CYP3A4. Bisher wurde vermutet, dass Sonnenhut CYP3A4 induzieren und daher die Metabolisierung von Etravirin erhöhen könnte.

Beurteilung und Maßnahmen: Wechselwirkungen zwischen Sonnenhut und Etravirin ist Gegenstand nur einer Studie. Dieser zufolge nimmt Sonnenhut keinen Einfluss auf die Pharmakokinetik von Etravirin. Daher ist bei gleichzeitiger Anwendung vermutlich auch keine Dosisanpassung von Etravirin notwendig.

Literatur
[1] Moltó J, Valle M, Miranda C, Cedeño S, Negredo E, Clotet B. Herb-drug interaction between Echinacea purpurea and etravirine in HIV-infected patiens. Antimicrob Agents Chemother, 56: 5328–5331, 2012

57.2.5 Sonnenhut und Fexofenadin

> Sonnenhut hat keinen Einfluss auf die Pharmakokinetik einer Einzeldosis von Fexofenadin.

Klinische Befunde: In einer Studie erhielten 12 gesunde Probanden für 4 Wochen 3-mal täglich 500 mg Sonnenhut (Echinamide, Natural Factors, USA) sowie je eine Einzeldosis von 120 mg Fexofenadin vor und nach Ende der Gabe von Sonnenhut. Dieser hatte keinen Einfluss auf die Pharmakokinetik von Fexofenadin [1].

Experimentelle Befunde: Keine Hinweise auf Wechselwirkungen.

Wirkungsmechanismus: In dieser Studie wurde Fexofenadin, ein P-Glykoprotein-Substrat, verabreicht, um die Wirkungen von Sonnenhut auf das P-Glykoprotein zu beurteilen.

Beurteilung und Maßnahmen: Wechselwirkungen zwischen Sonnenhut und Fexofenadin sind Gegenstand nur einer Einzeldosis-Studie. Vermutlich sind keine Dosisanpassungen von Fexofenadin bei gleichzeitiger Anwendung notwendig.

Literatur

[1] Penzak SR, Robertson SM, Hunt JD, Chairez C, Malati CY, Alfaro RM, Stevenson JM, Kovacs JA. Echinacea purpurea significantly induces cytochrome P450 3A but does not alter lopinavir-ritonavir exposure in healthy subjects. Pharmacotherapy, 30: 797–805, 2010

57.2.6 Sonnenhut und HIV-Protease-Inhibitoren

> Sonnenhut hat keine Auswirkungen auf die Pharmakokinetik von Lopinavir mit Ritonavir-Booster.

Klinische Befunde: In einer Studie erhielten 13 gesunde Probanden 2-mal täglich Lopinavir mit Ritonavir-Booster (400/100 mg), zusätzlich für 2 Wochen 3-mal täglich 500 mg Purpur-Sonnenhut (Echinamide, Natural Factors, USA). Dies hatte keine Auswirkungen auf die Pharmakokinetik von Lopinavir oder Ritonavir [1].

In einer anderen Studie bekamen 15 HIV-positive Patienten für mindestens 4 Wochen 2-mal täglich Darunavir mit Ritonavir-Booster (600/100 mg), zusätzlich für 2 Wochen 3-mal täglich 500 mg Purpur-Sonnenhut-Wurzelextrakt (Arkocápsules Echinácea, Spanien). Letzteres hatte keine Auswirkungen auf die Pharmakokinetik von Darunavir oder Ritonavir. Allerdings waren bei einzelnen Patienten die Darunavir-Talspiegel um bis zu 40 % verringert. [2].

Experimentelle Befunde: Keine Hinweise auf Wechselwirkungen.

Wirkungsmechanismus: In der Studie mit Lopinavir zeigte sich Sonnenhut zwar als schwacher Induktor von CYP3A4, doch machte sich dieser Effekt nicht gegen Ritonavir, einem bekannten starken CYP3A4-Induktor, bemerkbar. Der Grund für die Abnahme der Darunavir-Plasmakonzentration bei einigen Patienten ist unklar.

Beurteilung und Maßnahmen: Hinweise auf Wechselwirkungen zwischen Sonnenhut und HIV-Protease-Inhibitoren stammen aus zwei Studien. Eine davon verwendete Darunavir mit Ritonavir-Booster, die andere Lopinavir mit Ritonavir-Booster. Generell hat Sonnenhut offenbar keine Auswirkungen auf die Pharmakokinetik dieser antiretroviralen Substanzen, obwohl die Abnahme der Darunavir-Plasmakonzentration bei einigen Patienten weitere Studien rechtfertigt. Patienten, die Medikamente gegen schwere Krankheiten wie HIV-Infektionen einnehmen, sollten sorgfältig Nutzen und Risiko einer zusätzlichen Einnahme pflanzlicher Arzneimittel abwägen, da die Folgen einer gleichzeitigen Anwendung nicht abschätzbar sind.

Literatur

[1] Penzak SR, Robertson SM, Hunt JD, Chairez C, Malati CY, Alfaro RM, Stevenson JM, Kovacs JA. Echinacea purpurea significantly induces cytochrome P450 3A but does not alter lopinavir-ritonavir exposure in healthy subjects. Pharmacotherapy, 30: 797–805, 2010
[2] Moltó J, Valle M, Miranda C, Cedeño S, Negredo E, Babanoj MJ, Clotet B. Herb-drug interaction between Echinacea purpurea and darunavir-ritonavir in HIV-infected patiens. Antimicrob Agents Chemother, 55: 326–330, 2011

57.2.7 **Sonnenhut und Immunsuppressiva**

Angaben zu Wechselwirkungen zwischen Sonnenhut und Immunsuppressiva beruhen allein auf theoretischen Überlegungen.

Befunde, Wirkmechanismus, Beurteilung und Maßnahmen: Sonnenhut hat immunstimulierende Effekte, deshalb könnte Echinacea die Wirkungen immunsupprimierender Arzneistoffe antagonisieren. Entsprechend empfehlen die Hersteller von drei Echinacea-Produkten, zugelassen durch die britische MHRA, keine gleichzeitige Anwendung dieser Produkte zusammen mit Immunsuppressiva, wie z. B. **Ciclosporin** und **Methotrexat** [1–3]. Es gibt es keine klinischen Berichte über Interaktionen, doch solange keine weiteren Daten vorliegen, ist es sinnvoll, dieser Empfehlung zu folgen.

Literatur
[1] Echinaflu Soft Capsules (Dried pressed juice from Echinacea purpurea), Swiss Caps GmbH UK Summary of product characteristics, 06/2008
[2] EchinEeze Tablets (Dry extract of Echinacea purpurea root), Natures Aid Health Products UK Summary of product characteristics, 07/2008
[3] Duchy Herbals Echina-Relief Tincture (Alcoholic dry extract of Echinacea purpurea root), Nelson and Co Ltd UK Summary of product characteristics, 10/2008

57.2.8 **Sonnenhut und Midazolam**

Sonnenhut ändert offenbar nicht die AUC und Clearance von peroral appliziertem Midazolam, dennoch kann die Bioverfügbarkeit erhöht sein. Die Clearance von intravenös appliziertem Midazolam kann hingegen bei Patienten, die gleichzeitig Sonnenhut einnehmen, mäßig erhöht sein.

Klinische Befunde: In einer pharmakokinetischen Studie erhielten 12 gesunde Probanden über 28 Tage 4-mal täglich 400 mg Purpur-Sonnenhut-Wurzel (Nature's Bounty, USA) zusammen mit einer Einzeldosis von 50 µg/kg KG Midazolam i. v. an Tag 6 und 24 Stunden später eine Einzeldosis von 5 mg Midazolam peroral. Die Clearance des intravenös verabreichten Midazolam war um 42 % erhöht und dessen AUC um 23 % verringert. Im Gegensatz dazu waren Clearance und AUC des peroral aufgenommenen Midazolam nicht signifikant verändert. Die Bioverfügbarkeit von peroral appliziertem Midazolam war zwar um 50 % erhöht, gleichwohl weiterhin relativ gering [1]. In einer anderen Studie erhielten 12 gesunde Probanden eine Einzeldosis von 8 mg Midazolam peroral sowohl vor als auch nach einer über 4 Wochen laufenden Gabe von 3-mal täglich 500 mg Sonnenhut (Echinamide, Natural Factors, USA). Sonnenhut verringerte die AUC von Midazolam um 27 % und erhöhte die orale Clearance um 37 % [2]. In einer weiteren Studie bekamen 12 gesunde Probanden für 28 Tage 2-mal tägliche 800 mg *Echinacea purpurea* zusammen mit einer Einzeldosis von 8 mg Midazolam peroral. Hier zeigten sich keine signifikanten Veränderungen im Verhältnis zwischen Midazolam und seinem 1-Hydroxy-Metaboliten [3].

Experimentelle Befunde: Keine Hinweise auf Wechselwirkungen.

Wirkungsmechanismus: Midazolam wird hauptsächlich über CYP3A4 metabolisiert. Möglicherweise übt Sonnenhut entgegengesetzte Wirkungen auf CYP3A4 in Leber und Dünndarm aus, was die beobachteten Unterschiede in den Auswirkungen von peroral und intravenös appliziertem Midazolam erklären könnte [1].

Beurteilung und Maßnahmen: Wechselwirkungen zwischen Midazolam und Sonnenhut waren Gegenstand dreier Studien. Danach hat Sonnenhut auf peroral zugeführtes Midazolam – angesichts der nur schwachen Effekte – wahrscheinlich keinen klinisch relevanten Einfluss. Die Interaktion zwischen Midazolam und intravenös appliziertem Sonnenhut ist höchstens mäßig. Die Dosis der intravenösen Gabe von Midazolam orientiert sich normalerweise am individuellen Ansprechen, bei einer möglicherweise verringerten Wirksamkeit sollte die Dosis angepasst werden. Nach Auffassung der Autoren einer dieser Studien [1] könnte der Effekt von Sonnenhut auf CYP3A4-Substrate davon abhängen, ob sie eine hohe orale Bioverfügbarkeit vorliegt und darüber hinaus von der hepatischen Exkretion; er ist jedoch nicht einfach vorherzusehen. Es sind weitere Studien notwendig, bevor bestätigt werden kann, ob Sonnenhut klinisch relevante Effekte auf verschiedene CYP3A4-Substrate hat.

Literatur

[1] Gorski JC, Huang SM, Pinto A, Hamman MA, Hilligoss JK, Zaheer NA, Desai M, Miller M, Hall SD. The effect of Echinacea (Echinacea purpurea) root, on cytochrome P450 activity in vivo. Clin Pharmacol Ther, 75: 89–100, 2004

[2] Penzak SR, Robertson SM, Hunt JD, Chairez C, Malati CY, Alfaro RM, Stevenson JM, Kovacs JA. Echinacea purpurea significantly induces cytochrome P450 3A but does not alter lopinavir-ritonavir exposure in healthy subjects. Pharmacotherapy, 30: 797–805, 2010

[3] Gurley BJ, Gardner SF, Hubbard MA, Williams DK, Gentry WB, Carrier J, Khan IA, Edwards DJ, Shah A. In vivo assessment of botanical supplementation on human cytochrome P450 phenotypes: Citrus aurantium, Echinacea purpurea, milk thistle, and saw palmetto. Clin Pharmacol Ther, 76: 428–440, 2004

57.2.9 Sonnenhut und Nahrungsmittel

Keine Hinweise auf Wechselwirkungen.

57.2.10 Sonnenhut und pflanzliche Arzneimittel

Keine Hinweise auf Wechselwirkungen.

57.2.11 Sonnenhut und Tolbutamid

> Sonnenhut erhöht minimal die Bioverfügbarkeit von Tolbutamid.

Klinische Befunde: In einer Studie erhielten 12 gesunde Probanden über 8 Tage 4-mal täglich 400 mg Purpur-Sonnenhut-Wurzel zusammen mit einer Einzeldosis von 500 mg Tolbutamid an Tag 6. Die AUC von Tolbutamid war um 14 % vergrößert und die Zeit bis zum Erreichen der Maximalkonzentration von 4 auf 6 Stunden verlängert [1]. Die perorale Clearance war um durchschnittlich 11 % verringert, bei zwei Probanden zeigte sich allerdings eine Reduktion um 25 % oder mehr.

Experimentelle Befunde: Keine Hinweise auf Wechselwirkungen.

Wirkungsmechanismus: Tolbutamid kann als Testsubstrat zur Einschätzung der Aktivität von Arzneimitteln auf CYP2C9 verwendet werden. Daher spricht diese Studie dafür, dass Sonnenhut kein klinisch relevanter Inhibitor von CYP2C9 ist und über diesen Mechanismus auch auf andere CYP2C9-Substrate (einschließlich anderer **Sulfonylharnstoffe**) wahrscheinlich keinen Einfluss hat.

Beurteilung und Maßnahmen: Die verfügbaren Hinweise stammen zwar nur aus einer gut konzipierten Studie. Obwohl danach Sonnenhut Auswirkungen auf die Pharmakokinetik von Tolbutamid hat, ist der Effekt auf die Bioverfügbarkeit vernachlässigbar und sehr wahrscheinlich klinisch nicht relevant. Daher erscheinen Dosisanpassungen von Tolbutamid bei gleichzeitiger Anwendung von Sonnenhut nicht notwendig. Zwar fehlen entsprechende Untersuchungen mit anderen Sulfonylharnstoffen, doch sind auch hier keine Wechselwirkungen mit Echinacea zu erwarten (s. o. unter „Wirkmechanismus").

Literatur
[1] Gorski JC, Huang SM, Pinto A, Hamman MA, Hilligoss JK, Zaheer NA, Desai M, Miller M, Hall SD. The effect of Echinacea (Echinacea purpurea) root on cytochrome P450 activity in vivo. Clin Pharmacol Ther, 75: 89–100, 2004

57.2.12 Sonnenhut und Warfarin und verwandte Arzneistoffe

> Sonnenhut beeinflusst offenbar nicht die Pharmakokinetik von Warfarin.

Klinische Befunde: In einer Studie erhielten 12 gesunde Probanden über insgesamt 21 Tage 4-mal täglich Sonnenhut (in Form von MediHerb Premium Echinacea-Tabletten mit 600 mg Schmalblättriger Sonnenhut-Wurzel und 675 mg Purpur-Sonnenhut-Wurzel, eingestellt auf einen Gehalt von 5,75 mg Gesamtalkylamide), zusätzlich je eine Einzeldosis von 25 mg Warfarin vor und nach 14 Tagen der Gabe von Echinacea. Sonnenhut verringerte die AUC von (S)-Warfarin um 9 %, beeinflusste aber nicht die Pharmakokinetik von (R)-Warfarin. Außerdem wurden bei den 11 daraufhin untersuchten Probanden kein Einfluss von Sonnenhut auf die Warfarin-bedingte INR beobachtet [1].

Experimentelle Befunde: Purpur-Sonnenhut-Extrakte inhibieren nicht oder nur schwach CYP2C9, über das das aktive (S)-Isomer von Warfarin hauptsächlich metabolisiert wird. Siehe unter „Sonnenhut, Pharmakokinetik".

Wirkungsmechanismus: Es gibt keinen Wirkmechanismus, Sonnenhut hat offenbar keinen Einfluss auf die Metabolisierung von Warfarin.

Beurteilung und Maßnahmen: Wechselwirkungen zwischen Sonnenhut und Warfarin war Gegenstand nur dieser einen, gut konzipierten Studie. Die dort gefundenen Ergebnisse sprechen dafür, dass Sonnenhut wahrscheinlich nicht mit Warfarin interagiert. Andere Cumarine wurden offensichtlich nicht daraufhin untersucht, doch werden sie in ähnlicher Weise wie Warfarin metabolisiert, infolgedessen treten auch sie sehr wahrscheinlich nicht mit Sonnenhut in Wechselwirkung. Daher erscheinen Dosisanpassungen von Cumarinen im Falle einer gleichzeitigen Anwendung von Sonnenhut nicht notwendig.

Literatur

[1] Abdul MM, Jiang X, Williams KM, Day RO, Roufogalis BD, Liauw WS, Xu H, Matthias A, Lehmann RP, McLachlan AJ. Pharmacokinetic and pharmacodynamic interactions of echinacea and policosanol with warfarin in healthy subjects. Br J Clin Pharmacol, 69: 508–515, 2010

58 Spitzwegerichblätter

Plantago lanceolata L. (Plantaginaceae)

58.1 Arzneidroge

58.1.1 Synonyme und verwandte Arten
Heilwegerich, Wundwegerich; Ribwort, Ribwort plantain, Buck-horn plantain, Narrowleaf plantain, English plantain.

Spitzwegerich ist nicht zu verwechseln mit Breitwegerich (*Plantago major*).

58.1.2 Arzneibücher
- Ph. Eur. 9.2: Spitzwegerichblätter,
- Ph. Eur. 9.2, engl. Ausgabe: Ribwort Plantain,
- BP 2017: Ribwort Plantain.

58.1.3 Inhaltsstoffe
Spitzwegerichblätter enthalten **Schleimpolysaccharide**, andere Bestandteile sind die **Iridoidglykoside** Aucubin und Catalpol, außerdem die **Phenylethanoide** Acteosid, Isoacteosid, Lavandulifoliosid und Plantamajosid. Weiterhin finden sich die **Flavonoide** Apigenin und Luteolin sowie ihre Derivate.

58.1.4 Verwendung und Indikationen
Spitzwegerich wird traditionell zur Behandlung von Bronchialkatarrhen und milden Entzündungen der Mund- und Rachenschleimhaut eingesetzt. Die Wirksamkeit als Demulzens bestätigen die in der Literatur beschriebenen pharmakologischen Wirkungen, doch fehlen entsprechende klinische Daten. Spitzwegerich wird traditionell auch äußerlich angewandt wie bei entzündlichen Hauterkrankungen, zur Behandlung von Wunden und als Hämostatikum. Es fehlen jedoch Daten, die die topische Wirksamkeit bestätigen.

Für Spitzwegerich fehlen auch Daten zur Toxizität und solche, die die klinische Unbedenklichkeit belegen. Allergische Reaktionen machen offenbar den Hauptteil der berichteten Nebenwirkungen aus. Bekannt sind zwei Fälle von Lichtdermatitis, die mit der Aufnahme von Spitzwegerich in Verbindung gebracht werden, ebenso einige weniger schwerwiegende Ereignisse wie Diarrhö. Die Anwendung von Spitzwegerich während der Schwangerschaft und Stillzeit sollte aufgrund nicht bestätigter Unbedenklichkeit vermieden werden.

58.1.5 Pharmakokinetik

Es liegen keine relevanten pharmakokinetischen Daten vor. Angaben zur Pharmakokinetik der einzelnen Flavonoide in Spitzwegerichblättern siehe unter „Flavonoide".

58.1.6 Übersicht zu Wechselwirkungen

Es liegen keine Angaben über Wechselwirkungen vor, solche der einzelnen Flavonoide in Spitzwegerichblättern siehe unter „Flavonoide".

59 Süßholzwurzel

Glycyrrhiza glabra L. (Fabaceae)

59.1 Arzneidroge

59.1.1 Synonyme und verwandte Arten
Deutsches Süßholz, Gemeines Süßholz, Lakritze; Licorice, Liquorice.
Spanisches und Italienisches Süßholz sind *Glycyrrhiza glabra* L. var *typica* Reg. et Herd.
Persisches oder Türkisches Süßholz sind *Glycyrrhiza glabra* L. var *violacea* Boiss.
Russisches Süßholz ist *Glycyrrhiza glabra* L. var. *glandulifera*.
Chinesisches Süßholz ist der enge Verwandte *Glycyrrhiza uralensis* Fisch., auch bekannt als Gancao.

59.1.2 Arzneibücher
- Ph. Eur. 9.2: Süßholzwurzel, Süßholzwurzeltrockenextrakt,
- Ph. Eur. 9.2, engl. Ausgabe: Liquorice Root, Liquorice Root Ethanolic Liquid Extract,
- BP 2017: Liquorice, Standardised Liquorice Dry Extract for Flavouring Purposes, Liquorice Liquid Extract, Liquorice Root, Standardised Liquorice Root Ethanolic Liquid Extract, Liquorice Root for use in THM, Processed Liquorice Root for use in THMP,
- USP 39 – NF 34 S2: Licorice, Powdered Licorice, Powdered Licorice Extract.

59.1.3 Inhaltsstoffe
Süßholz enthält eine große Zahl aktiver Inhaltsstoffe unterschiedlicher Klassen, die auf ganz verschiedene Art und Weise wirken. Als bedeutendste gelten die **Triterpene** vom Oleanan-Typ, hauptsächlich Glycyrrhizin (**Glycyrrhizinsäure**), auf das die Droge im Allgemeinen eingestellt ist, und sein Aglykon Glycyrrhetinsäure. Weiterhin kommen zahlreiche **Phenole** und **Flavonoide** vom Chalcon- und Isoflavon-Typ, außerdem viele natürliche **Cumarine** wie Liqcumarin, Umbelliferon, Glabrocumaron A und B, Herniarin und Glycyrin. Schließlich finden sich auch Polysaccharide wie Glycyrrhizan GA und in geringer Menge ätherisches Öl.

59.1.4 Verwendung und Indikationen
Die getrocknete Wurzel und die sehr langen Ausläufer von Süßholz werden als Expektorans, Spasmolytikum, Antiphlogistikum und zur Behandlung ventrikulärer und duode-

naler Ulzera verwendet. Süßholz ist in traditionellen orientalischen Medizinsystemen ein häufig eingesetztes Arzneimittel, ebenso ist es Bestandteil einiger Arzneimittel der traditionellen chinesischen Medizin (TCM) und es dient als Aromastoff in Speisen. Aufgrund ihres Gehalts an Glycyrrhetinsäure hat die Droge in hohen Dosen mineralocorticoide und estrogene Aktivität. In der Diskussion stehen noch zahlreiche weitere pharmakologische Wirkungen.

59.1.5 Pharmakokinetik

Bei der Maus wurden die Wirkungen hoher Dosen von Süßholzextrakt oder Glycyrrhizin, appliziert über einen längeren Zeitraum, auf Testsubstrate verschiedener Cytochrom-P450-Isoenzyme untersucht [1]. Bei mehrmaliger (nicht aber bei einmaliger) Applikation induzierten sowohl der Süßholzextrakt als auch Glycyrrhizin signifikant hepatisches CYP3A und in geringerem Maße CYP1A2.

In einer Einzeldosisstudie mit zwei gesunden Probanden waren die Glycyrrhizinsäure-Plasmaspiegel nach Gabe von 21 g eines wässrigen Süßholzwurzelextrakts (mit 1600 mg Glycyrrhizin) erheblich niedriger als nach Gabe von 1600 mg reinem Glycyrrhizin. Danach ist die biologische Aktivität einer bestimmten Dosis an reinem Glycyrrhizin stärker als in Form der Ganzdroge. Dies bestätigt auch eine Studie an Ratten [2]. Es sei darauf hingewiesen, dass Ergebnisse in Bezug auf Wechselwirkungen häufig Inhaltsstoffe in reiner Form betreffen; und sie legen nahe, dass die entsprechenden Wirkungen der Süßholz-Ganzdroge schwächer sind als die reinen Glycyrrhizins in gleicher Dosis.

59.1.6 Übersicht zu Wechselwirkungen

Süßholz verringert offenbar die Wirkungen von Antihypertensiva und kann bei Gabe in hohen Dosen den durch Laxanzien und Corticosteroide bedingten Verlust an Kaliumionen verstärken (additiv). Bekannt ist ein Fall anhaltender Diarrhö und erhöhten Lopinavir-Plasmaspiegeln nach Beginn der Einnahme von Nachtkerzenöl und einem weiteren, aus Aloe, Rhabarber und Süßholz bestehenden Phytopharmakon (siehe „Nachtkerzenöl und Loperamid"). Süßholz kann die Eisenresorption erschweren, wobei Antibiotika diesen Effekt abschwächen. Ein Fall berichtet von erhöhten Digoxin-Plasmaspiegeln und Digoxin-Intoxikation bei einem Patienten, der Süßholz einnahm. Ein anderer deutet auf einen Zusammenhang zwischen Pseudohyperaldosteronismus und der Anwendung von Cilstazol und Glyzyrrhizin, einem Hauptbestandteil von Süßholz. Es gibt es Vermutungen darüber, dass Süßholz die Effekte von Warfarin verstärken kann, doch offenbar keine Belege hierfür.

Literatur

[1] Paolini M, Pozzetti L, Sapone A, Cantelli-Forti G. Effect of licorice and glycyrrhizin on murine liver CYP-dependent monooxygenases. Life Sci, 62: 571–582, 1998
[2] Cantelli-Forti G, Maffei F, Hrelia P, Bugamelli F, Bernardi M, D'Intino P, Maranesi M, Raggi MA. Interaction of licorice on glycyrrhizin pharmacokinetics. Environ Health Perspect, 102 (Suppl 9): 65–68, 1994

59.2 Interaktionen

- Antihypertensiva,
- Carbamazepin
- Cilostazol,
- Coffein
- Corticosteroide,
- Digitalisglykoside,
- Eisenverbindungen,
- Laxanzien,
- Lopinavir
- Midazolam,
- Nahrungsmittel,
- Ofloxacin
- pflanzliche Arzneimittel,
- Tolbutamid,
- Ulkus-Therapeutika,
- Warfarin.

59.2.1 Süßholz und Antihypertensiva

> Süßholz kann Wassereinlagerungen verursachen und so Blutdruck senkenden Arzneimitteln entgegenwirken. Darüber hinaus kann die Droge durch Schleifen- und Thiazid-Diuretika bedingte Kaliumverluste verstärken.

Klinische Befunde: Bei 11 gegen Bluthochdruck behandelten Patienten erhöhte die 4-wöchige Gabe von täglich 100 g Süßholz (entsprechend 150 mg/d Glycyrrhinzinsäure) den Blutdruck um 15,3 mmHg (systolisch) bzw. 9,3 mmHg (diastolisch); bei 25 Probanden mit normalen Blutdruckwerten fiel die Erhöhung nach entsprechender Gabe von Süßholz mit 3,5 bzw. 3,6 mmHg schwächer aus [1]. In einer anderen Studie mit gesunden Personen erhöhte die Gabe von täglich 50–200 g Süßholz (entsprechend 75–540 mg/d Glycyrrhinzinsäure) über 2–4 Wochen den systolischen Wert um 3,1–14,4 mmHg. Die Probanden mit der höchsten Dosis an appliziertem Süßholz (540 mg/d/2 Wochen) zeigten die stärkste Erhöhung des systolischen Blutrucks und auch als einzige einen statistisch signifikanten Anstieg des diastolischen Werts (vs. 270 mg/d/2–4 Wo. bzw. 75 mg/d/2–4 Wo.) [2].

Es gibt zahlreiche veröffentlichte Fallberichte zu schweren hypertensiven Krisen bei Personen nach häufiger, jedoch nicht permanenter Aufnahme sehr hoher Dosen von Süßholz aus unterschiedlichen Quellen (Süßwaren, alkoholische Getränke, aromatisierter Kautabak, Kräutertee, Phytopharmaka).

Experimentelle Befunde: Aufgrund der hohen Qualität der klinischen Hinweise erübrigt sich die Darstellung experimenteller Befunde. Hierzu gibt es bereits umfangreiche Literatur, die auch Gegenstand eines Reviews ist [3].

Wirkungsmechanismus: Süßholz inhibiert 11β-Hydroxysteroid-Dehydrogenase 2 und hemmt dadurch den Abbau von Cortisol (11β-Hydroxycortison) zu Cortison [3, 4]. Dies resultiert in mineralocorticoiden Wirkungen einschließlich Retention von Natrium und Wasser (führt zu Hypertension) wie auch Kaliumverlust (Hypokaliämie) [3], die die Wirkungen von Antihypertensiva antagonisieren. Darüber hinaus verstärkt Süßholz damit die Kalium ausschwemmenden Effekte von Schleifendiuretika und Thiaziden. Dieser mineralocorticoide Effekt von Süßholz basiert auf dem Inhaltsstoff Glycyrrhetinsäure (einem Metaboliten der Glycyrrhizinsäure); Glycyrrhizinsäure-freies Süßholz hat keine mineralocorticoiden Wirkungen mehr.

Beurteilung und Maßnahmen: Die Blutdruck erhöhenden Wirkungen von Süßholz sind nachgewiesen; die hierfür notwendige Dosis variiert zwar interindividuell, doch der zitierten Studie [1] zufolge sprechen Hochdruckpatienten generell stärker an. Daher erscheint es ungeeignet, mit Antihypertensiva behandelten Patienten Süßholz zu verabreichen, vor allem wenn ihr Bluthochdruck schlecht eingestellt ist. Süßholz-haltige Lebensmittel und Süßwaren haben auf diese Interaktion nur bei übermäßigem Verzehr Einfluss. Bei gelegentlichem Konsum geringer Mengen solcher Produkte sind merkliche Effekte sehr unwahrscheinlich. Gleichwohl sollten schlecht einzustellende Hochdruckpatienten zu ihrer Einnahme von Süßholzprodukten befragt werden, denn sie könnten **eine** Ursache unzureichender Blutdruckkontrolle sein.

Süßholz kann die Kalium ausschwemmenden Effekte von Schleifendiuretika und Thiaziden verstärken; Glycyrrhizinsäure-freies Süßholz hat keine mineralocorticoiden Wirkungen mehr.

Literatur
[1] Sigurjonsdottir HA, Manhem K, Axelson M, Wallerstedt S. Subjects with essential hypertension are more sensitive to the inhibition of 11β-HSD by liquorice. J Hum Hypertens, 17: 125–131, 2003
[2] Sigurjonsdottir HA, Franzson L, Manhem K, Ragnarsson J, Sigurdsson G, Wallerstedt S. Liquorice-induced rise in blood pressure: a linear dose-response relationship. J Hum Hypertens, 15: 549–552, 2001
[3] Walker BR, Edwards CRW. Licorice-induced hypertension and syndromes of apparent mineralocorticoid excess. Endocrinol Metab Clin North Am, 23: 359–377, 1994
[4] Hammer F, Stewart PM. Cortisol metabolism in hypertension. Best Pract Res Clin Endocrinol Metab, 20: 337–353, 2006

59.2.2 Süßholz und Carbamazepin
Sho-saiko-to, ein traditionelles chinesisches pflanzliches Arzneimittel mit Süßholz als einer von sieben Komponenten (allerdings mit einem Anteil von lediglich 2:24), hat Tierstudien zufolge keinen Einfluss auf die Metabolisierung von Carbamazepin.

59.2.3 Süßholz und Coffein
Sho-saiko-to, ein traditionelles chinesisches pflanzliches Arzneimittel mit Süßholz als einer von sieben Komponenten (allerdings mit einem Anteil von lediglich 2:24), reduzierte in einer tierexperimentellen Studie nur leicht die Metabolisierung von Coffein, vermutlich durch Hemmung von CYP1A2 [1].

Literatur

[1] Saruwatari J, Nakagawa K, Shindo J, Nachi S, Echizen H, Ishizaki T. The in-vivo effects of sho-saiko-to, a traditional Chinese herbal medicine, on two cytochrome P450 enzymes (1A2 and 3A) and xanthine oxidase in man. J Pharm Pharmacol, 55: 1553–1559, 2003

59.2.4 Süßholz und Cilostazol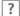

> Bekannt ist der einzelne Fall eines Pseudohyperaldosteronismus, der einer Wechselwirkung zwischen Glycyrrhizin und Cilostazol zugeschrieben wird.

Klinische Befunde: Ein 65-jähriger Patient wurde mit Palpitationen stationär aufgenommen. Untersuchungen zeigten erhöhten Blutdruck (158/98 mmHg) und geringen Kaliumspiegel (2,5 mmol/l) bei einer Aldosteron-Plasmakonzentration im Normbereich; die Diagnose lautete Pseudohyperaldosteronismus. Die Medikation des Patienten, die wegen alkoholbedingter Leberschädigung auch Glycyrrhizin einschloss, war seit einem Jahr unverändert geblieben, abgesehen von einer zusätzlichen Einnahme von Cilostazol seit etwa 7 Monaten. Deshalb schrieben die Autoren des Fallberichts den Pseudohyperaldosteronismus einer Wechselwirkung zwischen Cilostazol und Glycyrrhizin zu [1].

Experimentelle Befunde: Keine Hinweise auf Wechselwirkungen.

Wirkungsmechanismus: Pseudohyperaldosteronismus kann auch von Süßholz alleine verursacht werden. Nach Auffassung der Autoren des Fallberichts führte die Konkurrenz zwischen Cilostazol und Glycyrrhizin um die Proteinbindungsstellen und die kompetitive Verdrängung zu einer erhöhten Konzentration an freiem Glycyrrhizin und es zeigten sich in der Folg die beobachteten Wirkungen. Allerdings ist die Proteinbindung als alleiniger Wechselwirkungsmechanismus von Arzneimitteln äußerst fraglich.

Beurteilung und Maßnahmen: Hinweise auf Wechselwirkungen zwischen Süßholz, genauer zwischen Glycyrrhizin und Cilostazol gibt offenbar nur der zitierte Fallbericht und Interaktionen wurden nicht bewiesen. Daher können auf Grundlage dieses einen Falls keine allgemein gültigen Empfehlungen ausgesprochen werden.

Literatur

[1] Maeda Y, Inaba N, Aoyagi M, Tanase T, Shiigai T. Pseudoaldosteronism caused by combined administration of cilostazol and glycyrrhizin. Intern Med, 47: 1345–1348, 2008

59.2.5 Süßholz und Corticosteroide

> Bei Einnahme großer Mengen kann Süßholz die durch Corticosteroide bedingte Hypokaliämie verstärken.

Klinische Befunde: a. **Dexamethason**: In einer Parallelgruppenstudie erhielten 6 Patienten für 7 Tage 1-mal täglich 225 mg **Glycyrrhizin** und 6 andere Patienten die gleiche Dosis Glycyrrhizin und zusätzlich an den 7 Tagen je 1,5 mg Dexamethason. Der mineralocorticoide Effekt von Glycyrrhizin war in der Dexamethason-Gruppe signifikant schwächer; die Plasmakonzentrationen und renale Ausscheidung von Cortisol zeigten sich jeweils um bis zu 79 % reduziert [1].

    b. **Hydrocortison**: Bei 4 Patienten mit Nebenniereninsuffizienz, die mit täglich 20–40 mg Hydrocortison (p. o.) behandelt wurden, vergrößerte **Glycyrrhizin** leicht die AUC von Cortisol um 13,6 %. Dabei hatte Glycyrrhizin bei 7 Kontrollprobanden ohne Nebenniereninsuffizienz keinen Einfluss auf deren endogene Cortisolspiegel [2].

    In einer Studie mit 23 gesunden Probanden erhöhte topisch applizierte Glycyrrhizinsäure deutlich die Aktivität von topisch angewandtem Hydrocortison, gemessen an dessen kutaner vasokonstriktorischer Wirkung [3].

    c. **Prednisolon**: In einer Studie erhielten 6 gesunde Probanden im Abstand von jeweils 8 Stunden 4 perorale Dosen à 50 mg **Glycyrrhizin** und anschließend eine einzelne Bolusinjektion von 96 µg/kg KG Prednisolonhemisuccinat; die AUC des Gesamt-Prednisolons zeigte sich um 50 % und die des freien Prednisolons um 55 % erhöht [4]. Dieses Ergebnis bestätigte frühere Ergebnisse nach Applikation von 200 mg Glycyrrhizin durch intravenöse Infusion [5].

    Bei 12 Patienten, die zumindest 3 Monate lang täglich 10–30 mg Prednisolon (p. o.) eingenommen hatten, vergrößerte Glycyrrhizin die AUC von Prednisolon um etwa 16–20 % [2].

Experimentelle Befunde: Einige experimentelle Studien zeigten, dass Glycyrrhizin und Glycyrrhizinsäure (das Aglykon von Glycyrrhizin) die Umwandlung von Cortisol in das inaktive Steroid Cortison, katalysiert durch 11β-Hydroxysteroid-Dehydrogenase, hemmen und dadurch mineralocorticoide Effekte hervorrufen [1–3, 6].

    In vitro inhibierte Glycyrrhizinsäure die 20-Hydroxysteroid-Dehydrogenase und hemmte dadurch die Umwandlung von Prednisolon zu seinem Metaboliten 20-Dihydroprednisolon [2].

Wirkungsmechanismus: Durch Inhibition der 11β-Hydroxysteroid-Dehydrogenase kann Glycyrrhizinsäure die Clearance von Hydrocortison und Prednisolon leicht verzögern und dadurch deren Wirkungen verstärken. Ob allerdings ein Mineralo- oder Glucocorticoid Substrat dieses Enzymsystems ist, hängt von dessen chemischer Struktur ab. Daher ist nicht anzunehmen, dass Süßholz die Inaktivierung aller Corticosteroide hemmt.

    Dexamethason scheint die mineralocorticoide Effekte von Glycyrrhizin abzuschwächen, indem es die endogene Cortisolsekretion hemmt (verursacht adrenale Suppression). Andere Corticosteroide – verabreicht in Dosen, die die Nebennierenrindenfunktion supprimieren – werden vermutlich auf ähnliche Weise interagieren.

    Glycyrrhizinsäure-freies Süßholz hat keine mineralocorticoiden Wirkungen mehr.

Beurteilung und Maßnahmen: Die klinische Bedeutung dieser Ergebbnisse ist unklar. Corticosteroide – verabreicht in Dosen, die die Nebennierenrindenfunktion supprimieren – sollten die mineralocorticoide Aktivität von Süßholz zwar reduzieren, gleichwohl wird ein Teil dieser Aktivität erhalten bleiben. Glycyrrhizin und dessen Metabolit Glycyrrhizinsäure erhöhen leicht die Plasmaspiegel von Hydrocortison und Prednisolon. Sie verstärken deutlich die kutanen Effekte von Hydrocortison. Dies spricht dafür, dass Süßholz die Wirkungen dieser beiden Steroide leicht verstärkt, doch trifft dies nicht auch auf alle anderen Corticosteroide zu (siehe unter „Wirkmechanismus"). Gleichwohl ist es empfehlenswert, Patienten, die gleichzeitig Süßholz und Corticosteroide einnehmen, zu überwachen, vor allem bei Gabe von Süßholz über einen langen Zeitraum oder in hohen Dosen; denn dann kann es zu additiv verstärkter Wasser- und Natriumretention wie auch zu erhöhtem Kaliumverlust kommen.

Literatur

[1] Kageyama Y, Suzuki H, Saruta T. Glycyrrhizin induces mineralocorticoid activity through alterations in cortisol metabolism in the human kidney. J Endocrinol, 135: 147–152, 1992

[2] Ojima M, Satoh K, Gomibuchi T, Itoh N, Kim S, Fukuchi S, Miyachi Y. The inhibitory effects of glycyrrhizin and glycyrrhetinic acid on the metabolism of cortisol and prednisolone – in vivo and in vitro studies. Nippon Naibunpi Gakkai Zasshi, 66: 584–596, 1960

[3] Teelucksingh S, Mackie ADR, Burt D, McIntyre MA, Brett L, Edwards CRW. Potentation of hydrocortisone activity in skin by glycyrrhetinic acid. Lancet, 335: 1060–1063, 1990

[4] Chen MF, Shimada F, Kato H, Yano S, Kanaoka M. Effect of oral administration of glycyrrhizin on the pharmacokinetics of prednisolone. Endocrinol Jpn, 38: 167–174, 1991

[5] Chen MF, Shimada F, Kato H, Yano S, Kanaoka M. Effect of glycyrrhizin on the pharmacokinetics of prednisolone following low dosage of prednisolone hemisuccinate. Endocrinol Jpn, 37: 331–341, 1990

[6] Whorwood CB, Sheppard MC, Stewart PM. Licorice inhibits 11β-hydroxysteroid dehydrogenase messenger ribonucleic acid levels and potentiates glucocorticoid hormone action. Endocrinololgy, 132: 2287–2292, 1993

59.2.6 Süßholz und Digitalisglykoside

Bekannt ist ein Fall von Digoxin-Intoxikation bei einem älteren Patienten im Zusammenhang mit der Anwendung eines Süßholz-haltigen pflanzlichen Laxans.

Klinische Befunde: Ein 84-jähriger, mit täglich 125 µg Digoxin und Furosemid behandelter Patient klagte über Appetitverlust, Abgeschlagenheit und Ödemen an den unteren Extremitäten fünf Tage nach Beginn der Einnahme von je 3-mal täglich 400 mg eines Süßholz-haltigen chinesischen **pflanzlichen Laxans** (Kanzo) und 1600 mg **Rhabarber** (Daio). Untersuchungen zeigten erhöhte Digoxin-Plasmaspiegel von 2,9 ng/ml (zuvor 1 ng/ml), einen Puls von 30 bpm und einen leicht verringerten Kaliumspiegel (2,9 mmol/l) [1].

Experimentelle Befunde: Keine Hinweise auf Wechselwirkungen.

Wirkungsmechanismus: Warum es zum Anstieg der Digoxin-Plasmaspiegel kam, ist unklar. Digoxin hemmt die Natrium-Kalium-ATPase, die in Myokardzellen den Transport von Natrium- und Kaliumionen durch die Zellmembran gewährleistet. Eine durch die kombinierte Gabe von Süßholz, Rhabarber und Diuretika bedingte Kaliumausschwemmung erhöht den Kaliumverlust in den Myokardzellen und verstärkt die schon durch die erhöhten Digoxin-Plasmaspiegel verursachte Bradykardie. Hypokaliämie fördert auch die Bindung von Digoxin an Myokardzellen. Eine bereits zuvor bestehende kardiovaskuläre Erkrankung mag den Patienten für verstärkte Digoxin-Effekte besonders empfänglich gemacht haben.

Beurteilung und Maßnahmen: Hinweise auf Wechselwirkungen zwischen Digoxin und Süßholz gibt bisher offenbar nur dieser eine Fallbericht. Wahrscheinlich wurden die Wirkungen der erhöhten Digoxinspiegel durch die Hypokaliämie, möglicherweise bedingt durch die Einnahme des pflanzlichen Laxans, noch verstärkt. Rein theoretisch sind die Wechselwirkungen zwischen Süßholz und Digoxin gut begründet, doch gibt es in der Praxis nur wenig aktuelle Fälle. Jede pflanzliche Zubereitung, die die Kaliumspiegel verringert, kann das Risiko einer Digoxin-Intoxikation erhöhen und die Effekte anderer gleichzeitig eingenommener kaliumausschwemmender Arzneistoffe wie etwa Schleifendiuretika verstärken. Vorsicht ist deshalb geboten bei Patienten, die mit Digitalisglykosiden behandelt werden und regelmäßig Laxanzien wie Süßholz und oder Anthrachinonhaltige Substanzen wie Rhabarber anwenden oder gar missbräuchlich verwenden. Solange allerdings solche Laxanzien vorschriftsmäßig verwendet (in einer Dosis, die eine angenehme, sanfte Darmperistaltik herbeiführt), ist eine Wechselwirkung aller Wahrscheinlichkeit nach unbedeutend.

Literatur

[1] Harada T, Ohtaki E, Misu K, Sumiyoshi T, Hosoda S. Congestive heart failure caused by digitalis toxicity in an elderly man taking a licorice-containing Chinese herbal laxative. Cardiology, 98: 218, 2002

59.2.7 Süßholz und pflanzliche Arzneimittel

Siehe unter „Süßholz und Laxanzien".

59.2.8 Süßholz und Eisenverbindungen

> Die Angaben Wechselwirkungen zwischen Süßholz und Eisenverbindungen beruhen ausschließlich auf experimentellen Befunden.

Klinische Befunde: Keine Hinweise auf Wechselwirkungen.

Experimentelle Befunde: Bei Ratten verstärkte Süßholzextrakt (5 mg/100 ml) leicht den Eisenresorptionsindex um etwa 44 % [1].

Wirkungsmechanismus: Unklar; die beobachtete Wirkung mag mit dem Gehalt an Eisen und Vitamin C (das die Eisenresorption fördert) in dem speziellen Süßholzextrakt zusammenhängen.

Beurteilung und Maßnahmen: Dem tierexperimentellen Befund zufolge verbessert Süßholz leicht die Bioverfügbarkeit von zweiwertigem Eisen, doch bedarf es weiterer Studien, die Aufschluss über die klinische Relevanz dieses Effekts geben. Nach dem gegenwärtigen Stand des Wissens sind keine besonderen Vorkehrungen im Falle gleichzeitiger Anwendung notwendig.

Literatur

[1] El-Shobaki FA, Saleh ZA, Saleh N. The effect of some beverage extracts on intestinal iron absorption. Z Ernährungswiss, 29: 264–269, 1990

59.2.9 Süßholz und Laxanzien | ? |

> Bei Einnahme großer Mengen kann Süßholz Kaliumverluste verstärken (additive Hypokaliämie).

Befunde und Wirkungsmechanismus: a. Additiver Kaliumverlust

Süßholzwurzel kann Wassereinlagerung und Kaliumionenverlust verursachen. Chronische Diarrhö, hervorgerufen durch die längerfristige – eventuell missbräuchliche – Anwendung stimulierender Laxanzien wie Aloe und Senna, kann mit starken Verlusten an Wasser und Kalium einhergehen und möglicherweise in einem Kaliumionendefizit resultieren. Theoretisch sollten sich bei gleichzeitiger Einnahme von Süßholz die Kalium ausschwemmenden Effekte solcher Laxanzien verstärken. Darauf verweisen zwar auch manche Reviews [1], doch klinisch gibt es für eine solche additive Wirkung wenige Belege. Zudem sind in einigen Ländern Laxanzien im Handel, die sowohl Senna als auch Süßholz enthalten.

Ein Bericht erwähnt vier Patienten mit Pseudohyperaldosteronismus (Bluthochdruck, Hypokaliämie und Suppression der Renin-Angiotensin-Aldosteron-Achse), die ein Süßholz-haltiges Laxans gegen chronische Obstipation einnahmen. In drei dieser Fälle hatte ein Heilkräuterspezialist die Zubereitung angefertigt, der vierte Patient verwendete ein Fertigpräparat (Midro®), das neben Süßholz auch **Senna** enthielt. Die Dosen an Süßholz waren hoch und lagen zwischen 500 und 8000 mg pro Tag. Die Patienten mussten das Süßholz-Laxans absetzen und durch Glycerin-Zäpfchen oder Lacutolose ersetzen; außerdem erhielten sie zur Verbesserung ihrer Blutdruck- und Kaliumwerte für 2 Wochen täglich 200 mg Spironolacton. Zwei Monate später zeigten die Patienten keinerlei Anzeichen mehr für Pseudohyperaldosteronismus [2]. Welche Rolle in diesen Fällen Senna gespielt hat, lässt sich nicht beurteilen, da sämtliche beobachteten Wirkungen auch Süßholz allein zugeschrieben werden könnten.

Ein anderes kombiniertes Laxans aus Süßholz und **Rhabarber** verursachte leichte Hypokaliämie und eine Digoxin-Intoxikation, siehe „Süßholz und Digitalisglykoside".

b. Verringerte Resorption von Süßholz

Die Einleitung zu einer tierexperimentellen Untersuchung berichtet von einer Studie mit gesunden Probanden, bei denen die AUC und maximalen Plasmaspiegel von Glycyrrhetinsäure nach peroraler Gabe von Onpito, einem aus fünf Arzneipflanzen (einschließlich Süßholz und **Rhabarber**) zusammengesetzten Präparat aus der Kampo-Medizin, geringer waren als nach Verabreichen anderer zwar Süßholz-, jedoch nicht Rhabarber-haltiger Kampo-Arzneimittel [3]. In einer ganzen Reihe von Experimenten mit Ratten zeigte sich die AUC von Glycyrrhetinsäure in Gegenwart von Sennosid A, einem in Rhabarber vorkommenden Anthrachinonderivat, um bis zu 70 % reduziert [3]. Die Autoren ziehen zwei Mechanismen für die verringerte Resorption der Glycyrrhetinsäure in Betracht: zum einen kompetitiv hemmende Wirkungen des Anthrachinons auf den Glycyrrhetinsäure-Transport durch den Monocarboxylat-Transporter 1 (MCT1) und zum anderen Induktion von intestinalem P-Glykoprotein [3].

In einer anderen Studie erhielten Ratten zunächst eine Einzeldosis **Natriumpicosulfat** und fünf Stunden später ebenso einmalig eine Dosis Shaoyao-Gancao-Tang (ein Arzneimittel der TCM, das Süßholz (Gancao) mit Glycyrrhetinsäure als einer Hauptkomponente enthält); die AUC und maximalen Plasmaspiegel von Glycyrrhetinsäure waren um 80 bzw. 85 % reduziert [4]. Dagegen fiel die Laxans-bedingte Senkung des Glycyrrhetinsäure-Plasmaspiegels erheblich geringer aus, wenn Shaoyao-gancao-tang mehrmals verabreicht wurde [4]. Möglicherweise reduziert **Natriumpicosulfat** die Metabolisierung des Glykosids Glycyrrhizin zu seinem aktiven Metaboliten Glycyrrhetinsäure [4].

Beurteilung und Maßnahmen: Die Annahme einer additiven Kalium ausschwemmenden Wirkung bei gleichzeitiger Einnahme von Süßholz und Anthrachinon-haltigen Laxanzien (wie Senna oder Rhabarber) beruht primär auf theoretischen Erwägungen. Jedoch sollten Patienten, die eine solche Medikation regelmäßig – eventuell auch missbräuchlich – anwenden, beobachtet werden. Wenn Anthrachinon-haltige Laxanzien vorschriftsmäßig eingenommen werden (in einer Dosis, die eine angenehme, sanfte Darmperistaltik herbeiführt), ist diese Wechselwirkung wahrscheinlich unbedeutend.

Zu einem Fall erhöhter Lopinavir-Plasmaspiegel und anhaltender Diarrhö in Gegenwart von Nachtkerzenöl und einem aus Aloe, Rhabarber und Süßholz bestehenden Laxans siehe „Nachtkerzenöl und Lopinavir".

Literatur
[1] Hadley SK, Petry JJ. Medicinal herbs. A primer for primary care. Hosp Pract, 34: 105–123, 1999
[2] Scali M, Pratesi C, Zennaro MC, Zampollo V, Armanini D. Pseudohyperaldosteronism from liquorice-containing laxatives. J Endocrinol Inverst, 10: 847–848, 1990
[3] Mizuhara Y, Takizawa Y, Ishihara K, Asano T, Kushida H, Morota T, Kase Y, Takeda S, Abruda M, Nomura M, Yokogawa K. The influence of the sennosides on absorption of glycyrrhetic acid in rats. Biol Pharm Bull, 28: 1897–1902, 2005
[4] Goto E, He JX, Akao T, Tani T. Bioavailability of glycyrrhizin from Shaoyao-Gancao-Tang in laxative-treated rats. J Pharm Pharmacol, 57: 1359–1363, 2005

59.2.10 Süßholz und Lopinavir
Zum Fall eines HIV-positiven Patienten, bei dem sich nach Beginn der Einnahme von Nachtkerzenöl und eines aus Aloe, Rhabarber und Süßholz bestehenden Präparats erhöhte Lopinavir-Plasmaspiegel und anhaltende Diarrhö einstellten, siehe „Nachtkerzenöl und Lopinavir".

59.2.11 Süßholz und Midazolam

> Glycyrrhizin verringert geringfügig die Bioverfügbarkeit von Midazolam.

Klinische Befunde: In einer Studie erhielten 16 gesunde Probanden für 14 Tage 2-mal täglich 150 mg Glycyrrhizin und abschließend eine Einzeldosis von 7,5 mg Midazolam. Glycyrrhizin verkleinerte die AUC von Midazolam um 24 % und erhöhte dessen maximale Plasmakonzentration um 19 % [1].

Experimentelle Befunde: In einer In-vitro- und einer tierexperimentellen Studie inhibierte Glycyrrhizinsäure die Bildung von 1-Hydroxymidazolam und verringerte die Bioverfügbarkeit von Midazolam [2].

Wirkungsmechanismus: Midazolam ist ein CYP3A4-Substrat. Vermutlich induzieren Glycyrrhizin und dessen Metabolit Glycyrrhizinsäure CYP3A4 und erhöhen so die Metabolisierung von Midazolam, was in einer verringerten Bioverfügbarkeit resultiert.

Beurteilung und Maßnahmen: Hinweise auf Wechselwirkungen zwischen Midazolam und Süßholz geben offenbar nur eine klinische Studie mit Glycyrrhizin und experimentelle Daten mit Glycyrrhizinsäure. Danach sind aber die Effekte von Glycyrrhizin auf die Bioverfügbarkeit von Midazolam schwach und vermutlich nicht von klinischer Bedeutung. Midazolam ist ein Testsubstrat für die CYP3A4-Aktivität, daher sprechen diese Ergebnisse auch gegen die Existenz relevanter pharmakokinetischer Wechselwirkungen zwischen Glycyrrhizin/Süßholz und anderen CYP3A4-Substraten.

Literatur
[1] Tu JH, He YJ, Chen Y, Fan L, Zhang W, Tan ZR, Huang YF, Guo D, Hu DL, Wang D, Zhou HH. Effect of glycyrrhizin on the activity of CYP3A enzyme in humans. Eur J Clin Pharmacol, 66: 805–810, 2010
[2] Li HY, Xu W, Su J, Zhang X, Hu LW, Zhang WD. In vitro and in vivo inhibitory effects of glycyrrhetinic acid on cytochrome P450 3A activity. Pharmacology, 86: 287–292, 2010

59.2.12 Süßholz und Nahrungsmittel
Keine Hinweise auf Wechselwirkungen. Süßholz ist selbst ein Nahrungsmittel.

59.2.13 Süßholz und Ofloxacin
Sho-saiko-to und Sairei-to, zwei traditionelle chinesische pflanzliche Arzneimittel mit Süßholz als einem von mehreren Bestandteilen (allerdings mit relativen Süßholz-Anteilen von nur 2:24 bzw. 2:35,5) haben keine Auswirkungen auf die Pharmakokinetik von Ofloxacin.

59.2.14 Süßholz und Tolbutamid
Tierexperimentellen Studien [1, 2] zufolge kann Sho-saiko-to, ein traditionelles chinesisches pflanzliches Arzneimittel mit Süßholz als einem von 7 Bestandteilen (allerdings mit einem relativen Süßholz-Anteil von nur 2:24), die Resorptionsrate von Tolbutamid sowohl erhöhen als auch verringern.

Literatur
[1] Nishimura N, Naora K, Hirano H, Iwamoto K. Effects of Sho-saiko-to on the pharmacokinetics and pharmacodynamics of tolbutamide in rats. J Pharm Pharmacol, 50: 231–236, 1998
[2] Nishimura N, Naora K, Hirano H, Iwamoto K. Effects of Sho-saiko-to (Xiao Chai Hu Tang): a Chinese traditional medicine, on the gastric function and absorption of tolbutamide in rats. Yakugaku Zasshi, 121: 153–159, 2001

59.2.15 Süßholz und Ulkus-Therapeutika

> Die Angaben Wechselwirkungen zwischen Süßholz und Ulkus-Therapeutika beruhen ausschließlich auf experimentellen Befunden.

Klinische Befunde: Keine Hinweise auf Wechselwirkungen.

Experimentelle Befunde: In einer Studie erhielten Ratten je eine perorale Einzeldosis von Shaoyao-Gancao-Tang (ein Arzneimittel der TCM, das Süßholz mit Glycyrrhetinsäure als einer Hauptkomponente enthält) alleine und am letzten Tag der Applikation eine Reihe unterschiedlicher Arzneistoffe (verabreicht 2-mal täglich in 7 Dosen). Die Vorbehandlung mit **Amoxicillin/Metronidazol** oder **Clarithromycin/Metronidazol** verkleinerte die AUC von Glycyrrhetinsäure deutlich um etwa 90 %; auch **Cimetidin** verkleinerte die AUC von Glycyrrhetinsäure, doch lediglich statistisch nicht signifikant um 42 %. Demgegenüber hatten **Hyoscin** und **Omeprazol** keine Auswirkungen auf die AUC der Glycyrrhetinsäure [1]. In einer weiteren Studie zu den Auswirkungen einer wiederholten Gabe von Shaoyao-Gancao-Tang war die Antibiotikum-bedingte Abnahme der Glycyrrhetin-Plasmaspiegel deutlich abgeschwächt [2].

Wirkungsmechanismus: Vermutet wird, dass Amoxicillin, Clarithromycin und Metronidazol die Magen-Darm-Bakterienflora dezimieren und dadurch die Hydrolyserate des Glykosids Glycyrrhetin zur resorbierbaren Glycyrrhetinsäure verringern [1].

Beurteilung und Maßnahmen: Offenbar gibt es keine klinischen Daten zu einer Wechselwirkung zwischen Süßholz und Ulkus-Therapeutika. Der experimentellen Einzeldosisstudie zufolge könnte die klinische Wirksamkeit von Shaoyao-Gancao-Tang bei Magengeschwüren durch die gleichzeitige Anwendung von Antibiotika (gegen *Heliobacter-pylori*-Infektion) reduziert sein. Die Mehrfachdosisstudie wiederum spricht dafür, dass bei wiederholter Gabe von Shaoyao-Gancao-Tang diese Wechselwirkung klinisch nicht relevant ist.

Literatur

[1] He JX, Akao T, Nishino T, Tani T. The influence of commonly prescribed synthetic drugs for peptic ulcer on the pharmacokinetic fate of glycyrrhizin from Shaoyao-Gancao-tang. Biol Pharm Bull, 24: 1395–1399, 2001

[2] He JX, Akao T, Tani T. Repetitive administration of Shaoyao-Gancao-tang to rats restores the bioavailability of glycyrrhizin reduced by antibiotic treatment. J Pharm Pharmacol, 55: 1569–1575, 2003

59.2.16 Süßholz und Warfarin

> Die Angaben Wechselwirkungen zwischen Süßholz und Warfarin beruhen ausschließlich auf experimentellen Befunden.

Klinische Befunde: Keine Hinweise auf Wechselwirkungen.

Experimentelle Befunde: In einer Studie mit Ratten verkleinerte eine 6-tägige Vorbehandlung (in Form einer Magenspülung) mit wässrigem Süßholzextrakt (900 mg/kg/d) die AUC einer intravenösen Einzeldosis von 2 mg/kg KG Warfarin um etwa 38 % und erhöhte dessen Clearance um 57 % [1].

Wirkungsmechanismus: Die Autoren dieser Studie vermuten, dass Süßholz die Metabolisierung von Warfarin durch Aktivierung des Pregnan-X-Rezeptors (PXR) erhöht, was seinerseits die Expression von Isoenzymen der CYP3A-Unterfamilie und von CYP2C9 erhöht [1].

Beurteilung und Maßnahmen: Hinweise auf Wechselwirkungen zwischen Süßholz und Warfarin sind bisher offenbar auf diese eine tierexperimentelle Studie beschränkt. Es wird vermutet, dass Süßholz aufgrund seines Gehalts an natürlichen Cumarinen die Wirkungen von Warfarin verstärken könnte [2], doch zeigen die Süßholz-Cumarine soweit bekannt keine antikoagulative Aktivität; ebenso gibt es keinerlei Hinweise darauf, dass Süßholz gerinnungshemmend wirken könnte. Darüber hinaus gilt Süßholz nicht als ein solches Nahrungsmittel, das die antikoagulative Aktivität von Warfarin reduziert oder die Metabolisierung anderer Arzneistoffe induziert. Dagegen sind nach der experimentellen Studie solche Wechselwirkungen nicht auszuschließen. Doch die Beweislage darauf ist zu schwach, als dass spezifische Empfehlungen im Falle gleichzeitiger Anwendung gegeben werden können.

Literatur

[1] Mu Y, Zhang J, Zhang S, Zhou HH, Toma D, Ren S, Huang L, Yaramus M, Baum A, Venkataramanan R, Xie W. Traditional Chinese medicines Wu Wei Zi (Schisandra chinensis Baill, and Gan Cao (Glycyrrhiza uralsensis Fisch) activate pregnane X receptor and increase warfarin clearance in rats. J Pharmacol Exp Ther, 316: 1369–1377, 2006

[2] Heck AM, DeWitt BA, Lukes AL. Potential interactions between alternative therapies and warfarin. Am J Health-Syst Pharm, 57: 1221–1227, 2000

60 Teufelskrallenwurzel

Harpagophytum procumbens DC. (Pedaliaceae)

60.1 Arzneidroge

60.1.1 Synonyme und verwandte Arten
Afrikanische Teufelskralle, Trampelklette; Harpagophytum; Devil's claw, Grapple plant, Wood spider,
Harpagophytum burchellii Decne.

60.1.2 Arzneibücher
- Ph. Eur. 9.2: Teufelskrallenwurzel,
- Ph. Eur. 9.2, engl. Ausgabe: Devil's Claw Root,
- BP 2017: Devil's Claw, Devil's Claw Dry Extract.

60.1.3 Inhaltsstoffe
Teufelskralle ist normalerweise auf den Gehalt des Iridoidglykosids **Harpagosid** eingestellt; an weiteren Iridoidglykosiden kommen Harpagid und Procumbid vor. Die Pflanze enthält außerdem Diterpene, die Phenolglykoside 6-Acetylacetosid und 2,6-Diacetylacetosid, **Flavonoide** (u. a. Kämpferol), **Triterpene** und Harpagochinone.

60.1.4 Verwendung und Indikationen
Die getrockneten, von den Seitenwurzeln abgehenden Speicherwurzeln werden als Stomachikum und Bittertonikum verwendet, und weiterhin zur Behandlung entzündlicher Prozesse wie Arthritis, Gicht, Myalgie, Fibrositis, Lumbago und rheumatischer Beschwerden eingesetzt.

60.1.5 Pharmakokinetik
In vitro inhibierte ein Teufelskrallenextrakt moderat die Aktivität der Isoenzyme CYP2C8, CYP2C9, CYP2C19 und CYP3A4 [1]. Am stärksten wirkte die Droge auf CYP2C9, doch auch hier höchstens in mäßigem Ausmaß.

Angaben zur Pharmakokinetik der einzelnen Flavonoide in Teufelskralle siehe unter „Flavonoide".

60.1.6 Übersicht zu Wechselwirkungen
Es gibt nur relative wenige Ergebnisse zu möglichen Wechselwirkungen. Danach scheint Teufelskralle keinen Einfluss auf den Blutdruck zu haben, und den theoretischen Wechselwirkungen mit Thrombozytenaggregationshemmern kommt offenbar keine praktische Bedeutung zu. Jedoch kann Teufelskralle die gerinnungshemmenden Wirkungen von Arzneimitteln wie Warfarin verstärken.

Literatur
[1] Unger M, Frank A. Simultaneous determination of the inhibitory potency of herbal extracts on the activity of six major cytochrome P450 enzymes using liquid chromatography/mass spectrometry and automated online extraction. Rapid Commun Mass Spectrom, 18: 2273–2281, 2004

60.2 Interaktionen

- Antihypertensiva,
- Nahrungsmittel,
- pflanzliche Arzneimittel,
- Thrombozytenaggregationshemmer und NSAID,
- Warfarin und verwandte Arzneistoffe.

60.2.1 Teufelskralle und Antihypertensiva

> Teufelskralle hat offenbar keine Auswirkungen auf den Blutdruck und tritt daher mit Blutdruck senkenden Arzneistoffen wahrscheinlich nicht in klinisch relevantem Ausmaß in Wechselwirkung; wenngleich es für die Bestätigung noch weiterer Untersuchungen bedarf.

Klinische Befunde: In einer randomisierten, Placebo-kontrollierten Studie mit 109 Patienten über vier Wochen setzte wurde Teufelskrallenextrakt (3-mal täglich 800 mg, äquivalent zu einer Tagesdosis von 50 mg Harpagosid) zur Behandlung von Kreuzschmerzen eingesetzt [1]. Ein Patient erlitt eine tachykarde Episode während der Ferien, woraufhin er die Einnahme des Präparats einstellte. Nach Rückkehr aus dem Urlaub wurde die Gabe von Teufelskralle wieder aufgenommen, die der Patient nun auch gut vertrug. Vermutlich war die Tachykardie auf den Klimawechsel zurückzuführen und nicht auf die Medikation. Davon abgesehen fanden sich bei den Probanden keine signifikanten Veränderungen im systolischen und diastolischen Blutdruck oder in der Herzfrequenz zwischen Beginn und Ende der Studie, ebenso nicht zwischen Teufelskrallen- und Placebo-Probanden. [1].

Experimentelle Befunde: Methanolische Rohextrakte von Teufelskralle und isolierte Harpagoside zeigten an Rattenherzen eine signifikante und dosisabhängige Schutzwirkung gegen ventrikuläre Arrhythmie [2, 3]. In anderen Tierstudien verringerten hohe Dosen an Teufelskralle den Blutdruck [3, 4].

Wirkungsmechanismus: Es ist kein Wirkmechanismus bekannt.

Beurteilung und Maßnahmen: Die klinischen Befunde sind auf diese eine Studie beschränkt, die auch nicht spezifisch auf die Analyse der Wechselwirkungen von Teufelskralle hin konzipiert war. Dennoch legen die verfügbaren Daten nahe, dass Teufelskralle in üblichen Dosen wahrscheinlich nicht mit konventionellen Blutdruck senkenden Arzneimitteln in Wechselwirkung tritt. Dies sollte idealerweise noch an Bluthochdruckpatienten bestätigt werden. Die in Tierstudien gefundenen Blutdruck senkenden Effekte sind aufgrund der dort verwendeten hohen Dosen vermutlich klinisch nicht relevant. Es liegen derzeit zu wenige Erkenntnisse vor, um klinischen Empfehlungen bezüglich des möglichen antiarrhythmischen Effekts von Teufelskralle geben zu können.

Literatur

[1] Chrubasik S, Zimpfer CH, Schütt U, Ziegler R. Effectiveness of Harpagophytum procumbens in treatment of acute low back pain. Phytomedicine, 3: 1–10, 1996
[2] Costa-De-Pasquale R, Busa G, Circosta C, Iauk L, Ragusa S, Ficarra P, Occhiuto F. A drug used in traditional medicine. Harpagophytum procumbens DC III Effects on hyperkinetic ventricular arrhythmias by reperfusion. J Ethnopharmacol, 13: 193–199, 1985
[3] Circosta C, Occhiuto F, Ragusa S, Trovato A, Tumino G, Briguglio F, de-Pasquale A. A drug used in traditional medicine. Harpagophytum procumbens DC II Cardiovascular acitivity. J Ethnopharmacol, 11: 259–274, 1984
[4] Occhiuto F, de-Pasquale A. Electrophysiological and haemodynamic effects of some active principles of Harpagophytum procumbens DC in the dog. Pharmacol Res, 22: (Suppl 3): 1–2, 1990

60.2.2 Teufelskralle und Nahrungsmittel
Keine Hinweise auf Wechselwirkungen.

60.2.3 Teufelskralle und pflanzliche Arzneimittel
Keine Hinweise auf Wechselwirkungen.

60.2.4 Teufelskralle und Thrombozytenaggregationshemmer und NSAID [?]

> Die Angaben zu Wechselwirkungen zwischen Teufelskralle und Thrombozytenaggregationshemmern sowie NSAID basieren ausschließlich auf theoretischen Erwägungen.

Befunde, Wirkmechanismus, Beurteilung und Maßnahmen: Bei einer zugelassenen Zubereitung von Teufelskralle wird darauf hingewiesen, dass diese Droge das Risiko von Blutungen erhöhen kann, wenn sie zusammen mit Thrombozytenaggregationshemmern oder NSAID verabreicht wird [1]. Die wissenschaftliche Grundlage dieses Hinweises ist unklar und eine andere, später lizensierte Teufelskrallenzubereitung spricht eine solche Warnung nicht aus [2]. Ein Fallbericht deutet zwar darauf hin, dass Teufelskralle mit Warfarin in Wechselwirkung treten kann (siehe unter „Teufelskralle und Warfarin und verwandte Arzneistoffe"); doch scheint dies eher auf einem metabolischen Effekt zu beruhen und nicht auf den intrinsischen thrombozytenaggregationshemmende Eigenschaften. Andererseits ist Teufelskralle offenbar kontraindiziert bei Magengeschwüren; dies deutet auf mögliche thrombozytenaggregationshemmende Wirkungen der Teufelskralle, die dann auch das Risiko einer Blutung aus diesen Geschwüren erhöhten. Jedoch führen einige Quellen diese Kontraindikation auf Bitterstoffe der Teufelskralle zurück (die die Magensaftsekretion stimulieren könnten). Außerdem gibt es keine dokumentierten Fälle von Magenblutungen im Zusammenhang mit der Gabe von Teufelskralle. Die aus theoretischen Erwägungen ausgegebene Warnung vor der gleichzeitigen Gabe von Teufelskralle und Thrombozytenaggregationshemmern oder NSAID scheint deshalb eher Übervorsicht widerzuspiegeln und ist wahrscheinlich nicht von klinischer Bedeutung.

Literatur

[1] Flexiherb Film-coated Tablets (Devil's claw root dry aqueous extract). MH Pharma, UK Summary of product characteristics, 03/2007
[2] Atrosan Film-coated Tablets (Devil's claw root dry extract). Bioforce, UK Summary of product characteristics, 01/2008

60.2.5 Teufelskralle und Warfarin und verwandte Arzneistoffe

> Teufelskralle kann die Wirkungen von Warfarin und möglicherweise auch anderen Cumarinen verstärken.

Klinische Befunde: Ein Fallbericht im Rahmen einer toxikologischen 5-Jahres-Studie beschreibt die Ausbildung einer Purpura bei einem Patienten nach gleichzeitiger Einnahme von Teufelskralle und Warfarin [1].

Experimentelle Befunde: In einer In-vitro-Studie inhibierte ein Teufelskrallenextrakt in mäßiger Stärke die Aktivität von CYP2C9 [2].

Wirkungsmechanismus: Es gibt wenige Belege dafür, dass Teufelskralle CYP2C9 inhibiert [2]. Die Metabolisierung von Warfarin ist komplex, aber spielt CYP2C9 dabei eine nachweisliche Rolle. Daher ist es durchaus möglich, dass Teufelskralle die Metabolisierung von Warfarin inhibiert, dadurch dessen Plasmaspiegel erhöhen und somit dessen Wirkungen verstärken kann.

Beurteilung und Maßnahmen: Neben einer Fallstudie, die von geringfügigen Nebenwirkungen berichtet, ergeben sich Hinweise auf Wechselwirkungen nur aus experimentellen Daten. Eine Interaktion scheint möglich, doch wurde sie bisher noch nicht eindeutig nachgewiesen. Obwohl bisher nur Warfarin Gegenstand entsprechender Studien war, werden alle Cumarine bis zu einem gewissen Grad über CYP2C9 metabolisiert, daher könnten, daher könnten alle von Interaktionen mit Teufelskralle betroffen sein. Doch es gibt hierfür zu wenige Belege, um sichere Empfehlungen geben zu können. Gleichwohl ist es sinnvoll, mögliche Wechselwirkungen zu betrachten, wenn sich bei einem Patienten unter Cumarineinnahme anders nicht erklärbare Hämatome entwickeln.

Literatur

[1] Shaw D, Leon C, Kolev S, Murray V. Traditional remedies and food supplements A 5-year-toxicological study (1991–1995). Drug Safety, 17: 342–356, 1997

[2] Unger M, Frank A. Simultaneous determination of the inhibitory potency of herbal extracts on the activity of six major cytochrome P450 enzymes using liquid chromatography/mass spectrometry and automated online extraction. Rapid Commun Mass Spectrom, 18: 2273–2281, 2004

61 Thymian

Thymus vulgaris L. (Lamiaceae)

61.1 Arzneidroge

61.1.1 Synonyme und verwandte Arten
Echter Thymian, Gemeiner Thymian, Garten-Thymian; Thyme, Common Thyme, French thyme, Garden thyme, Rubbed thyme.

Verwendet werden auch *Thymus aestivus* Reut. ex Willk., *Thymus ilerdensis* Gonz. Frag. ex Costa., *Thymus* x *valentinus* Rouy., *Thymus webbianus* Rouy, *Thymus welwitschii* Boiss. ssp. *ilerdensis* (Gonz. Frag. ex Xosta), Naman und *Thymus zygis* L.

Gemeiner Thymian ist nicht zu verwechseln mit Wildem Thymian, *Thymus serpyllum* L.

61.1.2 Arzneibücher
- Ph. Eur. 9.2: Thymol, Thymian, Thymianöl vom Thymol-Typ,
- Ph. Eur. 9.2, engl. Ausgabe: Thymol, Thyme, Thyme Oil, Thymol Type,
- BP 2017: Thymol, Thyme, Thyme Oil, Thymol Type, Thyme Oil.

61.1.3 Inhaltsstoffe
Die hauptsächlichen nichtflüchtigen Inhaltsstoffe in Thymian sind **Flavonoide** wie u. a. Apigenin, Eriodictyol, Luteolin und Naringenin; andere nichtflüchtige Bestandteile sind Kaffeesäure, Rosmarinsäure, Saponine und Gerbstoffe. Das **ätherische Öl** besteht bis zu 70 % aus **Thymol**, daneben aus Carvacrol, *p*-Cymen, Linalool, α-Terpineol und Thujan-4-ol. Andere Thymus-Arten enthalten ähnliche Komponenten, jedoch mit einer jeweils anderen relativen Zusammensetzung; so zeigen einige Varietäten geringere Thymolgehalte und dafür höhere Anteile an anderen Komponenten.

61.1.4 Verwendung und Indikationen
Traditionell wird Thymian als Karminativum, Spasmolytikum und Antibiotikum (speziell bei Atemwegsinfektionen) verwendet. Thymol wird in der Zahnheilkunde häufig bei der Mundspülung eingesetzt. Da es in hohen Dosen toxisch ist, sollte es nicht innerlich und nicht in großen Mengen äußerlich angewandt werden soll. Thymian ist ein häufig verwendetes Gewürz.

61.1.5 Pharmakokinetik

In einer In-vivo-Studie stellte sich ein wässriger Extrakt von Thymian als starker Inhibitor einiger Cytochrom-P450-Isoenzyme heraus, so von CYP2C9, CYP2C19, CYP2D6 und CYP3A4. Doch sollte dieses Ergebnis mit Vorsicht betrachtet werden, da die gleiche Studie auch Johanniskraut als CYP3A4-Induktor identifizierte; aber Johanniskraut ist klinisch als CYP3A4-Induktor bekannt.

Angaben zur Pharmakokinetik der einzelnen Flavonoide in Thymian siehe unter „Flavonoide".

61.1.6 Übersicht zu Wechselwirkungen

Keine Hinweise auf Wechselwirkungen. Thymian ist häufig verwendetes Gewürz.

Angaben zu den Interaktionen der einzelnen Flavonoide in Thymian siehe unter „Flavonoide".

Literatur

[1] Foster BC, Vandenhoek S, Hana J, Krantis A, Akhtar MH, Bryan M, Budzinski JW, Ramputh A, Arnason JT. In vitro inhibition of human cytochrome P450-mediated metabolism of marker substrates by natural products. Phytomedicine, 10: 334–342, 2003

62 Wacholderbeeren

Juniperus communis L. (Cupressaceae)

62.1 Arzneidroge

62.1.1 Synonyme und verwandte Arten
Machandel, Kranewitt; Juniper, Common juniper, Juniper berry, Mountain juniper.

62.1.2 Arzneibücher
- Ph. Eur. 9.2: Wacholderbeeren, Wacholderöl,
- Ph. Eur. 9.2, engl. Ausgabe: Juniper, Juniper Oil,
- BP 2017: Juniper, Juniper Oil.

62.1.3 Inhaltsstoffe
Wacholderbeeren enthalten ein ätherisches Öl, das hauptsächlich aus **Monoterpenen** wie Sabinen, α-Pinen, Myrcen und Limonen besteht. Auch **Sesquiterpene** kommen vor, so beispielsweise Caryophyllen, Epoxydihydrocaryophyllen, β-Elemen-7α-ol und Cadinen; außerdem **Diterpene** wie Geijeron sowie Isocommunsäure, Isopimarinsäure und Cupressinsäure. An **Flavonoiden** kommen u. a. Quercetin, Isoquercetin, Apigenin und ihre Glykoside vor, daneben **Gerbstoffe**, hauptsächlich kondensierte Proanthocyanidine mit Gallocatechin und Epigallocatechin als Monomere sowie das **Lignan** Desoxypodophyllotoxin.

62.1.4 Verwendung und Indikationen
Traditionell wird Wacholder als Diuretikum eingesetzt, ebenso bei Verdauungsstörungen, Blasenentzündung, Arteriosklerose. Bei entzündlichen oder rheumatischen Beschwerden wird das ätherische Öl lokal an den Gelenken oder Muskeln angewandt. Wacholderbeeren werden auch zum Würzen von Speisen und Getränken verwendet.

62.1.5 Pharmakokinetik
Es liegen keine relevanten pharmakokinetischen Daten vor. Angaben zur Pharmakokinetik der einzelnen Flavonoide in Wacholder siehe unter „Flavonoide".

62.1.6 Übersicht zu Wechselwirkungen

Bekannt ist ein Einzelfall von Lithiumtoxizität bei einem Patienten, der ein pflanzliches Diuretikum einnahm, das unter anderem Wacholder enthielt.

Angaben zu den Wechselwirkungen der einzelnen Flavonoide in Wacholder siehe unter „Flavonoide".

62.2 Interaktionen

- Lithium,
- Nahrungsmittel,
- pflanzliche Arzneimittel.

62.2.1 Wacholder und Lithium

Bekannt ist der Fall einer Lithium-Intoxikation bei einer 26-jährigen Frau, die neben einigen anderen Medikamenten 5 Monate lang 2-mal täglich 900 mg Lithium, zudem ein nicht verschreibungspflichtiges pflanzliches Diuretikum einnahm, das neben Maisgriffel, *Equisetum hyemale*, Götterstrauch (Buchu), Petersilie und Bärentraube auch Wacholder enthielt [1]. Die Autoren sehen zwar in diesem Diuretikum die Ursache der erhöhten Lithium-Plasmaspiegel (Anstieg von 1,1 auf 4,5 mmol/l nach Beginn der Einnahme des Präparats), doch ob eine spezielle Komponente oder die Kombination letztlich dafür verantwortlich war, ist nicht klar. Zu beachten ist, dass in diesem Fall Winter-Schachtelhalm (*E. hyemale*) zum Einsatz kam und nicht der normalerweise arzneilich verwendete Ackerschachtelhalm (*E. arvense*).

Literatur
[1] Pyevich D, Bogenschutz MP. Herbal diuretics and lithium toxicity. Am J Psychiatry, 158: 1329, 2001

62.2.2 Wacholder und Nahrungsmittel

Keine Hinweise auf Wechselwirkungen; Wacholderbeeren werden auch zum Würzen von Speisen und Getränken verwendet.

62.2.3 Wacholder und pflanzliche Arzneimittel

Keine Hinweise auf Wechselwirkungen.

63 Weidenrinde

Salix-Arten (Saliaceae)

63.1 Arzneidroge

63.1.1 Synonyme und verwandte Arten
Willow, European willow, White willow.
    Salix alba L. (Silber-Weide), *Salix cinerea* L. (Asch-Weide), *Salix daphnoides* Vill. (Reif-Weide), *Salix fragalis* L. (Bruch-Weide), *Salix pentandra* L. (Lorbeer-Weide), *Salix purpurea* L. (Purpur-Weide).

63.1.2 Arzneibücher
- Ph. Eur. 9.2: Weidenrinde, Weidenrindentrockenextrakt,
- Ph. Eur. 9.2, engl. Ausgabe: Willow Bark, Willow Bark Dry Extract,
- BP 2017: Willow Bark, Willow Bark Dry Extract.

63.1.3 Inhaltsstoffe
Weidenrinde enthält die Phenolglykoside **Salicin** (bis zu 10 %), Acetylsalicin, Salicortin, Salireposid, Picein und Triandrin; weiterhin kommen Salicylsäureester, Salicylalkohol, **Flavonoide** und Gerbstoffe vor. Extrakte sind gelegentlich auf einen Gehalt von mindestens 1,5 % Gesamtsalicylderivate, berechnet als Salicin, eingestellt (Ph. Eur., BP).

63.1.4 Verwendung und Indikationen
Weidenrinde werden analgetische, antiphlogistische, antipyretische und adstringierende Wirkungen zugeschrieben. Lange Zeit wurde es in der Volksmedizin für alle Arten von Fieber, bei Kopfschmerzen, grippalen Infekten, rheumatischen Beschwerden und Gicht sowie arthritischen Schmerzen eingesetzt.

63.1.5 Pharmakokinetik
In einer pharmakokinetischen Studie erhielten 10 gesunde Probanden zwei perorale Dosen von *Salix-purpurea*-Rindenextrakt jeweils 3 Stunden außerhalb und 30 Minuten vor einer Mahlzeit, eingestellt auf einen Gehalt von 120 mg Salicin. Im Serum wurde Salicylsäure als mengenmäßig wichtigster Metabolit gefunden, wobei die Spitzenwerte etwa 1 Stunde nach Applikation gemessen wurden. Die AUC von Salicylsäure aus dem Weidenrindenextrakt war äquivalent zu einer entsprechenden AUC nach Applikation von 87 mg

Acetylsalicylsäure (Gabe an eine gesunde Person in einer anderen Studie) [1]. Doch ist unklar, ob diese Menge an Salicylsäure die gleiche antithrombotische Wirkung hat wie ASS: Nach einer Studie hatte die Gabe von täglich 240 mg Salicin in Form einer entsprechenden Menge von Rindenextrakt von *Salix purpurea* und *Salix daphnoides* erheblich geringere Effekte auf die Thrombozytenaggregation als ASS [2].

63.1.6 Übersicht zu Wechselwirkungen

Es gibt keine Hinweise auf Wechselwirkungen mit *Salix*. Es wird vermutet, dass Weidenrinde wahrscheinlich mit TAH und NSAID (mit gerinnungshemmenden Wirkungen) interagiert und damit das Antikoagulans-bedingte Blutungsrisiko erhöht. Begründet wird dies mit dem Vorkommen von **Salicin** in Weidenrinde, das zu Salicylsäure – einer Substanz, die sich auch von ASS ableitet – metabolisiert wird. Angesichts der Ergebnisse pharmakokinetischer Studien, wonach die Gabe entsprechender Dosen an Weidenrindenextrakt Plasmaspiegel von Salicylsäure herbeiführen können, die einer Dosis an ASS von 87 mg entsprechen (s. o.), erscheint diese Annahme berechtigt. Allerdings fallen anderer Studien zufolge die gerinnungshemmenden Effekte von ASS erheblich stärker aus als die der Weidenrinde. Dies spricht dafür, dass Weidenrindenextrakte in geringerem Ausmaß Wechselwirkungen eingehen als ASS. Die möglichen gerinnungshemmenden Effekte der Weidenrinde bedürfen weiterer Untersuchungen, bevor begründete Aussagen zu ihrem Wechselwirkungspotenzial mit TAH, NSAID und Antikoagulanzien getroffen werden können. Bevor hier nicht weitere Daten vorliegen, ist Vorsicht bei solchen Kombinationen angebracht.

Vor einer gleichzeitigen Anwendung von Weidenrinde und antithrombotischen Arzneimitteln (wie ASS oder Clopidogrel) ist nicht grundsätzlich abzuraten, denn tatsächlich werden häufig Kombinationen verschiedener TAH verschrieben; doch sollte mit der Möglichkeit verstärkter Blutungsneigung gerechnet und Patienten sollten dazu angehalten werden, jedes längere Blutungsereignis mit einem Arzt zu besprechen.

Aus klinischer Sicht sollten ohne spezifische Indikation TAH generell nicht zusammen mit Antikoagulanzien verabreicht werden. Dies spricht auch gegen eine gleichzeitige Anwendung zusammen mit Weidenrinde. Wenn allerdings eine solche gleichzeitige Gabe angezeigt erscheint, sollte der Patient sensibilisiert werden, jegliche Anzeichen von Blutergüssen und Blutungen zu beachten und umgehend dem Arzt zu berichten.

Diese Empfehlung ist vermutlich auf alle pflanzlichen Arzneimittel mit antithrombotischen Effekten anwendbar.

Literatur

[1] Schmid B, Kötter I, Heide I. Pharmacokinetics of salicin after oral administration of a standardised willow bark extract. Eur J Clin Pharmacol, 7: 387–391, 2001
[2] Krivoy N, Pavlotzky E, Chrubasik S, Eisenberg E, Brook G. Effect of Salicis cortex extract on human platelet aggregation. Planta Med, 67: 209–212, 2001

64 Weißdornblätter mit Blüten

Crataegus laevigata DC., *Crataegus monogyna* Jasq. (Rosaceae)

64.1 Arzneidroge

64.1.1 Synonyme und verwandte Arten
Eingriffeliger Weißdorn, Einkern-Weißdorn; Crataegus; Haw, Hawthorn, May, Whitedorn.
Crataegus oxyacantha Auct., *Crataegus oxyacanthoides* Thuill.

64.1.2 Arzneibücher
- Ph. Eur. 9.2: Weißdornfrüchte, Weißdornblätter mit Blüten, Weißdornblätter-mit-Blüten-Trockenextrakt, quantifizierter Weißdornblätter-mit-Blüten-Fluidextrakt,
- Ph. Eur. 9.2, engl. Ausgabe: Hawthorn Berries, Hawthorn Leaf and Flower, Hawthorn Leaf and Flower Dry Extract, Quantified Hawthorn Leaf and Flower Liquid Extract,
- BP 2017: Hawthorn Berries, Hawthorn Leaf and Flower, Hawthorn Leaf and Flower Dry Extract, Quantified Hawthorn Leaf and Flower Liquid Extract,
- USP 39 – NF 34 S2: Hawthorn Leaf with Flower, Powdered Hawthorn Leaf with Flower.

64.1.3 Inhaltsstoffe
Weißdornblätter mit Blüten sind im Allgemeinen auf ihren Gehalt an **Flavonoiden** eingestellt, Weißdornfrüchte können auf ihren Gehalt an **Procyanidinen** eingestellt sein. An anderen **Flavonoiden** kommen u. a. Quercetin, Isoquercetin und ihre Glykoside sowie **Rutin** vor. Weitere Bestandteile sind **Catechin**- und Epicatechindimere, **Polyphenolcarbonsäurederivate** einschließlich Chlorogen- und Kaffeesäure, Phenylethylamin, Dopamin sowie die Triterpenderivate Ursol- und Oleanolsäure.

64.1.4 Verwendung und Indikationen
Weißdornextrakte finden aufgrund ihrer kardiotonischen, leicht antihypertensiven und antisklerotischen Wirkungen Anwendung.

64.1.5 Pharmakokinetik
Es liegen keine relevanten pharmakokinetischen Daten vor. Angaben zur Pharmakokinetik der einzelnen Flavonoide in Weißdorn siehe unter „Flavonoide".

64.1.6 Übersicht zu Wechselwirkungen

Die Sicherheit von Weißdornextrakten ist Gegenstand eines umfassenden systematischen Reviews aus Berichten der WHO, aus wichtigen Medizinjournalen und Konferenzunterlagen (bis 01/2005) [1]. Danach berichteten 24 klinische Studien von insgesamt 166 unerwünschten Ereignissen bei 5577 Patienten und 18 Fälle unerwünschter Vorkommnisse meldete das Spontanmeldesystem der WHO. Keines dieser Ereignisse beruhte auf Arzneimittelwechselwirkungen. In den bewerteten klinischen Studien lag die Tagesdosis an Weißdornzubereitung zwischen 160 und 1200 mg, die Dauer der Behandlung zwischen 3 und 24 Wochen; die am häufigsten verwendeten Weißdornextrakte enthielten Blüten und Blätter, es handelte sich um WS 1442 (eingestellt auf 18,75 % oligomere Procyanidine) und LI 132 (eingestellt auf einen Gehalt von 2,25 % Flavonoide). Andere Studien konnten offenbar keinerlei klinisch relevanten Arzneimittelwechselwirkungen feststellen.

Angaben zu den Wechselwirkungen der einzelnen Flavonoide in Weißdorn siehe unter „Flavonoide".

Literatur

[1] Daniele C, Mazzanti G, Pittler MH, Ernst E. Adverse-event profile of Crataegus spp. A systematic review. Drug Safety, 29: 523–535, 2006

64.2 Interaktionen

- Antidiabetika,
- Antihypertensiva,
- Digoxin,
- Nahrungsmittel,
- pflanzliche Arzneimittel.

64.2.1 Weißdorn und Antidiabetika

> Weißdorn hat offenbar keinen Einfluss auf die Blutzuckereinstellung bei Patienten, die mit konventionellen Antidiabetika behandelt werden.

Klinische Befunde: In einer randomisierten Studie erhielten 80 Patienten mit Typ-2-Diabetes, eingestellt auf Antidiabetika (wie **Metformin**, **Gliclazid** und/oder niedrig dosiertes **Insulin**) mit oder ohne Antihypertensiva, über 16 Wochen 2-mal täglich 600 mg Weißdornextrakt oder entsprechend ein Placebo. Zwischen den beiden Gruppen waren im Verlauf der 16 Wochen hinsichtlich der Blutzuckerkontrolle (Nüchternblutzucker, glykosyliertes Hämoglobin und Fructosamin) keine Unterschiede nachweisbar. Der hier verwendete Weißdornextrakt LI 132 enthielt getrocknete Blüten und war auf einen Gehalt von 2,2 % Flavonoide eingestellt [1].

Experimentelle Befunde: Keine Hinweise auf Wechselwirkungen.

Wirkungsmechanismus: Kein Wirkmechanismus zu erwarten.

Beurteilung und Maßnahmen: Hinweise auf Wechselwirkungen sind auf die eine zitierte Studie beschränkt, die keine Veränderungen in der Blutzuckereinstellung feststellte. Danach dürften keine besonderen Maßnahmen notwendig sein, wenn Patienten gleichzeitig Antidiabetika und Weißdornextrakt einnehmen.

Literatur

[1] Walker AF, Marakis G, Simpson E, Hope JL, Robinson PA, Hassanein M, Simpson HCR. Hypotensive effects of hawthorn for patients with diabetes taking prescription drugs: a randomised controlled trial. Br J Gen Pract, 56: 437–443, 2006

64.2.2 Weißdorn und Antihypertensiva

> Bei gleichzeitiger Einnahme von Weißdorn und konventionellen Antihypertensiva könnten sich die Blutdruck senkenden Wirkungen in geringem Ausmaß addieren.

Klinische Befunde: In einer randomisierten Studie erhielten 80 Patienten mit Typ-2-Diabetes, von denen 71 % mit Antihypertensiva (wie **ACE-Hemmer**, **Calciumkanalblocker**, **Betablocker** und/oder **Diuretika**) behandelt wurden, über 16 Wochen 2-mal täglich 600 mg Weißdornextrakt oder entsprechend ein Placebo. In der Gruppe, die Weißdornextrakt erhalten hatte (in die Bewertung gingen 39 von 40 Patienten ein) zeigte sich – anders als in der Placebo-Gruppe – eine leicht verstärkte Senkung des diastolischen Blutdrucks um 2,6 mmHg. Der systolische Wert war in der Weißdorn-Gruppe zwar um 3,6 mmHg niedriger, doch war diese Differenz statistisch nicht signifikant. Der hier verwendete Weißdornextrakt LI 132 enthielt getrocknete Blüten und war auf einen Gehalt von 2,2 % Flavonoide eingestellt [1].

Experimentelle Befunde: Keine Hinweise auf Wechselwirkungen.

Wirkungsmechanismus: Wenig bekannt, möglicherweise addieren sich die hypotensiven Wirkungen.

Beurteilung und Maßnahmen: Hinweise auf Wechselwirkungen sind offenbar auf die eine zitierte klinische Studie beschränkt. Obwohl Weißdornextrakt dort eine Senkung des diastolischen Blutdrucks auch bei solchen Patienten verursachte, die Antihypertensiva einnahmen, war der Effekt nur schwach. Dies bedeutet, dass es bei der zusätzlichen Einnahme von Weißdorn wahrscheinlich zu keiner klinisch bedeutsamen verstärkten Blutdrucksenkung kommt.

Literatur

[1] Walker AF, Marakis G, Simpson E, Hope JL, Robinson PA, Hassanein M, Simpson HCR. Hypotensive effects of hawthorn for patients with diabetes taking prescription drugs: a randomised controlled trial. Br J Gen Pract, 56: 437–443, 2006

64.2.3 Weißdorn und Digoxin ☑

> Weißdorn hat offenbar keinen Einfluss auf die Serumspiegel von Digoxin.

Klinische Befunde: In einer randomisierten Cross-over-Studie erhielten 8 gesunde Probanden über 21 Tage 2-mal täglich 450 mg Weißdornextrakt zusammen mit 250 µg Digoxin (die Kombination war gut verträglich) oder über 10 Tage 250 µg Digoxin allein. Zwar waren die Digoxin-Serumspiegel bei Anwesenheit von Weißdorn tendenziell geringer (größter Unterschied: 23 %ige Reduktion des Talspiegels), doch war diese Senkung statistisch nicht signifikant; auch im EKG oder bei der Herzfrequenz zeigten sich keine Veränderungen. Der hier verwendete Weißdornextrakt WS 1442 enthielt ein Extrakt aus Blättern mit Blüten, eingestellt auf einen Gehalt von 84,3 mg Procyanidinen [1].

Experimentelle Befunde: Keine Hinweise auf Wechselwirkungen.

Wirkungsmechanismus: Wenig bekannt; möglicherweise haben die in Weißdorn enthaltenen Flavonoide eine Wirkung auf das P-Glykoprotein, für das Digoxin Substrat ist. Darüber hinaus könnten die herzaktiven Inhaltsstoffe von Weißdorn die Wirkungen von Digoxin auf die kardiale Kontraktionskraft verstärken.

Beurteilung und Maßnahmen: Hinweise auf Wechselwirkungen sind offenbar auf die eine zitierte Studie beschränkt. Rein theoretisch könnte Weißdorn Behandlungen mit Digoxin beeinflussen, doch in der Praxis scheint Weißdorn weder die Serumspiegel noch die Wirkungen von Digoxin in klinisch relevantem Ausmaß zu beeinflussen. Daher ist bei gleichzeitiger Einnahme von Weißdorn und Digoxin kein zusätzliches Monitoring notwendig.

Literatur
[1] Takanow R, Tamer HR, Streetman DS, Smith SG, Welton JL, Annesley T, Aaronson KD, Bleske BE. Interaction study between digoxin and a preparation of hawthorn (Crataegus oxyacantha). J Clin Pharmacol, 43: 637–642, 2003

64.2.4 Weißdorn und Nahrungsmittel
Keine Hinweise auf Wechselwirkungen.

64.2.5 Weißdorn und pflanzliche Arzneimittel
Keine Hinweise auf Wechselwirkungen.

Sachregister

A

Acarbose, Ginseng 139
ACE-Hemmer
– Knoblauch 283–284
– Weißdorn 439
Acenocoumarol, Indische Flohsamen 182
Acetylsalicylsäure
– Cannabis 49
– Ginkgo 129–131
– Leinöl 313
– Thrombozytenaggregation 81–82
– Weidenrinde 436
Achillea millefolium 385–386
Aciclovir, Flavonoide 79–80
Acorus calamus 265–266
Actaea racemosa 56–61
ADHS, Cannabis 54
Aescin 370
Aesculus hippocastanum 370–372
Agrimonia eupatoria 344–346
Ajoen 296
Albendazol, Ginseng 137
Alfentanil, Johanniskraut 246
Alkohol
– Baldrian 121
– Cannabis 36
– Ginkgo 121
– Ginseng 137–138
– Kava-Kava 273
– Knoblauch 284
Alkohol, Baldrian 8–9
Allicin 282, 290
Allium sativum 281–298
Alprazolam
– Ginkgo 105–107
– Ginseng 140
– Johanniskraut 204–205
– Kava-Kava 274–275
– Knoblauch 284–285
– Sägepalme 378
Althaea officinalis 70–71
Amanita phalloides, Intoxikation 318
Amikacin, Ginkgo 104
Aminoglykoside
– Flavonoide 80

– Ginkgo 103–104
5-Aminolävulinsäure, Johanniskraut 198
Amiodaron, Bitterorange 21
Amitriptylin, Johanniskraut 258
Amlodipin, Pfefferminze 356
Amoxicillin, Süßholz 424
Amphetamine
– Cannabis 39–40
– Kava-Kava 348
– Passionsblume 348
Anästhetika
– Johanniskraut 198–199
– Kava-Kava 274
Angiotensin-II-Rezeptor-Antagonisten, Mariendistel 320–321
Anis 1–3
– Estrogenwirkung 2
– Indikationen 1
Anisöl 1–3
Anisum
– officinarum 1
– vulgare 1
Antazida, Pfefferminze 355
Anthocyane 154
Anthocyanine 77, 154
Anthrachinone 74, 391–398
– Süßholz 421–422
Antiestrogene, Cimicifuga 59
Antibiotika
– Flavonoide 80
– Ginkgo 103–104
– Ginseng 147
– Süßholz 424
Antidepressiva
– Cannabis 53–54
– Johanniskraut 240–241, 258–259
– orale Kontrazeptiva 236
Antidiabetika
– Ginkgo 118–119
– Ginseng 138–139
– Holunder 167
– Johanniskraut 200–201
– Leinsamen 313
– Odermennig 345
– Weißdorn 438–439

Antiepileptika
– Gestagene 226
– Ginkgo 104–105
– Johanniskraut 202–203
– Nachtkerzenöl 341
Antihypertensiva
– Odermennig 346
– Süßholz 415–416
– Teufelskralle 427–428
– Weißdorn 439
Antikoagulanzien
– Flavonoide 81–82
– Ingwer 186–187
– Knoblauch 297–298
– Kürbis 304
– Leinsamen 312–313
– Nachtkerzenöl 343
– Pelargonium 351–352
– Rotweinblätter 374
– Sägepalme 376–377
– Weidenrinde 436
Antirheumatika s. nichtsteroidale Antirheumatika
Anxiolytika, Passionsblume 348–349
Apigenin 76
– Statine 97
– Thrombozytenaggregation 81
Apomorphin, Mönchspfeffer 334
Arbutin 14
Arctostaphylos uva-ursi 14–16
Artemisia
– absinthium 17
– annua 17–18
Artemisinin 17
Artischocke 4–5
Ashwagandha 134
Atorvastatin
– Flavonoide 97
– Ginkgo 125–126
– Johanniskraut 252–253
Azathioprin, Cimicifuga 60

B

Baicalein 80
– Ciclosporin 87
Baicalin 80, 83

– Chinidin 86
– Ciclosporin 87
– Statine 96–97
Baldrian 6–13
– Alkohol 8–9, 121
– Barbiturate 9–10
– Benzodiazepine 10–11
– Chlorzoxazon 11
– Coffein 12
– Dextromethorphan 13
– Ginkgo 121
– Indikationen 7
– Johanniskraut 241–242
– Loperamid 13, 241–242
Baldrianöl 6
Baldriantinktur 6
Barbiturate
– Baldrian 9–10
– Johanniskraut 199
– Kava-Kava 274
Bärentraubenblätter 14–16, 434
– Indikationen 14
– Lithium 15–16
Beifuß 17–18
Benzodiazepine
– Baldrian 10–11
– Flavonoide 82–83
– Ginkgo 105–107, 109–110
– Ginseng 140
– Johanniskraut 204–205
– Kava-Kava 274–275
– Knoblauch 284–285
– Mariendistel 321
– Sägepalme 378
Benzoesäure, Pfefferminzöl 360
Berberin 390
Bergamotte 19
beta-Asaron 265
Betablocker
– Curcuma 64–65
– Weißdorn 439
Bioflavonoide s. Flavonoide
Bitterorange 19–30
– Amiodaron 21
– Chlorzoxazon 22
– Ciclosporin 22–23
– Coffein 28–29
– Colchicin 23–24
– Dextromethorphan 24–25

– Felodipin 25–26
– Indikationen 19–20
– Indinavir 26
– Midazolam 27
Bleomycin 43
Blutungsrisiko
– Cumarine 270
– Ginkgo 120, 130–131, 133
– Ginseng 150–151
– Großfrüchtige Moosbeere 159–161
– Ingwer 187
– Johanniskraut 263
– Knoblauch 296–298
– Leinöl 312
– Süßholz 425
– Teufelskralle 428–429
– Vitamin E 377
– Weidenrinde 436
Boceprevir, Johanniskraut 223
Borei-to 141
Breitwegerich 411
Brennnessel 31–32
Bromocriptin, Mönchspfeffer 334
Brustkrebs, Ginseng 148
Buprenorphin, Johanniskraut 246
Bupropion
– Ginkgo 107–108
– Johanniskraut 206–207
Buspiron, Ginkgo 108

C
Calcium, Indische Flohsamen 182
Calciumkanalblocker
– Flavonoide 84–85
– Furanocumarine 84–85
– Ginkgo 108–111
– Grapefruitsaft 83–85
– Johanniskraut 208–209
– Pfefferminze 355–356
– Weißdorn 439
Calendula
– officinalis 361–362
– sinensis 269, 316, 359
Cannabidiol 42
Cannabinoide 33
Cannabis 33–55
– ADHS 54
– Alkohol 36–37

– Amphetamine 39–40
– Antidepressiva 53–54
– Chlorpromazin 41–42
– Ciclosporin 42
– Cisplatin 43
– Clozapin 43–44
– Disulfiram 44
– Docetaxel 45
– Fluoxetin 45–46
– HIV-Protease-Inhibitoren 46
– Indikationen 33–34
– Irinotecan 47
– nichtsteroidale Antirheumatika 48–49
– Nicotin 47–48
– Opioide 49–50
– Phencyclidin 51
– Phenytoin 51–52
– Sildenafil 52
– Theophyllin 52–53
– Warfarin 54–55
Cannabis
– indica 33
– sativa 33–55
Carbamazepin
– Ginseng 141
– Indische Flohsamen 178
– Ingwer 188
– Johanniskraut 202–203, 240–241
– Süßholz 416
Carduus marianus 317–329
Carum carvi 299–302
Cassia
– angustifolia 391–398
– senna 391–398
Catechine 77
Caulophyllum thalictroides 56
Celecoxib, Cannabis 49
Celiprolol, Curcuma 64–65
Chamomilla recutita 267–270
Chelidonium majus 389–390
Chinidin
– Flavonoide 86
– Johanniskraut 240–241
– Senna 392–393
Chinin, Flavonoide 86
Chlorpromazin, Cannabis 41–42
Chlorzoxazon

– Baldrian 11
– Bitterorange 22
– Cimicifuga 58
– Ginkgo 111
– Ginseng 141
– Johanniskraut 209–210
– Kava-Kava 276
– Knoblauch 285–286
– Mariendistel 322
– Sägepalme 378–379
Chrysin 80
– Irinotecan 92–93
– Topotecan 92–93
Ciclosporin
– Bitterorange 22–23
– Cannabis 42
– Cimicifuga 60
– Flavonoide 86–88, 112
– Ginkgo 112
– Ingwer 188–189
– Johanniskraut 210–211, 240–241
– Pfefferminze 356–357
– Quercetin 112
– Sonnenhut 407
Cilostazol
– Ginkgo 129–130
– Süßholz 417
Cimetidin
– Johanniskraut 212–213
– Süßholz 424
Cimicifuga 56–61
– Antiestrogene 59
– Chlorzoxazon 58
– Coffein 58–59
– Digoxin 59
– Estrogene 59
– Immunsuppressiva 60
– Indikationen 57
– Midazolam 60
– Zytostatika 61
Cisplatin
– Cannabis 43
– Cimicifuga 61
Citalopram, Johanniskraut 251
Citrus aurantium 19–30
Clarithromycin, Süßholz 424
Clopidogrel
– Ginkgo 129–131
– Johanniskraut 213–214
– Weidenrinde 436

Clozapin
– Cannabis 43–44
– Johanniskraut 214–215
Codein, Cannabis 50
Coffein
– Baldrian 12
– Bitterorange 28–29
– Cimicifuga 58–59
– Flavonoide 88
– Ginkgo 112–113
– Ginseng 142, 145
– Grapefruitsaft 88
– Ingwer 189
– Johanniskraut 215–216
– Kava-Kava 276–277
– Knoblauch 286, 293
– Lavendel 307
– Mariendistel 322
– Pfefferminze 357–358
– Sonnenhut 402
– Sägepalme 379
– Süßholz 416
Colchicin, Bitterorange 23–24
Corticosteroide
– Senna 393
– Süßholz 417–419
Cranberry s. Großfrüchtige Moosbeere
Crataegus
– laevigata 437–440
– monogyna 437–440
Cucurbita pepo 303–304
Cumarine
– Blutungsrisiko 270
– Pelargonium 351
– Sonnenhut 410
– Teufelskralle 429
Curcuma 62–63
– Betablocker 64–65
– Eisen 65
– Indikationen 62–63
– Midazolam 66
– Pfeffer 67
Curcuma
– domestica 62
– longa 62–63
Curcumin 62
Cynara
– cardunculus 4
– scolymus 4–5

Cytochrom P450, Johanniskraut 194–195

D

Darunavir, Sonnenhut 406
Debrisoquin
– Ginkgo 113–114
– Ginseng 143
– Johanniskraut 216–217
– Knoblauch 287
– Sonnenhut 403
Delaviridin, Johanniskraut 245
Desogestrel, Johanniskraut 231, 233–237
Desvenlafaxin, Johanniskraut 250
Dexamethason, Süßholz 417–419
Dextromethorphan
– Baldrian 13
– Bitterorange 24–25
– Ginkgo 113–114
– Ginseng 142–143
– Johanniskraut 216–217
– Knoblauch 287
– Sonnenhut 403
– Sägepalme 379–380
Diallylsulfid 285–286
Diazepam
– Flavonoide 83
– Ginkgo 105–107
– Hopfen 172
Diazoxid, Holunder 167
Diclofenac
– Cannabis 49
– Ginkgo 119–120
– Ingwer 190
Dienogest, Johanniskraut 235
Digitalis-Glykoside
– Pfefferminze 358
– Senna 394
– Süßholz 419–420
Digitoxin, Pfefferminze 358
Digoxin
– Cimicifuga 59
– Flavonoide 89–90
– Ginkgo 112, 114–115
– Ginseng 143, 145–146
– Indische Flohsamen 179
– Johanniskraut 218–219, 240–241

– Kava-Kava 277
– Mariendistel 323
– Pfefferminze 358
– Rhabarber 419–420
– Rosskastanie 371–372
– Senna 394
– Sonnenhut 404
– Süßholz 419–420
– Weißdorn 440
Digoxin-Intoxikation 394, 419–420
Diltiazem
– Flavonoide 84
– Ginkgo 108–109
– Pfefferminze 356
Dipyridamol, Knoblauch 296
Disulfiram, Cannabis 44
Diuretika
– Senna 395
– Süßholz 415–416
– Weißdorn 439
Docetaxel
– Cannabis 45
– Cimicifuga 61
– Knoblauch 288
Docosahexaensäure, Knoblauch 293
Donepezil, Ginkgo 115
Dopamin, Ginkgo 117
Dopamin-Agonisten, Mönchspfeffer 333–334
Dopamin-Antagonisten, Mönchspfeffer 333–334
Doxorubicin, Cimicifuga 61
Dronabinol 33
Duloxetin, Johanniskraut 250

E
Echinacea
– purpurea 399–410
– angustifolia 399–410
– pallida 399–410
– s. a. Sonnenhut
Ecstasy 34
– Cannabis 39–40
Efavirenz
– Ginkgo 116
– Johanniskraut 245
Efeublätter 68–69
Eibisch 70–71
Eicosapentaensäure, Knoblauch 293

Eisen
– Curcuma 65
– Gerbstoffe 269
– Kamillenblüten 269
– Kümmel 301–302
– Lindenblüten 316
– Mentha spicata 359
– Pfefferminze 359
– Rosmarin 368–369
– schwarzer Tee 269
– Süßholz 420
Eletriptan, Johanniskraut 259
Eleutherococcus senticosus 134–135
– Benzodiazepine 140
– Blutzucker 139
– Dextromethorphan 142–143
– Digoxin 145–146
– MAO-Hemmer 146–147
Emodin 74, 392
Enalapril, Flavonoide 90
Ephedra 28–29
Epicatechin 77
Epilepsie
– Cannabis 51
– Ginkgo 104–105
– Nachtkerzenöl 340–341
Eplerenon, Johanniskraut 220
Epoprostenol, Knoblauch 296
Equisetum
– arvense 383–384
– hyemale 383
Estradiol, Senna 396
Estrogen-Antagonisten
– Ginseng 147–148
– Hopfen 173
– Mönchspfeffer 334–335
Estrogene 2
– Anis 2
– Cimicifuga 59
– Hopfen 173
– Mönchspfeffer 334–335
Estrogenrezeptor, Wirkungen 2
Ethanol s. Alkohol
Ethinylestradiol
– Indische Flohsamen 179–180
– Johanniskraut 233–237
– Lavendel 308
Etonogestrel-Implantat, Johanniskraut 225–226

Etoposid 43
– Flavonoide 91
– Johanniskraut 220–221
Etravirin, Sonnenhut 405
Eucalyptus 72–73
– globulus 72–73
– Indikationen 72–73
Eucalyptusöl 72–73

F
Faulbaum 74–75
Felodipin
– Bitterorange 25–26
– Flavonoide 84–85
– Pfefferminze 355–356
Fentanyl, Johanniskraut 198–199, 246
Fexofenadin
– Flavonoide 91–92, 116–117
– Furanocumarine 92
– Ginkgo 116–117
– Ginseng 143–144
– Grapefruitsaft 91–92
– Heidelbeeren 164
– Johanniskraut 221–222
– Sonnenhut 405
Finasterid, Johanniskraut 222
Fischöl, Knoblauch 293–294
Flavanole 77
– Thrombozytenaggregation 81
Flavanone 77
Flavone 76
Flavonoide 76–99
– Aciclovir 79–80
– Antibiotika 80
– Antikoagulanzien 81–82
– Benzodiazepine 82–83
– Calciumkanalblocker 84–85
– Chinidin 86
– Chinin 86
– Ciclosporin 86–88, 112
– Coffein 88
– Digoxin 89–90
– Enalapril 90
– Etoposid 91
– Fexofenadin 91–92
– Ginkgo 105–106, 108
– Himbeerblätter 165
– HIV-Protease-Inhibitoren 118
– Holunder 166–167

– Hopfen 170–171
– Indikationen 77
– Irinotecan 92–93
– Johanniskraut 193
– Metabolisierung 77–78
– Milch 93
– Paclitaxel 94–95
– Rosiglitazon 95
– Saquinavir 96
– Statine 96–97
– Tamoxifen 98–99
– Thrombozytenaggregationshemmer 81–82
– Topotecan 92–93
– Trazodon 129
Flavonole 76
Flohsamen s. Indische Flohsamen
Fluindion, Knoblauch 297–298
Fluorouracil, Pfefferminzöl 360
Fluoxetin
– Cannabis 45–45
– Johanniskraut 108, 207, 251, 259
Flurbiprofen
– Ginkgo 119–120
– Großfrüchtige Moosbeere 156
Frangula alnus 74–75
Furanocumarine
– Calciumkanalblocker 84–85
– Fexofenadin 92
Furosemid, Senna 395

G

gamma-Linolensäure 339–340, 342–343
Gelbwurz s. Curcuma
Gemfibrozil, Indische Flohsamen 180
Gentamicin, Knoblauch 289
Gerbstoffe, Eisen 269
Gerinnungshemmer s. Antikoagulanzien
Gestagene,
– Antiepileptika 226
– Johanniskraut 225–231
Ginkgo 100–133
– Alkohol 121
– Aminoglykoside 103–104

– Antiepileptika 104–105
– Baldrian 121
– Benzodiazepine 105–107, 109–110
– Blutungsrisiko 120, 130–131, 133
– Bupropion 107–108
– Buspiron 108
– Calciumkanalblocker 108–111
– Chlorzoxazon 111
– Ciclosporin 112
– Coffein 112–113
– Debrisoquin 113–114
– Dextromethorphan 113–114
– Diclofenac 119–120
– Digoxin 112, 114–115
– Diltiazem 108–109
– Donepezil 115
– Dopamin 117
– Efavirenz 116
– Fexofenadin 116–117
– Flavonoide 110
– Haloperidol 117
– HIV-Protease-Inhibitoren 118
– Ibuprofen 119–120
– Indikationen 100
– Johanniskraut 207
– Metformin 118–119
– Midazolam 118, 125
– Nicardipin 109–110
– nichtsteroidale Antirheumatika 119–120
– Nifedipin 110–111
– Phenobarbital 122
– Propranolol 122–123
– Protonenpumpenhemmer 123–124
– Risperidon 124–125
– Statine 125–126
– Talinolol 126
– Theophyllin 127
– Thrombozytenaggregationshemmer 120, 129–131
– Tolbutamid 127–128
– Trazodon 129
– Warfarin 132–133
Ginkgo biloba s. Ginkgo
Ginkgotoxin 105
Ginseng 134–151

– Albendazol 137
– Alkohol 137–138
– Antidiabetika 138–139
– Benzodiazepine 140
– Blutungsrisiko 150–151
– Carbamazepin 141
– Chlorzoxazon 141
– Coffein 142, 145
– Debrisoquin 143
– Dextromethorphan 142–143
– Digoxin 143, 145–146
– Estrogen-Antagonisten 147–148
– Fexofenadin 143–144
– Guarana 144–145
– Indikationen 135
– indischer 134
– MAO-Hemmer 146–147
– Ofloxazin 147
– sibirischer 134–135
– Tamoxifen 147–148
– Tolbutamid 148
– Warfarin 149–151
Glibenclamid, Heidelbeeren 164
Gliclazid
– Johanniskraut 200–201, 238
– Weißdorn 438–439
Glinide, Johanniskraut 200
Glycyrrhetinsäure 414
Glycyrrhiza glabra 413–425
Glycyrrhizin 414, 417–419
Goldrute 152–153
Grapefruitsaft
– Benzodiazepine 82–83
– Calciumkanalblocker 83–85
– Chinidin 86
– Chinin 86
– Coffein 88
– Fexofenadin 91–92
– Statine 97
Großfrüchtige Moosbeere 154–162
– Blutungsrisiko 159–161
– Ciclosporin 155–156
– Flurbiprofen 156
– Indikationen 154
– Midazolam 157
– Nifedipin 157–158
– Tizanidin 158–159
– Warfarin 159–161

Guarana
– Ginseng 144–145
– Kava-Kava 279

H

H$_2$-Rezeptor-Antagonisten, Pfefferminze 355
Haloperidol, Ginkgo 117
Harpagophytum procumbens 426–430
HCV-Protease-Inhibitoren, Johanniskraut 223–224
Hedera helix 68–69
Heidelbeeren 163–164
Helianthus tuberosus 4
Hesperidin 77
– Benzodiazepine 83
– Fexofenadin 91–92
Himbeerblätter 165
Hippocastanum vulgare 370–372
HIV-Protease-Inhibitoren
– Cannabis 46
– Ginkgo 118
– Johanniskraut 224–225
– Knoblauch 289–290
– Mariendistel 324–325
– Sonnenhut 406
Holunder 166–169
– Antidiabetika 167
– Indikationen 166
– Morphin 168
– Phenobarbital 168–169
Hopfen 170–171
– Diazepam 172
– Estrogen-Antagonisten 173
– Estrogene 173
– Indikationen 170
– Kokain 173
– Paracetamol 174
– Pentobarbital 174–175
hormonelle Kontrazeptiva
– Johanniskraut 225–237
– Lavendel 308
Huflattich 176
Humulus lupulus 170–171
Hydrochinon 14
Hydrocortison, Süßholz 418–419
Hydromorphon, Cannabis 50
Hyoscin, Süßholz 424
Hyperforin 193, 194

Hypericin 193
Hypericum
– noeanum 193
– perforatum 193–264
– veronense 193
Hypnotika, Passionsblume 348–349
Hypokaliämie 395
– additive 421–422

I

Ibuprofen
– Ginkgo 119–120
– Johanniskraut 237–238
Imatinib, Johanniskraut 260
Imipramin, Cannabis 54
Immunsuppressiva
– Cimicifuga 60
– Sonnenhut 407
Indinavir
– Bitterorange 26
– Cannabis 46
– Johanniskraut 224–225
– Mariendistel 324–325
Indische Flohsamen 177–183
– Acenocoumarol 182–183
– Calcium 182
– Carbamazepin 178
– Digoxin 179
– Ethinylestradiol 179–180
– Gemfibrozil 180
– Indikationen 177
– Lithium 180–181
– Mesalazin 181–182
– Phenprocoumon 182–183
– Warfarin 182–183
Indometacin
– Cannabis 48–49
– Ingwer 190
– Knoblauch 296
Ingwer 184–192
– Antikoagulanzien 186–187
– Blutungsrisiko 187
– Carbamazepin 188
– Ciclosporin 188–189
– Coffein 189
– Indikationen 184–185
– Isoniazid 189
– nichtsteroidale Antirheumatika 190
– Nifedipin 190
– Ofloxacin 191

– Rifampicin 191
– Tacrolimus 191–192
– Tolbutamid 192
Insulin
– Holunder 167
– Weißdorn 438–439
Interferone, Johanniskraut 238
Intrauterinsysteme, Johanniskraut 229–230
Irbesartan, Mariendistel 320–321
Irinotecan
– Cannabis 47
– Flavonoide 92–93
– Johanniskraut 239
– Mariendistel 325
Isoflavone 77
Isoniazid
– Ingwer 189
– Knoblauch 291
– Kümmel 300–301
– Piperin 189
Ispaghula s. Indische Flohsamen
Ivabradin, Johanniskraut 240

J

Johanniskraut 193–264
– 5-Aminolävulinsäure 198
– Antidepressiva 240–241, 258–259
– Antidiabetika 200–201, 238
– Antiepileptika 202–203
– Antikoagulanzien 262–263
– Anästhetika 198–199
– Baldrian 241–242
– Barbiturate 199
– Benzodiazepine 204–205
– Blutungsrisiko 214, 263
– Bupropion 206–207
– Buspiron 108, 207–208
– Calciumkanalblocker 208–209
– Carbamazepin 240–241
– Chlorzoxazon 209–210
– Ciclosporin 210–211, 240–241
– Cimetidin 212–213
– Clopidogrel 213–214
– Clozapin 214–216
– Coffein 215–216
– Cytochrom P450 194–195

- Debrisoquin 216–217
- Desogestrel 231, 233–237
- Dextromethorphan 216–217
- Dienogest 235
- Digoxin 218–219, 240–241
- Eplerenon 220
- Ethinylestradiol 233–237
- Etoposid 220–221
- Fexofenadin 221–222
- Finasterid 222
- Fluoxetin 108, 207
- Gestagene 225–231
- Ginkgo 207
- HCV-Protease-Inhibitoren 223–224
- HIV-Protease-Inhibitoren 224–225
- hormonelle Kontrazeptiva 225–237
- Ibuprofen 237–238
- Indikationen 194
- Interferone 238
- Intrauterinsysteme 229–230
- Irinotecan 239
- Ivabradin 240
- Kupferspirale 232
- Levonorgestrel 229–232, 234–235
- Lithium 241
- Loperamid 241–241
- Medroxprogesteron 227–229
- Methotrexat 242–243
- Methylphenidat 243
- Mycophenolat 243–244
- nichtnukleosidische Reverse-Transkriptase-Inhibitoren 245
- Norethisteron 227–243
- Opioide 246–247
- orale Kontrazeptiva 231–237
- Phenobarbital 240–241
- Phenytoin 240–241
- Prednisolon 247–248
- Prednison 247–248
- Procainamid 240–241, 248
- Protonenpumpenhemmer 249
- Serotonin-Syndrom 250–251
- SNRI 250
- SSRI 250–252
- Statine 252–253

- Tacrolimus 240–241, 254–255
- Talinolol 255
- Theophyllin 216, 240–241, 256–257
- Tibolon 257–258
- Tolbutamid 263
- Topotecan 239
- Triptane 259
- Tyramin 244–245
- Tyrosinkinase-Inhibitoren 260
- Ulipristal 260–261
- Valproinsäure 240–241
- Venlafaxin 250
- Voriconazol 261–262
- Warfarin 262–263
Juniperus communis 433–434

K
Kakao, Thrombozytenaggregation 81
Kalmus 265–266
Kamillenblüten 267–270
- Eisen 269
- Indikationen 267
- Warfarin 270
Kämpferol 76
- Chinin 86
- Digoxin 89
- Enalapril 90
- Midazolam 83
- Statine 97
Kava-Kava 271–279
- Alkohol 273
- Amphetamine 279, 348–349
- Anästhetika 274
- Barbiturate 274
- Benzodiazepine 274–275
- Chlorzoxazon 276
- Coffein 276–277
- Digoxin 277
- Guarana 279
- Indikationen 271
- Levodopa 278
- Paracetamol 279
- Phenobarbital 279, 348–349
Kawa s. Kava-Kava
Ketoprofen, Senna 396–397
Ketorolac, Cannabis 49
Keuschlamm s. Mönchspfeffer
Knoblauch 281–298

- ACE-Hemmer 283–284
- Alkohol 284
- Benzodiazepine 284–285
- Blutungsrisiko 296–298
- Chlorzoxazon 285–286
- Coffein 286, 293
- Debrisoquin 287
- Dextromethorphan 287
- Docetaxel 288
- Fischöl 293–294
- Gentamicin 289
- HIV-Protease-Inhibitoren 289–290
- Indikationen 281
- Isoniazid 291
- Paraceamol 292–293
- Rifampicin 294
- Ritonavir 289–290
- Statine 294–295
- Thrombozytenaggregationshemmer 296
- Warfarin 297–298
Knollenblätterpilzintoxikation 318
Kokain, Hopfen 173
Kontrazeptiva, Lavendel 308
Kümmel 299–302
- antimykobakterielle Arzneistoffe 300–301
- Eisen 301–302
- Indikationen 299–300
- Isoniazid 300–301
- Pyrazinamid 300–301
- Rifampicin 300–301
Kupferspirale 236
Kürbis 303–304
- Antikoagulanzien 304
- Indikationen 303
Kurkuma s. Curcuma

L
Laryngospasmus 73
Lavandula angustifolia 305–310
Lavendel 305–310
- Coffein 307
- Dextromethorphan 307–307
- hormonelle Kontrazeptiva 308
- Indikationen 305–306
- Midazolam 308–309
- Omeprazol 309

– Tolbutamid 309–310
Laxanzien, Süßholz 421–422
Leinöl 311–314
– Blutungsrisiko 312
Leinsamen 311–314
– Antidiabetika 313
– Antikoagulanzien 312–313
– Indikationen 311
– Thrombozytenaggregationshemmer 312–313
Levodopa, Kava-Kava 278
Levomilnacipran, Johanniskraut 250
Levonorgestrel
– Johanniskraut 229–232, 234–235
– Lavendel 308
Levonorgestrel-Implantat, Johanniskraut 225–226
Lindenblüten 315–316
– Eisen 316
– Indikationen 315
γ-Linolensäure 339–340, 342–343
Linum usitatissimum 311–314
Lisinopril, Knoblauch 283–284
Lithium
– Bärentraubenblätter 15–16
– Indische Flohsamen 180–181
– Johanniskraut 241
– Schachtelhalm 384
– Wacholder 434
Lithium-Intoxikation 15–16, 384, 434
– Symptome 16
Loperamid
– Baldrian 13, 241–242
– Johanniskraut 241–242
Lopinavir
– Ginkgo 118
– Nachtkerzenöl 338–339
– Sonnenhut 406
– Süßholz 422
Lorazepam, Johanniskraut 205
Losartan, Mariendistel 320–321
Lovastatin, Flavonoide 97
Isoniazid, Pfeffer 189
Luteolin 76

M
Malaria, Therapie 17
MAO-Hemmer
– Ginseng 146–147
– Tyramin 244–245
Mariendistel 317–329
– Angiotensin-II-Rezeptor-Antagonisten 320–321
– Benzodiazepine 321
– Chlorzoxazon 322
– Coffein 322
– Digoxin 323
– HIV-Protease-Inhibitoren 324–325
– Indikationen 317–318
– Irinotecan 325
– Metronidazol 325–326
– Nifedipin 326–327
– Pyrazinamid 327
– Ranitidin 328
– Rosuvastatin 328
– Talinolol 329
Matricaria recutita 267–270
Medroxyprogesteron, Johanniskraut 227–229
Meformin, Weißdorn 438–439
Melatonin 108
Melissa officinalis 330–331
Melisse 330–331
Mentha spicata, Eisen 359
Mentha × piperita 353–360
Menthol 355
– Coffein 357
Mephenytoin, Johanniskraut 202
Mesalamin s. Mesalazin
Mesalazin, Indische Flohsamen 181–182
Metformin
– Ginkgo 118–119
– Ginseng 138–139
Methadon
– Cannabis 49–50
– Johanniskraut 246–247
Methotrexat
– Johanniskraut 242–243
– Sonnenhut 407
Methylphenidat, Johanniskraut 243
Methysticum methysticum 271

Metoclopramid, Mönchspfeffer 334
Metronidazol
– Mariendistel 325–326
– Süßholz 424
Midazolam 194
– Bitterorange 27
– Cimicifuga 60
– Curcuma 66
– Flavonoide 82–83
– Ginkgo 105–107, 109, 112, 118, 125
– Ginseng 140
– Großfrüchtige Moosbeere 157
– Johanniskraut 204–205
– Kava-Kava 274–275
– Knoblauch 284–285
– Lavendel 308–309
– Mariendistel 321
– Sonnenhut 407
– Sägepalme 378
– Süßholz 422–423
Milch, Flavonoide 93
Milnacipran, Johanniskraut 250
Mönchspfeffer 332–336
– Dopamin-Agonisten/Antagonisten 333–334
– Estrogen-Antagonisten 334–335
– Estrogene 334–335
– Indikationen 332
– Opioide 336
Moosbeere s. Großfrüchtige Moosbeere
Morin
– Calciumkanalblocker 84
– Ciclosporin 87
– Etoposid 91
– Paclitaxel 94–95
Morphin
– Cannabis 50
– Holunder 168
Mycophenolat, Johanniskraut 243–244

N
Nabilin 33
Nachtkerzenöl 337–343
– Antiepileptika 341
– Antikoagulanzien 343

- Indikationen 337
- Lopinavir 338–339
- nichtsteroidale Antirheumatika 339–340
- Phenothiazine 340–341
- Thrombozytenaggregationshemmer 342
- Warfarin 343

Naproxen, Cannabis 49
Naringenin 88
- Chinin 86
- Enalapril 90
- Midazolam 83
- Statine 97

Naringin 77, 83
- Calciumkanalblocker 84–85
- Chinin 86
- Coffein 88
- Fexofenadin 91–92
- Paclitaxel 94–95

Natriumpicosulfat, Süßholz 421–422
Nelfinavir, Cannabis 46
Neomycin, Flavonoide 80
Neroli 19–20
Nevirapin, Johanniskraut 245
Nicardipin, Ginkgo 109–110
nichtnukleosidische Reverse-Transkriptase-Inhibitoren, Johanniskraut 245
nichtsteroidale Antirheumatika
- Cannabis 48–49
- Ginkgo 119–120
- Ingwer 190
- Nachtkerzenöl 339–340
- Rotweinblätter 374
- Teufelskralle 428–429
- Weidenrinde 436

Nicotin, Cannabis 47–48
Nifedipin
- Flavonoide 84–85
- Ginkgo 110–111
- Grapefruitsaft 84–85
- Großfrüchtige Moosbeere 157–158
- Ingwer 190
- Johanniskraut 208–209
- Mariendistel 326–327
- Pfefferminze 355–356

Nigella sativa, Knoblauch 295

Nimodipin, Flavonoide 84
Nisoldipin,
- Flavonoide 84–85
- Grapefruitsaft 84–85

Nitrofurantoin, Flavonoide 80
Norethisteron, Johanniskraut 227–229, 231, 233–237
Norgestimat, Johanniskraut 235
Nortriptylin
- Cannabis 53–54
- Johanniskraut 258

NSAID s. nichtsteroidale Antirheumatika

O

Odermennig 344–346
- Antidiabetika 345
- Antihypertensiva 346
- Indikationen 344

Oenothera biennis 337–343
Ofloxacin
- Ginseng 147
- Ingwer 191
- Süßholz 423

Oleanolsäure 361
Omeprazol
- Ginkgo 123–124
- Johanniskraut 249
- Lavendel 309
- Süßholz 424

Opioide
- Cannabis 49–50
- Johanniskraut 246–247
- Mönchspfeffer 336

orale Kontrazeptiva, Johanniskraut 231–237
Ototoxizität, Amikacin 104
Oxazepam, Johanniskraut 205
Oxycodon, Johanniskraut 246–247
Oxymorphon, Cannabis 50

P

Paclitaxel
- Flavonoide 94–95
- Rotweinblätter 374

Panax ginseng 134–151
Paracetamol
- Cannabis 49
- Hopfen 174
- Kava-Kava 279

- Knoblauch 292–293
- Senna 397

Paracetamolintoxikation, Knoblauch 292
Paritaprevir, Johanniskraut 223
Paroxetin, Johanniskraut 251
Passiflora incarnata 347–349
Passionsblume 347–349
- Amphetamine 348
- Anxiolytika 348–349
- Indikationen 347

Peginterferon alfa, Johanniskraut 238
Pelargonium 350–352
- Antikoagulanzien 351–352
- Indikationen 350
- reniforme 350–352
- sidoides 350–352
- Warfarin 351–352

Pentobarbital, Hopfen 174–175
Petersilie 434
- Thrombozytenaggregation 81

Pethidin, Cannabis 50
Pfeffer
- Curcuma 67
- Isoniazid 189
- Rifampicin 191
- Rosenwurz 364–365

Pfefferminze 353–360
- Antazida 355
- Calciumkanalblocker 355–356
- Ciclosporin 356–357
- Coffein 357–358
- Digoxin 358
- Eisen 359
- H$_2$-Rezeptor-Antagonisten 355
- Indikationen 353
- Protonenpumpenhemmer 355

Pfefferminzöl 353–360
- Benzoesäure 360
- Fluorouracil 360

Phencyclidin, Cannabis 51
Phenelzin, Ginseng 146–147
Phenobarbital
- Ginkgo 122
- Holunder 168–169

– Johanniskraut 202–203, 240–241
– Kava-Kava 279, 348–349
– Passionsblume 348–349
Phenothiazine, Nachtkerzenöl 340–341
Phenprocoumon
– Indische Flohsamen 182
– Ingwer 186–187
– Johanniskraut 262–263
Phenytoin
– Cannabis 51–52
– Ginkgo 104–105
– Johanniskraut 202–203, 240–241
Phytoestrogene 335
Pimpinella anisum 1–3
Pioglitazon
– Johanniskraut 201
– Rifampicin 201
Piper methysticum 271–279, 348–349
Piperin
– Curcuma 67
– Isoniazid 189
– Rifampicin 191
– Rosenwurz 364–366
Plantago
– lanceolata 411–412
– major 411
– ovata 177–183
Pravastatin
– Flavonoide 97
– Heidelbeeren 164
– Johanniskraut 252–253
– Knoblauch 294–295
Prednisolon
– Johanniskraut 247–248
– Süßholz 418–419
Prednison, Johanniskraut 247–248
Primin 388
Primula veris 387–388
Proanthocyanidine 77
Procainamid, Johanniskraut 240–241, 248
Prochlorperazin, Mönchspfeffer 334
Procyanidine 77
– Thrombozytenaggregation 81
Propofol, Johanniskraut 199

Propranolol
– Ginkgo 122–123
– Senna 397–398
Protonenpumpenhemmer
– Ginkgo 123–124
– Johanniskraut 249
– Lavendel 309
– Pfefferminze 355
Pulegon 353
Pyrazinamid
– Kümmel 300–301
– Mariendistel 327
Pyrrolizidin-Alkaloide 176

Q
Quazepam, Johanniskraut 204–205
Quercetin 76–77
– Aciclovir 79–80
– Calciumkanalblocker 84–85
– Chinin 86
– Ciclosporin 86–88, 112
– Digoxin 89–90
– Etoposid 91
– Fexofenadin 91–92
– Midazolam 83
– Paclitaxel 94–95
– Rosiglitazon 94–95
– Saquinavir 96
– Statine 97
– Tamoxifen 98
– Thrombozytenaggregation 81

R
Rabeprazol
– Ginkgo 124
– Johanniskraut 249
Raloxifen 2
Ranitidin, Mariendistel 328
Rauchen, Clozapin 43–44
Repaglinid, Johanniskraut 200–201
Resveratrol 171, 373–374
Rhabarber
– Digoxin 419–420
– Süßholz 421
Rhodiola rosea 363–366
Rifampicin
– Ingwer 191
– Knoblauch 294
– Kümmel 300–301

– Pioglitazon 201
– Ulipristal 261
Rifampin s. Rifampicin
Ringelblume 361–362
– Indikationen 361
– Sedativa 362
Risperidon, Ginkgo 124–125
Ritonavir
– Ginkgo 118
– Knoblauch 289–290
– Mariendistel 324
– Sonnenhut 406
Rofecoxib, Ginkgo 119–120
Rosenwurz 363–366
– Indikationen 363
– Pfeffer 364–365
– Theophyllin 365
– Warfarin 366
Rosiglitazon
– Flavonoide 95
– Ginseng 139
– Johanniskraut 200–201, 238
– Quercetin 94
Rosmarin 367–369
– Eisen 368–369
– Indikationen 367–370
Rosmarinöl 367–369
Rosmarinus officinalis 367–369
Rosskastanie 370–372
– Digoxin 371–372
– Indikationen 370
Rosuvastatin
– Flavonoide 96–97
– Johanniskraut 252–253
– Mariendistel 328
Rotweinblätter 373–374
– Antikoagulanzien 374
– Indikationen 373
– nichtsteroidale Antirheumatika 374
– Paclitaxel 374
– Thrombozytenaggregationshemmer 374
Rubus idaeus 165
Rutin 76

S
Sabal serrulatum 375–380
Sägepalme 375–380
– Antikoagulanzien 376–377
– Benzodiazepine 378

– Chlorzoxazon 378–379
– Coffein 379
– Dextromethorphan 379–380
– Indikationen 375
– Warfarin 376–377
Saiko-ka-ryukotsu-borei-to 141, 188
Sairei-to 147, 191, 423
Salbei 381–382
Salbeiöl 381–382
Salicin 435–436
Salicylsäure 435–436
Salisburia
– adiantifolia 100
– biloba 100
Salix
– alba 435
– purpurea 435
Salvia officinalis 381–382
Sambucus nigra 166–169
Saquinavir
– Flavonoide 96
– Knoblauch 289–290
Schachtelhalm 383–384, 434
– Indikationen 383
– Lithium 384
Schafgarbe 385–386
Schleifendiuretika
– Senna 395
– Süßholz 416
Schlüsselblume 387–388
Schöllkraut 389–390
Schwarzkümmel, Knoblauch 295
Sedativa, Ringelblume 362
Sedum roseum 363
Senna s. Sennesblätter
Sennesblätter 391–398
– Chinidin 392–393
– Corticosteroide 393
– Digitalis-Glykoside 394
– Estradiol 396
– Indikationen 391
– kaliuretische Diuretika 395
– Ketoprofen 396–397
– Paracetamol 397
– Propranolol 397–398
– Süßholz 421–422
– Verapamil 398
Serenoa repens 375–380
Serotonin-Syndrom 195, 250–251, 259

– Johanniskraut 246–247
Sertralin, Johanniskraut 251
Sevofluran, Johanniskraut 199
Sho-saiko-to 141, 147, 188–189, 191–192, 416, 423
Sildenafil, Cannabis 52
Silibinin, Pyrazinamid 327
Silybum marianum 317–329
Silymarin 317–318
– Metronidazol 325
– Nifedipin 326
Simeprevir, Johanniskraut 223
Simvastatin
– Flavonoide 97
– Ginkgo 125–126
– Johanniskraut 252–253
– Knoblauch 294–295
SNRI, Johanniskraut 250
Solidago virgaurea 152–153
Sonnenhut 399–410
– Coffein 402
– Cumarine 410
– Debrisoquin 403
– Dextromethorphan 403
– Digoxin 404
– Etravirin 405
– Fexofenadin 405
– HIV-Protease-Inhibitoren 406
– Immunsuppressiva 407
– Indikationen 400
– Midazolam 407–408
– Tolbutamid 408–409
– Warfarin 409–410
Spitzwegerich 411–412
SSRI, Johanniskraut 250–252
Statine
– Flavonoide 96–97
– Ginkgo 125–126
– Grapefruitsaft 97
– Johanniskraut 252–253
– Knoblauch 294–295
Sternanis 1
Streptomycin, Flavonoide 80
Sulfonylharnstoffe
– Ginseng 138
– Johanniskraut 200–201
– Sonnenhut 409
Süßholz 396, 413–425
– Antibiotika 424
– Antihypertensiva 415–416
– Blutungsrisiko 425

– Carbamazepin 416
– Cilostazol 417
– Coffein 416
– Corticosteroide 417–419
– Digitalis-Glykoside 419–420
– Diuretika 415–416
– Eisen 420
– Indikationen 413–414
– Laxanzien 421–422
– Lopinavir 422
– Midazolam 422–423
– Ofloxacin 423
– Tolbutamid 423
– Ulkus-Therapeutika 423–424
– Warfarin 424–425
Synephrin 29

T
Tabak, Clozapin 43–44
Tacrolimus
– Ingwer 191–192
– Johanniskraut 240–241, 254–255
Talinolol
– Curcuma 64
– Ginkgo 126
– Johanniskraut 255
– Mariendistel 329
Tamoxifen
– Flavonoide 98–99
– Ginseng 147–148
– Hopfen 173
– Mönchspfeffer 334–335
Tangeretin 82–83
– Tamoxifen 98
Tapentadol, Johanniskraut 246–247
Tee
– Digoxin 358
– Eisen 269, 316, 359
Telaprevir, Johanniskraut 223
Temazepam, Johanniskraut 205
Teufelskralle 426–430
– Antihypertensiva 427–428
– Blutungsrisiko 428–429
– Cumarine 429
– Indikationen 426
– nichtsteroidale Antirheumatika 428–429

– Thrombozytenaggregations-
hemmer 428–429
– Warfarin 429
Theaflavine 77
Theophyllin
– Cannabis 52–53
– Ginkgo 127
– Johanniskraut 216, 240–241,
256–257
– Rosenwurz 365
Thiazide
– Senna 395
– Süßholz 416
Thiazolidindione, Johannis-
kraut 200
Thiopental
– Johanniskraut 199
– Kava-Kava 274
Thrombozytenaggregations-
hemmer
– Flavonoide 81–82
– Ginkgo 120, 129–131
– Knoblauch 296
– Leinsamen 312–313
– Nachtkerzenöl 342
– Rotweinblätter 374
– Teufelskralle 428–429
– Weidenrinde 436
Thujon 381
Thymian 431–432
Thymianöl 431
Thymus vulgaris 431–432
Tibolon, Johannis-
kraut 257–258
Ticlopidin, Ginkgo 129–131
Tilia cordata 315
Tizanidin, Großfrüchtige
Moosbeere 158–159
Tolbutamid
– Ginkgo 127–128
– Ginseng 148
– Ingwer 192
– Johanniskraut 200–201, 238,
263
– Lavendel 309–310
– Sonnenhut 408–409
– Süßholz 423
Topinambur 4
Topotecan
– Flavonoide 92–93
– Johanniskraut 239

trans-Anethol 1
Traubensilberkerze
s. Cimicifuga
Trazodon
– Flavonoide 129
– Ginkgo 129
Triazolam
– Johanniskraut 205
– Kava-Kava 275
– Knoblauch 284–285
Trikatu 185, 189–191
Triptane, Johanniskraut 259
Tussilago farfara 176
Tyramin
– Johanniskraut 244–245
– MAO-Hemmer 244–245
Tyrosinkinase-Inhibitoren,
Johanniskraut 260

U

Ulipristal
– Johanniskraut 260–261
– Rifampicin 261
Ulkus-Therapeutika, Süß-
holz 423–424
Urtica
– dioica 31–32
– urens 31
Uva-ursi 14

V

Vaccinium
– macrocarpon 154–162
– oxycoccus 154
Vaginalring, Johannis-
kraut 236
Valerensäure 9–10
Valeriana officinalis 6–13
Valproat, Ginkgo 104–105
Valproinsäure, Johannis-
kraut 240–241
Venlafaxin, Johanniskraut 250
Verapamil
– Curcuma 64
– Flavonoide 84
– Johanniskraut 208–209
– Senna 398
Vitamin E, Blutungsrisiko 377
Vitex agnus-castus 332–336
Vitis vinifera 373–374
Voriconazol, Johannis-
kraut 261–262

W

Wacholder 433–434
– Indikationen 433
– Lithium 434
Wacholderöl 433
Warfarin 82
– Cannabis 54–55
– Ginkgo 132–133
– Ginseng 149–151
– Großfrüchtige Moos-
beere 159–161
– Indische Flohsa-
men 182–183
– Ingwer 186–187
– Johanniskraut 262–263
– Kamillenblüten 270
– Knoblauch 297–298
– Nachtkerzenöl 343
– Pelargonium 351–352
– Rosenwurz 366
– Sonnenhut 409–410
– Süßholz 424–425
– Teufelskralle 429
Weidenrinde 435–436
– Antikoagulanzien 436
– Blutungsrisiko 436
– Indikationen 435
– nichtsteroidale Antirheuma-
tika 436
– Thrombozytenaggregations-
hemmer 436
Weißdorn 437–440
– Antidiabetika 438–439
– Antihypertensiva 439
– Digoxin 440
– Indikationen 437
Wermut 17
Withania somnifera 134

Z

Zingiber
– officinale 184–192
– zerumbet 89
Zwiebeln
– Ciclosporin 87
– Quercetingehalt 89
– Thrombozytenaggrega-
tion 81
Zytostatika, Cimicifuga 61

Von Prof. Dr. Martin Smollich und Dr. Julia Podlogar

VIII, 120 Seiten. 21 farbige Abbildungen. 16 Tabellen. Kartoniert.
ISBN 978-3-8047-3520-0

E-Book: PDF.
ISBN 978-3-8047-3547-7

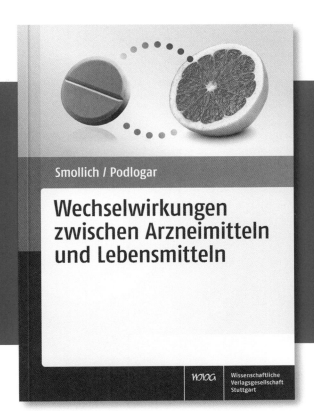

Smollich / Podlogar

Wechselwirkungen zwischen Arzneimitteln und Lebensmitteln

WVG Wissenschaftliche Verlagsgesellschaft Stuttgart

Wechselwirkungen zwischen Arzneimitteln und Lebensmitteln können klinisch ebenso relevant sein wie Wechselwirkungen zwischen einzelnen Arzneistoffen. Bereits eine einzige Mahlzeit enthält mehrere Hundert potenziell interagierende Verbindungen, was im Einzelfall über Erfolg oder Misserfolg einer Therapie entscheiden kann.

Wer sich mit angewandter Arzneimitteltherapie beschäftigt, behält mit diesem Praxisbuch den Überblick im komplexen Feld der Arzneimittelinteraktionen. Die Autoren, ausgewiesene Experten für Klinische Pharmakologie und Pharmakonutrition, zeigen die wichtigsten Wechselwirkungen auf und geben konkrete Handlungsempfehlungen. Tabellen und Übersichten ermöglichen einen schnellen Zugriff auf potenziell problematische Kombinationen.

WVG Wissenschaftliche Verlagsgesellschaft Stuttgart

www.wissenschaftliche-verlagsgesellschaft.de